新编医学哲学

主　　编　刘　虹　张宗明　林　辉
副 主 编　刘学礼　李　勇　黄功勤
　　　　　耿拔群
编 写 者　（以姓氏笔画为序）
　　　　　王泽兵　王　雯　孙慕义
　　　　　刘学礼　刘　虹　李　勇
　　　　　张宗明　张艳萍　张慰丰
　　　　　林　辉　贺新华　耿拔群
　　　　　黄功勤

东南大学出版社
·南京·

图书在版编目（CIP）数据

新编医学哲学／刘虹，张宗明，林辉主编．－南京：东南大学出版社，2010.8（2022.7重印）

ISBN 978-7-5641-2385-7

Ⅰ．①新… Ⅱ．①刘… ②张… ③林… Ⅲ．①医学哲学 Ⅳ．①R-02

中国版本图书馆 CIP 数据核字（2010）第 166203 号

需要教学参考 PPT 的教师请联系：LQCHU234@163.COM

新编医学哲学

出版发行	东南大学出版社
出 版 人	江建中
社　　址	南京市四牌楼 2 号（邮编:210096）
电　　话	(025)83793330　(025)83362442(传真)
经　　销	江苏省新华书店
印　　刷	南京京新印刷有限公司
开　　本	787mm×1092mm　1/16
印　　张	24.25
字　　数	590 千字
版　　次	2010 年 9 月第 1 版　2022 年 7 月第 7 次印刷
书　　号	ISBN 978-7-5641-2385-7
印　　数	10001～11000 册
定　　价	38.00 元

*东大版图书若有印装质量问题，请直接向发行部调换。电话:025-83792328。

目 录

前　言 ……………………………………………………………………………………（Ⅰ）

第一章　医学哲学概述 ……………………………………………………………（1）
 第一节　医学哲学的研究对象 ……………………………………………………（1）
  一、医学的形而上学情结 …………………………………………………………（1）
  二、医学形而上的问题 ……………………………………………………………（1）
  三、医学哲学是医学中的哲学 ……………………………………………………（2）
 第二节　医学哲学的理论体系 ……………………………………………………（2）
  一、医学哲学的逻辑起点和理论框架 ……………………………………………（2）
  二、医学哲学的思维方式 …………………………………………………………（4）
 第三节　医学哲学的地位和作用 …………………………………………………（6）
  一、我国医学哲学的发展 …………………………………………………………（6）
  二、医学哲学在人文医学中的作用 ………………………………………………（7）
 第四节　学习和研究医学哲学的意义和方法 ……………………………………（8）
  一、学习医学哲学的意义 …………………………………………………………（8）
  二、学习和研究医学哲学的方法 …………………………………………………（10）

第二章　医学哲学思想探源 ………………………………………………………（12）
 第一节　希波克拉底医学思想中的哲学睿智 ……………………………………（12）
  一、传承、扬弃、借鉴、融汇 ………………………………………………………（12）
  二、"整体医学"的理念体系 ………………………………………………………（14）
  三、希波克拉底的医学哲学思想 …………………………………………………（18）
  四、希波克拉底医学思想的准科学性质 …………………………………………（21）
 第二节　《黄帝内经》的医学哲学思想 ……………………………………………（22）
  一、《黄帝内经》是"医学哲学之宗" ………………………………………………（22）
  二、《黄帝内经》对医学普遍问题的研究 …………………………………………（22）
  三、《黄帝内经》的历史局限性的医学哲学分析 …………………………………（26）
 第三节　《希波克拉底文集》和《黄帝内经》的比较 ………………………………（27）

一、《黄帝内经》与《希波克拉底文集》的共同特征……………………………………（28）
　　二、《黄帝内经》与《希波克拉底文集》的差异……………………………………（28）

第三章　医学哲学范畴概要……………………………………………………………（30）
　第一节　医学哲学范畴的内涵…………………………………………………（30）
　　一、理论的核心…………………………………………………………………（30）
　　二、认识的纲领…………………………………………………………………（31）
　　三、思维的形式…………………………………………………………………（31）
　第二节　医学哲学范畴的特征…………………………………………………（32）
　　一、多重关系的统一……………………………………………………………（32）
　　二、多重属性的结合……………………………………………………………（33）
　　三、多重价值的体现……………………………………………………………（34）
　第三节　医学哲学范畴的研究…………………………………………………（34）
　　一、推进创新研究………………………………………………………………（34）
　　二、深化基础研究………………………………………………………………（35）
　　三、加强应用研究………………………………………………………………（35）

第四章　哲学与西医学…………………………………………………………………（36）
　第一节　古代哲学对西医学的影响……………………………………………（36）
　　一、人是特殊的物质本体………………………………………………………（36）
　　二、人是独有的精神本体………………………………………………………（37）
　　三、人的灵魂和肉体的冲突……………………………………………………（38）
　第二节　近现代哲学对西医学的影响…………………………………………（39）
　　一、笛卡儿和培根的哲学思想对医学的影响…………………………………（39）
　　二、机械论哲学思想对医学的影响……………………………………………（40）
　　三、黑格尔、马克思、恩格斯对生命本质的揭示……………………………（42）
　第三节　当代科学主义、人本主义思潮对西方医学的影响…………………（42）
　　一、科学主义思潮对医学的影响………………………………………………（42）
　　二、人本主义思潮对医学的影响………………………………………………（43）
　　三、科学主义思潮和人文主义思潮认识方法的整合…………………………（44）

第五章　哲学与中医学…………………………………………………………………（46）
　第一节　"天人合一"与中医整体观……………………………………………（46）
　　一、"天人合一"思想的主要内容………………………………………………（46）
　　二、"天人合一"思想是自然观与方法论的统一………………………………（47）
　第二节　气一元论与中医学理论基石…………………………………………（48）
　　一、元气论自然观的主要内容…………………………………………………（48）
　　二、元气论自然观对中医学的影响……………………………………………（48）
　第三节　阴阳五行学说与中医学纲领方法论…………………………………（50）

一、阴阳学说与中医学"死生之本" ……………………………………………… (50)
　　二、五行学说与中医学人体系统的构筑 ………………………………………… (51)
　　三、阴阳五行学说与中医学生长点的确立 ……………………………………… (52)

第六章　医学的本体 ……………………………………………………………… (54)
第一节　医学本体的界说 ………………………………………………………… (54)
　　一、哲学的本体和医学的本体 …………………………………………………… (54)
　　二、人的生命本质 ………………………………………………………………… (56)
第二节　生命的生存状态 ………………………………………………………… (58)
　　一、健康：生命存在的正常状态 ………………………………………………… (58)
　　二、疾病：生命存在的异常状态 ………………………………………………… (60)
　　三、亚健康：生命存在的中介状态 ……………………………………………… (64)
　　四、准生命：生命存在的特殊状态 ……………………………………………… (65)
第三节　生命的基本属性 ………………………………………………………… (69)
　　一、生命基本属性的概念 ………………………………………………………… (69)
　　二、生命的本质属性和非本质属性 ……………………………………………… (71)
　　三、生命三重属性理论的认识论意义 …………………………………………… (71)
第四节　生命的层次境界 ………………………………………………………… (72)
　　一、人与自然 ……………………………………………………………………… (73)
　　二、人与社会 ……………………………………………………………………… (77)
　　三、人与宗教 ……………………………………………………………………… (81)
第五节　生命的死亡原理 ………………………………………………………… (87)
　　一、死亡观念的历史碰撞 ………………………………………………………… (87)
　　二、死亡原理的现代阐明 ………………………………………………………… (93)
　　三、死亡原理的医学运用 ………………………………………………………… (96)

第七章　生命现象范畴 …………………………………………………………… (98)
第一节　意识与潜意识 …………………………………………………………… (98)
　　一、意识和潜意识研究的两座高峰 ……………………………………………… (98)
　　二、诸峰并起的理论假说 ………………………………………………………… (99)
　　三、意识和潜意识研究：活动的大脑对大脑的活动之解读 …………………… (100)
第二节　生理与心理 ……………………………………………………………… (101)
　　一、生命有机体是生理与心理的辩证统一 ……………………………………… (101)
　　二、生理与心理相互作用原理 …………………………………………………… (102)
　　三、生理与心理相互作用原理的实践意义 ……………………………………… (103)
第三节　结构与功能 ……………………………………………………………… (104)
　　一、人体结构与功能的概念 ……………………………………………………… (104)
　　二、结构与功能的辩证关系 ……………………………………………………… (104)
　　三、结构与功能辩证关系的临床意义 …………………………………………… (105)

第四节 同化与异化 (105)
一、同化与异化是人类生命代谢中的基本矛盾 (105)
二、同化与异化的辩证关系 (106)
三、同化与异化辩证关系的临床意义 (106)
第五节 遗传与变异 (107)
一、遗传与变异是人类进化生物学机制中的基本矛盾 (107)
二、遗传与变异的辩证关系 (107)
三、遗传、变异、环境与疾病 (108)
第六节 动态与稳态 (108)
一、生命有机体动态和稳态的概念和形式 (108)
二、生命有机体动态和稳态的关系 (109)
三、动态与稳态辩证关系的临床意义 (110)
第七节 整体与局部 (110)
一、人体整体与局部的概念 (110)
二、整体与局部的辩证关系 (110)
三、整体与局部辩证关系的临床意义 (112)
第八节 时间与空间 (113)
一、生命运动的时空概念 (113)
二、时间与空间在生命运动中的表现 (113)
三、时间与空间范畴的临床意义 (114)

第八章 医学构成与医学目的 (116)
第一节 医学的构成 (116)
一、医学的学科性质 (116)
二、医学的基本构成 (118)
第二节 医学的目的 (121)
一、医学目的的概念 (121)
二、医学目的问题的提出 (122)
三、现代医学目的 (122)
第三节 医学构成与医学目的的互动关系 (124)
一、医学构成对医学目的的影响 (124)
二、医学目的对医学构成的影响 (125)
三、医学构成与医学目的统一于医学发展的实践过程中 (126)

第九章 医学认识主体的三维结构 (128)
第一节 医学认识主体的知识结构 (128)
一、医学认识主体知识结构的概念和类型 (128)
二、医学认识主体应具备的知识 (130)
第二节 医学认识主体的能力结构 (130)

一、医学认识主体能力结构的基本框架 …………………………………………（130）
　　二、医学认识主体的几种主要能力 ………………………………………………（131）
　第三节　医学认识主体的人格结构 …………………………………………………（132）
　　一、人格结构理论 …………………………………………………………………（133）
　　二、医学认识主体的人格结构 ……………………………………………………（133）

第十章　医学认识客体的一般问题 ………………………………………………………（136）
　第一节　病人的客体特征 ……………………………………………………………（136）
　　一、病人角色 ………………………………………………………………………（136）
　　二、病人意识 ………………………………………………………………………（138）
　　三、病人行为 ………………………………………………………………………（144）
　第二节　病人个体差异 ………………………………………………………………（145）
　　一、个体差异存在的根源 …………………………………………………………（145）
　　二、个体差异复杂的表征 …………………………………………………………（147）
　　三、个体差异的医学哲学属性 ……………………………………………………（151）
　第三节　疾病的一般过程 ……………………………………………………………（154）
　　一、疾病过程性原理 ………………………………………………………………（154）
　　二、疾病过程的发展阶段 …………………………………………………………（155）
　　三、疾病过程的中介环节 …………………………………………………………（157）
　　四、疾病过程的动力因素 …………………………………………………………（159）
　　五、疾病过程原理的临床意义 ……………………………………………………（160）
　第四节　疾病的复杂性 ………………………………………………………………（162）
　　一、疾病复杂性原理 ………………………………………………………………（162）
　　二、疾病复杂性原理的医学哲学证明 ……………………………………………（163）
　　三、疾病复杂性原理的认识论意义 ………………………………………………（167）

第十一章　医学语言 ………………………………………………………………………（169）
　第一节　医学语言的属性、特征和意义 ……………………………………………（169）
　　一、医学语言的含义和属性 ………………………………………………………（169）
　　二、医学语言的特征 ………………………………………………………………（171）
　　三、医学语言的临床意义 …………………………………………………………（173）
　第二节　医学语言的哲学分析 ………………………………………………………（175）
　　一、语言是医学产生和发展的本质要件 …………………………………………（175）
　　二、医学语言是医学思维存在的本质要件 ………………………………………（176）

第十二章　临床认识的基本范畴 …………………………………………………………（179）
　第一节　正常与异常 …………………………………………………………………（179）
　　一、正常与异常涵义的一般界定 …………………………………………………（179）
　　二、正常和异常的医学界定 ………………………………………………………（180）

三、正常和异常的医学哲学分析 ……………………………………… (183)
第二节　典型与非典型 ………………………………………………… (183)
一、典型与非典型的涵义 ……………………………………………… (183)
二、典型症状与非典型症状 …………………………………………… (183)
三、典型疾病与非典型疾病 …………………………………………… (184)
四、典型病例与非典型病例 …………………………………………… (184)
五、典型症状、疾病和病例的相对性 ………………………………… (185)
第三节　原发症和并发症 ……………………………………………… (187)
一、原发和并发的涵义 ………………………………………………… (187)
二、并发的制约因素 …………………………………………………… (188)
三、并发症制约因素的类型和作用 …………………………………… (189)
四、并发症防治的思维方法 …………………………………………… (190)
第四节　特殊病征和一般病征 ………………………………………… (192)
一、特殊病征和一般病征的概念和关系 ……………………………… (192)
二、特殊病征和一般病征的临床意义 ………………………………… (193)
第五节　治疗目的与治疗手段 ………………………………………… (195)
一、治疗目的与治疗手段的内涵与维度 ……………………………… (195)
二、治疗目的与治疗手段的关联 ……………………………………… (198)
三、治疗目的与治疗手段的思考 ……………………………………… (199)
第六节　过度医疗 ……………………………………………………… (201)
一、过度医疗的概念和流行状况 ……………………………………… (202)
二、过度医疗现象存在的原因 ………………………………………… (203)
三、遏制过度医疗现象的对策 ………………………………………… (207)

第十三章　医学价值概述 …………………………………………………… (209)
第一节　医学价值的概念 ……………………………………………… (209)
一、价值的释义 ………………………………………………………… (209)
二、医学价值的释义 …………………………………………………… (209)
第二节　医学价值的属性、关系和功能 ……………………………… (210)
一、医学价值的属性 …………………………………………………… (210)
二、医学价值的关系 …………………………………………………… (211)
三、医学价值的功能 …………………………………………………… (212)
第三节　医学价值的实现 ……………………………………………… (212)
一、医学价值实现的含义 ……………………………………………… (212)
二、医学价值实现的制约因素 ………………………………………… (213)
三、医学价值实现中的价值冲突 ……………………………………… (214)

第十四章　医学的基本价值 ………………………………………………… (216)
第一节　展现人的生命价值是医学的基本价值 ……………………… (216)

一、医学基本价值的界定 …………………………………………………… (216)
　　二、医学基本价值的特征、表现和意义 ……………………………………… (216)
　第二节　医学基本价值的核心和本质 …………………………………………… (217)
　　一、救护生命是医学基本价值的核心 ………………………………………… (217)
　　二、生命至上是医学基本价值的本质 ………………………………………… (217)
　　三、反对将人作为手段 ………………………………………………………… (218)

第十五章　医学的非基本价值 ……………………………………………………… (220)
　第一节　医学的人文价值 ………………………………………………………… (220)
　　一、医学人文价值存在的必然性 ……………………………………………… (220)
　　二、关爱生命是医学人文价值的核心 ………………………………………… (221)
　　三、求真、崇善、尚美、达圣是医学人文价值的本质 ……………………… (222)
　第二节　医学的经济价值 ………………………………………………………… (223)
　　一、医学经济价值的双重内涵 ………………………………………………… (223)
　　二、非经营性医学经济价值的表象和本质 …………………………………… (225)
　　三、唯经济价值论批判 ………………………………………………………… (226)

第十六章　医学发现的一般方法 …………………………………………………… (227)
　第一节　医学问题与医学假说 …………………………………………………… (227)
　　一、医学问题的实质 …………………………………………………………… (227)
　　二、医学问题提出的途径 ……………………………………………………… (229)
　　三、医学科研选题 ……………………………………………………………… (230)
　　四、医学假说 …………………………………………………………………… (231)
　第二节　医学发现及其基本类型 ………………………………………………… (233)
　　一、医学发现 …………………………………………………………………… (233)
　　二、医学发现的类型 …………………………………………………………… (234)
　　三、医学发现的模式 …………………………………………………………… (235)
　第三节　医学发现中的逻辑方法 ………………………………………………… (236)
　　一、比较与类比 ………………………………………………………………… (236)
　　二、归纳与演绎 ………………………………………………………………… (238)
　　三、分析与综合 ………………………………………………………………… (239)
　第四节　医学发现中的非逻辑方法 ……………………………………………… (241)
　　一、联想与想象 ………………………………………………………………… (241)
　　二、直觉与灵感 ………………………………………………………………… (242)
　第五节　医学发现中的机遇 ……………………………………………………… (244)
　　一、医学发现中的机遇及其类型 ……………………………………………… (244)
　　二、医学发现中机遇产生的客观原因和认识根源 …………………………… (245)
　　三、机遇在医学发现中的作用 ………………………………………………… (246)
　　四、机遇的捕捉 ………………………………………………………………… (247)

第六节　医学技术发明的方法 ·· (248)
　　　一、医学技术发明方法的特点 ·· (248)
　　　二、医学技术发明方法的指导原则 ·· (249)
　　　三、医学技术发明的一般方法 ·· (250)

第十七章　医学研究的一般方法 ·· (253)
　　第一节　临床观察与医学实验方法 ·· (253)
　　　一、临床观察 ·· (253)
　　　二、医学实验 ·· (255)
　　第二节　医学研究中的数学方法 ·· (256)
　　　一、数学方法在医学研究中的应用 ·· (256)
　　　二、数学方法在医学研究中的作用 ·· (257)
　　　三、医学数学模型方法 ·· (258)
　　第三节　系统科学方法在医学研究中的应用 ·· (260)
　　　一、医学科学方法的发展 ·· (260)
　　　二、系统科学方法在医学研究中的意义 ·· (261)
　　　三、医学系统方法的一般原则 ·· (263)
　　第四节　社会科学方法在医学研究中的应用 ·· (266)
　　　一、社会科学方法在医学研究中的意义 ·· (266)
　　　二、医学研究中常用的社会科学研究方法 ······································ (267)
　　第五节　循证医学及其方法 ·· (268)
　　　一、循证医学及其基本特征 ·· (268)
　　　二、循证医学的基本方法 ·· (269)
　　　三、循证医学的方法论意义 ·· (270)

第十八章　临床诊断思维的一般方法 ·· (272)
　　第一节　拟诊的建立 ·· (272)
　　　一、建立临床拟诊的重要性和必要性 ·· (272)
　　　二、拟诊建立的方法 ·· (273)
　　第二节　病因的探究 ·· (278)
　　　一、疾病的因果联系 ·· (278)
　　　二、病因的一般类型 ·· (279)
　　　三、病因探究的逻辑方法 ·· (283)
　　第三节　诊断的确定 ·· (287)
　　　一、拟诊有待于向确诊转化 ·· (287)
　　　二、确诊的基本要求 ·· (288)
　　　三、确诊在临床医学中的地位和作用 ·· (288)
　　第四节　误诊的反思 ·· (289)
　　　一、误诊的基本原因 ·· (289)

二、减少和避免误诊的基本方法 ……………………………………………………(293)

第十九章　临床治疗思维的一般方法 …………………………………………………(295)
　第一节　治疗的决策 ……………………………………………………………………(295)
　　一、临床治疗决策的基本原则 …………………………………………………………(295)
　　二、临床治疗决策中的一般问题 ………………………………………………………(297)
　第二节　预后的分析 ……………………………………………………………………(299)
　　一、预后研究的意义和目的 ……………………………………………………………(299)
　　二、预后的类型 …………………………………………………………………………(299)
　　三、治疗预后一般制约因子 ……………………………………………………………(300)
　　四、改善预后的途径 ……………………………………………………………………(303)
　　五、预后研究的前景 ……………………………………………………………………(304)
　第三节　医疗差错的防范 ………………………………………………………………(305)
　　一、医疗差错概念的逻辑研究 …………………………………………………………(305)
　　二、医疗差错致因的假说分析 …………………………………………………………(307)
　　三、医疗差错诱因的理论探索 …………………………………………………………(309)
　　四、医疗差错管理的思路创新 …………………………………………………………(309)

第二十章　医学的起源 ……………………………………………………………………(311)
　第一节　动物的本能救护是医学的源头 ………………………………………………(311)
　　一、救护本能与医疗行为 ………………………………………………………………(311)
　　二、求食本能与医药知识 ………………………………………………………………(312)
　　三、动物(古猿)本能救护行为转化为人类医疗活动的历史图景 …………………(313)
　第二节　巫术医学是人类医学的早期形态 ……………………………………………(314)
　　一、原始思维与巫医 ……………………………………………………………………(314)
　　二、巫医——早期的医学形态 …………………………………………………………(315)
　第三节　劳动、个人在医学起源中的作用 ……………………………………………(316)
　　一、劳动与经验医学的诞生 ……………………………………………………………(316)
　　二、个人在医学起源中的作用 …………………………………………………………(317)

第二十一章　医学发展的动力 ……………………………………………………………(318)
　第一节　医学发展的内在动力和杠杆 …………………………………………………(318)
　　一、人类对健康的需要是医学发展的内在动力 ……………………………………(318)
　　二、科学技术是推动医学发展的杠杆 ………………………………………………(319)
　第二节　医学发展的社会支持系统 ……………………………………………………(320)
　　一、经济:医学发展的基础条件 ………………………………………………………(320)
　　二、政治:医学发展的体制保证 ………………………………………………………(321)
　　三、教育:医学发展的人才基地 ………………………………………………………(321)
　　四、战争:医学发展的特殊环境 ………………………………………………………(321)

五、管理:医学发展的枢纽工程……………………………………………(322)
  六、理性:医学发展的灵魂之光……………………………………………(322)

第二十二章 医学模式与医学范式的发展……………………………………(323)
  第一节 古代医学模式与医学的前范式时期………………………………(323)
    一、关于范式理论和医学模式……………………………………………(323)
    二、古代医学:前范式时期………………………………………………(325)
  第二节 近代生物医学模式与科学范式的形成……………………………(327)
    一、近代西医学的建立与发展……………………………………………(327)
    二、生物医学模式与医学的科学范式……………………………………(328)
  第三节 现代生物心理社会医学模式与科学—人文范式的形成…………(329)
    一、现代生物医学的发展…………………………………………………(329)
    二、现代医学发展中提出的人文社会学问题……………………………(330)
    三、现代医学向生物心理社会医学模式及科学—人文范式的转变……(332)

第二十三章 中西医学范式的差异与结合……………………………………(334)
  第一节 中西医学范式的差异………………………………………………(334)
    一、中西医学范式形成的社会文化环境差异……………………………(334)
    二、中西医学范式的比较…………………………………………………(335)
  第二节 中西医学的交流与汇通……………………………………………(339)
    一、西学东渐的历史背景…………………………………………………(339)
    二、中西医学的汇通………………………………………………………(339)
  第三节 中西医学结合及其发展趋势………………………………………(340)
    一、对中西医学结合的认识发展…………………………………………(340)
    二、何谓"中西医学结合"?………………………………………………(342)
    三、中西医学结合的必然性………………………………………………(343)

第二十四章 医学的本质………………………………………………………(345)
  第一节 医学社会人文属性的逻辑起点……………………………………(345)
    一、人的本质在于社会性…………………………………………………(345)
    二、医学社会人文属性的出发点…………………………………………(347)
  第二节 医学社会人文属性的根本依据……………………………………(347)
    一、健康的头号社会杀手…………………………………………………(348)
    二、绝症、超级病毒的社会之源…………………………………………(348)
    三、精神心理的社会致病源………………………………………………(349)
  第三节 医学社会人文属性的价值展现……………………………………(350)
    一、推动人类文明…………………………………………………………(350)
    二、构建健康社会…………………………………………………………(351)

第二十五章　医学的精神 …………………………………………………………（353）
　　第一节　医学人文精神 ………………………………………………………（353）
　　一、医学人文精神是医学精神的核心 ………………………………………（353）
　　二、医学人文精神的至上性和一致性 ………………………………………（354）
　　三、久远的裂痕 ………………………………………………………………（355）
　　四、医学人文精神失落的根由 ………………………………………………（356）
　　第二节　医学的终极目标 ……………………………………………………（359）
　　一、医学的终极目标是对人的终极关怀 ……………………………………（359）
　　二、医学的终极关怀是医学人文精神的精髓 ………………………………（360）

参考书目 ……………………………………………………………………………（361）

前　言

21世纪，是医学哲学传承历史，走向未来的世纪。

医学哲学走向未来，从基础研究的角度讲，需要建立一个严谨的科学理论体系。黑格尔说过："哲学若没有体系，就不可能成为科学"。① 医学哲学的理论体系，要在原有方法论、认识论的基础上进一步横向拓展，形成医学本体论、医学认识论、医学价值论、医学方法论、医学发展观并列齐集的理论系统；医学哲学的学术研究，要在原有理论水平的基础上纵向加深，如医学哲学思想史、医学哲学范畴体系、医学价值、医学语言等问题均具有深入研究的空间；医学哲学的学术品格，要在原有层次的基础上不断提升，汲取人类文化中一切有利于我的精神元素，增厚医学哲学的哲学底蕴，提高医学哲学的人文品位，铸造医学哲学矢志不移、独立不改、治学严谨、止于至善的学术精神；医学哲学的学术影响，要在原有的基础上扩容放大，为医学哲学分支学科和人文医学的发展提出元问题，提供元理论、元方法和元精神；为医学迈向人文境界提供形而上的思考和精神动力。

医学哲学走向未来，从应用研究的角度讲，需要突出医学哲学反思批判的学术特征，积极发挥应用哲学的功能。医学哲学要关注社会焦点，焕发医学哲学的学术活力，揭示掩映在医学现象之中的本质内涵，反思医学的感性经验和思维方式，批评偏离医学人文思想的话语和行为；医学哲学要走进科研和临床，增强医学哲学和医学的亲和力，以新的理念、新的方法、新的角度进行医学思维方法的研究、医学形而上的普遍问题的研究，使医学哲学在医学中萌生、在医学中发展；医学哲学要扎根医学教育，通过促进医学教育模式和观念的转化，为医学的明天贡献医学哲学的睿智和赤诚：使未来的医学工作者成为科学思维方法、医学人文关怀能力、医学人文精神和医学专业知识协调发展的新型人才。

2004年11月我们编撰出版了《医学哲学》一书，出版至今，已经6个年头过去了。当初写这本书的时候，以为这种讨论形而上问题的抽象类型的书籍关注的读者不会很多，有可能是一版而终。出乎我和本书编辑刘庆楚同志的意料之外，《医学哲学》出版后，受到各地读者的欢迎，被一些院校选为大学学历教育的教材，被相关院校指定为相关专业的研究生考试教材，还被卫生部门指定为继续教育的培训材料。因此，《医学哲学》第一版多次重印。

---

① 黑格尔著，贺麟译：《小逻辑》，北京：商务印书馆，1982年，第56页。

几年来，作者在医学哲学的教学和研究中，在医学哲学的一些理论问题上有了一些新的研究进展，对《医学哲学》第一版中的一些内容中的不足之处也有了更改的想法。再版修订的工作提上了议事日程，再版修订的基本思路是《医学哲学》原有的基本框架不动，更名为《新编医学哲学》。与《医学哲学》相比较，《新编医学哲学》修订了以下内容：

增加了若干章节。这些章节有的是作者新近的科研成果，有的是对第一版内容的替换。新增写了第三章"医学哲学范畴概要"，对医学哲学范畴进行了较为全面的介绍。这样，与原有的第一章"医学哲学概述"和第二章"医学哲学思想探源"一起，基本实现了主编关于对医学哲学理论体系的三大板块的阐发：医学哲学原理、医学哲学范畴和医学哲学思想史。

新增写了"意识与潜意识"一节。这是主编一直想写而当初没有完成的心愿。虽然在这个充满争议的学术领域中，作者提出的只是一家之说，更重要的，"意识与潜意识"这部分内容，实在是医学哲学研究不可回避的部分。新增写了"治疗目的与治疗手段"、"过度医疗"和"医疗差错的防范"三节。这三节所涉及的内容，都是当前医学实践中极为突出的社会热点问题。医学哲学应该也必须从哲学的高度予以理论分析和积极回应。

改写、调整、重写了若干部分。这些部分有的是在使用过程中发现可以有更好的表述方式，有的是在原有基础上对某些学术观点的修正和提升，也有的是第一版设计不周造成的。

改写了"病人个体差异"一节。个体差异是临床思维中极其重要的问题。近年来，分子生物学进展很快，特别是人类基因组计划的研究成果不断问世，为"病人个体差异"一节提供了重要的科学依据。将"生命辩证范畴"调整为独立的一章，更名为"生命现象范畴"以突出医学哲学对生命现象的研究；调整了"医学问题与医学假说"和"医学发现及其基本类型"两节的逻辑顺序，改正了第一版设计不当的缺陷。重写了最后一章"医学的精神"，重点重写了"医学人文精神"一节，这部分内容是作者承担江苏省教育厅高校哲学社会科学研究项目：《医学科学精神和人文精神关系研究》(项目批准号：04SJB720007)的成果。鉴于本书作者对还原论的重新认识，在相关章节中论述还原论的时候，做了相应改动。

对全书的文字进行了润色和修饰。"医学的本质"一章原来的各级标题字数过多，修订时予以润色，改为："医学社会人文属性的逻辑起点"、"医学社会人文属性的根本依据"、"医学社会人文属性的价值展现"等等。

为了集中体现再版修订的意图，修订工作由主编刘虹负责。各章节编写人员：第一章第一、二、三节(刘虹，南京医科大学)，第四节(刘学礼，复旦大学)；第二章第一、二节(刘虹)，第三节(张慰丰，南京医科大学)；第三章(刘虹)；第四章(刘虹)；第五章(张宗明，南京中医药大学)；第六章第一、二节(刘虹)，第三节(林辉，东南大学)，第四节之一(刘学礼；王泽兵，四川师范大学)、之二(刘虹)、之三(孙慕义，东南大学)，第五节(刘虹；王雯，北京大学)；第七章第一节(刘虹)，第二、三、四、五、六、七、八节(刘虹，王雯)；第八章(黄功勤，南通大学法政与管理学院)；第九章(林辉)；第十章(刘虹)；第十一章(刘虹，王雯)；第十二章第一、二、三、四节(耿拔群，江苏建康职业学院)，第五节(刘虹)；第十三章(李勇，南京医科大学，刘虹)；第十四章(李勇，刘虹)；第十五章(李勇，刘虹)；第十六章(黄功勤)；第十七章(张宗明)；第十八章第一节之一(张艳萍，南京中医药大学)、之二(刘虹)，第二节(刘虹)，第三、四节(张艳萍)；第十九章第一节之一(张艳萍)、之二(刘虹)，第二、三节(刘虹)；第二十章(张宗明)；第二十一章(林辉);第二十二章(贺新华,北京大学);第二十三章(张宗明);第二十四章(王雯);第二十五章第一节(刘虹),第二节(贺新华)。

本书的写作始终得到东南大学出版社领导的关心,特别感谢东南大学出版社的刘庆楚主任,没有他的督促和指点,再版修订的工作不会这样顺利地完成;还得到南京医科大学、北京大学、复旦大学、东南大学、南京中医药大学、南通大学、江苏建康职业学院、四川师范大学等单位领导各种方式的支持,在此一并感谢! 学无止境,《新编医学哲学》依然需要不断进步和提高,希望继续得到广大读者的支持和帮助。

由于我们的能力有限,本书仍会存在许多不尽如人意之处,甚至是遗漏和错误,欢迎同行和广大读者批评指正。

刘 虹

2010 年 8 月

第一章 医学哲学概述

医学哲学是医学中的哲学,以医学实践中形而上的问题为研究对象;以人类生命的健康为逻辑起点;以医学哲学的本体论、认识论、价值论、方法论和发展观为基本结构;以一系列医学哲学范畴为核心概念;以辩证的人体观、生命观、预防观、疾病观、诊断观和治疗观等为基本理论。医学哲学以向医学认识主体提供辩证思维方法,铸造人文精神,培养关爱能力,提高人文素质为目的,是探讨医学之形而上的思维活动。

第一节 医学哲学的研究对象

一、医学的形而上学情结

打开《希波克拉底文集》和《黄帝内经》这两部千年古卷,扑面而来的是浓郁的形而上学的情结;面对通过网络公布的不断更新的人类基因组数据,我们不禁惊省:人类真的叩开了生命的迷宫?古往今来的医学家,从来不仅仅满足于一个病例的确诊,一例手术的成功,一种新药的发明,一位病人的治愈。医学的经验与理性、现实与理想、个别与普遍、暂时与永恒、具体与抽象之间的对峙与冲突,促动着医学家深入地反思:时时刻刻身处于纷繁复杂的医学现象世界,那神秘而又深刻的医学内在本质是什么?日复一日浸淫在个别的具体的医学事务里,那超然而又客观的医学规律是什么?年复一年彷徨在变化无穷的疾病症状和个体差异中,那崇高而又永恒的医学精神是什么?

探究隐藏在具体的医学现象背后的普遍意义,追寻医学彼岸的理想和价值,是医学家责无旁贷的使命。医学需要形而上情结。张九龄观庐山瀑布诗吟:"灵山多秀色,空水共氤氲。"山有水方灵,水无山则泛。医学稳重坚实之山与哲学思维涌动奔流之水"共氤氲"而成的医学哲学,是横跨医学现象的此岸和医学本质彼岸的桥梁,是探讨医学之形而上的思维活动。

二、医学形而上的问题

医学之形而上,是对医学实践中普遍性问题的哲学思考。讨论医学哲学的形而上问题,可以从哲学研究对象与医学哲学研究对象之间的联系和区别的角度入手。

哲学的研究对象是整个世界一般性的规律,哲学是研究世界的共同性质和普遍本质的活动,是人们认识世界的一般方法论。医学是一门具体科学,它以健康和疾病的具体问题为研究对象,是认识医学问题的特殊方法论。今日的医学已是一个庞大的学科体系,有着许多分支学科,但相对于哲学而言,医学研究的领域是具体的,研究对象是特定的,研究视角是独特的,研究方法是个性的。那么,是医学中没有形而上的普遍性问题,还是不需要研究这些形而上的普遍性问题?都不是。

一般隐含于个别之中,普遍存在于特殊之中,共性潜藏于个性之中。每一个个别的医学问题之中毫无疑问地隐含着一般的规律;每一个医学分支学科特殊的研究对象中,毫无疑问地存在着普遍的性质;甚至在每一个具有个性的病种之中、具体的病人身上,都毫无疑问地潜藏着普遍性问题。无论是对整个医学还是某个医学分支学科的发展而言,关于这些普遍性问题的研究,都具有重要的方法论意义。

所谓医学形而上的普遍问题,是相对于医学各个分支、各个学科的具体问题而言的。例如,临床学科在研究疾病的时候,都会遇到疾病预后的问题,但研究高血压病时只讨论高血压的预后,研究糖尿病时只讨论糖尿病的预后……各门学科从自己独特的角度去研究"特殊预后"。那么,预后有没有一般规律?预后的一般规律是什么?但医学及其分支学科并没有也不可能对之作专门的研究。医学哲学存在和发展的必要正在于此。

同时,医学哲学还是一种与心灵操练相关的生活方式。医学哲学从知性的层面入手,开阔人们的视野,使得人们有可能突破狭隘的思想疆域,进入无限的宇宙,直面永恒的本质;而且,基于这样一种认识的智者,在实际的人生当中,能够不断地超越有限,以平静及愉悦的心态面对生活的得失。

三、医学哲学是医学中的哲学

哲学可以分为三个基本层次:元哲学、分支哲学和应用哲学。元哲学是哲学的基本概念和理论的系统,如本体论、认识论、价值论、历史观等;分支哲学是一个中间层次的理论形态,如伦理学、美学、思维科学等;应用哲学是以不同领域的普遍问题和一般规律为研究对象的,如医学哲学、教育哲学、管理哲学等。

医学哲学是以医学实践中一般性、普遍性问题为研究对象的,这些问题诸如人的生命存在和过程、医学与哲学的关系、医学认识主体及其思维方法、医学的价值和医学的发展等等。医学哲学研究的问题是从渗透于医学实践的方方面面、与医学各分支学科密切相关、与各科临床问题紧密相连的具体的医学问题中概括抽象出来的,具有一定程度的理论性、抽象性、概括性,是医学中的哲学问题。

医学哲学是医学中的哲学。医学—医学哲学—哲学三者的研究对象之间,医学哲学的抽象程度居中;更具体的问题,是医学甚至医学分支学科的研究范围;至于更抽象的问题,那是哲学研究的领域。

第二节 医学哲学的理论体系

一、医学哲学的逻辑起点和理论框架

医学哲学研究对象的特征决定了医学哲学理论体系的建构:以人类生命的健康为逻辑

起点,以医学哲学的本体论、认识论、方法论、价值论和发展观为基本结构,以一系列医学辩证范畴为核心概念,以辩证的人体观、生命观、预防观、疾病观、诊断观和治疗观和医学观等为基本理论。它以向医学认识主体提供辩证思维方法、铸造人文精神、培养整体关怀病人的能力、提高人文素质为目的;它是带有专业特征的、次级抽象层次的理论学科。

医学哲学以人类生命的健康作为医学哲学理论体系的逻辑起点。[①] 黑格尔在《法哲学原理》一书中是这样阐述确定一个理论体系的逻辑起点问题的:"哲学形成为一个圆圈:它有一个最初的、直接的东西,因为它总得有一个开端,即一个未得到证明的东西。"也就是说,"这个起点必然要在另一个终点上作为成果显现出来",从而形成"一条锁链",构成一个完整的圆圈。[②] 按照黑格尔的思想,作为一门学科的理论体系的逻辑起点,既是前阶段从具体到抽象而得到的思维成果,又是进一步从抽象上升到具体的思维起点。以此为基点,通过建构理论体系来展现事物本身所固有的内在的发展逻辑。

人类生命的健康是医学哲学理论体系的逻辑起点。医学哲学的种种要素以"始基"形式包含于其内;这个逻辑起点又是医学哲学的归属。医学哲学的理论体系以健康为逻辑起点,通过对人类生命存在的阐释、医学认识主客体互动关系的揭示、医学价值的分析、医学思维方法的研究和对医学发展一般规律的探讨,阐扬医学的本质,最后又回到逻辑起点(终点)——医学的终极目标(维护健康,关爱生命)。

医学哲学范畴是医学哲学理论框架中最重要的构件,是医学哲学理论体系中的基本单位。不同于医学理论中的其他基本概念,医学哲学范畴既具有哲学范畴的特征如概括性、辩证性,又具有医学概念的具体性、针对性。它揭示认识对象的深刻内涵,是医学认识对象本质的逻辑表征,是医学思维、认识之网中的纽结。诸如:医学实践、医学范式、医学价值、医学人文精神、临床认识主体和客体、无症状、疾病假象、典型症状与非典型症状等等。

医学哲学的基本理论负载着医学哲学的思想内涵,反映了医学认识客体种种内在的、外在的辩证联系,是医学哲学理论框架中的实质内容。诸如健康和疾病的辩证关系、结构和功能的哲学分析、医学价值和价值冲突、医学发展的动因和范式等等。

医学哲学的思维方法是医学哲学理论框架中的有机组成部分,是医学哲学基本概念、基本理论的具体应用。这些方法涉及医学理论研究、临床思维、医学教育、卫生事业管理等各个方面,诸如疾病因果联系的哲学思维方法、临床表现与疾病本质关系的辩证思维方法、拟诊建立和拟诊检验的逻辑思维方法、误诊认识论原因的辩证分析方法、医学发现和发明的一般方法和医学研究的一般方法等等。

医学哲学理论体系具有系统性和相对独立性。在医学哲学的研究中,特别要注意防止对医学哲学的片面理解。医学哲学有着自身独特的研究对象、基本范畴、基本理论和基本方

---

① 关于医学哲学的逻辑起点的问题,《医学与哲学》曾经刊发过王华生先生的文章(见 2008 年第 6 期)。文章认为:人的生命存在在医学哲学理论体系中具有最抽象、最简单、最根本的规定性。医学哲学的其他概念都是人的生命存在的逻辑展开和转化。同时,人的生命存在是人的健康的先决条件,而健康只是人的生命存在的一种样态。因之,医学哲学应以人的生命存在作为其逻辑起点。王华生先生的意见十分重要,经过反复思考,笔者认为:人的生命存在是一个更大的范畴,很多学科均涉及人的生命存在。医学和医学哲学研究的出发点和归宿点只是人的生命存在中的部分:健康和疾病问题。因此,这里笔者仍然采用了"健康"作为医学哲学研究的出发点。

② 黑格尔著,范扬、张企泰译:《法哲学原理》导论,北京:商务印书馆,1961 年,第 2~4 页。

法,是自成体系的边缘学科、综合学科、交叉学科。用医学实践中的具体问题作为哲学理论的注解,将医学哲学解释或理解为"医学哲学＝哲学理论＋医学实例",否认或忽视医学哲学理论体系的系统性和相对独立性,对医学哲学的发展是非常不利的。

二、医学哲学的思维方式

为了分析医学哲学思维方式的特征,先将医学思维方式与哲学思维方式特征作一比较。

(一)医学思维方式的特征

1. 医学思维方式注重经验的归纳

医学实践解决的是关于健康和疾病方面种种复杂而又具体的问题。无论是对临床表现、疾病本质的认识还是临床经验的获得、医学理论的归纳,都离不开具体的感性的经验。同时,受到医学发展水平、医学模式等因素的限制,临床思维活动基本上是依循以症断病的途径。医学在很大程度上还是一门经验科学,医学思维传统上是一种经验思维方式。这种思维方式是以医学实践经验为出发点,在医学经验的基础上进行医学认识活动的思维方法。

2. 医学思维方式以还原论方法为基础

医学的有关理论诸如生理学、病理学和关于疾病的预防、诊断、治疗的理论等,都是对认识的客体的反映。在还原论思想的影响下的医学思维主体,运用各门自然科学提供的理论工具和技术,用精细的眼光去观察对象、用种种技术手段来精细化和还原研究对象。因此,医学思维方式是一种还原论色彩很浓的思维方式。

3. 医学思维方式往往延续历史的轨迹

经历了几千年的发展的医学有自己特定的研究对象、特定的理论体系、特定的研究方法、特定的管理和运作程序,久而久之,形成了一定的医学模式和一定的思维方式并有效地沿袭下来。如临床医学的分科诊治的模式对临床医生局部定位思维方式的形成;中医的理论体系对中医整体论思想和辨证论治的思维方式的形成,都具有重要的作用。因此,医学思维方式继承有余而创新不足。

4. 医学思维方式追求真实、避免主观

医学思维方式的表征是对研究对象的写实,追求清楚明白,力图使符征与所指之间的关系具有确定性,最好具有一一对应的关系,因而规范化的医学语言其内涵的意义空间是封闭的,其外延的范围是刚性的和清晰的,总是以消除意义的不确定性、暧昧性为目标。这样可以最大限度地真实反映客体的本来面目,在一定程度上避免医学思维方式的主观性。

(二)哲学思维方式的特征

1. 经验还是超验:医学思维方式和哲学思维方式的根本分野

哲学思维是一种立足于经验又超越经验的超验思维。经验方法还是超验方法,是医学思维方式和哲学思维方式的一个根本分野。这种分野取决于这两种思维性质的根本区别,也取决于哲学思维不像医学思维以对特定对象经验事实的客观描述为己任,而是对经验中的现存世界进行理性思考和价值评判,进而为人们变革现存世界提供某种理想目标和思维方法。

2. 反映还是反思:医学思维方式和哲学思维方式的重要区别

哲学所能够提供的不是对某种认识对象的具体的、细节的描述或客观的知识,因为哲学思维方式的超验性内在地要求哲学的思维方式不再是那种以经验事实为对象的反映,而是一种反思。反思包含着对历史和经验的审视、批判、总结;反思体现着对现时理论和实践的督查、检讨、改进;反思孕育着对未来的瞻望、设计、谋划。反思是人类意识特有的哲学思维形态,是人类理性活动的高层次的表现。反映和反思之间的差别也是医学思维方式和哲学思维方式的重要区别。

3. 稳健还是涌动:医学思维方式和哲学思维方式的不同侧重

创造性是哲学思维方式的基本特征之一。哲学忌讳因袭和平淡,它尽可能思人所未思和言人所未言。它继承,但不拾牙慧;它借鉴,但不落窠臼;它渴望理解,但不甘于平庸;它追求严谨,但不陷入乏味。哲学思维方式帮助人们发现真相和真理,使人们认识到事物的辩证本性,使人们走向新意和创意。哲学思维方式具有认知深化功能,是一种撇开表象而径奔本质,剔除偶然而直指必然,在差异中寻求共性,在寻常中发现殊异的思维。① 离开了创造的涌动,哲学就失去了活力。

4. 理解还是领悟:医学思维方式和哲学思维方式的解读差异

哲学思维方式的表征是象征性的。在象征性的表达方式中,符征和意征的关系是不确定和不对应的,因而其内涵的意义空间是开放的,其外延的范围是弹性的和模糊的。因此,哲学的解读往往不是通过理解,而更多的是靠领悟,通过文本提供的有限符码来体味和感悟内含的无限意蕴。

(三)医学哲学思维方式的特征

医学思维方式和哲学思维方式虽然各有特点,但这并不意味着它们仅仅是对立的和不相容的。医学哲学思维方式是对两种思维方式的扬弃,是医学认识活动的辩证思维形式;同时,医学哲学思维方式也是与生物、心理、社会医学模式相适应的现代医学思维方式。

1. 探索性:开创医学研究的新视域

几百年来,医学分科诊治制度的沿袭、医学科研方向的日益精细化、医学分支学科的充分发展,无疑促进了医学的深入发展。但是对医学实践中的一般问题、普遍问题和共性问题的研究却受到了限制。因为无论是从一个方面还是从一个病种来研究这些问题,都因受制医学思维方式的局限而难以超越就事论事、具体描述的水平。缺乏系统性、概括性、理论性的研究,就难以达到一定理论高度,也就无从发现内含于这些一般、普遍、共性问题之中的一般规律,势必影响医学的发展。医学哲学思维方式的特征之一就是其显著的探索性:开创医学研究的新视域,研究医学实践中的共性问题、普遍问题、一般问题,探索医学活动的一般规律。

2. 多维性:多元、综合、科学的认识方法集合体

现实世界的丰富多彩,医学问题的复杂性和综合性,要求在当代医学认识主体的知识结构中,有一个多元、综合、科学的认识方法集合体——这是新世纪医学人才知识结构的重要特征。医学哲学的思维方式是多维的:医学思维方式和哲学思维方式的优势融为一体;自然科学视野与人文科学视野交织汇集;医学特有的认识方法、自然科学领域共同的认识方法和医学哲学的思维方法互为表里;经验思维方式和超验思维方式协同耦合;对认识客体的反映和对认识主体的反思辩证统一;继承、沿袭和创造、建树有机结合;具体、精确的写实和抽象、深刻的概括相互辉映;分析归纳、辩证综合等传统的思维方法和系统论、信息论、控制论、耗

---

① 孙利天:《现代哲学革命和当代辩证理论》,《哲学研究》,1994年第7期,第42~46页。

散结构理论、协同学、突变论等现代科学方法论珠联璧合。

3. 中介性：优化主体的认知结构

有什么样的知识结构，就有什么样的认知水平。在21世纪医学认识主体的知识结构中，理论思维素质的地位和作用越来越重要；医学哲学的基本理论和思维方式成为其中不可或缺的基本内容。医学哲学的中介性是说作为一种医学思维方法学，医学哲学必须首先用于建构主体的知识结构，化为指导主体进行科学认识的理论思维，再经过具体的医学实践而作用于客体；或者说，医学哲学不是直接向人们提供关于某种疾病诊断治疗的具体做法，处理某种临床问题的具体措施，而是向医学认识主体进行医学哲学思维方式的教育，使其具有认识和分析医学实践中一般性、普遍性和共性问题的能力。

4. 开放性：面向未来的认识视角

医学哲学的思维方式是一种面向医学发展未来的思维方式。它适应现代医学发展的客观需要，从系统的、整体的、联系的、综合的、动态的、发展的、历史的视角认识、分析问题。医学哲学思维方式以医学研究对象内在的、客观的、辩证的性质为根据，将医学认识对象放在内在矛盾发展的历史之中，放在自然界和人类社会多因素相互作用的背景中来考察；同时，医学哲学自身也在随着医学、哲学和其他学科的发展而不断发展，它是一种开放性的思维方式。

5. 批判性：对医学实践的理性思考

医学认识活动是一种复杂的认识活动、思维活动、理性活动。行进在21世纪的医学，需要自我批判或反思：反思医学史上人们认识过程中的成功经验和失败教训，进而从中把握探求医学新知的规律；反思现行医学理论和经验模式的得失，进而整理、谋划发展和创新的思路及方法。医学哲学的反思，是对医学实践的理性思考，是对医学未来发展的推敲和谋划。

6. 可接受性：与医学真正融为一体

医学哲学思维方式的表达，既要保持其区别于医学的超验性质，又要体现医学的实证精神和人文情怀，这样才能对医学认识主体予以方法论的指导；既要保持哲学研究抽象性、深刻性的长处，又要反映医学理论和实践的具体性、专业性，这样才能够在医学认识主体已有的认识结构中寻找到生长点，并为之所接受。对于医学哲学而言，太哲学化了如苏格拉底式的对话、老庄对自然和生命审美式的感悟和体验、禅宗的机锋、黑格尔式的思辨语言等表达方式①，会因其无法与医学真正融为一体，无法发挥医学哲学的方法论功能而流于形式；太医学化了有如医学的身躯戴了顶哲学的帽子，会因其无法揭示医学实践中一般性、普遍性和共性问题的本质，无法实现医学哲学研究的目的而失去意义。

第三节 医学哲学的地位和作用

一、我国医学哲学的发展

医学哲学思想源远流长。但是，医学哲学成为一个成熟的学科是近20多年发展的结果。

---

① 倪勇：《哲学思维方式及其特点讨论综述》，《武汉大学学报》，1994年，第5期第23～27页。

一般而言,标志学科成熟的指标有专业设置、系列教材、师资队伍、学术杂志、学术团体、学术影响等因素。我国医学哲学在这些方面均已获得了骄人的业绩:我国已经建立起医学哲学高等教育的学科体系;自20年前彭瑞聪教授主持编写了我国第一部《医学辩证法》教材以来,医学哲学的教材建设有了长足的进展。由孙慕义教授、张慰丰教授主编的我国第一套医学人文系列丛书已经问世;一支由博士生导师、硕士生导师为学科带头人的师资队伍业已形成;《医学与哲学》杂志20多年来培养了一批医学哲学新人,在医学哲学的发展中发挥了重要的作用;由中国医学哲学专业委员会领导的医学哲学学术团体阵容强大,学术活动活跃。近20年来开展了一系列意义重大的学术讨论,如关于医学模式转变的讨论、关于医学目的的讨论、关于医学人文精神的讨论等等,在全国医学界产生了重要的学术影响。如1981年在南京举行的全国第一届医学辩证法会议将新医学模式转换的思想推向全国的倡议,对我国医学发展起到了重要作用;2003年在东南大学举行的人文医学发展与战略高峰会议发表的《南京宣言》,为我国人文医学的发展提出了历史性的战略目标。2009年11月在北京召开的"中国医学高峰论坛",倡导"医学整合"的新理念,对我国医学发展产生了重要影响。医学哲学这门既古老又年轻的学科,充满活力地在我国学术园地里茁壮成长。

二、医学哲学在人文医学中的作用

(一)人文医学诸学科发挥着不同的作用

人文医学的各门学科都是现代医学教育重要的、不可缺少的部分,有着不可替代的功能和作用。正如孙慕义教授所说:生命伦理学既可以解决医务工作者人生观、价值观问题,又可以培育医生的病人权利意识,增强其道德责任感,使他们能够有信仰、有理想、勇于奉献,具有"判天地、析万物"的能力,理性地面对医患冲突和棘手的临床事件,遭遇困惑时能冷静地选择行动,懂得爱,在人生中体悟丰富的人生。医学法学是维护医疗和生命科学秩序的一门科学,学习医学法律知识,了解医学法学诉讼程序,学会保护自己、爱护病人,合法地行使职业权利与进行生命科学研究等,是医学法学的教学目的。将医学心理学融入医学教育是新医学教育模式的标识,用心理学视角评价和观察临床问题应成为医生和护士的一种职业习惯,医学心理学教育也是建立完整的人的医学的基础。

(二)医学哲学在人文医学中的独特作用

医学哲学在人文医学中的地位和作用是独特的,它有两大功能。

第一大功能是教育功能,是相对于接受教育的对象而言的,通过医学哲学的教学,铸造医学人文精神,训练医学人文的思维方式,培养对病人的人文关怀能力和提高理性思维的水平。

第二大功能是建构功能,是相对于人文医学的其他学科而言的,主要体现在医学哲学为其他医学人文学科提出元问题、提供元理论、元方法和元精神。

第一,提出元问题。元问题是最根本、最本质、最关键的问题。人文医学涉及的问题很多,在这些问题中,大部分属于人文医学各分支的研究对象,如医学法律问题、医学伦理问题、医学美学问题等等。这些问题的研究,是以对一些元问题的学术认知为前提的,而这些元问题正是医学哲学研究的范围。如医学的本体问题、医学的价值问题、医学的目的问题、医学的终极关怀问题等等。

第二,提供元理论。人文医学的所有学科需要一个以人文精神一以贯之的元理论。医学哲学正是从这个层面研究人文医学的最基本的概念、最基本的关系、最基本的原理,并将之作为元理论提供给人文医学的其他学科。如人文医学的诸学科在讨论本学科的问题时,无法回避"人的生命本质"是什么的问题,在有的学科中,"人的生命本质"还是一个基本范畴。目前的现状是要么借用生理学"新陈代谢"理论,要么借用哲学的"社会关系总和学说",或者干脆以介绍学术界的不同意见一带而过,缺乏人文医学自己的"人的生命的本质"理论。像"人的生命本质"这样的元理论的研究,正是医学哲学的任务之一。

第三,提供元方法。人文医学与生物医学差异的核心在于认知方法的差异。生物医学从整体而言,是还原方法、分析方法,力图最终用物理的、化学的语言和方法解决人的生命的问题。人文医学从总体而言,是整体的方法、系统的方法。医学哲学是研究医学思维方法论的学科,它研究人文思维方法的特征和一般规律,为人文医学各个学科提供元方法。

第四,提供元精神。人文医学诸学科的元精神有医学人文精神、反思精神、批判精神等等。以反思精神为例,发展中的人文医学,需要反思;反思人文医学诸学科在前进中困惑的缘由,进而研究怎样化解科学主义的锋刃和击破西方学界话语霸权主义之网。医学哲学的反思,既是对医学实践的理性思考,又是对人文医学诸学科内在病垢的清除。

(三)医学哲学与其他医学人文学科的关系

医学哲学与人文医学诸学科的关系不仅仅是基础的"四元关系",而且是一种互动关系。医学哲学不是一门自我封闭、孤芳自赏的学科,而是全方位地向各门医学人文学科开放的学科。所以,在各门人文医学的理论中,医学哲学汲取自己生存和发展的营养;某种意义上说,没有各门人文医学就没有医学哲学。医学哲学为人文医学诸学科提供的是思维方式和本质理念;没有医学哲学,医学人文诸学科失去的是应有的深刻。

医学哲学不能还原为各门人文医学学科,这是因为医学哲学对人文医学各分支学科的理论以哲学的方式、整体性原则、无限性原则进行整合。医学哲学以人文医学各分支学科都不能涵盖的整体性和无限的精神世界为对象,以人文医学各分支学科的终极依据和基础为对象,探讨其非终极性和不完全可靠性。

第四节 学习和研究医学哲学的意义和方法

一、学习医学哲学的意义

(一)引导形而上的思维方式

任何自然科学的研究总是在一定的世界观的指导下进行的。恩格斯指出:"不管自然科学家采取什么样的态度,他们还是得受哲学的支配。问题只在于,他们是愿意受某种坏的时髦哲学的支配,还是愿意受一种建立在通晓思维的历史和成就的基础上的理论思维的支配。"[①]医学发展的历史和现实都表明,任何一门具体的医学学科都不能为我们提供有效的世界观层次上的指导,唯有医学哲学能够给我们提供关于人体、生命、健康、疾病以及医学自身全方位的、系统的总体看法和基本观点,使我们在对待具体的医学问题时,有一个明确的方向和理论指导。否则就事论事,孤立看问题,往往会带有主观片面性。因此,学习和研究

---

① 恩格斯:《自然辩证法》,北京:人民出版社,1971年,第187页。

医学哲学,能使我们高瞻远瞩,避免盲目性、片面性。这就是医学哲学对医学的指导作用。

(二)提供医学哲学的认识论和方法论

任何自然科学的研究既离不开一定的世界观的指导,又总是以一定的理论思维方法为先导。恩格斯指出:"一个民族想要站在科学的最高峰,就一刻也不能没有理论思维。"①医学史一再告诉我们,树立科学的认识论和掌握良好的科学研究方法,有利于医学工作者充分发挥主观能动性。一个医学工作者的认识论是否科学,研究方法是否正确,往往决定了他能否取得成功以及成功的大小与快慢。医学哲学不仅揭示了自然界固有的客观辩证法,同时也阐明了人类认识自然界的主观辩证法。客观辩证法和主观辩证法的一致性就从认识论和方法论层面上为我们认识自然、改造自然提供科学的理论指导,使我们在具体的科学研究中不走弯路或少走弯路,多出成果,快出成果。尤其是现代医学的发展早已摆脱了直观的经验总结,而且在深入分化的同时,日益趋向整合化,这就对医学工作者的理论思维能力提出了更高的要求。因此,学习和研究医学哲学,将为医学活动提供科学的认识方法和思维方法,从而促进医学的迅速发展。

(三)铺设哲学素养提升的途径

爱因斯坦有句名言:"用专业知识教育人是不够的。通过专业教育,他可以成为一种有用的机器,但是不能成为一个和谐发展的人。"②人的一生所接受的专业教育一般由少到多、由多到专,这当然是必要的。但是,这种被描述为"旗杆型"的知识结构越来越跟不上现代科技和社会发展的步伐。医学面对的是具有自然和社会双重属性的人,这种研究对象的特殊性就更加要求医学工作者不仅应该掌握广博精深的专业知识技能,而且应当具备必要的哲学修养。通过学习和研究医学哲学,能够扩大知识面,拓宽视野,活跃思维,跳出医学专业知识的狭小天地,走向更加广阔的天地,在看似孤立的知识块之间编织起联系之网,加深从整体上对人与自然以及医学的本质、特点及其发展规律的认识,从而使自己的知识结构由"I型"过渡到"T型"(复合型),达到知识结构的多元化,更好地适应现代科技和社会的发展。

(四)促进科学鉴别能力的提高

生命是自然界一种复杂的运动形式,医学是一门复杂的科学。医学在其漫长的历史进程中,不可避免地受到人们的世界观、认识论和方法论的影响,尤其在现代医学的发展过程中,各种新成果、新发现、新学派接踵而来,伪科学现象也会鱼龙混杂。如何分清它们的主流和支流、精华和糟粕,如何看待和评价这些新成果、新发现、新学派,都直接关系到医学的发展,关系到社会公众身心健康的切身利益问题。这些问题的正确解决,绝不能凭个人的利害关系和主观愿望,必须借助于医学哲学的基本观点和方法,作出恰当的分析和正确的判断。学习和研究医学哲学,有助于提高科学鉴赏力,弘扬科学精神,揭露伪科学的真面目。

(五)历练反思和批判思维的能力

当今世界新科技革命风起云涌,对人类社会的影响和作用大大超过了以往的任何时代,这种影响也势必会反映到思想理论上来。一方面,我们可以从中汲取新的思想营养,以当代科技革命的新成果丰富充实马克思主义哲学的内容;另一方面,唯心主义和形而上学也可能歪曲这些成果,从中做出错误的结论。比如,"活力论"、"唯能论"等,都是历史上出现过的错

---

① 恩格斯:《自然辩证法》,北京:人民出版社,1971年,第29页。
② 爱因斯坦著,许良英等编译:《爱因斯坦文集》(第三卷),北京:商务印书馆,1979年,第310页。

误思潮。医学科学也不例外,存在有单纯强调疾病由外因引起的"外因论",单纯强调遗传物质作用的"基因决定论",片面重视局部病灶而忽视整体的"局部论",或只重治疗而轻预防的单纯医疗观点等。通过学习和研究医学哲学,有助于我们分析医学领域中的各种社会、哲学思潮,提高辨别能力,同时帮助我们把某些医学家在哲学上的错误观点和科学上的成就区别开来,肯定其成绩,批评其错误,自觉抵制医学领域中形形色色的错误思潮,促进医学的健康发展。

二、学习和研究医学哲学的方法

(一)以医学实践中的普遍问题为研究对象

医学是一门具体科学,研究特定领域的特定对象。但每一个具体的医学问题之中毫无疑问地隐含着一般规律;每一个医学分支学科的研究对象中,毫无疑问地存在着与这些分支学科都有关系但都不专门研究的共性问题、普遍问题。医学哲学是对医学理论和实践中的具体问题、感性经验的抽象和概括,是以医学实践中一般性、普遍性和规律性问题为研究对象的。诸如人体生理和心理的辩证关系、人体整体和局部的辩证关系、病因分析的一般方法、病人个体差异问题、疾病的一般过程、疾病的复杂性问题等等,它们与医学各分支学科密切相关,与各种疾病紧密相连,但又都相对独立,具有某种程度的共性。

(二)以医学的一般概念为研究的契点

医学的普遍问题以医学的一般概念为表征,这些一般概念在生物医学的层次上相对抽象地反映了医学理论和实践中的共性和一般。如生理、心理、结构、功能、稳态、正常、异常、典型、非典型、原发、并发、病因、诱因、误诊、预后等医学的一般概念。医学哲学以医学的这些一般概念为研究的契点,用医学哲学的思维方式和认识方法对其进行医学哲学层次上的发掘,深入揭示其内在的本质。

(三)以现代科学—人文的医学思维方法为特点

现实世界的丰富多彩,医学问题的复杂性和综合性,要求在当代医学认识主体的知识结构中,有一个科学—人文的认识方法集合体,这是新世纪医学人才知识结构的重要特征。在这个集合体中,观察实验的方法和理性分析的方法是相互渗透、相辅相成的;分解、还原的方法和综合、系统的方法是互为表里、相互促进的;医学特有的认识方法、自然科学领域共同的认识方法和医学哲学的思维方法是相互支撑、协同耦合的。医学哲学提供给人们的,不是关于某种疾病的诊断、治疗的具体做法,不是处理某种临床问题的具体措施,而是以哲学的眼光、理性的思维方式来认识和讨论这些医学现象中共性问题的一般方法。

(四)以医学史和哲学史为鉴,探讨医学高新技术条件下新的普遍问题

医学哲学是在医学与哲学的相互结合中逐步产生、不断发展的,它涉及医学、哲学、科学、技术和社会科学等广阔的知识疆域,并把人与自然、社会联结起来,所以在医学哲学的学习和研究过程中,只有汲取哲学史、科学史、技术史,特别是医学史、医学思想史的精华,才能使医学哲学之树根深叶茂。近几十年来,高新技术条件下的医学实践中产生了一系列人文社会问题,如克隆技术、基因工程带来的法律、伦理、道德方面的问题,需要医学哲学从更高的层次予以研究,揭示其内在的哲学基础。

(五)从相关学科汲取有价值的研究成果

在自然哲学、科学哲学、技术哲学、科学技术与社会等学科的研究中,不少在科学前沿取

得重大理论突破的科学家,以哲学的目光审视许多有价值的问题,发表了自己睿智的见解。例如医学方面的哲学著作,就有贝塔朗菲的《生命问题》、薛定谔的《生命是什么》、莫诺的《偶然性与必然性》、萨加德的《科学家如何解释疾病》等等。无论他们是否有明确的哲学思想或者受到何种哲学的影响,但由于他们的许多观点是从他们亲身经历的创造性科学活动和对科学的深切理解中提出来的,因而都应成为医学哲学的思想财富。对这些成果加以科学的分析和汲取,有助于拓展医学哲学的领域,丰富医学哲学的内容,也有助于我们对医学哲学的学习和研究。

第二章 医学哲学思想探源

医学哲学思想的源头,在西方可追溯至《希波克拉底文集》,在中国可追溯至《黄帝内经》。

在对这两部人类文化的宝库进行粗浅的研究后我们发现,两千多年前东西方文化的医学哲学均已达到了较高的水平,先哲们医学哲学思想的深邃和博大令人惊叹不已。

第一节 希波克拉底医学思想中的哲学睿智

一、传承、扬弃、借鉴、融汇

(一)传承东方文明

希波克拉底的医学思想不是个人及其学派智慧沙漠上的绿洲,而是对古代东方文化的卓越传承,其文脉广博而悠远,根置于多种文化形态。希腊历史学家希罗多德认为,希腊的医学主要是受埃及医学的影响①。希腊向南经克里特岛与埃及隔海相望的地理位置是传承古代东方文明的天然条件。古埃及学术取得了很高的成就并通过不同途径向邻近国家传播。例如古埃及的"纸草文"中,记述了多种植物药、动物药和矿物药,包括埃及人最常用的药物蜂蜜以及海马、碳酸钠等上百种。善于航海的希腊人直接或间接从古埃及医学中借鉴了许多医学观念和医学知识。在《奥德赛》第四卷、第十一卷里,医神的咒语和蜂蜜、牛奶、大麦等埃及人常用药物在希腊出现了,上面提到的植物药物在《希波克拉底文集》(以下称《文集》)的处方中都有记载,而且蜂蜜也是希波克拉底最喜欢用的药之一。

(二)扬弃巫术宗教

巫术和宗教是人类文化发展的早期形态,是医学产生的文化之根:"巫术一方面直接导致宗教,另一方面又直接导致科学"。② 医神观念、巫医和僧侣的医学活动是医学发展早期的组成部分;医学和健康是由阿波罗、阿蒂米丝和雅典娜掌管的,到了后荷马时代,阿波罗神的儿子阿斯克雷比亚成为受人崇拜的医神。到了古典时代快要结束的时候,希腊医学知识已经达到最高峰,埃匹道拉斯,雅典和其他地方的阿斯克雷比亚神殿中所提供的医疗中,仍

---

① [美]罗伊·波特等著,张大庆等译:《剑桥医学史》,长春:吉林人民出版社,2000年,第82页。
② [英]W.C.丹皮尔著,李珩译:《科学史》,桂林:广西师范大学出版社,2001年,第2页。

然有许多的巫术和咒符的成分。希波克拉底的医学思想就产生在这样的文化背景之中。在医学从巫医文化中走出的过程中,希波克拉底扮演了一个关键的历史角色。希波克拉底医学思想的最大贡献之一是对巫术巫医的批判:"希波克拉底提倡的医学,从巫术中独立出来,是一门严格的、有理性的技艺,而且,明显地比前辈要大大地前进了一大步"。① 如在谈论"神圣病"时,希波克拉底讥讽僧侣医学,斥责术士、江湖骗子和庸医:"他们用迷信来掩盖自己,诡称这种病是神圣的,为的是他们不漏马脚"②;希波克拉底为医学摆脱僧侣医学而独立、放逐术士、江湖骗子和庸医铺设了理性的阶梯。

(三)借鉴哲学智慧

古希腊是人类哲学思想的发祥地之一。希波克拉底生活在希腊哲学巨匠辈出的繁盛时代。他在世时泰勒斯、毕达哥拉斯等前辈哲学家思想影响的威力不减,又与如德谟克利特、恩培多克勒、苏格拉底、柏拉图、亚里斯多德等哲学巨匠等为伍。睿智深刻的古希腊哲学是希波克拉底医学思想文脉的源头活水。其中泰勒斯、毕达哥拉斯和恩培多克勒的自然哲学思想对希波克拉底医学思想的产生具有重要意义。

生活在爱琴海东岸的哲人泰勒斯对水和生命以及万事万物的联系有着惊人的颖悟力,他的"水是不变的本体,万物生于水而归于水"的哲学命题,铸就了希波克拉底体液论医学思想发展的轨迹③,水与生命健康的关系成为希波克拉底医学思想的重要组成部分。

毕达哥拉斯是世界上第一个察觉到存在与数之间玄奥而又深刻的关系的哲学家,他关于世界的本原是数的理论是希波克拉底"四体液"医学思想的哲学基础:"从数产生点……产生出感觉所及的一切事物,产生出四种元素:水,火,土,气。这四种元素以各种不同的方式相互转化,于是创造出有生命的、精神的球形的世界。"④毕达哥拉斯学派关于"数"不仅是和谐的,而且是具有神秘力量的观念在希波克拉底医学思想中留有很深的烙印。

恩培多克勒是与希波克拉底同时代的哲学家和医生,他认为,火、水、土、气是生化万物的四个根,⑤"这四种元素按不同的比例相结合就形成不同性质的东西。比如,肌肉是由四种等量的元素混合而成的。神经是由火和土与双倍的水混合而成的"。⑥ 四根说"为希波克拉底医学思想奠定了本体论基础"。

(四)融汇学术思想

希波克拉底时代的希腊,不同的医学学派形成了诸峰迭起的学术氛围。希波克拉底医学思想中溶入了其他学派的医学思想。据学者研究,《文集》中的一些文字显然是其他学派

---

① [美]Charles Coulston Gillispie. Dictionary of Scientific Biography. American Council of Learned Societies,1981.

② 赵洪均、武鹏译:《希波克拉底文集·神圣病论》,合肥:安徽科学技术出版社,1990年,第112页。

③ 北京大学哲学系外国哲学史教研室:《西方哲学原著选读·上卷》,北京:商务印书馆,1983年,第16页。

④ 北京大学哲学系外国哲学史教研室:《西方哲学原著选读·上卷》,北京:商务印书馆,1983年,第20页。

⑤ 北京大学哲学系外国哲学史教研室:《西方哲学原著选读·上卷》,北京:商务印书馆,1983年,第41页。

⑥ 北京大学哲学系外国哲学史教研室:《西方哲学原著选读·上卷》,北京:商务印书馆,1983年,第44页。

医学文献;甚至"四体液"理论也并非是"希波克拉底自己创立的"①。因此,希波克拉底医学思想实际上是那个时代医学思想的代表和汇集。学术汇通,是希波克拉底医学思想的形成方式之一。

西西里学派的创始人哲学家恩培多克勒同时还是个医学家,其医学思想对《文集》和后来其他医学理论产生过重要影响。他在医疗中强调养生和饮食疗法,《文集》关于养生和饮食疗法的大段论述中,可以看到这些医学思想的影响。

希波克拉底同时的著名医生阿尔克马翁,首先提出了医学应该与哲学相结合;湿与干、冷与热、苦与甜等元素成双地结合在一起,疾病的发生是因为元素的这种相互间的关系被破坏等观点。菲洛拉斯是阿尔克马翁学派的医生,已初步具有四体液的概念,认为人体内的血液、痰、黄胆和黑胆的内部交换发生了改变,才导致了疾病②。

与希波克拉底医学思想关系最为密切的是尼多斯学派。希波克拉底本人读过《尼多斯格言》并在《文集》中介绍和评论③。由于尼多斯学派与希波克拉底学派同在希腊半岛又同在一个时期,两个学派之间的学术汇通现象非常明显。据研究,《文集》中"大量的作品属于尼多斯学派而不是科斯学派",有的学者甚至指出某些具体的章节是出自尼多斯学派:"《急性病摄生论》的第1章出自《尼多斯格言》的两个不同的版本"。④ 希波克拉底医学思想中许多内容尼多斯学派都有研究,如"转换期"理论、"四体液"理论、预后、环境和食物与健康的关系等。两个学派在理论上相一致的地方还有:将生命体看成是生理和心理相互联系的整体;对医学袭用哲学的原则持相同的批判态度;拒绝任何巫术—僧侣医学等等。据西方学者研究,希波克拉底曾经"从他的父亲和尼多斯的赫瑞迪克",⑤也许这就是两个学派之间具有如此相一致的原因之一。尼多斯学派的医学当时处于先进地位,他们对疾病分类及确实诊断的研究,对特定器官的病变所造成的特定症状的研究,在某些方面比希波克拉底学派更接近生物医学的治疗模式。以尼多斯学派的医学成就,为何没有成就传世之业?有学者认为:"诊疗若要成功的话,尼多斯学派需要借助更多的解剖和器官功能的知识,而这些在那个年代仍付诸阙如"。⑥ 一种学术思想的存在、发展和传承需要具有内在的必然性。那么希波克拉底医学思想合理存在的内在必然性是什么呢?

二、"整体医学"的理念体系

"整体医学"是希波克拉底本人对自己医学思想的限定。希波克拉底认为,物质世界是

---

① [美]罗伊·波特等著,张大庆等译:《剑桥医学史》,长春:吉林人民出版社,2000年,第90页。
② 卡斯蒂廖尼著,程之范主译:《医学史》,桂林:广西师范大学出版社,2003年,第96—98页。
③ 赵洪钧、武鹏译:《希波克拉底文集·急性病摄生论》,合肥:安徽科学技术出版社,1990年,第95页。
④ 北京大学哲学系外国哲学史教研室:《西方哲学原著选读·上卷》,北京:商务印书馆,1983年,第20页。
⑤ [美]Charles Coulston Gillispie. Dictionary of Scientific Biography. American Council of Learned Societies,1981.
⑥ [美]Sherwin B. Nuland 著,张益豪、许森彦译:《蛇杖的传人——西方名医列传》,上海:上海人民出版社,1999年,第8页。

个整体,人体也是这样:"整个机体被分成各部分,各部分相结合构成整体"①;"各个局部形成一个整体,但各在自己的部位上,共同起作用"②。他强调在医学实践中要将"医学艺术作为一个整体","着眼于医学艺术整体"。③ 希波克拉底的整体医学思想由自然病因、心理社会病因、体液病理、医学遗传学、疾病过程、治疗学、养生保健、医学复杂性、医学伦理、医学人文、医学理性思维等思想构成。

(一)自然病因思想

希波克拉底认为,人生活在自然的整体环境中,是自然的一部分;和人的生活相关的一切自然因素都是疾病过程的外部条件。因此:"病各有自己的自然性质,没有自然原因不会得病"。④《文集》对季节、气候、风、水、城市的朝向、天文现象等自然因素与疾病的关系有着大段的论述。如受季节变化而影响其流行特点和性质的疾病多达几十种。希波克拉底可能是第一个研究空气污染的致病作用的人:"空气一直在受那些对人类有害的杂质的污染,因此,人才会得病"。⑤

(二)心理社会病因思想

希波克拉底整体医学思想闪光点之一是他深刻理解疾病过程不仅有自然因素的作用,还有人的心理、社会因素的作用。因此,希波克拉底要求医生不仅要研究疾病,还要研究病人和医生自己;不仅要研究病人的生活方式和习惯,还要研究病人的心理和思想,⑥躯体受到侵害的同时,心理亦受到恶性刺激;在强烈的心理应激状态下,人的躯体也会产生相应的症状。⑦

希波克拉底是最早研究生活行为方式致病作用的医学家,他认为医学的任务就是发现和研究未知的对人体健康起作用的生活方式和营养条件。⑧《文集》中详尽论述了大麦粥、面包、肉类、葡萄酒、蜂蜜、醋等几十种食物对健康的影响。希波克拉底是最早研究"流质"的临床意义、洗澡对健康的益处、骑马过久导致关节肿胀、腿痛和性功能减退的医学家。⑨

(三)体液病理思想

尼多斯学派主张的"固体病理论"盛行一时,⑩而希波克拉底却深深为体现人体整体联系的体液病理说所吸引,认为:"疾病因体液过盛或不足而形成"。⑪ 医学的任务是保持或恢复体液的平衡:"医学的实质就是加法和减法,减去过多的,加上不足的"。⑫ 希波克拉底体

---

① 赵洪均、武鹏译:《希波克拉底文集·摄生论一》,合肥:安徽科学技术出版社,1990年,第267页。
② 赵洪均、武鹏译:《希波克拉底文集·营养论》,合肥:安徽科学技术出版社,1990年,第80页。
③ 赵洪均、武鹏译:《希波克拉底文集·急性病摄生论》,合肥:安徽科学技术出版社,1990年,第104页。
④ 赵洪均、武鹏译:《希波克拉底文集·气候水土论》,合肥:安徽科学技术出版社,1990年,第30页。
⑤ 赵洪均、武鹏译:《希波克拉底文集·呼吸论》,合肥:安徽科学技术出版社,1990年,第133页。
⑥ 赵洪均、武鹏译:《希波克拉底文集·流行病论一》,合肥:安徽科学技术出版社,1990年,第43页。
⑦ 赵洪均、武鹏译:《希波克拉底文集·体液论》,合肥:安徽科学技术出版社,1990年,第232页。
⑧ 赵洪均、武鹏译:《希波克拉底文集·古代医学论》,合肥:安徽科学技术出版社,1990年,第3页。
⑨ 赵洪均、武鹏译:《希波克拉底文集·格言医论》,合肥:安徽科学技术出版社,1990年,第238页。
⑩ 赵洪均、武鹏译:《希波克拉底文集·体液论》,合肥:安徽科学技术出版社,1990年,第228页。
⑪ 赵洪均、武鹏译:《希波克拉底文集·体液论》,合肥:安徽科学技术出版社,1990年,第228页。
⑫ 赵洪均、武鹏译:《希波克拉底文集·呼吸论》,合肥:安徽科学技术出版社,1990年,第132页。

液病理思想阐述的关于疾病过程内在机制的影响一直延续到 19 世纪:自然的和谐性同样体现在机体的整体之中,遍及全身的体液的平衡状态决定健康与否。外部的因素会使某一种体液多余或者欠缺而产生疾病;不同的体液的不同比例引发不同的疾病;与火、气、土、水有直接关联的血液、黏液、黄胆汁、黑胆汁体液,分别表现为热、干、冷、湿的特质,在一定条件下成为病因。①

(四)医学遗传学思想

希波克拉底遗传学思想包括三方面内容。第一,遗传的物质基础是看不见的颗粒("种子")传递的;第二,泛生论,即认为身体的每个部位都提供了遗传颗粒。遗传物质来自于整个肉体:"人的种子来自于人体的各个部分,健康的起因在健康部分,疾病的起因在有病的部分"。② 第三,后天获得性能够遗传。现代遗传学认为希波克拉底的遗传学思想特别是颗粒性遗传理论在遗传学史上有原创意义。

(五)疾病过程思想

早期诊治观念。希波克拉底对早期诊断可能性的分析符合现代医学关于"病前状态"、"无症状"的观念:"人们得病并不是一下子得的。突然发病前,发病因素逐渐集聚。所以我发现,有些症状表明病人尚属健康时即被疾病控制。"③希波克拉底明了早期诊断对预后的意义,④也明了早期治疗的意义:"要早定治则"⑤。

转换期理论。转换期理论在《全集》中约有 40 处论述。"转换期",英文"crisis",《文集》译为"分利"。《文集》译者注:"'分利',古希腊的医学术语,特指病理体液经体内腐熟后排除而使急性热病好转的现象"。⑥ 综合《文集》论述"crisis"的思想,译为"转换期"较为准确,而且在转换期中也不一定有病理性体液排出。转换期理论的主要内容是:转换期是疾病过程的转折点;转换期与特定的日期有关如"七"、"三"和"四";转换期时体液的排出是康复的信号;体液在体内的成熟、冲淡、或浓缩是疾病转换的动因。⑦

疾病周期理论。希波克拉底认为疾病的发展有自然周期,周期之后,一些疾病会自然痊愈。疾病的周期可分为三个阶段:无热期,致病病原没有经过消化作用的阻碍而进入体内导致疾病;发热期,病原经身体发热变成无毒之物;分利期,把毒物排除体外。⑧

预后理论。希波克拉底预后思想的特征是"循症预后",他总结了数以百计的具有预后提示意义的临床症状。希波克拉底是最早研究疾病死亡率的医学家之一,告诫人们肺结核等传染病是"高死亡率"的疾病。⑨

个体差异观念。希波克拉底从多方面揭示患者的年龄、性别、人种等个体差异与疾病的

---

① 赵洪均、武鹏译:《希波克拉底文集·神圣病论》,合肥:安徽科学技术出版社,1990 年,第 116 页。
② 赵洪均、武鹏译:《希波克拉底文集·气候水土论》,合肥:安徽科学技术出版社,1990 年,第 27 页。
③ 赵洪均、武鹏译:《希波克拉底文集·摄生论一》,合肥:安徽科学技术出版社,1990 年,第 261 页。
④ 赵洪均、武鹏译:《希波克拉底文集·自然人性论》,合肥:安徽科学技术出版社,1990 年,第 223 页。
⑤ 赵洪均、武鹏译:《希波克拉底文集·箴言论》,合肥:安徽科学技术出版社,1990 年,第 74 页。
⑥ 赵洪均、武鹏译:《希波克拉底文集·古代医学论》,合肥:安徽科学技术出版社,1990 年,第 12 页。
⑦ 赵洪均、武鹏译:《希波克拉底文集·古代医学论》,合肥:安徽科学技术出版社,1990 年,第 13 页。
⑧ 程之范:《西方对疾病的认识和临床诊断形式的历史回顾》,《中华医史杂志》,1984 年第 14 卷第 1 期,第 31 页。
⑨ 赵洪均、武鹏译:《希波克拉底文集·流行病论一》,合肥:安徽科学技术出版社,1990 年,第 35 页。

关系，如人种差异对健康和疾病的影响："我认为全部亚细亚人与所有欧罗巴人之间在生活习性、身体素质方面有巨大差异"，这些差异对他们的健康和患病有重要影响。①

（六）治疗学思想

希波克拉底的治疗学思想的显著特点是依顺自然，重建平衡。在希波克拉底看来，疾病过程是人同自然之间、不同体液之间平衡破坏；而自然就是一种积极的治疗的力量："许多病还是本能地自愈"，②所以，患者可以通过排出过剩的体液而使疾病痊愈③；医生可以通过放血法、吐泻法、洗浴法、热敷法予以治疗。放血法的目的是去除体内多余的体液。《文集》中对血管的分布（虽然不完全正确）、放血部位的选择作了详细的说明。④"吐泻法使体液净化。体液净化彻底后，积脓便不易发生"。⑤

（七）养生保健思想

养生保健是希波克拉底医学思想中的重要内容。《文集》中讨论养生保健问题的篇幅约占1/9，直接研究养生保健问题的篇目有《摄生论一》、《营养论》等6篇，其主要内容包括饮食养生、运动养生、季节养生等。希波克拉底养生保健的合理思想的内容有提倡体育活动、注意食物营养的均衡摄取，主张养生和季节变化相适应等等。⑥

（八）医学复杂性观念

医学复杂性理论是近年来国际医学界开始研究的理论医学问题。《文集》是最早讨论这一问题的著作，研究的医学的复杂性问题包括无症状、并发症、不典型等等，希波克拉底对医学的复杂性感受至深："生命短暂，艺术永存，机会转瞬即逝，经验极不可信，判断准确，实在难能。医生之责，非一己可完成。无患者和他人合作，则一事无成。"⑦

（九）医学伦理思想

希波克拉底的医学伦理思想在《誓言》中得到了充分发挥："凡入病家，均一心为患者，切忌存心误治或害人"。⑧ 希波克拉底时代的开业医生，要遵守一定的职业戒律如《誓词》中反映的不为妇女堕胎、不做结石手术、为患者保密等等。希波克拉底将之升华为具有超越时代穿透力和感召力的医学人文品格，为医学后人留下了宝贵的精神财富。

（十）医学人文思想

希波克拉底说，医生是"掌握病人生命的人"，⑨因此，医生必须以患者的生命为重，做医学的仆人；具有高尚的医学人文品格和深厚的人文修养；具有超越世俗的爱人之心。"哪里

---

① 赵洪均、武鹏译：《希波克拉底文集·气候水土论》，合肥：安徽科学技术出版社，1990年，第25页。
② 赵洪均、武鹏译：《希波克拉底文集·礼仪论》，合肥：安徽科学技术出版社，1990年，第142页。
③ 赵洪均、武鹏译：《希波克拉底文集·急性病摄生论》，合肥：安徽科学技术出版社，1990年，第104页。
④ 赵洪均、武鹏译：《希波克拉底文集·自然人性论》，合肥：安徽科学技术出版社，1990年，第222页。
⑤ 赵洪均、武鹏译：《希波克拉底文集·急性病摄生论》，合肥：安徽科学技术出版社，1990年，第98页。
⑥ 赵洪均、武鹏译：《希波克拉底文集·健康人摄生论》，合肥：安徽科学技术出版社，1990年，第227页。
⑦ 赵洪均、武鹏译：《希波克拉底文集·格言医论》，合肥：安徽科学技术出版社，1990年，第236页。
⑧ 赵洪均、武鹏译：《希波克拉底文集·誓言》，合肥：安徽科学技术出版社，1990年，第1页。
⑨ 赵洪均、武鹏译：《希波克拉底文集·箴言论》，合肥：安徽科学技术出版社，1990年，第76页。

有人类之爱,哪里就有医学之爱。"①希波克拉底推崇关爱生命的人文内涵,贬抑杀生害命的谋财之术,他是使医学远离鄙俗走向神圣的精神导师。

(十一)医学理性思维观念

希波克拉底十分精于观察。从《文集》中记载的几十个病例中看,他所观察的内容今日仍然是医学生必须掌握的临床观察项目:有体温、发热类型、引起发热的病种、发热伴随的症状、发热的转归、病人的出汗、排泄物颜色、气味、次数等几十项。希波克拉底颖悟到理性思维方法对医学的意义,"查体不仅需要望、听、闻、触、尝,而且需要理性"②。他的著作大量运用类比方法;他也是第一个提出在临床思维中运用推理方法的医生:"使用推理手段能弥补医学艺术的不足"③。反思是理性思维的一个重要特征。《文集》记载的42个病例中,死亡22例,目的是为了对误诊误治进行反思,"使医生们少犯错误"。

三、希波克拉底的医学哲学思想

(一)希波克拉底医学哲学思想的基本特征

在希波克拉底生活的时代,哲学家们追问世界的本原,探索世界的本质,提出了两千年来欧洲哲学所探索的各种重要问题并给予了不同的回答。其中毕达哥拉斯关于世界的本原是"数"、恩培多克勒关于世界的本原是火、水、土、气"四元素"的自然哲学思想对希波克拉底学说的产生具有重要意义:"四根说"为希波克拉底学说奠定了本体论基础;"四元素"的概念为希波克拉底"四体液"病理学说的创立提供了素材。

源于自然哲学而不囿于自然哲学是希波克拉底医学哲学思想的特征。他批评简单地套用哲学或自然科学的语言阐述医学问题的倾向,指出:"有些医生和哲学家断言,不了解人的人便不可能了解医学。④ 他们说,能恰当治疗病人的人也必须明白这一点。他们提出的这个问题是个哲学问题,它属于恩培多克勒等人的领域。他们的书讲自然哲学,他们讨论人最初是什么,一开始怎样变成人,人的原始构造中有什么元素这类问题。但是,我的观点认为,首先,那些哲学家和医生就自然科学所说的、写的东西和医学的关系并不比绘画和文学大。"⑤希波克拉底没有简单地袭用自然哲学的词汇去解释医学的问题,而是将自然哲学的理念乃至精神与医学有机结合,内化为医学哲学的理念和医学理论的内核:"人体内有血液、黏液、黄胆液和黑胆液,这些要素决定了人体的性质。人体由此而感到痛苦,由此而赢得健康。当这些要素的量和能相互适当结合,并且充分混合时,人体便处于完全健康状态。当这些要素之一太少或过多,或者分离出来不与其他要素化合时,人体便感到痛苦。"⑥在希波克拉底那里,四体液病理学说不是抽象的自然哲学概念,而是能够运用于临床实践,用之分析

---

① [美]Charles Coulston Gillispie. Dictionary of Scientific Biography. American Council of Learned Societies,1981.

② [美]Charles Coulston Gillispie. Dictionary of Scientific Biography. American Council of Learned Societies,1981.

③ 赵洪均、武鹏译:《希波克拉底文集·艺术论》,合肥:安徽科学技术出版社,1990年,第129页。

④ 国内许多文章中将"不了解人的人便不可能了解医学"从上下文中独立出来,解释为强调了解病人心理的重要性等含义。从希氏原文看,不是此意。

⑤ 赵洪均、武鹏译:《希波克拉底文集·古代医学论》,合肥:安徽科学技术出版社,1990年,第3页。

⑥ 赵洪均、武鹏译:《希波克拉底文集·自然人性论》,合肥:安徽科学技术出版社1990年,第218页。

具体案例的思维方法,如"痔是这样形成的:胆液或粘液若停滞在直肠的血管里,便使其中的血变热,变热的血管从最小的血管里吸取血液,在肠内形成障碍而肿胀起来"①。

希波克拉底为医学带来的是自然哲学的睿智,淡化的是自然哲学的思辨,他是医学哲学之树的播种人。

(二)希波克拉底医学哲学思想的主要内容

1. 医学普遍问题的研究

希波克拉底研究了一系列医学形而上的普遍问题。关于医学的性质,希波克拉底时代,医学被看成是一种技艺。希波克拉底首先提出了医学性质艺术说:"医学是最具特色的艺术"②。希波克拉底研究了早期诊断、病人个体差异、生理和心理的关系、预后等一系列医学的普遍问题。关于医学哲学的研究对象,希波克拉底也有明确的意见,他提出要从具体的病种、具体的病例中去发现其中蕴涵的普遍性:"医生必须明确地认识特异征象和一般症状"③,"为了得出较为有利的病人的诊断,要研究疾病的普遍性质,要研究总的和各个地区气候特点"④。这实际上已经初步明确了医学哲学研究对象是医学实践中普遍性的问题。

希波克拉底为医学带来的是理性的深刻,消解的是经验的表浅,他是带领医学由表征走向本质的引路人。

2. 医学哲学思维方法的探讨

希波克拉底提出要整体综合研究疾病的"普遍性质和特殊性质":研究病人社会的、自然的状况,整体思维方法这一为2 500多年后新医学模式所推崇的方法,在希波克拉底医学哲学中已经初现端倪,且贯穿《文集》始终。希波克拉底擅长从不同角度分析问题。他对致病因素进行了多元分析:如体液的失调,摄生和营养因素,遗传因素,气候因素,季节因素,生活习惯,体质因素,等等。希波克拉底颖悟到逻辑思维方法对医学的意义:"医生靠自己健康的身体和健康的思维开始他们的生涯。"他是首先提出在临床思维中运用类比方法、推理方法并运用于诊断的医生。反思是哲学思维的一个重要特征。希波克拉底对误诊误治进行了深刻的反思:《文集》记载的42个病例中,死亡22例,目的是为了"使医生们少犯错误"。

希波克拉底为医学哲学方法提供了最初的范型,弥补了经验医学方法的偏狭,他是由医学方法的此岸到达医学哲学方法彼岸的摆渡人。

3. 医学人文品格的揭示

在希波克拉底看来"许多人被称做医生,却很少人名副其实"。那么,名副其实的医生应该具有哪些品格呢?

高尚的医学人文品格和深厚的人文修养。以病人的生命为重,做医学的仆人。他认为"医学有三个因素——疾病、病人、医生。医生是这种艺术的仆人"。希波克拉底认为医学人文品格是指无私、谦虚、积极进取、廉洁忠贞、摒除迷信等优秀非凡的品格。"这些品格意味着反对放纵、反对粗俗、反对贪婪、反对色情、反对劫掠、反对无耻。"⑤ 人文修养的特点是:

---

① 赵洪均、武鹏译:《希波克拉底文集·痔论》,合肥:安徽科学技术出版社,1990年,第168页。
② 赵洪均、武鹏译:《希波克拉底文集·法则论》,合肥:安徽科学技术出版社,1990年,第138页。
③ 赵洪均、武鹏译:《希波克拉底文集·预后论》,合肥:安徽科学技术出版社,1990年,第94页。
④ 赵洪均、武鹏译:《希波克拉底文集·流行病论一》,合肥:安徽科学技术出版社,1990年,第43页。
⑤ 赵洪均、武鹏译:《希波克拉底文集·礼仪论》,合肥:安徽科学技术出版社,1990年,第142页。

"严肃、自然、反应敏锐、应对自如、顽强不屈,对有心人机敏而和蔼;对一切人都温和;临危而镇静、外柔而内刚;不失时机,饮食有节,耐心等待;言之有据,条例清晰;诸事演变,说明无误;言语优美,性情宽厚,尊重事实,从善如流。"

合理的知识结构。希波克拉底认为名副其实的医生首先应该是一位知识渊博的学者:"把学问引进医学,或把医学引进学问。因为医生是学问的情人,也是神仙的情人。在学问和医学之间没有不可逾越的鸿沟,医学实际上拥有一切倾向于学问的性质",①

"虚怀若谷的胸襟。希波克拉底最早倡导会诊制度:"医生因无经验,处于困境时,不能违反规矩。他应该建议请别人,以便通过会诊了解真相,……理智的医生永远不应该嫉妒他人。如果治疗结果可能利于改善病人的情况,要不耻于向外行人请教。"希波克拉底对医学的复杂性感受至深:"生命短暂,艺术永存,机会转瞬即逝,经验极不可信,判断准确,实在难能。医生之责,非一己可完成。无病人和他人合作,则一事无成。"

超越世俗的爱人之心。目睹诊治病人之前"先讨论报酬",甚至"向病人暗示,若达不成协议将怠慢病人,或不予开处方做应急处理"的现象,希波克拉底对"人之将死,尚遭勒索"的事情深恶痛绝:"医生切不可斤斤计较报酬","如果一个经济拮据的陌生人需要诊治,要毫不犹豫地帮助他们。爱人之心正是爱艺术之心。"具有医学人文品格的医师,是能够超越金钱女色等世俗诱惑的人,"这样的人既是肉体上的医师,也是灵魂上的医师。"②希波克拉底时代的开业医生,要遵守一定的职业戒律如《誓词》中反映的不为妇女堕胎、不做结石手术、为病人保密等等。希波克拉底将之升华为具有超越时代穿透力和感召力的医学人文品格,为医学后人留下了宝贵的精神财富。

希波克拉底推崇关爱生命的人文内涵,贬抑杀生害命的谋财之术,他是使医学远离鄙俗走向神圣的精神导师。

(三)希波克拉底医学哲学思想评价

希波克拉底的医学哲学不能避免历史的局限。如希波克拉底的"分利说"。他认为分利是指病理体液经体内腐熟后排出而使疾病痊愈或死亡,且对分利出现的时间做了繁琐的规定:"病情恶化出现于偶数日时,分利亦出现于偶数日。恶化在单数日,分利亦在单数日"。③这也许是当时某种疾病周期的一种反映,但其中神秘主义的影响显而易见。《文集》中的多处内容有前后相互抵触的地方,如对冷、热、干、湿四种性质的论述。当然,这可能是由于古典文献真伪杂而造成的。但瑕不掩瑜,希波克拉底的医学哲学思想和他的医学思想一样,在医学史上具有重要地位。

希波克拉底的医学哲学思想为西医学的理论建构提供了深刻的精神内核和方法借鉴;为医学摆脱僧侣医学而独立、放逐术士、江湖骗子和庸医铺设了理性的阶梯;是科学医学诞生的助产婆。如在谈论"神圣病"时,希波克拉底讥讽僧侣医学:他们"关于这种病的虚构是把每一种损害都归罪于一位神";斥责术士、江湖骗子和庸医:"他们用迷信来掩盖自己,诡称这种病是神圣的,为的是他们不漏马脚";④他用四体液病理说解释"神圣病"的病因:"此病

---

① 赵洪均、武鹏译:《希波克拉底文集·礼仪论》,合肥:安徽科学技术出版社,1990年,第141页。
② 赵洪均、武鹏译:《希波克拉底文集·医师论》,合肥:安徽科学技术出版社,1990年,第146页。
③ 赵洪均、武鹏译:《希波克拉底文集·流行病论一》,合肥:安徽科学技术出版社,1990年,第44页。
④ 赵洪均、武鹏译:《希波克拉底文集·神圣病论》,合肥:安徽科学技术出版社,1990年,第112页。

的神圣表现与其他病出自同类的原因,即出入人体的物质,如冷、阳光以及变化莫测的风","病因在大脑里","最初根于遗传"。①

希波克拉底为医学哲学铸造了基本的理论范式:他对医学哲学的研究对象、研究方法、临床认识主体的人文品格等诸多问题有着原创性质的论述,他对医学实践中的普遍问题的研究如医学性质、早期诊断、预后分析、病人个体差异、遗传现象、生理与心理的关系、误诊误治等,为医学哲学理论框架的形成奠定了坚实的基础。

希波克拉底不仅是遗泽后世的"西方医学之父",而且是当之无愧的"医学哲学之父"。

四、希波克拉底医学思想的准科学性质

(一)科学、准科学、伪科学

准科学是包含科学的合理成分,但尚处于不完善阶段的知识形态。准科学主要凭借直观认识、有限经验、猜测、思辨而缺乏可靠的方法,不属于科学范畴。准科学是科学发展的起始阶段、必经阶段,和伪科学有原则区别:伪科学和科学没有本质联系,是完全违反科学的虚假的"科学骗局"。希波克拉底医学及其思想属于准科学,即合理的成分和错讹同在。

(二)希波克拉底医学思想方法学局限

除了猜测、思辨和经验推理,《文集》中运用最多的是类比方法,四体液理论就是一种类比。这种远离本质属性的类比,其失谬可想而知。再如将万物受南风影响和人体受南风的影响进行类比得出南风"松弛、湿润脑,扩张血管"②的结论。

实验的方法在《文集》中扮演证明事先预定理论的角色。如《气候水土论》中的试验。事先预定的理论是:冰和雪融化的水是有害的,因为严寒会导致水失去它的"清澈、光亮和甜份"。实验过程是在冬天在容器里灌注一定数量的水,将之置放在最容易结冻的露天,第二天再将结冻的水置放在容易使冰融化的地方,等冰融化了,对水进行测量,发现水显著减少了。结论是冰蒸发了水的最亮的和最好的部分,因此,冰和雪化成的水是有害的。

(三)希波克拉底医学思想学术观点局限

《文集》中的有些医学错误是由于凭借猜测和主观臆断造成的。例如这样的文字:"当人吸入空气时,空气先进入脑,而后再分布全身,所以空气在脑内留下了精华,这些精华含有智慧和意识。"(《文集·神圣病论》)类似的错误还如"阉人不患痛风亦不长秃疮"、"青年不性交不患痛风"(《文集·格言医论》)等等不下几十处。有些医学错误是用推论替代观察造成的。例如希波克拉底学派认为,每一季节里有一种体液是占支配地位的。按照这个观点推论,春天血液的流动是最自由的,因此《自然人性论》中说痢疾和鼻血主要发生在春天和夏天。有些医学错误可能是受某种文化的影响。如《文集》认为疾病的转化与日期的偶数和奇数、特别是"七"、"三"、"四"等有某种神秘的关联,其中似乎可见毕达哥拉斯学派神秘主义的影响。

总之,希波克拉底医学思想的影响横贯千年,其中合理的成分至今光彩依然。但对其准科学性质也不必避讳。应该用历史主义的原则评价希波克拉底的医学思想,使我们更清楚地认识医学的过去,把握医学的现在和走向医学的未来。

---

① 赵洪均、武鹏译:《希波克拉底文集·神圣病论》,合肥:安徽科学技术出版社,1990年,第114页。
② 赵洪均、武鹏译:《希波克拉底文集·神圣病论》,合肥:安徽科学技术出版社,1990年,第119页。

第二节 《黄帝内经》的医学哲学思想

一、《黄帝内经》是"医学哲学之宗"

《黄帝内经》是我国现存中医学文献中最早的一部医学著作,中国医学史上主要学说的形成和杰出医学家的成长无不与之有渊源关系。因此,历代医学家将《黄帝内经》奉为"医家之宗"。

《黄帝内经》在中国医学史上最早地研究了医学中形而上的普遍问题,是矗立在中华大地上医学哲学源头的一座丰碑,是中国"医学哲学之宗"。《黄帝内经》对医学普遍问题研究涉及面广,思想深刻,见解独特,具有开创性,有的内容至今仍位于领先水平。其主要内容主要有四个方面:一是对医学普遍问题的研究;二是对医学哲学思维方法的探讨;三是对临床思维的一般原则的阐述;四是对医学人文品格的揭示。

二、《黄帝内经》对医学普遍问题的研究

(一)《黄帝内经》对养生、保健、诊断、治疗等医学普遍问题的研究

1. 养生保健。《黄帝内经》从医学哲学的层面上,提出了养生保健的一般方法、一般特点和境界层次。养生保健的一般方法是"精神内守"、"顺四时而适寒暑,和喜怒而安居处,节阴阳而调刚柔"①。养生保健的一般特点是顺自然、调情志、养精神、和术数、保正气。养生保健的境界有真人境界、至人境界、圣人境界和贤人境界。如真人境界的标志是:"把握阴阳,呼吸精气,独立守神,肌肉若一"(《内经·素问》)。

2. 预防为先。《内经》认为,医学对疾病的干预应该在"未病"、"未乱"之先,而不是在"病已成"、"乱已成"之后。"是故圣人不治已病治未病,不治已乱治未乱"。《内经》指出,"夫病已成而后药之,乱已成而后治之,譬犹渴而穿井,斗而铸锥,不亦晚乎!"(《内经·素问》)"上工"和"下工"、"圣人"和"愚者"的区别之一就是是否具有预防为先的思想:"上工治未病,不治已病","故圣人自治于未有形也,愚者遭其已成也"(《内经·灵枢》)。

3. 早期诊断。《内经》指出,疾病的发展是由皮毛—肌肤—六腑—五脏这样一个由表及里、由轻及重不断发展的过程,因此早期诊断往往成为治疗成败的关键,尤其是"疾如风雨"的急性病更是如此。"故邪风之至,疾如风雨,故善治者治皮毛,其次治肌肤,其次治六腑,其次治五脏。治五脏者,半死半生也"(《内经·素问》)。

4. 病因与诱因。两千多年前不可能有细菌或病毒的概念,但《内经》已经具有疾病的产生是某种致病因子通过媒体进入人体而引发的思想,并用"风"、"风邪"、"外邪"等概念揭示引发疾病致病因子;认为致病因素不仅仅是外源性的,还有内源性的;不仅有生物性的,还有社会性的和心理性的;生物—心理—社会医学模式的思想萌芽已经包含在《内经》之中。

5. 个体差异。《内经》对个体差异研究涉及解剖差异、体质差异、个体耐药性差异、心理差异、社会生活方式差异等诸多方面,是世界医学史中研究个体差异一般规律最早的文献之

---

① 《黄帝内经·灵枢篇·本神第八》,第486页。本书所引《黄帝内经》均出自谢华编著:《黄帝内经》,北京:中医古籍出版社,2000年(下引此书,不再注版本)。

一。例如《内经》提出了这样一个非常有意义的问题,假使有几个人生活在同一环境中,他们的年龄大小一致,穿的衣服的厚薄也相等,突然遭到狂风暴雨,"或病或不病,或皆病,或皆不病,其故何也"?(《内经·灵枢》)《内经》详尽地分析了人的体质差异对患不同疾病的意义。

6. 预后判断。《内经》对预后一般规律的阐述,在当时达到了世界最高水平,与希波克拉底的《预后论》相比较,毫不逊色。例如《内经》对于预后判断的一般原则予以了全面的论述,提出要通过观察病人的面色、症状、精神状态判断预后;通过把握病人的脉象分析预后;通过检查病变部位揭示预后;通过探究疾病与四时阴阳的关系推测预后等等。至于通过把握病人的脉象分析预后,《黄帝内经》中的论述更多。

7. 误诊误治。《内经》从医学哲学的角度全面讨论了误诊误治的九种认识论原因,包括问诊和体检的失当、对病人个体差异的失察、临床医生的思维方式缺陷等方面的内容。《内经》认为,病人的经济地位、生活条件、社会地位、精神状态以及病史病情等是问诊不可遗漏的内容,否则,将导致误诊。

8. 药物毒副作用。《内经》对药物产生的毒副作用问题有着清醒的认识,并提出了降低毒副作用的一般规则。"大毒治病,十去其六;常毒治病,十去其七;小毒治病,十去其八;无毒治病,十去其九。谷肉果菜,食养尽之",而不能"使过之,伤其正也"(《内经·素问》)。

9. 药物配伍。君臣佐使是《黄帝内经》具有鲜明特色的药物配伍一般原则。在方剂中,针对病变的主要方面发挥治疗作用的称之为"君药",辅助君药以加强其疗效的称之为"臣药",辅助君药帮助解决其他方面的问题,又能制约君药的某些毒副作用的称之为"佐药",具有其他作用的称之为"使药"。"主病之谓君,佐君之谓臣,应臣之谓使……"(《内经·素问》)。君臣佐使的配伍原则和大、小、缓、急、奇、偶、复等方剂的不同类型的有机组合,表现了治疗中既要抓住主要环节,又不忽视其他方面的整体思想。

10. 可治与不可治。对于疾病的可治和不可治,《内经》认为,随着人们对疾病一般规律掌握和医疗技术的提高,疾病总是由不可治转变为可治的。《内经》说:五脏有病,就像身上扎了刺,物体被污染,绳索打了结,江河发生了淤塞现象。扎刺的时日虽久还是可以拔除的;污染的时间虽久,仍是可以疏通的,但认为疾病久了就不能治愈,这种说法是不正确的。善于用针治疗的人治疗疾病,就像拔刺、洗涤污点、揭开绳节、疏通淤塞一样。"疾虽久,犹可毕也。言不可治者,未得其术也"(《内经·灵枢》)。

(二)《黄帝内经》对医学哲学思维方法的探讨

《内经》的精华所在的整体思维方法,其本质是一种医学哲学的思维方法。这是《内经》对世界医学的杰出贡献,其内容丰富,博大精深,具有超越时代的先进性。《内经》的整体思维方法可以归纳为三个方面:第一方面是天人相应整体观;第二方面是身心统一整体观;第三方面是临床诊治整体观。

1. 天人相应整体观。所谓天人相应是说人与自然界有着相类相通的关系;人与天地相参,是指人与自然界的统一。《内经》认为,人的生命活动与自然界息息相通,生命的根本在于人之阴阳与天之阴阳的相通应。"生之本,本于阴阳"(《内经·素问》)。自然界阴阳五形之气的运动,与人体生命活动是相互贯通的:"天地之间,六合之内,其气九州、九窍、五藏、十二节,皆通乎于天气"(《内经·素问》)。

2. 身心统一整体观。《内经》认为,人的生理功能具有整体性,人体的各种脏器,并不是杂乱无章的堆砌而是相互协调、相互联系地维持着生命活动;生理与心理是一个相互影响相互作用的统一整体,生理状态决定着心理状态。"黄帝问曰:人之居处、动静、勇怯,脉亦为之变乎?歧伯对曰:凡人之惊恐恚劳动静,皆为变也"(《内经·素问》)。心理状态影响着人的生理状态和病理状态。"恬淡虚无,真气从之,精神内守,病安从来"(《内经·素问》)。

3. 临床诊治整体观。《内经》在对病因、病机、局部病变和整体状况的关系、各种治疗方法的关系等方面的论述,鲜明地表达了整体思维的特征。如认为局部病变是脏腑病变的整体反映,因此在诊治局部病症时,要"谨守病机,各司其属"(《内经·素问》);强调将各种治病方法综合起来,根据具体情况,随机应变,灵活运用,使病人得到适宜治疗。"古圣人杂合以治,各得其所宜。"(《内经·素问》)

(三)《黄帝内经》对临床思维的一般原则的阐述

1. 司外揣内。"司外揣内"是《内经》首创的一般诊断方法。《内经》认为,人体是一个有机的、内外相应的整体,任何内脏的病理变化都必然会通过种种迹象表现于体表。人的五脏六腑虽深藏于体内不可见,但其生理活动和病理变化却"若鼓之应桴,响之应声,影之似形,故远者,司外揣内,近者,司内揣外,是谓阴阳之极"(《内经·灵枢》)。司外揣内辩证方法具有重要的临床意义。"以我知彼,以表知里,以观过与不及之理,见微得过,用之不殆"(《内经·素问》)。

2. 见微知著。"见微知著"的内涵是,机体局部的变化,蕴含着整体的生理、病理信息。因此,通过病人细微的变化,可以测知整体的情况。《内经·灵枢》篇中,详尽论述了五脏六腑、形体肢节的病理变化在面部的不同反应,以及如何根据面部的色泽及其沉浮、清浊、泽夭、散抟和上下等情况,辨别疾病的病理、病位、病程,推断疾病的进展和预后。

3. 以常衡变。在正常和异常的关系上,《内经》认为人的正常生理特征是衡量异常的病理现象的标准或参照物:"平人者不病也。常以不病调病人,医不病,故为病人平息以调之为大法"(《内经·素问》)。因此,《内经》强调医生只有掌握正常的生理特征,才能发现异常的病理现象,从而认识疾病的性质和发展规律。

4. 治病求本。求本,即对疾病的症状、体征进行归纳分析以得出关于疾病本质的理论性和概括性的认识。《内经》认为,人体的健康,是阴阳两个方面保持对立统一的协调关系("阴平阳秘")的结果,人的疾病,是阴阳失调所致。治疗疾病的时候,补偏救弊,平衡阴阳。所以,"阴阳者,天地之道也,万物之纲纪,变化之父母,生杀之本始,神明之府也。治病必求于本"(《内经·素问》)。《内经》中的"求本",除了辨明阴阳之外,还有对病机的探究:"谨守病机,各司其属";对病因的追寻:"伏其所主,而先其所因"(《内经·素问》)。

5. 正治反治。《内经》认为,在一般的情况下,疾病本质和疾病现象是一致的,即热证表现有热象,寒证表现有寒象,虚证表现有虚象,实证表现有实象。但是,疾病现象反映疾病本质的形式是复杂的,有时以曲折的、歪曲的形式,即以疾病假象表现出来。如真假寒热证、真假虚实证等。因此,辨证论治要辨识真假并针对疾病假象,从疾病本质和现象之间的从逆关系着手,采取相应的治疗措施:"逆者正治,从者反治"(《内经·素问》)。在《内经》的基础上,后人进一步完善了反治法,如《伤寒论》中的"热因热用"、"寒因寒用"、"塞因塞用"、"通因通用"等反治疗法。

6. 标本治则。《内经》的标本缓急思想在医学的发展中产生了重要的影响,至今尚被奉为诊治的基本原则:"知标本者,万举万当,不知标本,是为妄行"(《内经·素问》)。"标"和"本"的概念,是对错综复杂的疾病过程中各种矛盾的主次、先后、轻重、缓急等关系的医学哲学概括。一般说来,"本"是指矛盾的主要方面或主要矛盾,是对疾病性质的概括;"标"是指矛盾的次要方面或次要矛盾,是对疾病现象的反映。《内经》认为,"标"和"本"所指具体内容的限定,既有上述的原则性,又有下面的灵活性:"标"和"本"的具体所指是随着疾病的发生、发展过程中的具体情况而定。例如就病因和症状而言,病因为本症状为标;就机体和致病因子而言,正气为本,邪气为标等。究竟是先治标还是先治本,或者标本同治,则依据病情的不同而灵活处置。"急则治标",是病情甚急,危及病人生命,成为当前的主要矛盾情况下的治则;"缓则治本",是指病势缓和、病程较长,需要扶正培体情况下的治则;"标本同治"则是针对标本俱急或俱缓,即标病与本病的程度大体相当时所制定的治则。

7. 三因制宜。"三因制宜"是因时、因地、因人制宜原则的并称。如关于"因时",《内经》认为,四时气候变化和疾病发生具有一定的关系:"夫四时之气,各不同形,百病之起,皆有所生"(《内经·灵枢》)。"春青风,夏阳风,秋凉风,冬寒风。凡此四时之风者,其所病各不相同"(《内经·灵枢》)。临床医生必须了解这些特点。"不知年之所加,气之胜衰,虚实所起,不可以为工矣"(《内经·素问》)。"三因制宜"蕴涵着中医学整体观念和辨证论治的精神,体现了医学哲学原则性和灵活性、普遍性和特殊性辩证统一的实质,是《内经》对中医学和医学哲学的一个重要贡献。

8. 以平为期。《内经》认为,维持或恢复人体内环境及其与外环境之间的平衡,是治疗的一般规律:"夫气之胜也,微者随之,胜者制之。气之复也,和者平之,暴者夺之。皆随胜气,安其屈伏,无问其数,以平为期。此其道也"(《内经·素问》)。正是依循治疗的这一一般规律,《黄帝内经》提出:"寒者热之,湿者清之,清者温之,散者收之,抑者散之,燥者润之,急者缓之,坚者软之,脆者坚之,衰者补之,强者泻之"(《内经·素问》)。

9. 因势利导。《内经》认为,根据病邪的性质、病位的特点、病势的趋势等特征,因势利导,作出正确的治疗决策。若病邪较轻,则"因其轻而扬之";若病邪深重,则"因其重而减之";若病邪在上,病位高,则"其高者,因而越之";若病邪停留在人体下部,则"其下者,引而竭之";若气机阻滞于内而致胸腹胀满,则"中满者,泻之于内"(《内经·素问》)。

(四)医学人文品格的揭示

医学人文品格是医学哲学研究的重要内容。《黄帝内经》阐述了医学人文观念、医生思维素质和医学职业品格等三方面宝贵思想。

1. 医学人文观念

第一,生命为本。《内经》庄严宣告:"天覆地载,万物悉备,莫贵于人"(《内经·素问》)。病人的生命高于一切,医家当以病人的生命为本。因此,在为病人诊治的时候,如同面临万丈深渊,极其谨慎;同时要像手擒猛虎一般坚定有力,全神贯注,决无分心:"如临深渊,手如握虎,神无营于众物"(《内经·素问》)。

第二,人文关怀为本。《内经》认为,医学的目的不仅是疗病救伤,更重要的是对人的关爱:"使百姓无病,上下和亲,德泽下流,子孙无忧,传于后世,无有终时"(《内经·灵枢》)。《内经》认为,医者应关爱病人的生命,对病人满怀同情和仁爱之心,以尊重和珍爱病人的生命为出发点考虑问题:"人之情,莫不恶死而乐生。告之以其败,语之以其善,导之以其所便,开之以其所苦。虽有无道之人,恶有不听者乎?"(《内经·灵枢》)

2. 医者思维素质

第一,完善的知识结构。《内经》从整体论的观点和医学的复杂性出发,对医者的知识结构有着独特的见解:医者不仅要具有医学知识,而且应该"上知天文,下知地理,中知人事"(《内经·素问》),这样的医者,《内经》称之为"上工"。

第二,主观与客观相一致。医者的诊断属于主观认识,病人病情属于客观事实。《内经》认为病人的病情是第一性的,"病为本",医者的诊断是第二性的,"工为标"。医者的主观与客观相一致,才能作出正确的诊断;而主观背离客观,治疗就将失败。"病为本,工为标,标本不得,邪气不服,此之谓也"(《内经·素问》)。

第三,理论联系实际。《内经》认为,理论联系实际的医者才能掌握医学的规律而不迷惑;对事物的要领了解极其透彻,才是所谓明事达理的人:"黄帝问曰:余闻善言天者,必有验于人;善言古者,必有合于今;善言人者,必有厌于己。如此,则道不惑而要数极,所谓明也"(《内经·素问》)。

3. 医生的职业品格

第一,接诊疗病有方。《内经》认为,医生是一个特殊的职业,需要从业者具有特殊的职业品格。在接诊的时候,医生应该注意起坐有常,举止得体,思维敏捷,头脑清醒:"是以诊有大方,坐起有常,出入有行,以转神明,必清必净"。《内经》要求医者诊病时要具有高度负责的精神,全面观察,全面分析:"故诊之,或视息视意,故不失条理,道甚明察,故能长久;不知此道,失经绝理,亡言妄期,此谓失道"(《内经·素问》),《内经》对"粗工嘻嘻,以为可知,言热未已,寒病复始"(《内经·素问》)的不良职业作风予以了严肃的批评。第二,医患交往有礼。《内经》对医患交往的方法和礼节作了首创性的阐述,首先提出"入国问俗,入家问讳,上堂问礼"的医患交往的一般礼节,突出强调了"临病人问所便"的重要性(《内经·灵枢》)。

三、《黄帝内经》的历史局限性的医学哲学分析

《黄帝内经》在医学哲学方面的历史功绩,不仅在于其系统地研究了医学中的普遍问题和一般规律,而且表现在取法阴阳,转借精气,因承五行,将成熟、深刻的中国古代哲学概念移注至幼年的中医学之中,为中医学的理论体系的建构准备了基材,形成了中医学理论体系医易同源、医哲一体的格局。中医学的医学和思维方法的成就,直接得益于中国古代哲学的智慧。但是,对《黄帝内经》在医学哲学方面的历史局限也毋庸隐讳。

(一)本体论的替代

中国哲学的博大精深、哲学的普遍意义、中国哲学的早熟和医儒一家,医易同源的文化传统,使《黄帝内经》这部中医学的经典著作哲学本体论色彩过于浓厚。《内经》将阴阳、五行、精气等哲学本体论范畴直接用作中医学理论体系的基础构件,使医学的本体和哲学的本体发生替代。中医学不得不面对的尴尬局面是:离开了哲学的本体论范畴,中医学就不成其为中医学了。中医学古代的辉煌和中医学当代的彷徨的根源都在于此,中医学现代化步伐沉重的根源也在于此。例如,阴阳概念是一个抽象的、涵盖万物的哲学概念,既不是医学的概念,也不是医学哲学的范畴。用阴阳变化的普遍规律如互根、相制、转化等阐述人体的生理、病理等现象在当时不失为深刻,但用之于替代医学科学,必然失之严谨。有的地方流于思辨,甚至堕于荒谬。如《黄帝内经·素问篇·阴阳应象大论篇第五》中所说:"天不足西北,故西北方阴也,而人右耳目不如左明也;地不满东南,故东南方阳也,而人左手足不如右强也"等等,与医学所需要的科学性相差万里。

(二) 方法学的失当

《内经》中所采用的方法有分析、综合、归纳、演绎、观察、统计等等。这些方法奠定了中医学的方法学基础。但是，《内经》所用的方法中，有不少失当之处，这些方法学上的失当对中医学发展的影响不容忽视。以《内经》中运用得最多的不完全归纳法和类比法为例。《黄帝内经》中医学理论的形成，一部分是建立在不完全归纳的基础之上的。从有限的经验中归纳出一般性结论，加上归纳法内在的缺陷，其结论的或然性必然增高。有的从理论上易讲，但在临床实践中难行。如《内经》提出的"反治法"。由于"反治法"的关键是对"甚者"症候真假的识别，而正是对于这一关键问题中医学界争议了一千多年，从张仲景之后一直到今天。甚至有人认为"当现代中医学建立之后，反治法是否还有意义，值得考虑"①。类比推理方法是《黄帝内经》中运用得最普遍的方法。通过类比推理方法得出的结论的科学程度取决于两个因素。一是类比对象之间用以比较的属性是本质属性还是非本质属性；二是类比对象之间用以比较的属性的数量的多少。自然界中的"五行"的属性被广泛与人体的生理心理现象进行类比推理，并形成"五行"范式。火的属性有炎上、温热、红亮、化物。《内经》是这样类比推理的："南方生热，热生火，火生苦，苦生心，心生血，血生脾。其在天为热，在地为火，在体为脉，在气为息，在脏为心"(《内经·素问》)。这种类比属于非本质属性的表象层次。再如疾病的传变理论是《内经》按照自然界的某种次序、某种节律类比推论出来的，用以推论疾病传递变化、演变发展并产生不同的预后。如心病先发心痛，过一日传于肺而咳嗽；再过三日传于肝而肋涨痛；再过五日传于脾而大便闭塞，身体疼痛沉重；再过三日不愈，就会死亡。冬天死于半夜，夏天死于中午(《内经·素问》)。这样的结论可能只是个别病例的经验。

(三) 逻辑学的偏差

《内经》的历史局限还表现在其逻辑学方面，如概念混淆、推理违反规则等。如用哲学概念替代中医学概念，哲学概念与中医学相互混淆，对中医学日后在科学性方面有着严重影响。哲学的研究对象是整个世界的一般规律，其概念抽象程度高，内涵限定概括，外延适应面具有非特异性的特征；医学的研究对象是人及其健康、疾病问题，其概念实证性强，内涵限定丰富，外延适应面具有特异性的特征。两者的概念不是一个层面，不能相互替换，不能相互混用，否则必然造成逻辑混乱。《黄帝内经》将哲学概念用于专门化很强的医学时，经常出现的逻辑学偏差就是任意改变概念内涵限定和外延适应面。如："故背为阳，阳中之阳，心也；背为阳，阳中之阴，肺也；腹为阴，阴中之阴，肾也。腹为阴，阴中之阳，肝也；腹为阴，阴中之至阴，脾也"(《内经·素问》)。背和腹可以分为阴阳两个方面，但同为腹中脏器，心肺属于背，肝脾肾属于腹；但心为阳中之阳，肺为阳中之阴，脾为阴中至阴，其内涵和外延变动不定，逻辑混乱。

第三节 《希波克拉底文集》和《黄帝内经》的比较②

《黄帝内经》与《希波克拉底文集》是代表医学两大体系的奠基性著作，对这两部著作从

---

① 张维耀著：《中医的现代与未来》，天津：天津科学技术出版社，1994年，第49页。
② 本节内容以《中西方医学认识论辨析》为题发表于《医学与哲学》1985年11期。作者引为本章第三节时，节选了其中一部分，并略有改动。

方法论上作比较研究,具有十分重要的意义。

一、《黄帝内经》与《希波克拉底文集》的共同特征

《内经》与《希波克拉底文集》出现的年代大致相近。《内经》成书于战国时代(公元前475～前221年);《希波克拉底文集》出现于公元前460～前355年。这两部书都不是出于一时一人之手,它们具有古代科学理论的某些共同特征。

(1)朴素的辩证观。《内经》以阴阳学说来说明自然和人体的矛盾对立统一过程,认为宇宙间及人体的生命过程无不遵循阴阳法则。希波克拉底认为人体内存在着水(物质)和火(能量)这两种物质元素,两者处于动态平衡过程中,平衡失调可导致疾病乃至死亡。

(2)自发的唯物论。《内经》谓:"拘于鬼神者,不可言至德",疾病都有客观原因。希波克拉底认为癫痫、癔病与鬼神无关,癫痫的原因在脑。

(3)整体观。《内经》认为人体是一个统一的整体,各部分(脏腑)在生理病理上(通过经络、气血)都有联系。希波克拉底也主张人体各部分是不可分割、密切相关的。

(4)人与自然的关系。《内经》谓:"人与天地相应",疾病的发生发展与季节、气候、地域以及生活习惯有密切关系。《异法方宜论》等篇论述了人与自然环境的关系;主张医生治病应针对不同情况采取不同的对策治疗。希波克拉底在《论风、水和地方》一文中也提到医生治病必须考虑季节、气候、城市坐落方向、风的性质、水的质量以及居民的生活方式等。

(5)类比归纳法。《内经》以五行为基础,将自然界和人体的脏腑器官按其不同属性归纳于五行,并以生克制约来说明脏腑之间的关系。希波克拉底将人体的脏器、体液、气质归纳于四元素,即:火(血、热、心、多血质)、水(痰、冷、脑、黏液质)、土(黄胆、干、肝、急躁性)、气(黑胆、湿、脾、忧郁性)。两者互有差异,但他们均试图把事物按其性质归纳于相同的框架或逻辑体系内,两者在方法论上是一致的。

(6)诊断方法。由于古代生产力及科学实验与仪器的限制,《内经》与希波克拉底均借助于医生的感官来检查病人的症状,总结其临床经验。

(7)防治原则。《内经》强调"圣人不治已病治未病","善治者治皮毛"。治疗原则主张调整阴阳,扶正祛邪,重视机体的正气及自然痊愈力。方法上采取相反疗法,热者寒之,寒者热之;实则泻之,虚则补之。希波克拉底也主张早期治疗,认为医生的任务是和自然合作,方法上提出"除其多余,补其不足"。

(8)天人观。《内经》吸取中国古代哲学中的天人观作为指导思想。哲学家惠施提出:"至大无外,谓之大一;至小无内,谓之小一",认为大小宇宙都是不可穷尽的,两者息息相应,具有内在的统一性。《内经》认为人体处在身体内环境与自然的外环境息息相关的制约平衡状态中。人体的脏腑不仅与宇宙相通,而且局部与整体相通,机体的情况都可以反映到局部或体表来。希波克拉底的天人观也有类似的观点,认为"如果有人即使在身体很小部分引起损害,全身共感到苦痛。其所以如此,是因为身体的最大部分中所存在的,也同样存在于最小部分中。……这个最小部分本身具有一切部分,而这些部分是相互关联着的,能把一切变化传播给所有部分"。

二、《黄帝内经》与《希波克拉底文集》的差异

(1)病理观。《内经》将不同的病理症状按性质归属于五脏、六腑,按五行生克关系来说

明脏腑之间的关系和证候变化。后世中医以病机分析来说明病理,以证候分类来归纳症状,据此进行辨证施治。这种方法虽未揭开人体内部的细节变化,但从临床实际出发,总结出许多治疗方法。希波克拉底的病理观建筑在液体病理学的基础上,将疾病原因归结为体液的失调或多少。这种病理观虽属抽象但有形质,因此,欧洲医学在一千多年来按液体病理学指导临床,导致滥用放血、吐泻疗法。

(2)经络学说与针灸疗法。欧亚大陆的古人类都经历过旧石器时代→新石器时代→青铜时代→铁器时代。唯独我国发现了针灸疗法与经络学说,《内经》中对经络学说与针灸治疗有详细记载,而西方医学不仅没有这种治疗方法,连经络的任何痕迹也未发现,这是值得令人探讨的。

(3)血液循环思想。《内经》根据大小宇宙息息相通的观点,谓"经脉流行不止,环周不休",已具血液循环思想萌芽。希波克拉底虽知地上的水经太阳蒸发上升为云,通过雨雪下降到地,但希氏未想到血液是循环的,至盖伦仍认为血流似潮水仅是涨退起落。

(4)其他。《内经》根据健康人的呼吸测定脉搏,这是希波克拉底所没有的。《内经》重针灸疗法,希氏则记述外科为多。

第三章　医学哲学范畴概要

第一节　医学哲学范畴的内涵

一、理论的核心

从哲学的角度看,医学哲学范畴是医学哲学理论体系中的内核、中坚和最基本、最深刻的概念。缺乏以范畴为内核和中坚的理论是散乱的、不系统的,更是缺乏内涵和深度的。自古希腊哲学起,哲学范畴一直是哲学理论体系的核心部分。例如,从柏拉图到海德格尔,"存在"范畴被认为是一切存在的依据,成为西方本体论哲学的基本出发点。亚里士多德深刻论述了"实体"、"数量"、"性质"、"关系"等十个范畴,建立了他的形而上学体系。[①] 康德将亚里士多德关于存在的本体论范畴改造成认识论范畴,其特色因此而得到彰显。黑格尔将"绝对观念"、"矛盾"等互相生演、互相因依的范畴系列作为唯心主义辩证法的理论中坚,成为西方哲学史上的学术高峰。[②] 医学哲学以医学和人的生命的普遍性质、一般特征等形而上的问题为研究对象,必须充分重视范畴的研究,建立以医学哲学范畴为内核和中坚的、系统的、有深度的理论体系。

医学哲学范畴是最基本的医学哲学概念,体现在它具有学术"始基"的性质,医学哲学研究的种种问题,由此而发轫,由此而展开,由此而深入,由此而递进循环地研究下去。医学哲学范畴为医学哲学研究落实了基点、提供了平台、营造了语境、预设了归属。"健康"范畴,是医学哲学最基本的概念,它既是医学哲学研究的逻辑起点,又是医学哲学研究永恒的课题。正因为如此,从古代到当代,哲学家和医学家们对健康范畴锲而不舍地研究,不断深化着对健康范畴的认识。杜治政教授1990年发表的《健康定义面面观》一文[③],可视为当代学术界对健康范畴研究的代表性成果。如"生理与心理"、"结构与功能"、"正常和异常"以及中医哲学中的"阴阳"、"五行"、"精气"等范畴,都是医学哲学具有"始基"性质的最基本的概念。

医学哲学范畴是最深刻的医学哲学概念,它通过抽象和反思,撇开了认识对象外在的和

---

① 亚里斯多德著,方书春译:《范畴篇—解释篇》,北京:商务印书馆,2005年,第9—49页。
② 丕之,汝信:《黑格尔范畴批判》,上海:上海人民出版社,1961年,第19—135页。
③ 杜治政:《健康定义的面面观》,《医学与哲学》,1990年第11卷第6期,第9页。

具体的属性，反映和追问其内在的、一般的本质特征。医学哲学范畴处于医学哲学甚至整个医学概念群及其关系的核心地位，决定或影响理论体系中其他概念的定位和性质；制约着学科的研究水平和医学实践的发展。"医学目的"就是这样的医学哲学范畴。通过对各种医学行为具体目的的抽象，也通过对各种违反医学目的行为的反思，人们开始思考和追问"医学目的"这一范畴的深刻内涵：对生命施以主动、全面、本质的关爱，表现在预防疾病和损伤，促进和维持健康；表现在解除由疾病引起的疼痛和疾苦；表现在照料和治愈有病者，照料那些不能治愈之病患；表现在避免早死，追求安详死亡。"医学目的"范畴深刻地体现了医学真谛而影响和规定着医学理论和实践。人们以"医学目的"范畴为援审视和评价某项医学活动时，目光直逼问题的实质：这样的医学理论和行为是否符合医学的目的？又如"医学人文精神"、"医学职业精神"、"医学终极关怀"等范畴，深刻地揭示医学的本质特征，也都是最深刻的医学哲学概念。

二、认识的纲领

从认识论的角度看，医学哲学范畴是对思维对象本质和关系的概括，是人们把握生命和健康问题的认识纲领。中国有句成语叫做"纲举目张"。"纲"是网上的大绳子，"目"是网上的眼，大绳子提起来时，一个个网眼就都张开了。医学哲学范畴就是医学哲学理论体系之网上的纲绳，因为，医学哲学范畴中蕴涵的是本质的规定性。把握了这些范畴的认识主体，站立在学术和思维的高地，对事物的理解趋于深刻和洞察，思维活动去繁就简、提纲挈领、把握本质。正是在这个意义上，列宁将范畴比喻为认识之网上纽结。

"医学模式"是揭示医学发展方式和医学发展状况关系的范畴，一定的医学模式决定了相应医学的性质状况。它是我们认识医学发展一般问题的认识纲领。如果我们以生物—心理—社会医学模式的内在规定为认识纲领并指导实践，那么，我们就会跳出生物医学的凹槽，把人的价值、人的尊严、人的心理、人的情感和人伦关系融入医学之中，登上医学人文之高地，从而正确地将医学的性质定位于"人的医学"，并使这一认识在医学实践的每一个环节得到落实。"认识的纲领"是医学哲学范畴都具有的基本功能，也是医学哲学范畴的基本价值所在。

三、思维的形式

从词源学的角度看，医学哲学范畴是对医学问题进行逻辑归类的思维形式，这种思维形式凸现的不是实证性质、表征意义上的分类，而是思辨性质的、本质意义上的抽象。这样界定医学哲学范畴的依据在于范畴一词的词源学考证。英文"Category"（范畴）一词，源于希腊文 Kategoria，意为指谓、表述和分类。中文"范畴"出自《尚书》中"洪范九畴"，意指九类大的法则或原则。两种不同语系的"范畴"中，均凸现了"类的共性"的含义。医学哲学范畴是对带有普遍意义的医学问题的一种逻辑归类，它与分析、还原的医学思维形式相区别，是对同类事物的现象进行形而上的概括，带有整体、全面和深刻的特点。

作为医学哲学范畴，"正常和异常"不是对个体结构和功能的生物医学意义上的分类，而是对正常和异常这一最常见的医学现象进行整体抽象的认识形式。在"正常和异常"医学哲学范畴的内涵中，正常和异常是一种复杂的社会现象，是躯体和心理与内外环境适应的不同状态，充满着各种变量的非线性联系。因此，正常和异常界定标准是多元的，如医学价值标准、文化价值标准而非仅仅是医学统计学标准；生物医学单一地区分正常和异常的思维，在本质上是一种两极化的思维，这种非此即彼的极端划分只是一部分认识对象存在状态的反映。因此，对"正常和异常"这一临床上大量运用的思维形式进行医学哲学范畴层面的研究，可以使人们从思辨中把握整体，从抽象中趋向深刻。医学哲学范畴对同类事物的现象进行形而上的概括和逻辑归类，使临床思维清晰而全面，如治愈和自愈、常见、少见与罕见、特殊病征和一般病征、器质与功能、首发和后发等临床思维范畴，就体现出这样的特点。

第二节　医学哲学范畴的特征

一、多重关系的统一

医学哲学范畴是哲学范畴、医学范畴与医学哲学诸范畴之间多重学术关系的统一。

医学哲学范畴和哲学范畴的关系的关键词是"专业延伸"。医学哲学范畴不是哲学范畴的简单移植。它承续哲学形而上的研究方法，保留哲学范畴抽象的基本限定，体现医学的特殊本质。相对于高度抽象的哲学范畴而言，医学哲学范畴是反映医学特征的应用哲学范畴，它以医学的特点为视角，是对哲学范畴的延伸和发展。

"原因"是反映客观事物普遍联系的哲学范畴，它强调因果联系的客观性和必然性。"病因"范畴是"原因"范畴的专业延伸，在包含哲学范畴中"客观性"和"必然性"的限定的同时，更具体限定了疾病的因果联系中生命现象特有的差异性、条件性、不稳定性和复杂性。在"原因"范畴的视野中，"有因必有果"是一个基本的结论；在"病因"范畴的视野中，"有因未必有果"也是一个基本结论：暴露在相同的致病条件下，是否导致结果——进入疾病过程则因人而异，因为完全相同个体的概率只有1/70亿。这样的差异性和复杂性在其他领域鲜见。类似这样从一般哲学范畴延伸又具有医学专业特征的医学哲学范畴，还有"整体与局部"、"动态与稳态"、"结构与功能"、"现象与本质"、"个体与群体"等等。

医学哲学范畴和医学范畴的关系的关键词是"医学内在"。医学哲学范畴不是医学范畴和哲学术语的简单组合，不是医学范畴和哲学范畴的生硬嫁接，更不是外在的"穿靴戴帽"的形式，而是反映医学内在的、本质的、普遍的深刻概念。相对与医学范畴而言，医学哲学范畴是反映医学一般性质的理性认识范畴。也就是说，医学哲学范畴的形成是对医学自身进行形而上的思考而形成的。

"个体差异"范畴是医学实践中运用频度很高的范畴，几乎涉及医学的各个分支学科，是抽象于医学内在的、本质的范畴。个体差异可以表现在解剖、生理、遗传、免疫、生化、药理、临床等各个方面，没有普遍的一般的规律性可循？具有共性的制约因素是什么？个体差异的本质是什么？这些，都是对"医学内在"的形而上的思考。类似这样反映医学内在本质的范畴还有"生理与心理"、"遗传与变异"、"原发和并发"、"预后"等等。

医学哲学范畴体系内部诸范畴关系的关键词是"框架支撑"。医学哲学范畴，逻辑地存在于医学哲学理论体系不同组成部分的理论框架之中，并且充当着理论框架的"学术支撑"。在医学哲学本体论框架中，"生命"、"死亡"、"健康"、"疾病"等范畴发挥着"元"范畴的作用，制约着对其他医学哲学问题的研究；在医学哲学认识论框架中，"医学认识主体和医学认识客体"、"疾病现象和本质"、"疾病复杂性"等范畴，构成了医学思维的基本形式。在医学哲学价值论框架中,"医学价值"、"医学基本价值"、"医学人文价值"等范畴,奠定了医学存在意义的哲学基础。在医学哲学方法论框架中,"医学假说"、"拟诊、确诊与误诊"等范畴,架设了医学哲学理论走向临床实践的桥梁。在医学哲学发展观框架中,"医学模式"、"医学本质"、"医学人文精神"等范畴,蕴涵着对医学发展的反思和规划。因此,如果没有上述医学哲学范畴及其合乎逻辑的存在,医学哲学学科本身的存在,就失去了学术根基。

二、多重属性的结合

医学哲学范畴是抽象性与具体性、普遍性与特殊性、稳定性与变易性的结合。①

医学哲学范畴是抽象性与具体性的统一。相对于医学感性具体的实践来说,医学哲学范畴作为理性认识的形式具有抽象性;这种抽象扬弃了感性具体的直观、生动和丰富,但却走近了认知对象的本质与规律,获得的是多重规定、多方面属性的综合的理性具体。

在各科的临床实践中,有着大量关于各种疾病预后的感性具体。这时的关于预后的认识从总体上而言,是个别的、单一的。通过医学哲学范畴的抽象,人们把握了制约预后的多种规定性:临床类型、病因病机、病原性质、病理分期、症状表现、病情程度、个体差异、遗传因子等等,其中最具有普遍意义的是医学发展成熟度、有效诊疗时间窗和内在制约因子集,从而从总体的、综合的层面上形成了对预后的理性认识。因此,医学哲学范畴抽象性和具体性的互动转化的过程,是医学哲学走向临床、指导实践的过程。

医学哲学范畴是普遍性与特殊性的统一。医学哲学范畴是普遍性的概念,具有哲学形而上的特征;又是包含着医学内容的特殊性的概念,具有医学专业化的特征。因此,医学哲学范畴不是游离于医学之外,而是存在于医学之中,也就是说,医学哲学范畴的普遍性是存在于医学特殊性之中的普遍性;而其医学的特殊性也反映了哲学的普遍性。

"医学价值"范畴具有哲学价值范畴的普遍性,医学价值体现了客体满足主体需要的关系。但医学价值的普遍性正是通过医学特殊性表现出来的:医学价值是指医学特有的、不可替代的、体现医学基本任务和基本目的的价值——救护生命和关爱生命;而医学满足主体的生命健康需要,则反映了哲学的普遍意义。

医学哲学范畴是稳定性与变易性的统一。医学哲学范畴是对认知对象及其属性的概括,在特定的历史阶段,与所反映的认知对象之间的对应关系是稳定的;同时,医学哲学范畴的内涵总是随着人们认知水平的提高而不断改变着、丰富着、提升着。

"疾病"范畴内涵不断丰富的过程,正说明了这一点。自然科学的疾病范畴的发展史,是现代医学发展史的缩影。如16—17世纪医学物理学派和医学化学学派的"理化指标改变说"、18世纪莫尔干尼和比夏的"器官组织异常说"、19世纪魏尔啸的"细胞损伤说"、巴斯德和科赫的"特异性病因说"等等,成为人类对疾病认识的里程碑。但是,在自然科学疾病范畴的语境里显然缺乏系统整体的思想。人类特有的精神和社会因素,在自然科学疾病范畴中,也没有得到体现。20世纪以来,坎农的"内稳态"思想、塞里的"应激反应"理论、维纳的控制论、贝塔朗菲的系统论以及追溯疾病远因的进化代价说,特别是分子生物学、人类基因组学的进展,拓展了人们认识疾病本质的思路,提升了人们把握疾病范畴的能力。医学哲学的"疾病"范畴,在医学不断走向成熟的过程中不断丰富着自身的内涵。

---

① 彭漪涟:《概念论》,上海:学林出版社,1991年,第29—36页。

三、多重价值的体现

医学哲学范畴体现了学术价值、实践价值和文化价值等多重价值。

医学哲学范畴的研究影响着医学哲学发展的过去、现在和未来。自上个世纪 80 年代起,医学哲学的理论研究就是从对生理和心理、结构与功能、健康和疾病、可知与不可治等范畴开始的。医学哲学近 30 年发展的过程,就是医学哲学范畴确立、发展和深入研究的过程。因此,医学哲学范畴的研究水平,是医学哲学研究水平的标志,具有重要的学术价值。

医学哲学范畴的研究影响着医学科研和临床思维的水平和性质。医学哲学范畴是医学思维的理性认识形式,它从医学实践中概括抽象而来,又通过对医学实践问题的反思、追问指导着、启迪着医学工作者的思维。如"诊断假说"、"误诊和确诊"、"治疗决策"等等范畴的深入研究,提升了临床思维的质量,培养了临床工作者的思维能力,具有重要的实践价值。

医学哲学范畴研究的对象事关生命健康,在人类文化中占据特殊的地位。在医学哲学范畴的视野中,追问的是"医学目的",推崇的是"医学人文精神",伸张的是"医疗公正",阐扬的是"生物—心理—社会医学模式"。医学作为人类文化独特的形式,已经伸展到生活的各个方面,人们对生活质量多层次的要求,必将反映为医学价值的多元化。医学哲学范畴是一种抽象的理论形式,但其内容是关注百姓的疾苦、充实人们对生活的幸福感和谋划医学的未来。这一点,只要看看"医学模式"范畴的研究对医学发展产生的影响便不难认同。因此,在人类文化中,医学哲学及其范畴有它不可替代的特殊的文化价值。

第三节 医学哲学范畴的研究

一、推进创新研究

医学哲学范畴研究以创新为灵魂。要开创医学哲学范畴研究的新局面,必须借重思维创新。在医学哲学范畴研究的领域,存在着不少理论盲点和难点,很大程度上成为制约医学哲学甚至是医学发展的重要因素。

人们对克隆人问题争论不休,对安乐死问题犹豫不决,关于脑死亡的问题取舍难定,关于生殖技术和生育控制的不同声音纷争不已,其根源是我们对"生命"范畴研究肤浅。什么是人的生命?人的生命从什么时候开始?人的生命终结的标准是什么?人的生命过程可以干预吗?从古希腊睿智的哲学家开始到今日基因组学专家,不同学科的专家各有所据,各陈其词。刘虹、孙慕义 2003 年探讨了原创性的"准生命"范畴①;贺达仁 2004 年曾就关于生命的研究范畴提出过很有建树的意见②。但是,关于生命范畴的研究亟待深入。对生命范畴在哲学或医学哲学层面上的把握尚未完成,至今为止无法提供一个被普遍认同的"生命"的概念。我们似乎已经认同并习惯了在自然科学成就的基础上再进行哲学概括的思维方式,我们似乎在等待科学家将生命问题研究透彻了,再作一个医学哲学范畴的抽象。关于生命问题的争论因而将绵延不止。类似这样的情况又何止是一个"生命"范畴。

---

① 刘虹、孙慕义:《论准生命》,《医学与哲学》,2003 年第 24 卷第 10 期,第 24 页。
② 贺达仁:《我们怎样做医学》,《医学与哲学》,2004 年第 25 卷第 12 期,第 14 页。

突破的希望只有推进思维创新、理论创新。医学哲学范畴的研究要脚踏实地,更应激活意识的能动作用,弘扬范畴的前瞻性和预见性,在思辨的王国里获取生命真谛的灵感,即使是尝试失败也非常可贵。远思2000多年前古希腊哲学家德谟克利特关于物质原子和虚空的哲学预见,近观薛定锷在《生命是什么》中绽放的思想火花对生命科学发展的重大影响,我们应该醒悟:创新是医学哲学范畴研究的灵魂!

二、深化基础研究

医学哲学的研究以基础为根本。目前对医学哲学范畴的研究尚处于起步阶段,已经研究的范畴有待深入,尚未研究的范畴有待补白。我们要建立一个严谨的医学哲学理论体系,就必须深化医学哲学范畴的基础研究,提升已有范畴的学术内涵,填补缺损范畴的理论空间。汲取人类文化中一切有利于我的精神元素,增厚医学哲学范畴的哲学底蕴,提高医学哲学范畴的人文品位,凝练医学哲学范畴的逻辑力量;突出医学哲学范畴的学科特征,展现医学哲学范畴的学术功能,为医学哲学的学科发展和人文医学的发展提供元概念、元理论、元方法和元精神;为医学迈向人文境界提供形而上的思考和精神动力。

在当今,学术界涌动着一股坐不下来静心读书做学问的浮躁之风,管理层弥漫着名为"重应用"实为"轻基础"的功利之举。医学哲学范畴基础研究注定是要坐冷板凳的。因此,深化医学哲学基础研究的过程,首先是净化医学哲学工作者心灵的过程。医学哲学范畴的基础研究,举步维艰。

三、加强应用研究

医学哲学范畴研究以应用为标的。医学哲学范畴理论研究的目标是有效地指导医学实践由浅表走向深入、由表象走向本质、由经验走向理性、由盲目走向自觉。医学哲学范畴的应用研究,要突出医学哲学反思批判特征;关注时代迫切要求医学哲学回答的关于生命的热点问题;医学哲学范畴要走进课堂、走进教材、走进学生的主观世界,为明天的医学培养科学思维方法、人文关怀能力、医学人文精神和专业知识技能协调发展的新型人才。

医学哲学范畴要走进医学科研和临床,为解决临床实践问题传送医学哲学新的理念、新的方法、新的角度,增强医学哲学和医学的亲和力,充分发挥医学哲学的应用功能,使广大医学工作者深切感受到,医学哲学不是"多余的话"①。例如,典型与非典型的问题是临床实践中的基本问题、重点问题和难点问题。对这一问题的深入研究,对于减少误诊,提高医疗质量具有重要意义。② 症状学和诊断学研究典型和非典型是为了建立诊断标准和鉴别诊断,表述的是某个特定的疾病、病人或特定症状。特定科室的医师对典型和非典型的认识往往局限在某个特定的疾病中,如糖尿病的典型和非典型问题,心绞痛的典型和非典型问题等等,滞留在典型和非典型分散、个别、具体知识单元的此岸而无法达到对于典型和非典型的一般性、规律性、全局性把握的彼岸。类似这样的问题,在医学实践中大量存在。医学需要沟通此岸和彼岸、现象和本质、个别和一般、散见与规律之间的桥梁。这正是医学哲学范畴及其应用研究的使命,也唯这样的医学哲学范畴,才具有生命力,才会受到医学和社会的欢迎。医学哲学范畴的应用研究,任重道远!

---

① 隋延:《医学哲学:一个不容忽视的课题》,《医学与哲学》,2004年第25卷第12期,第1页。
② 刘虹、张宗明、林辉:《医学哲学》,南京:东南大学出版社,2004年,第214页。

第四章　哲学与西医学

在人类文明的灿烂星空中,有两个熠熠闪耀的星座——哲学和医学。两千多年来,它们相互辉映,折射着人类智慧的光华;它们携手共进的历史,书写着人类文化巨著中最有价值的篇章。

第一节　古代哲学对西医学的影响

古代哲学对医学影响最大的是其本体论。古希腊哲学不同学派的本体论学说质朴之中蕴涵着深刻,纷繁之中内藏着一统。这种对世界本质的思索深深地折射在古代西方医学家的认知里,并内化于人本体的观念之中:人是特殊的物质本体,人是独有的精神本体。因此,人必然存在着灵魂和肉体的冲突。

一、人是特殊的物质本体

(一)世界物质本原学说的基本内容

古代希腊的哲学家们十分关注宇宙的本原、物质的构成等本体论问题。米利都学派的哲学家泰勒斯认为,万物始于水而复归于水;辩证法的奠基人赫拉克利特认为,万事万物的始基是物质性的"火";古希腊朴素唯物主义的杰出代表德谟克利特认为,极小的、运动着的原子是构成世界的最小单位。而对西方医学产生直接影响的是毕达哥拉斯等人的本体论思想。

毕达哥拉斯的本体论思想是西方医学理论的哲学基础。"万物的本原是一。从一产生二。从完满的一与不定的二中产生出各种数目,从数产生点;从点产生出线;从线产生出面;从面产生出体;从体产生出感觉所及的一切事物,产生出四种元素:水、火、土、气。这四种元素以各种不同的方式相互转化,于是创造出有生命的、精神的、球形的世界。"[①]

与希波克拉底同时的著名医生阿尔克马翁,首先提出了医学应该与哲学相结合,湿与干、冷与热、苦与甜等元素成双地结合在一起,疾病的发生是因为元素的这种相互间的关系被破坏等观点。菲洛拉斯是阿尔克马翁学派的医生,他认为世界以火为本原,所以人体以热

---

① 第欧根尼·拉尔修:《著名哲学家的生命和学说》第8卷第1章,见北京大学哲学系外国哲学史教研室编译:《西方哲学原著选读》(上卷),商务印书馆,1983年,第20页。

为其基本元素。菲洛拉斯初步具有四体液的概念，他认为人体内的血液、痰、黄胆和黑胆的内部交换发生了改变，才导致了疾病。①

古希腊哲学家和医生恩培多克勒认为，水、火、土、气是生化万物的四个根："从这些元素生出过去、现在、未来的一切事物，生出树木和男人女人，飞禽走兽和水里的鱼以至长生不老的尊神"②，"这四种元素按不同的比例相结合就形成不同性质的东西。比如，肌肉是由四种等量的元素混合而成的。神经是由火和土与双倍的水混合而成的"③。

(二)希波克拉底的"四体液"学说

希波克拉底是西方医学史上最著名的医学家，西方医学体系的奠基人。希波克拉底的许多重要思想都与古希腊哲学有关。哲学家恩培多克勒关于水、火、土、气形成万物的哲学思想启迪了希波克拉底：人体也是一种物质构成，人的健康与否同样是由人的物质本体决定的。他提出了具有医学特色的四体液学说。

希波克拉底的"四体液"不是自然哲学的套用，而是借助于自然哲学的本体论建构了医学的本体论："人体内有血液、黏液、黄胆液和黑胆液，这些要素决定了人体的性质。人体由此而感到痛苦，由此而赢得健康"④。希波克拉底认为这四种体液与自然界的四种元素相联系，其配合、比例是否正常，决定人的性格，决定人的不同生理、病理状态。

二、人是独有的精神本体

古希腊哲学中关于人的精神现象的研究向后人昭示：人与其他事物的本质区别就在于人具有丰富的精神现象。医学家们认同这一哲学观念并为人的精神现象的存在寻找解剖学和生理学的证据。盖伦的灵气学说开创了医学对人类精神现象研究的新时代，对之后两千多年的医学产生了难以磨灭的影响。如果其中存有我们今天看来是不那么科学的成分，那就是历史的痕迹，也是医学进步的见证。

(一)亚里士多德生物阶梯说

亚里士多德是古希腊最有影响的哲学家和科学家之一。他的生物阶梯说与他老师柏拉图的灵魂学说有师承关系。柏拉图认为，人的灵魂可分为三个部分：理性、意志和情感。相对于这三部分有三种美德：智慧、勇敢和节制。亚里士多德提出，人的灵魂可以分为三个等级：植物灵魂(主司营养、生殖)、动物灵魂(主司感觉、欲望)和理性灵魂(主司智慧)。人的特质就在于具有动物和植物所没有的理性和智慧。亚里士多德的生物阶梯说成为盖伦的三灵气学说的哲学基础。

(二)盖伦医学理论的两面性

盖伦是西方医学史上继希波克拉底之后最有影响的医学家。盖伦对医学的贡献主要是在解剖学方面，尤以骨学、肌学、脑神经的解剖发现为出色。除了解剖学方面的巨大成就之外，盖伦还是西方实验生理学的奠基人。在长期的解剖实验中，盖伦形成了注重实践经验的

---

① 卡斯蒂廖尼著，程之范主译：《医学史》，桂林：广西师范大学出版社，2003年，第96～98、118页。
② 恩培多克勒：《论自然》残篇D6、D21，见《西方哲学原著选读》(上卷)，第41、44页。
③ 艾修斯：《学述》第5卷第22章D78，见北京大学哲学系外国哲学史教研室编译：《古希腊罗马哲学》，北京：商务印书馆，1961年，第77页。
④ 《希波克拉底文集·自然人性论》，第218页。

实证主义精神。他知识渊博,著作极丰,自称著书125部,共约250万字。他的著作曾长期被西方医学界奉为经典。在盖伦身上不同哲学理论的影响都有充分的表现。盖伦师承希波克拉底的唯物主义思想,勤于解剖、勤于观察,医学注重试验、注重实证之风自盖伦开始。柏拉图、亚里士多德生物阶梯说的影响,在盖伦的生理学研究中表现得十分明显。盖伦认为身体只不过是灵魂的工具,灵气是生命的要素。人体内存在三种灵气:动物灵气位于脑,是感觉和动作的中心;生命灵气在心内与血液相混合,是血液循环的中心,并且是身体内调节热量的中心;自然灵气,从肝到血液中,是营养和新陈代谢的中心。盖伦认为血液运动的方式是一种来回濡湿的灌溉系统而非一种循环系列。这种观点被后人称之为"血液运动潮汐说"。盖伦的这一理论源自于他的宗教信念,他认为循环运动是一种完美的运动,只能属于上帝和神,而不属于人类。因此,他的这一理论为宗教神学所青睐。在宗教势力的控制下,盖伦的"血液运动潮汐说"竟统治了西方医学界1500年。

三、人的灵魂和肉体的冲突

在医学发展的历史上,宗教和医学有着悠久的渊源关系。即使是在中世纪,"宗教和医学也有着共同的目的——创造生命的完美"[①]。但是,灵魂和肉体背反使宗教和医学区分开来:牧师治疗灵魂,医师治疗机体。中世纪宗教和医学的冲突反映了人的灵魂和肉体的冲突。

(一)宗教哲学对医学的束缚

从公元5世纪末西罗马帝国灭亡,到14世纪末文艺复兴兴起之前,整个欧洲都笼罩在宗教神学的阴影之中。这是欧洲历史上最为黑暗的年代。教会的权力溢出教堂的门窗,渗入世俗社会和世俗政权的各个角落和方方面面。神学成为一切知识领域的至高无上的霸主。在哲学领域,经院哲学占统治地位,它的基本内容是解释和论证《圣经》的"真实性"。经院哲学沉溺于对抽象空洞的教义作纯粹的形而上学的逻辑推理,它歪曲现实,不按照世界本来的样子去认识世界,而是按照《圣经》去解释一切,认识一切。任何不符合正统神学的思想学说都被斥之为"异端邪说",成千上万名追求科学的进步人士遭到宗教裁判所的迫害,基督教的十字架一时成了扼杀科学进步的象征。

在当时,各门科学都成为神学的工具,医学也不例外。基督教教义宣称,受到伤害的人体,世俗医学无法治疗,即使治好了疾病,必被看成是上帝的奇迹。基督是至高无上的医师,灵与肉的救主。中世纪医学和医学教育完全掌握在教会手中。寺庙曾经是医院的前身,僧侣也曾扮演过治病的角色。当医学的发展要求冲破神学的束缚时,宗教与科学、医学的冲突演变得十分激烈。例如,由于盖伦的"三灵气"学说适合了教会论证"三位一体"的需要,因此,盖伦的医学理论被教条化。医学教授们的任务只是宣传盖伦医学的正确性,即使是明显的错误,也要千方百计地加以辩解,决不能越雷池半步。在尸体解剖中,明明看到人的股骨是直的,并非盖伦所说的那样是弯的(盖伦解剖的是猕猴),但教授们还牵强附会地说,这是人们长期穿紧身裤的结果。中世纪在宗教神学的统治下,医学和其他自然科学一样,成为宗教神学的婢女和附庸。宗教神学认为,疾病是上帝对人的惩罚,不许采用医药和手术。教会还禁止病理解剖。教授手执古本,高坐讲坛,逐句宣读,不容怀疑,因而严重地阻碍了医学科

---

① 罗伊·波特等著,张大庆等译:《剑桥医学史》,长春:吉林人民出版社,2000年,第136页。

学的发展。

(二)文艺复兴对医学发展的推动

中世纪末叶,资本主义生产关系开始兴起,在经济上已经取得了一定地位的资产阶级,必然要冲决宗教势力在政治上、思想上和文化上的罗网。一场提倡人性、歌颂人的自由、尊重知识、主张研究、认识自然和人体自身的思潮——文艺复兴运动席卷整个欧洲。人文主义者高举人性的旗帜,用新兴的文化向腐朽的宗教观念猛烈冲击,使被禁锢了千余年的文化和科学技术从宗教神学的枷锁下解放出来。当时许多自然科学家、医学家都是激进的人文主义者。达·芬奇就是其中杰出的代表。他不仅对艺术、对自然科学有着卓越的贡献,而且由于其对解剖学的造诣,因此在医学史上占有特殊的地位。尽管1553年西班牙医生塞尔维特因揭示了血液循环现象被处以死刑,但在文艺复兴运动的推动下,这一时期医学家研究人体形态结构和生理功能的热情与日俱增。人体解剖学的重要奠基人比利时学者维萨里冲破了教会禁止解剖尸体的禁令,系统地解剖了大量的尸体。1543年,他的解剖学名著《人体之构造》出版,对近代医学的发展产生了重要影响。从此,医学进入了一个新时代。医学科学的发现不断涌现,呈现出医学史上值得大书特书的繁荣局面。1546年,意大利医生夫拉卡斯特罗发表了《论传染、传染病及其治疗》,传染病病因学说正式提出。1563年,巴累的《普通外科学》问世,促进了外科学的发展。同期,内科学在英国临床医学家希登纳姆等人的努力下,在临床诊断和治疗方面也取得了重要进展。1628年哈维的《血液循环论》出版标志着生理学成为一门科学。

第二节　近现代哲学对西医学的影响

近现代哲学对医学的影响主要是方法论。其中,笛卡儿、培根、拉·美特里、马克思、恩格斯等哲学家的认识论思想对医学的影响尤为显著。

一、笛卡儿和培根的哲学思想对医学的影响

(一)二元论哲学调和宗教与医学的冲突

17世纪的法国,宗教哲学思想在思想领域仍占据统治地位。世俗政权与天主教会相互结合。出任路易十三首相的黎塞留,同时也是罗马天主教会的红衣大主教,大权独揽。教会的权势依旧控制着整个思想文化界,教会与正处于上升中的资产阶级生产关系和新兴、进步的意识形态的冲突依然严峻。这样的状况,显然对自然科学和医学的发展是极为不利的。

法国哲学家雷奈·笛卡儿提出了二元论世界观:"物体和心灵分属两种实体,彼此不相关。物体的根本属性是广延性(占有空间),心灵的根本属性是思维。有广延性的东西不可能思维,能思维的东西必无广延性;思维、意识不以物质为转移,不是物质的产物,物质也绝无产生思维和意识的能力。"[①]精神和肉体是两个并行不悖、独立存在的实体,谁也不决定谁,谁也不依赖谁,二者分庭抗礼,泾渭分明。笛卡儿在哲学上主张精神和肉体的二元分裂,但在医学上却不否认生理和心理的统一:在人的身上,"精神和肉体高度地搅混在一起","组

---

① 全增嘏:《西方哲学史》,上海:上海人民出版社,1983年,第504页。

成一个单一的整体"。① 那么,怎样解释笛卡儿的哲学二元论和医学心身统一观的矛盾呢?笛卡儿的哲学是与宗教神学妥协的产物,是一个矛盾的体系。其中既有进步合理的成分,又有落后糟粕的部分。因此,二元论哲学对于医学发展的影响就表现为笛卡儿试图缓冲和调和宗教与医学的冲突,在承认宗教神学的前提下,争取医学发展的空间:"进一步从哲学的角度断言,医学应专心研究人体的生理功能,而把灵魂的问题留给上帝和他的代理人(教会)来处理"②。

（二）实验和归纳是医学认识的新工具

弗兰西斯·培根是16世纪英国杰出的哲学家。他的认识论,主要是经验论和归纳法是近代医学重要的认识工具。马克思对培根的评价是"整个现代实验科学的真正始祖"③。培根认为,人的一切认识都来自感觉经验,但培根没有陷入狭隘的经验论的泥潭之中。他认为只有通过理性认识才能把握事物的本质。培根坚信,人们要认识自然,必须将"经验能力和理性能力"结合起来,而实现这种结合的办法是进行实验。培根指出,通过精心设计和安排的实验,才能揭开自然界的奥秘。应当在事物的本身中研究事物。实验之后,则要在他提供的"真正的归纳法"的指导下,运用理性能力对实验得来的材料进行分析整理,最终从中引出科学的结论来。培根在总结科学经验的基础上制定的经验归纳法可分为三个步骤:第一步是收集大量的感性经验材料;第二步是对这些材料进行分析比较,注意正反两方面的例证;第三步是对这些例证进行归纳,引出合乎规律的结论。这些理论和方法是实验科学产生的助产婆,有力地推动了科学技术的进步,对经验医学的形成和发展产生了重要影响。18世纪和19世纪的医学,基本上是遵循培根的唯物主义经验论前进的。

（三）医学迈入实验医学体系的新时代

实验科学的兴起对医学在研究方法上产生了重大的影响,医学家开始用当时的物理、化学、数学等科学知识作为医学研究的工具,采用自然科学技术的新成就与实验的方法研究人体和医学问题。维萨里对人体的研究应用解剖观察描述与数据测量法;哈维创立血液循环理论采用的是动物实验与生物统计等方法;桑克陶瑞斯研究人体的新陈代谢使用了天平、温度计、脉搏计等新仪器;列文虎克等用显微镜打开了人类认识微观世界之门。实验方法大大地开拓了医学认识的领域,促进了医学的深入发展。不能完全解释人体各种生理、病理变化的医学学说受到人们的质疑,包括盖伦的"灵气学说"和"血液循环潮汐说"。同时,不同的医学学派如物理医学派、化学医学派纷纷产生。16、17世纪实验医学体系的兴起作为一个里程碑,标志着世界医学的发展迈入了一个新的阶段。

二、机械论哲学思想对医学的影响

（一）机械认识论

从亚里士多德时代开始,医学始终受到机械论和活力论哲学思想的影响。机械论者认为,所有的生命现象,都可以用物理的、化学的规律来解释。活力论者主张,生命的真正实体

---

① 北京大学哲学系外国哲学史教研室编译:《十六—十八世纪西欧各国哲学》,北京:商务印书馆,1961年,第180页。
② F.D.沃林斯基著,孙牧红等译:《健康社会学》,北京:社会科学文献出版社,1999年,第6页。
③ 《马克思恩格斯全集》(第2卷),北京:人民出版社,1972年,第163页。

是灵魂或"活力"。机械论和活力论之争到17世纪开始逐渐平息。机械论思想开始占统治地位并深刻地影响着医学。

17世纪法国哲学家笛卡儿认为,宇宙是一个巨大的机械系统,在其中,上帝是所有运动的"最初起因"。物质的基本特性是广延性、可分性和运动性。笛卡儿说,给我运动和广延我就能构造出世界。按照笛卡儿的解释,人体本身也是另外一种"尘世间的机器"。人的灵魂控制着人体这部同样遵循着物理定律的机器。笛卡儿用机械术语描述人的生理功能,如把胃说成是磨,把心脏说成是"热机"等等。笛卡儿是医学机械论的奠基者。

1687年《自然哲学的数学原理》一书的问世,标志着牛顿经典力学理论体系的形成。它所取得的巨大成功,震撼了整个知识界。包括医学在内的各门自然科学都力图以力学的观点和规律,来解释和概括自己所研究的对象。正是如此,牛顿的经典力学思想甚至成为一种哲学意义上的认识论和方法论,在很长一段时间内,影响着医学家和其他科学家的思维方式。这种认识方法就是从机械力学的角度,以分门别类的、纵向的、静态的研究方式为特征的形而上学的认识方法。形而上学的认识方法对医学的影响可分为两个方面来看:一个是积极方面,另一个是消极方面。

16、17世纪包括医学在内的各门自然科学,以分门别类的方式,独立地、深入地、静态地进行研究。在科学发展处于需要向纵深拓展的早期,这种研究模式和思维方法的相对稳定与沿袭,是特定的历史条件下各门自然科学进一步发展的必要条件。同时,这种认识方法还同反对宗教神学、坚持唯物主义相联系,具有历史进步意义。如18世纪法国医生拉·美特里充分运用18世纪医学所取得的成就,从生理学、医学的角度阐述一系列唯物主义和无神论观点,详尽地论述了心灵对肉体、精神对物质的依赖关系,对宗教神学唯心主义展开批判,在当时的水平上唯物主义地解决了思维和存在这一哲学基本问题。机械论认识方法的局限性之一,就是它的机械性和片面性,它用力学定律来解释一切自然现象,用孤立、静止和片面的观点去看世界。近代医学受这种哲学的影响很深。

(二)拉·美特里的医学观

拉·美特里的名著《人是机器》是近代医学和机械唯物主义哲学相结合的产物,其中形而上学的思维方式表现得很充分。拉·美特里提到,胃脏、心脏、动脉和肌肉都是机械的伸缩,肺就像鼓风机一样机械地操作,膀胱、直肠等的括约肌也是机械地发生作用。他甚至认为,人的理性的存在,是由于人比最完善的动物多了"几个齿轮"、"几个弹簧",大脑和心脏的距离更为合适,脑部供血更为充足。总之,"人是一架会自己发动自己的机器,一架永动机的活生生的模型。体温推动它,食料支持它"①。

那一时期人体的各种生理活动普遍被解释为机械运动。例如口腔和牙齿被解释为钳子,胃被看成曲颈瓶和碾子,心脏被视为发条,动、静脉是水压管,肌肉和骨骼则是由绳索和滑轮构成的力学系统等等。

(三)爱因斯坦的还原论主张对医学的影响

爱因斯坦是一代科学巨匠,他冲决了牛顿物理学思想的束缚,他的思想是人类宝贵的精神财富。爱因斯坦主张物理学还原论可扩展到生命研究领域。他认为生命现象可以归结为物理过程,物理学的定律也适用于生命领域:"作为理论物理学结构基础的普遍定律,应当对

---

① 拉·美特里著,顾寿观译:《人是机器》,北京:商务印书馆,1959年,第66页。

任何自然现象都有效。有了它们,就有可能借助于单纯的演绎得出一切自然过程(包括生命)的描述……"。他甚至说:"相信心理现象以及它们之间的关系,最终也可以归结为神经系统中进行的物理过程和化学过程。"①

爱因斯坦关于生命科学研究可以运用还原论思想,是对医学发展的重要贡献,一直对医学产生着极其重要的影响,而且这种影响还将持续下去。

三、黑格尔、马克思、恩格斯对生命本质的揭示

黑格尔、马克思和恩格斯的哲学思想对当代医学的发展产生了极其重要的影响。这里简要介绍三位哲学家对生命本质的论述。

黑格尔的辩证法思想不仅是哲学史上的丰碑,而且对生命科学的产生和医学的发展也具有重要意义。黑格尔认为,生命现象是自然界发展过程中的高级阶段,具有同机械、物理、化学现象相区别的本质特征。黑格尔用辩证法的语言揭示生命的实质:生命是"对立面的再生过程"②。恩格斯发挥了黑格尔的这一思想:"生命首先是在于:生物在每一瞬间是它自身,同时又是别的东西。所以,生命也是存在于物体和过程本身中的不断地自行产生并解决的矛盾;矛盾一停止,生命也就停止,死亡就到来。"③恩格斯在黑格尔的基础上,对生命的本质特征做了进一步的阐扬:"有机生命不可能没有机械的、分子的、化学的、热的、电的等等变化","但这些次要形式的在场并没有把历次的主要形式的本质包括无遗"。④ 19世纪中叶,人类对生命的认识有了很大的进步,如人工合成尿素已经成功,生理学和生物化学的研究也取得了许多进展。恩格斯概括和总结了当时自然科学的这些研究成果,深刻地提出了"生命是蛋白体的存在方式"的哲学思想。一百多年过去了,生命科学成为当代科学的前沿。2003年岁末,科学家们在成功完成了人类基因组计划之后,宣布要进一步探索生命的本质,必须开展人类蛋白质组学的研究。科学的发展,以令人信服的方式,证实了恩格斯对生命本质的论述,是科学的远见卓识。

马克思和恩格斯创立的唯物辩证法是科学的认识论,对医学发展的影响巨大。如因果联系的认识方法、整体的认识方法、具体问题具体分析的认识方法、矛盾分析的认识方法、动态分析的认识方法等等,都是医学认识活动中的基本认识方法,也是本书的主要内容,在下面的各章节中将有详细的阐述。

第三节 当代科学主义、人本主义思潮对西方医学的影响

一、科学主义思潮对医学的影响

(一)科学主义思潮的兴起和特点

文艺复兴"人的发现"之后,科学和理性这两颗亮星升起在学术天空。科学和理性在反

---

① 爱因斯坦著,许良英等编译:《爱因斯坦文集》(第一卷),北京:商务印书馆,1976年,第102、523页。
② 黑格尔著,梁志学、薛华等译:《自然哲学》,北京:商务印书馆,1980年,第519页。
③ 恩格斯:《反杜林论》,北京:人民出版社,1970年,第118页。
④ 恩格斯:《自然辩证法》,北京:人民出版社,1984年,第151页。

对封建主义和宗教迷信的战役中威力毕现之后,又在科学技术的昌明、现代工业崛起的时代潮流中出演主角。因为,探求自然界的本质和规律必须诉诸人的理性认知能力。科学主义思潮的兴起具有了历史的必然。这种必然性还表现在,19世纪末、20世纪初,发生了两件意义重大的科学事件:一是以爱因斯坦的相对论为标志的理论形态的物理学革命;二是以电力的应用和内燃机的使用为标志的技术形态的动力革命。科学技术对社会进步的巨大作用日益突出。一部分西方哲学家对这一社会现象予以概括,逐渐形成了科学主义思潮。孔德、马赫等哲学家提出,哲学的任务是解释科学,哲学可以归结为科学的认识论。20世纪20年代到50年代,被称之为"分析哲学"的逻辑实证主义和语言分析哲学兴起。分析哲学家罗素、维特根斯坦、石里克、卡尔那普等人将哲学的使命界定为是对科学的语言做逻辑分析。50年代以后,波普的批判理性主义以及库恩、拉卡托斯的历史主义的科学哲学受到学术界的重视。80年代之后,解释学、后结构主义等思潮广为流行。

科学主义思潮流派纷呈,学说繁杂,但其基本特点是推崇自然科学,主张哲学应效仿自然科学,放弃或拒斥传统的"形而上学"的研究;以科学发展中和科学自身内的哲学问题作为研究对象,以分析方法作为主要手段,致力于对具体科学知识的综合或逻辑、语言的分析,强调人的认识能力只能停留在实证的范围内。哲学由此成为对科学进行分析的认识论和方法论。科学主义思潮的主要代表人物或是具有科学素养的哲学家,或是具有哲学思想的科学家,如罗素、维特根斯坦、波普尔等,因而对科学界有较大的影响。

(二)科学主义思潮对医学的影响

由于科学哲学与自然科学的关系密切,因此,科学哲学的认识方法对医学的影响很大。如科学哲学中的分析哲学流派和逻辑实证主义都十分强调还原方法,要求在科研和哲学研究中把研究对象还原为最小单位并在逻辑上加以证实。20世纪以来,生物医学的基本指导思想就是还原论,基本方法就是还原方法。还原论和还原方法对科学发展的作用不可一概否定,但科学主义和技术主义的消极影响不可低估。在医学领域中,医学技术主义的影响日见其隆。从19世纪开始,显微镜、温度计、X线、听诊器、心电图仪、CT、核磁共振等医学仪器成为医学的诊断和治疗不可缺少的基本条件,其显著效绩有目共睹。医学技术的冷峻和客观渐渐替代了原本与医学融为一体的亲情和仁爱。医学向医学技术主义迈出了危险的半步。这种倾向一开始就引起了警觉。19世纪的欧洲,兴起过"视病人为人"的运动。维也纳医学教授诺瑟格尔认为:医学治疗的是有病的人而不是病。美国霍普金斯大学医学教授鲁宾森在其著作"The Patient as a Person"中告诫医学界不能以"科学的满足"取代"人类的满足",要求医生"把病人作一个整体来治疗"。乔治亚医学教授休斯顿认为是否尊重患者心理感受,是"医生区别于兽医之所在"。20世纪,医学技术在医学中的作用继续强化,医学技术主义倾向发展的势头有增无减。学术界批评蜂起,但收效甚微。

二、人本主义思潮对医学的影响

(一)人本主义思潮的兴起和特点

黑格尔之后,一部分哲学家力图突破传统的存在、理性、逻辑的框架,把对万物之存在的研究转变为对人之存在问题的探求。同时,两次世界大战血腥与残酷的现实、高科技含量的核武器和疯狂军备竞赛可能带来的灾难,引起了人们对科学主义危险性的警惕,深深地激起了一些哲学家们的反思。我国思想界把这一脉思想归约为人本主义。20世纪50年代之前,由叔本华的生命意志哲学、尼采的强权意志论和柏格森的生命哲学所形成的人文主义思潮，以振聋发聩的气势有力地冲击着思想界。胡塞尔的现象学和海德格尔、雅斯贝尔斯、萨特等的存在主义哲学，更是将人文主义的影响推向高潮。

　　人本主义哲学家和思想家们并不否认科学及其方法的真理性。人本主义心理学家马斯洛说："对于我来说是很明确的，科学方法（从广义上说的）是使我们能够确实掌握着真理的唯一终极的方法。"①人本主义哲学家批评的是科学主义的哲学方法。马斯洛的论述代表了当时文化界相当一部分人士的意见："科学②已经走进了一条死胡同，而且科学（在一些形式中）可以看成一种对人类的威胁和危险，至少是对于人类最高的和极好的品质和抱负来说是如此。许多敏感的人们，尤其是艺术家，都担心科学的践踏和压抑。"不仅如此，科学主义作为一种认知方式的弊端也受到人们的批评："科学在撕裂事物而不是在整合它们，从而，科学是在绞死而不是在创造事物"③。人本主义思潮以人和社会问题作为哲学的研究对象，关注人的生存、人的自由、人的本质、人的价值等问题，关注生存环境、社会环境、社会危机等社会问题。

（二）人本主义思潮对医学的影响

　　人本主义思潮的影响远远超越了学术界，它的冲击波及全社会的整个文化层。医学作为研究人的科学，必然受到人本主义哲学思潮的冲击。人文主义思潮关注人的基本生活，正如马斯洛所说："它帮助人形成生活方式，这不仅仅是人自身内部隐秘的精神生活方式，而且也是他作为社会存在、社会一员的生活方式"④。

　　20世纪以来，在人本主义思潮的影响下，医学人文精神不断升温，医学观念、医学理论、医学教育乃至应用医学都折射出人本主义思潮的基本理念。医学观念方面如生物—心理—社会医学模式的提出和广泛地被接受，安乐死、临终关怀、医学目的等医学人文观念的广泛传播；医学理论方面如人本主义心理学派的形成、生命伦理学的崛起、人文医学的迅速发展；医学教育方面如人文医学在师资科研队伍、教材体系等方面均获得了突破性的进展；应用医学方面如以病人为中心、病人选择医生的广泛实施、知情同意等病人权利在法律上的明确定位、整体护理的发展等，都有人本主义哲学影响的文化背景。

三、科学主义思潮和人文主义思潮认识方法的整合

（一）两种认识方法从分野到整合

　　科学主义思潮和人文主义思潮，构成20世纪哲学发展最重要的两大流派。由于科学和人类的不可分割的关联，尽管科学主义思潮和人文主义思潮两军对垒，旗帜鲜明，但两种哲学方法内在的相容性还是随着时间的推移而逐渐显露出来。科学主义思潮高举科学的旗帜，推崇经验实证，排斥人的主观因素，远离形而上学。但科学这一人类文化奇葩，无法离开人类精神世界的温床。人的认识和主观因素，一直和科学哲学的理论形影不离。在波普的

---

① 马斯洛著，李文恬译：《存在心理学探索》，昆明：云南人民出版社，1987年，第11页。
② 此段话"科学已经走进了胡同……科学是在绞死而不是在创造事物"中的"科学"，从马斯洛文章的上下文和他的一贯思想来看，是指"科学主义"——作者注。
③ 马斯洛著，李文恬译：《存在心理学探索》，昆明：云南人民出版社，1987年，第12、6页。
④ 同上。

证伪理论、拉卡脱斯的研究纲领、费耶阿本德的无政府主义,尤其是库恩的范式以及全部历史主义的科学哲学中,这一倾向表现得很充分。库恩之后,科学哲学的历史主义研究中关于人自身以及人的主体性、能动性、创造性和群体意识等学术意蕴,尽染了科学哲学的字词篇章,其人文因素日益浓郁,成为科学主义思潮文献中的一道亮丽的色彩。发展到后现代的科学主义思潮,科学主义思潮和人文主义思潮你中有我、我中有你的形势越发明朗。

人文主义思潮的哲学家们,突出人的主体存在,探讨人的生存意义,揭示人的主体价值,大写的人始终是其哲学活动的主旋律。但科学在改变着世界的同时也影响着人的生活。20世纪的人文主义思潮的各种文献中,叠印着科学技术重塑人类生活方式、思想行为的印痕。人文主义哲学家的思想观念中深深蕴涵着科学主义思潮哲学影响,其中又以后存在主义、后结构主义、解构学和解释学最为明显。

近年来,科技、社会文化的繁荣和进步,各个学派内部、学派之间相互接近,理论上进行交流、对话,出现了渗透、分化和融合的趋势。科学主义和人本主义两大思潮分野对立的局面逐渐被打破。两种认识方法逐渐从分野到整合,是一个内在的必然的过程,是由科学技术不可替代的作用和人的主体价值充分张扬的历史现实决定的。科学—人文这种新的认识方法正在全球知识界、文化界萌生。

(二)科学—人文方法对医学的影响

西方科学哲学和人本主义哲学日渐渗透融合,呈现出从科学和人的"二元对峙"向科学、人、语言、社会、文化等多元交织转化的局面,科学—人文的哲学思维方式影响着医学,人们对医学的科学精神和人文精神关系认识加深了。人们认识到,虽然医学科学精神和医学人文精神相对独立,各具特点,但医学科学精神和医学人文精神又是相辅相成、互为补充、相互渗透、相互包含的,医学科学精神和医学人文精神在本质上是相通的。医学科学精神和医学人文精神的任何一方面都不可能单独完成现代医学的完整建构,只有实现两种精神的理想整合,才能促进现代医学的健康发展。医学不断走向成熟的标志之一就是,医学人文精神交织着医学科学精神的维度,医学科学精神蕴涵着医学人文精神的精髓,二者形成张力,弥合分歧,互补共进,在"观念层次上相互启发,方法层次上相互借用,学科层次上共同整合,精神层次上相互交融"[1]。

人们开始对医学科学技术和医学人文精神的对峙进行反思,医学仅仅关注生物人的局面正在为对病人进行生理、心理和社会三个方面的整体关怀所替代。医学的发展,在当代哲学的影响下,进入了一个新阶段。

---

[1] 肖峰:《论科学与人文的当代融通》,南京:江苏人民出版社,2001年,第292页。

第五章　哲学与中医学

中医学是中国传统科学技术的代表,也是中国传统文化的重要组成部分。在传统科学技术纷纷瓦解和融合的今天,中医依然保持着独特的理论体系和显著的临床疗效在世界医学百花园中独树一帜,堪称科学史上的一大奇迹。奇迹的发生与中医学本身所蕴含的中国哲学智慧是密不可分的。中医学与中国古代哲学产生于相同的社会土壤,经历了大致相同的曲折、复杂的历史发展过程。几千年来,它们相互渗透,相互促进,相互制约,可谓荣损与共、盛衰相关。所谓的"易医同源"、"医哲一体"等均反映了中医学与哲学的这种不可分离性。

从研究对象上看,二者虽有区别,但又不可分离。中医学是研究人体生理、病理这一特殊领域的规律的,它为古代哲学提供了丰富的具体材料;古代哲学则是研究世界一般规律的,它为中医学提供了理论基础、思维方式。中医学包含和体现了哲理,哲理指导了中医学。

就理论内容而言,二者亦有许多相通之处。从《周易》、先秦诸子到宋明理学,几乎历代重要的哲学流派、哲人及其著作均对中医学有过不同程度的影响。本章仅就天人合一、元气论、阴阳五行学说等几个重要的理论问题展开讨论。这些本为哲学范畴的学说,亦被医家汲取、运用和发展,从而成为哲学、医学共有的组成部分。由此可以窥见古代哲学与中医学的血肉相连、不可分割的密切关系。

第一节　"天人合一"与中医整体观

一、"天人合一"思想的主要内容

"究天人之际"是中国古代哲学与科学共同关注的问题。在诸多天人关系中,天人合一的整体观念最终占据了主导地位,成了中国传统文化的基质,并对中国传统科学文化各层面发生了深刻的影响。浸润于传统文化母体的中医,无疑也受到天人合一观念的洗礼,从而形成了具有浓厚文化色彩的医学整体观。成书于秦汉时期的《黄帝内经》批判地继承了先秦诸子的哲学思想,特别是老聃、庄周、荀况及《周易》、《管子》的自然观,比较系统地揭示了人与自然界之间统一的关系,为防治疾病提供了朴素唯物论和辩证法的世界观、方法论。虽然其中未曾出现"天人合一"这一明确的提法,但确实蕴含着这一科学的思想。后世的医家也基本上遵循《内经》的思想路线,坚持把人与自然视为一个整体,从天、地、人相互联系中考察人的生理、病理、病机及防治疾病的方法,并在理论和实践中不断丰富和深化这一思想。中医除了认为人体各组成部分之间是相互联系和相互作用之外,还特别强调人与天地自然之间的密切关系,将人与自然视为具有内在联系的不可分割的有机整体。具体表现在以下几个方面:

(一)天人合气

《内经》及后世大多数医家认为,世界的本原为气,气又可分为阴阳二气。"积阳为天,积阴为地","天覆地载,万物悉备,莫贵于人。人以天地之气生,四时之法成"(《内经·素问》)。天地为阴阳二气而生,人为天地之气而成。归根到底,天、地、人同出一气,是气演化过程中的不同存在形态。

(二)天人相应

"人与天地相应,与四时相副"。中国古人将人体看成是"小宇宙"与自然界这个"大宇宙"的结构、形象和变化等方面相互对应,息息相关。"小"是"大"的浓缩,"大"是"小"的展开。凡自然界有的事物,人亦有相应的器官、部位、功能;天地自然发生变化,人的生理亦随之发生改变。

(三)天人同理

人与天地不仅同气相应,而且遵循共同的规律,即同理。"天地变化之理谓之天道,人从天生,故人合天道。"(《黄帝内经太素·经脉正别》)。这里所说的"天道"即贯彻于天、地、人的普遍规律。《黄帝内经》及后世医家都把"天道"归结为阴阳五行变化之道,因为在中医看来,阴阳五行规律是天地万物及人体变化的总纲领和总规律。

(四)天人相参

既然人与天地同原、相应、同理,人们就可以通过天地认识人体,也可以通过人体的生理病理规律,进而认识天地;或以天地自然验证关于人体的认识,以人体验证关于天地自然的认识。此即所谓"参验"。《素问·气交变大论》指出:"善言天者,必应于人;善言古者,必验于今。"对于医家来说,主要兴趣不在于通过人体的生理、病理现象去认识、把握天地自然变化规律,而在于通过天地自然现象来认识、把握人体的生理、病理变化规律。可见,以天地自然现象推知和验证人体内在规律,是中医学认识方法的一个特点,而这一方法的成功运用,则证明人与天地自然之间确实存在共性,即"天人合一"。

二、"天人合一"思想是自然观与方法论的统一

"天人合一"说既是中医学的自然观,又具有方法论功能。作为自然观,此说把天、地、人视为一体,统一于一气,具有共同的规律。作为方法论,此说为医家认识人体提供了一个总原则,即整体观。主张把人体的生理、病理现象置于世界万物的总联系之网中加以考察和认识,从而为中医学的病因学、养生学、治疗学奠定了思想基础。从病因学上看,尽管中医学提出了"三因说",即引起疾病的原因有外因、内因和不内不外因。外因主要是指外感致病因素,即所谓"六淫":风、寒、暑、湿、燥、火。内因主要是指精神致病因素,即所谓过度的"七情":喜、怒、忧、思、悲、恐、惊。其他如饮食饥饱、叫呼伤气、尽神度量、疲极筋力、阴阳违逆及金石、虫兽致伤等,统称为不内不外因。从天人合一的观点看,无论内因、外因或不内不外因,都可视为天人关系的失常。由此,顺应自然、法天则地成为中医治病养生的一大原则。《内经·四时调神大论》说:"夫阴阳四时者,万物之始终也。死生之本也。逆之则灾害生,从

之则苛疾不起,是谓得道。"《灵枢·师传》也说:"夫治民与自治,治彼与治此,治小与治大,治国与治家,未有逆而治之也。夫惟顺而已矣。顺者,非独阴阳脉,论气之逆顺也。"无论社会生活,还是人体的生理病理现象,均有其客观的规律。人们只有顺应它,才有可能治理它;如果违背它,就难以治理。在天人合一观念指导下,中医认为防治疾病必须法天则地,即顺应和运用天地之道。无论是望、闻、问、切唯象观察方法,还是针灸、中药、推拿等治疗方法,均是这一观念的具体体现。

第二节 气一元论与中医学理论基石

一、元气论自然观的主要内容

气是中国古代自然观的本体论范畴。作为一种物质形态,气的原型是可感知的大气、水汽、云气及它们的冷暖、晦明的变化和生命体内的气息。在汉以前,对气的认识多半限于这些具体的状态,进而联想到它们的相互转化。春秋时代的医学家医和说:"天有六气,降生五味,发为五色,征为五声,淫生六疾。六气曰阴、阳、风、雨、晦、明也。"(《左传·昭公元年》)这话反映出古人独特的思维方式。他们把一切无定形而可感知的物质形态,如气味、颜色、声音等等,都看作是气的变态,这里面包含着把气作为物质本原的思想萌芽。

关于气的来源问题,在王充之前,儒家和道家把气看作是虚空的派生物或"道"。《庄子·则阳》说:"是故天地者,形之大者也;阴阳者,气之大者也;道者为之公。"《内经》则明确提出了气是世界的本原,是构成万物的基始。据学者统计,《内经》所论列的气多达八十余种,其具体含义十分复杂。《素问·阴阳应象大论》指出:"积阳为天,积阴为地",认为天是轻清的阳气积聚而成的,地是重浊的阴气沉降而成的。而万物则是天地合气的结果,人也不例外,"人生于地,悬命于天。天地合气,命之曰人"。在《内经》所论的八十余种气中,还没有"元气"这一重要概念。这一事实表明《内经》产生较早。最早论及"元气"的医籍是成书于东汉的《难经》。"脉有根本,人有元气。"《难经》之后元气说广为流传与运用,特别盛行于宋、元、明、清。若追溯其源,则来自战国末年和汉代的哲学。东汉王充提出了元气自然论,在《论衡》中他说:"元气,天地之精微者也。""元气未分,浑沌为一。""万物之生,皆禀元气。"肯定了天地万物都是元气自然生成。两汉以后,"元气"便成为儒、释、道共同使用的范畴。但儒家"元气"之上还有"天"、"理"、"太极",道家、道教"元气"之上还有"道",释家"元气"之上还有"佛",都不以"元气"为世界的本原。惟有唐代柳宗元、明代王廷相等唯物主义哲学家才彻底否认、推倒元气之上的一切,认为元气之上无物、无道、无理、无主宰。元气是世界唯一的本原。这是比较彻底的元气一元论,为医家探索世界和人体生命本原指明了比较正确的方向。

二、元气论自然观对中医学的影响

元气论自然观作为中医学理论的重要基石,对中医学理论形成和发展产生了重大的影响。

首先,给中医学模式带来了有机论色彩。中医学视人体为有机的统一整体,这与气一元论自然观有着密切联系,是气一元论思想在中医学理论体系中的具体体现。既然气一元论认为构成世界万物的气是整体无形的,那么,构成人体生命之本的气也理应是整体无形的。中医学认为,人是一个高度统一的有机体,尽管它的五脏六腑、四肢百骸、五官九窍、皮肉筋骨等各个部分彼此极不相同,但每一部分的活动都与其他部分息息相关。人的机体的任何功能活动,都建立在与其他功能活动相联系的基础上。五脏六腑之间,脏与腑之间,脏腑与体表形态都有直接或间接的联系。《内经》说:"五官者,五脏之阅也",提出心开窍于舌,肝开窍于目,脾开窍于口,肺开窍于鼻,肾开窍于耳等理论。《灵枢·论疾诊尺篇》曰:"目赤色者,病在心,白在肺,青在肝,黄在脾,黑在肾",把眼的证候与人体五脏六腑的机能联系起来考察。中医学的"心主神明"、"神形合一"、"心神统形"等,都是把人体视作形神统一、平衡协调的整体。

中医学不仅把人体看成是一个有机整体,同时也将人与自然看成一个不可分割的有机整体。中医学历来重视人与自然、人与社会环境以及心理与生理之间的统一关系,并从自然、社会的大环境中观察研究人的疾病变化,探讨脏腑气血的运行。《内经》提出:"人与天地相应也"。人与天之间所以能够"相应",就在于"气",气的连续性和渗透性,就成为与天人之间联系和作用的媒介。同时认为社会因素以及"五态"、"七情"等精神心理因素对人的健康和疾病有重大影响。这种把人与自然、社会以及精神因素作为一个统一整体来观察疾病的思想,构成了中医学的重要理论基础。

其次,中医学将人体结构看成是一种活的、动态的"气化结构"。中医学认为气是人体的物质基础,是人体生成的条件,"气聚则形存,气散则形亡"。并以气的运动变化来解释人体的生理活动和病理变化,认为气的升降、出入运动平衡协调,则能维持人体正常的生理功能;若气的升降、出入运动平衡失调,则会产生各种病理状态。人的生命为气化活动构成的过程流。气化是指通过气的运动变化所产生的各种生理性变化。气化结构除有形的外,大量为功能的、过程的、无形的。如藏象、经络、三焦、命门等均为功能性的"气化结构",而非形态解剖结构。针灸时的"得气"、经络传导功能等,只存在于人体功能发挥的活动过程之中,功能活动一旦停止,这种"结构"即不存在。人的疾病,除单纯性外伤性疾病外,本质上首先是功能性的。局部病变和形态结构的病变,归根到底是功能长期不正常引起的。《内经》载有:"气相得则和,不相得则病";"气乱则病";"气治则安",即生理功能正常及相互关系和谐则健康,不和谐则可导致疾病。中医学的气功疗法、各种针灸疗法以及扶正固本、辨证施治等,都是协调相互关系,使气的升降、出入运动平衡协调,从而增强机体自身的免疫力,达到防治疾病的目的。

第三,以整体论思维方式认识和治疗疾病。元气论自然观始终把气看成一个连续的、不可分割的整体。因此,在元气论自然观的引导下,必然遵循整体论思维方式探讨疾病。在中医学看来,整体分化出部分,整体产生着部分,整体有不能用部分及其相加和来说明的东西,人在本质上是不可分解的。疾病的发生往往是由于人体整体关系失调而致。阴阳失衡、气机失调都是从整体上把握病机的。证是中医学的一个核心概念,它的一个重要特点就是整体反映性,证是整体水平的,是机体在致病因子作用下出现的整体反映。中医学临床察色按脉、听声写形、视舌问症,正是在考察患者的整体反应性,包括患者的体质。中医学遣方用药针对的不是疾病的局部,而着重从整体上调节人体机能,恢复阴阳整体平衡。

第三节 阴阳五行学说与中医学纲领方法论

阴阳学说与五行学说一起并称为阴阳五行学说,是古人用以认识自然和解释自然的方法论。如果说元气论奠定了中医学理论体系的本体论基石,那么,阴阳五行学说作为中医学纲领方法论,为中医认识人体、治疗疾病、构建理论框架提供了方法论原则。正如《内经》所言,"夫五运阴阳者,天地之道也。万物之纲举,变化之父母,生杀之本始,神明之府也,可不通乎?""明于阴阳,如惑之解,如醉之醒。"均表明了阴阳五行学说的方法论性质。

一、阴阳学说与中医学"死生之本"

阴阳,是中国古代哲学的一对范畴。阴阳的最初涵义是很朴素的,它源于象形文字,指的是日光的向背,向日者为阳,背日者为阴。阴阳和阴阳学说发源于西周末年。公元前8世纪的伯阳父就曾用阴阳来解释地震,指出"阳伏而不能出,阴迫而不能蒸,于是有地震",把地震的原因归结为大地内部阴阳两种对立的物质势力运动的不谐调。《管子》一书也用阴阳说明某些自然现象:"春秋冬夏,阴阳之推移也。时之短长,阴阳之利用也。日夜之易,阴阳之化也。"认为四季和昼夜的变化是阴阳作用的结果。《周易》则对阴阳从哲学高度进行了概括,指出"一阴一阳之谓道",把阴阳的存在及其相互间的运动变化规律视为自然界的基本规律。春秋战国时期,阴阳学说日趋成熟,它的运用十分广泛,涉及天象、气候、自然灾害、战争胜负、国家盛衰、人事兴替。此时不仅道、儒、法等显学使用阴阳概念,而且农、兵、医、天文、气象等具体科学也把它当作说理工具,并出现了以邹衍为代表的阴阳学派。在具体科技领域中将阴阳学说运用得最为系统和完整的当属中医了。

《内经》继承和发扬了先秦诸子及《周易》的阴阳学说,不仅把天地万物及人看作阴阳二气的生成物,而且认为:"阴阳者,天地之道也,万物之纲纪,变化之父母,生杀之本始,神明之府也。"(《内经·素问》)

在中医学看来,人体就是一个充满阴阳对立统一的有机整体,用阴阳学说可以对人体组织结构和生理功能进行划分。"人生有形,不离阴阳",人体的一切组织结构,既是有机联系的,又可以划分为相互对立的阴阳两部分。"夫言人之阴阳,则外为阳,内为阴;言人身之阴阳,则背为阳,腹为阴;言人身之脏腑中阴阳,则脏为阴,腑者为阳;肝、心、脾、肺、肾五脏皆为阴,胆、胃、大肠、小肠、膀胱、三焦六腑皆为阳。"总之,人体组织结构的上下、内外、表里、前后各部分都可以分出阴阳,都包含阴阳的对立统一。

阴阳学说在中医学的一个重要价值就是提出了人体健康的一个重要标准,以及维系健康的方法原则,为中医治病养生提供了一套行之有效的法则。《内经》说:"阴平阳秘,精神乃治;阴阳离决,精神乃绝。"指出了人体健康的标准就是"阴平阳秘",即是指阴阳双方在运动中既不偏盛,也不偏衰,二者保持和谐、协调、融洽的关系和状态。与之相对应,疾病乃人体阴阳失衡的状态。由于各种内外因素的作用而导致阴阳失调,出现了阴阳偏盛或偏衰而发生疾病。"阴盛则阳病,阳盛则阴病。阳盛则热,阴盛则寒。"如果出现"阴不胜其阳"或"阳不胜其阴",即阴阳两方平衡破坏后,将导致疾病,如果阴阳偏盛和偏衰不及时纠正,进一步发展到有阳无阴或有阴无阳的地步,就会影响生命,出现"阴阳离决,精气乃决"的危象,甚至死亡。

既然阴阳失衡是导致疾病的原因,那么,调整人体阴阳,使之恢复平衡,就成为中医学治疗疾病的纲领方法。因此,调整阴阳,补其不足,泻其有余,恢复阴阳的协调平衡是中医学治疗的基本原则。故《素问·至真要大论》说:"谨察阴阳所在而调之,以平为期"。据此而确定治疗原则。"以平为期",这是防治疾病的总体目标,即经过调和,使阴阳两平,未有偏盛,也就是"阴平阳秘"的"中和"状态。至于如何调和,不外乎"正者正治,反者反治"这两种方法。正治之法适用的对象是"正病",其本质与现象一致,即热(阳)病见热症,寒(阴)病见寒症。故可以热(药)治寒(病),以寒(药)治热(病),使寒热中和,阴阳趋平。反治之法适用的对象是"反病",即其本质和现象并不直接一致,而是似乎相反,即实质是热(阳)病反见寒(阴)症,寒(阴)病反见热(阳)症,故必须以寒(药)治寒(假寒真热),以热(药)治热(假热真寒)。无论"正治",还是"反治",都是阴阳调节法,使偏盛或偏衰的阴与阳,达到两相平衡。

二、五行学说与中医学人体系统的构筑

"五行"是中国传统哲学中最古老的范畴之一。五行,滥觞于殷商时代的五方观念,之后又出现了五材说。五材就是木、火、土、金、水五种物质材料,这是一种朴素的唯物主义观点,它试图把一切有形物体最终归纳为五大类,并肯定世界的物质性。《尚书·洪范》是先秦论述五行的重要著作,它的出现标志着五行学说的形成。它写道:"五行:一曰水,二曰火,三曰木,四曰金,五曰土。水曰润下,火曰炎上,木曰曲直,金曰从革,土爰稼穑。润下作咸,炎上作苦,曲直作酸,从革作辛,稼穑作甘。"这里的五行已不仅属于金、木、水、火、土五种材料,同时为咸、苦、酸、辛、甘五味所具有。说明五行的意义已发生了本质的变化,它不再代表五种特殊的物质形态,而代表五种功能属性。《洪范》把这种功能属性抽象出来,构成一个固定的组合,认为除五材、五味之外,其他一些事物的内部也可以按照这种组合形式,分成五个方面。

随着五行含义的进一步发展,五行的物质材料意义逐渐淡化,它的方法论作用日益突出,以至于演变成为一种既定的理论框架和思维方式。作为一种理论框架和思维方式,五行说一般不再细究各种对象的物质实体是什么,而是通过取象比类的方法从整体上考察事物之间及其内在要素之间的联系。

中医学从一开始起,就受到五行学说的影响。成书于《内经》之前的马王堆古墓出土的医学文献中便有着五行学说的痕迹。《内经》则明确地把五行规律视为宇宙的普遍规律。《灵枢·阴阳二十五人》说:"天地之间,六合之内,不离于五,人亦应之,非徒一阴阳而已也。"《素问·天元纪大论》中更把阴阳和五行(五运)并列,认为:"夫五运阴阳者,天地之道也,万物之纲纪,变化之父母,生杀之本始"。世界上的事物,都是按照阴阳五行的法则运动变化的。到《内经》时代,五行学说已经相当流行和纯熟,并且成为一种普适的理论框架和思维模式渗透到社会生活的各个方面,成为人们认识世界和改造世界的一种理论工具。在长期的医疗实践中,古代医家已经积累了大量有关人体的解剖、生理和病理方面的知识,但由于受到当时历史条件和认识水平的限制,中医学对人体许多方面的认识是零碎的、粗糙的和不系统的。当时流行的阴阳五行学说自然就成了解释人体各种生理病理现象,构建人体框架的有效工具。

五行学说在中医学理论中有着广泛的应用。

首先,在生理方面,一是以五脏配五行,五脏又联系着自己所属的五体、五官、五志等,从

而把机体各部分机能联结在一起,形成了中医学的以五脏为中心的生理病理系统,体现了人的整体观。二是根据五行生克制化规律,阐释机体、肝、心、脾、肺五个系统之间相互联系、相互制约的关系,进一步确立了人是一个完整的有机整体的基本观念。三是以五脏为中心的五行归属,说明人体与外在环境之间相互联系的统一性。

其次,中医学不仅用五行学说对人体各种组织器官进行五行分类,而且以五行之间的相生相克关系来说明人体保持动态平衡的微观机制。五行学说认为,事物之间的相生和相克不是决然无关的,而是密切联系的,体现了生中有克和克中有生,因为只有这样,自然界才能维持其生态平衡,人体也才能维持其生理稳态。对五行中任何"一行"来说,都有"生我"、"我生"和"克我"、"我克"的四个方面的联系。从系统论的观点来看,古代医家把五行之间的生、克、乘、侮关系应用于五脏,朴素但深刻、全面地揭示了五脏之间以至整个人体复杂系统的反馈调节、控制机制。

另外,五行学说在中医学治疗方面也提供了方法原则。如"虚则补其母,实则泻其子"的治疗原则;"滋水涵木法"、"培土生金法"、"益火补土法"、"金水相生法"、"抑木扶土法"、"泻南补北法"等,都是根据五行之间的生克关系,而制定的行之有效的治疗方法。

三、阴阳五行学说与中医学生长点的确立

阴阳五行学说不仅对中医学理论体系的构建起到了纲领性方法论作用,而且对中医学生长点的确立起到了积极的作用,这是古代哲学对中医学最重要的影响。

生长点问题或立足点问题是科学的基础性问题,对于任何科学的创立和发展都具有决定性的意义。没有生长点或生长点不明确,一门科学的存在和发展是不可能的。医学以人的生命现象为研究对象,而人的生命现象总是实在的具体。马克思说"具体之所以具体,因为它是许多规定的综合,因而是多样性的统一"①。那么,从哪一方面的规定性或哪一角度去把握人的生理病理现象,达到治疗疾病,维护健康的目的呢?这就构成了不同医学的立足点或生长点问题。就一般意义而言,中西医研究对象都是人,是人的生老病死现象及其规律。这些客观规律虽然先在地存在着,但并不一定成为认识的对象,客观现象能否成为认识的对象,能否进入认识的视野,还取决于认识主体的条件。对同一客体——人的生命及疾病现象,究竟哪个方面、哪个层次、哪些因素能够成为中西医现实的认识客体,取决于中西医不同的认识主体根据各自形成的本质力量有选择地设定认知指向,从而确定其生长点。众所周知,中医学是以生命现象诸因素的统一整体性质及其相互作用的"联系"为生长点。换言之,即以活的人体为生长点的。因为只有在活的人体身上才有生命现象和疾病现象,才有健康维护的必要和疾病治疗的必要与可能,而生命现象与疾病现象的本质正是活的人体内部诸因素及人体与环境因素统一联系和相互作用的表现及其运动状况决定的。

中医学这一生长点的确立,经历的是一个从自发到自觉的过程。应当承认,中医学在反复的实践中,在大量经验事实的感受中,曾本能地从人的生命现象的统一整体性以及生理病理过程中诸因素的相互联系出发。但是真正做到明确地有意识地以之为生长点或立足点,还是接受古代哲学,特别是阴阳五行学说的结果。从前面两节的分析中知道,阴阳五行在概括宇宙万物时,朴素地反映了宇宙的统一性质和事物的矛盾制约关系,提出了从事物矛盾的

---

① 《马克思恩格斯选集》(第二卷),北京:人民出版社,1972年,第103页。

统一整体上及其相互作用关系意义上认识事物的合理思想。中医学在把阴阳五行说搬过来作为自己的基本理论的同时，也接受了其中包含的这一合理思想。而在临床实践的直观中，当哲学的合理思想不断得到印证时，中医学也就产生理性飞跃，即自觉地把阴阳五行的整体思维和辩证思维作为自己的根本指导思想，这就是中医学整体论治和辨证论治思想的形成。而整体论治和辨证论治思想正是中医学生长点性质和状况的理性表现。

生长点的确立使中医学获得明确的发展方向。中医学的全部理论体系和全部医疗实践便在这特定的生长点上发展着和展开着，并且针对生命现象的不同方面，创立了整体论治和辨证论治的若干具体学说。如关于人体内部，有所谓阴平阳秘、五行相生相克及经络气血运动统一论；关于生理病理与人的精神状况的关系有所谓情志病因相关论；关于人体健康与自然环境的关系有所谓"四时五脏阴阳"的"天人合一"或"天人相应"论；在疾病诊断上有所谓"四诊合参"；在药理的作用上强调复方的运用等。生命现象的整体性以及生理病理诸因素的相互联系、相互影响乃至生命现象的根本特征，中医学以此为生长点或出发点，这就抓住了生命现象的本质和医疗实践的根本。整体论治和辨证论治遂成为中医的特色和巨大生命力所在。中医学因而在数千年的发展中长盛不衰，并且达到了极其辉煌的成就，以致许多古老有价值的东西至今依旧是个谜。

在充分肯定阴阳五行对中医学理论及其发展的积极影响的同时，也必须看到它对中医学理论发展带来的负面影响。尽管阴阳五行给中医学理论带来了整体观念和系统思想，但阴阳五行毕竟是古代自然哲学，必然带有古代自然哲学的局限。正如恩格斯所言："用理想的、幻想的联系来代替尚未知道的现实联系，用臆想来补充缺少的事实，用纯粹的想象来填补现实的空白。它在这样做的时候提出了一些天才思想，预测到一些后来的发现，但是也说出了十分荒唐的见解。"①阴阳五行学说对中医学理论的负面影响集中体现在中医学理论的直观性、模糊性和超稳定性上，这些特点到了近代又成了中医学进一步发展的桎梏。因此，中医学的现代发展必须正确处理好哲学与医学的关系。

西医学的发展早期也曾出现过医哲交融的时期，到了近代，随着解剖实验手段的出现，西医学从哲学母体中分化出来，走上了独立发展之路。而中医学几千年的发展一直没有脱离哲学的怀抱，如何处理好哲学与科学、哲理与医理的关系是中医现代发展面临的一个重要课题。既然中医学是一门科学技术，像其他科学技术一样，中医学迟早要走出哲学的怀抱，走上独立发展的科学理论之路。现代科学方法在中医学理论研究中得到了广泛应用，传统中医学理论正在发生着潜移默化的改变。随着研究的深入，中医学理论最终在形式上和内容上都将放弃哲学与医学浑然一体的状况，中医学理论也将在发展中得到新的改造并赋予新的科学内涵。由中医自身的自然科学特质决定了中医学理论从哲学中分离出来的必然性，但这并不意味着中医学理论从此摆脱了哲学，而只是发展了的中医学理论今后将不再把哲学理论作为医学理论的主体，中医学理论体系将由抽象化走向具体化、实证化和客观化。从某种意义上来说，中医学理论和中医现代化研究更需要哲学，需要科学认识论和方法论的指导，特别是需要唯物辩证法和现代系统科学方法论的指导。

---

① 恩格斯：《路德维希·费尔巴哈和德国古典哲学的终结》，北京：人民出版社，1972年，第37页。

第六章　医学的本体

医学的本体是人的生命。人的生命是医学得以存在的最终依据；直接为生命健康服务的医学是终极意义上的"为本之学"，人类不断提高人的生命质量的需要是促进医学不断发展的动力。人的生命存在的状态显现着医学发展的水平，为人的生命服务是医学的终极目的。

第一节　医学本体的界说

一、哲学的本体和医学的本体

（一）哲学的本体概念

1. 追问本体，是人类最持久的冲动

本体是创生一切又统摄一切的本原性的存在，是事物存在的最终的根据。有哲学以来，人类对于本体问题一直情有独钟。虽经后现代主义哲学的消解，哲学追问本体的冲动依然强劲。

本体是存在的本身，它直接向人们显示它的意义：它是世界存在的基石，是价值体系和信念的支柱，是人类认识活动的基础平台。本体概念是反映世界本原性存在的最高层次的哲学范畴，本体论作为一门学问起源于对万事万物的本原也就是本体问题的追问。西方哲学史和中国哲学史的理论源头都是本体论，如古希腊哲学家泰勒斯的"水"、赫拉克利特的"火"、中国古代哲学家所说的"阴阳"、"五行"等都是本体论范畴。哲学史的各个阶段对本体论的重视，正是由于本体论作为哲学体系立论之基，"最能体现哲学高度抽象概括性和远大普遍性、最富于哲学意味的理论思维形态。本体论作为世界观的理论体系的基础，在不同的历史时期，都以不同的内容和不同的形式充当了社会政治、伦理道德、文化艺术、宗教信仰及科学等所以持存的理论论证的逻辑框架，并提供辨析真假、善恶美丑的理性尺度"。① 后现代主义哲学"告别本体论"的思潮，正在成为文化界的反思的对象。一切形而上学的理论体系，都是在本体论的基石上建立起来的，正如海德格尔所说："一切形而上学的思想都是本体

---

① 赵光武主编：《后现代主义哲学述评》，北京：西苑出版社，2000年，第106页。

论,或者它压根儿什么都不是。"①

2.本体和本质

本体和本质是统一的,事物的本质是事物本体的质的规定。研究某一事物的本体,往往要从该事物的本质入手。本体和本质又是有区别的,本质是相对于现象而言的,用于一事物与他事物的甄别。本质随着人们的主观认识的深度可以分为不同级次。本体是描述终极状态的概念,是一个独立的、不可剥离的范畴。

3.本体论和认识论、价值论、方法论、发展观

本体论是关于事物存在的终极根据的学说。本体论和认识论、价值论、方法论、发展观有着内在的联系。本体论是方法论、认识论的内在依据;本体论通过对存在的本质及其认知方式的说明,为人们认识和解释世界提供价值选择;事物本身的发展和人们对本体研究的发展是事物发展的双螺旋,叠印着理论和实践历史的轨迹,蕴涵着发展的规律。

(二)本体的特性

1.本原性是本体的特性

本原性是指它是任何现象存在的根源,一切现象都从这里衍生。古希腊哲学家泰勒斯的"水是万物始基"、恩培多克勒的"四根说"、毕达哥拉斯产生万物的"一"、阿那克萨哥拉的"种子"、老子的"道"和中国哲学的"精气"、"阴阳"、"五行"等都是体现了本体的本原性。

2.本体是哲学反思的对象

本体的存在通过具体事物表现,但不能归结为具体事物的存在。本体的存在,外化为具体事物的性质和属性,但不能归结为事物的属性或性质。具体事物的存在是经验性的、感性的存在,是人们可以直接感知到的存在,这种存在是科学研究的对象。本体的存在是本原性的、本然性的存在,是人类哲学反思的对象。

(三)医学的本体

1.医学哲学的诠释

对于医学而言,人的生命是一个最高层次的本体范畴。医学的本体是人的生命。人的生命是医学得以存在的最终依据;人类不断提高人的生命质量的需要是促进医学不断发展的动力;人的生命存在的状态显现了医学发展水平;为人的生命服务是医学的终极目的。作为医学的本体,人的生命的意义具有至高无上性、无条件性,是不言自明的。

对于医学哲学而言,人的生命是一个具有丰富内涵的范畴。人的生命可以分为四个层次。第一层次是生理学意义上的生命,是人与其他生命体的共同点,是人的生命存在的物质基础;第二层次是心理学意义上的生命,这是人的生命区别于动物的显著特征;第三层次是社会学意义上的生命,这是人的生命存在和发展的本质规定性;第四层次是宗教学意义上的生命,这是人的生命摆脱烦恼和庸俗,追求宁静和永恒的境界。一个完整的生命,是四个层次的和谐与整合。

2.对人的生命本体研究的过程

人的生命的本体承载着人的生命本体的内涵,研究人的生命本体要从人的生命的本质入手。对于人的生命本质的研究可以不同级次、不同角度、不同学科展开。生物医学如分子生物学和基因组学在生命本体的本质特征研究上取得了重要的与日俱进的进展;人文医学诸学科

---

① 海德格尔著,孙周兴选编:《海德格尔选集》(下),上海:三联书店,1996年,第764页。

如医学伦理学、医学心理学、医学哲学等对人的生命本体的本质特征的研究正在全面展开。

生物医学对生命本质的研究是生物学意义上的，揭示的是生命体共同的生物学本质。某种意义上说，目前生命科学研究的对象是生命而不仅仅是人的生命。诚然，对人的生命本体的研究离不开对人的生命本体的生物学研究，但人的生命本体就其本质而言不是一个生物学的范畴。人的新陈代谢、遗传变异等生命特征与其他生物既有生物学方面的共性，又有社会学、心理学方面的质的差异。而且，后者必定以人类特有的方式影响甚至改变着前者的内在规定。目前对人的本质的研究处于多角度、多级次、多学科单科独立研究的阶段。对人的生命本体的研究，则是在此基础上，各学科相互融合、相互贯通、相互补充，抽象升华，在逐步把握科学、全面、整体的生命本质观念前提下，最终形成医学哲学级次上的医学本体学说。

二、人的生命本质

（一）对生命本质的认识：从整体到局部

人类对生命本质的认识，首先经历了由整体—系统—器官—组织—细胞等五个层次的宏观认识过程。生命体是由多种器官构成的功能系统；具有一定形态特征和生理功能的器官，是由几种不同类型的组织，按一定的结构联合形成；组织是由一群形态结构相似、功能相同的细胞及其细胞间质，在生物体内按照一定规律组成。生命的本质在第一级次上表现为，除了原始生物以外，所有生物都具有机能结构的一致性，即都是由细胞构成的（病毒例外）。构成生物的各种细胞大小不一，形态各异，但显示相同的生命活动属性，都能从外环境吸收养料，都能生长、增殖、感应刺激。在整体—系统—器官—组织—细胞这个由整体到部分的各个层次上，发育、生长、循环、排泄和生殖等新陈代谢现象，被认为是一切生命的本质。

（二）对生命本质的认识：从宏观到微观

自然界生物体的统一性，不仅表现在它们都由细胞组成，还表现在无论其简单和复杂程度如何，生物体的主要组成成分都是蛋白质和核酸。因此，人类对生命本质的研究，由从整体到部分进展到由宏观到微观的层次，许多生命的奥秘在对微观世界的研究中被不断揭开。核酸和蛋白质这两种生物大分子都是生命的重要物质基础，生命现象就是这两者的相互作用的反映。一般来说，生命活动是要通过蛋白质表现出来，各种不同的蛋白质担负着不同的职能。如胶原、肌纤维等蛋白质是构成细胞结构的支架。有的能消化食物，有的可以运输氧气，有的可以使肌肉收缩，有的能作为调节细胞代谢的物质。在新陈代谢中必不可少的各种各样的酶都是蛋白质，它们具有催化的作用等等。但是，大量事实表明，核酸的功能要比蛋白质更为重要，它在生命活动中起着关键性作用。核酸是遗传信息的携带者，生物体的遗传特征主要是由核酸决定的，核酸指导蛋白质的合成。因此，与蛋白质相比，核酸是更本质的生命物质。

所有的生物体具有微观结构的一致性。虽然组成不同生物体的蛋白质和核酸的种类不同，但构成各类蛋白质和核酸的元素氨基酸和核苷酸是完全相同的。与生命体宏观的机能结构一致性相比，生命体的微观结构的一致性，更深刻地反映了生命的本质。例如，关于遗传现象，在宏观层次上观察到的是性状（形态特征或生理特征）分离、组合规律；在细胞层次上了解到的是基因控制遗传性状，细胞核中的染色体是基因载体；只有在分子水平上，才能看到主要的遗传物质是染色体中的DNA，而基因则是具有遗传效应的DNA片段。构成基因的各种核苷酸数目及排列顺序表述着遗传信息。人类对生命的微观结构的研究将生命的本质看作是核酸分子运动的结果,这是对生命本质认识的更进一步深化。

(三)对人的生命本质的认识:从生物学科到社会学科

1.生物学科对人的生命本质的界定性

人类对生命本质的研究已经经历了两个级次:由整体到部分、由宏观到微观。无论是哪一级次的认识,都是对生命个体的部分和不同级次机能研究的结论。这样的研究虽然还在不断进展之中,但有以下两点应予讨论:

第一,级次Ⅰ和级次Ⅱ的认识不能完全解释生命现象。将生命的本质界定为排泄、呼吸运动、生长、生殖和应激性等具有新陈代谢功能的系统,在某种程度上揭示了生命生物学方面的共同特征。但新陈代谢能否完全解释生命现象?病毒没有独立的代谢系统,或代谢系统不完善。当它独立存在时,缺乏独立进行新陈代谢的活动能力。但不能否认它是生物。当它进入宿主细胞后,运用自己体内的DNA,在宿主细胞内指导蛋白质的合成,从而完成自我复制,表现了生命的特征。同样,生殖作为生命特征也遇到困难。骡子不能生殖,但骡子是生物。将生命界定为包含储存遗传信息的核酸和调节代谢的酶与蛋白质的系统,比较级次Ⅰ进了一步,但美国科学家斯坦利·普鲁西纳的发现对此提出了挑战。人们普遍认为,核酸是遗传信息的携带者,是生命特征的标志。普鲁西纳发现的蛋白质性质的感染颗粒(简称PRION,中文译做"普列昂"或"朊病毒")中没有核酸成分。普鲁西纳的学说公布之后,在学术界曾遭到猛烈反对,多数人持否定态度。因为分子生物学的中心命题是"生物的遗传基因以核糖核酸和脱氧核糖核酸为本体",不存在没有核酸的病原体,这已成为常识。普鲁西纳的学说却与这种认识背道而驰。经过10余年的研究和争论,大量事实确证了朊病毒的存在,普鲁西纳的学说最终得到了认可。鉴于这一发现的重大科学价值,诺贝尔医学、生物学奖空缺10年后于1997年授给了朊病毒的发现者普鲁西纳。普鲁西纳的贡献不仅仅在于他发现了一种新的致病因子,还在于他用科学事实告诉人们,生物科学对生命本质的揭示还有待于进一步发展,同时也说明仅仅从生物科学的角度揭示生命的本质可能具有的局限性。

第二,人的生命本质不能还原为细胞、核酸和基因水平。人类关于生命本质的认识,无论是级次Ⅰ还是级次Ⅱ,都揭示了生命活动的物质基础,但人的生命本质具有其他生物生命本质不具有的复杂性,表现在人的生命本质不能还原为细胞、核酸或基因等某种生物结构的功能,或者说级次Ⅰ和级次Ⅱ的结论只是人类通过对有机体的各个部分和不同层次的研究的成果,揭示的是人的生命生物学本质。但对部分和层次的研究不能替代对生命有机体整体的研究,正像对零部件的研究,不能替代对整个机器的研究一样。1990年10月,被誉为生命科学"阿波罗登月计划"的国际人类基因组计划启动,2000年6月26日,科学家公布人类基因组工作草图。人类对生命本质的认识进入了一个新的历史阶段。但与此同时,科学家惊奇地发现,人类的基因并不是想象的15万个,而可能只有3万个左右,只是两倍于果蝇或线虫基因的数量。而水稻基因却多达4.6~5.5万个。学者们认为,低等生物的基因功能非常单一,基因之间的协同能力也是非常差,需要大量的基因来补偿。人类的基因具有多功能性,每个基因的核苷酸序列可以重新组合搭配,通过基因选择性切割,可以制造多种蛋白质,因此人类3万多个基因却能制造40多万个甚至更多的蛋白质。[①] 可见,即使是生物学意义

[①] 张慰丰:《关于人类基因组解读计划的某些思考》,《医学与哲学》,2002年11月第23卷第11期,第28页。

上的人的生命本质,与其他生物的生命的本质,也有着质的差别,更何况人的社会学和心理学本质是其他生物所根本没有的内在规定性。事实上,即使是基因的基本结构,也只能说明生命最基本的机制,人的高级智能和社会行为,很可能体现在比基因更高、更复杂的层面及其人与环境的相互作用的过程中。人的生命的本质,绝不能全部还原为基因水平。

2.医学哲学关于人的生命本质的界说

人的生命本质是对人的生物特征、心理特征、社会特征的抽象和概括。医学哲学关于人的生命本质的认识是在级次Ⅰ和级次Ⅱ认识基础上的升华。级次Ⅰ和级次Ⅱ的认识区分了生命体和非生命体,阐明了生命的生物特征:结构的复杂性;新陈代谢;生长发育;繁殖;适应环境、响应刺激等,但没有区别人的生命和其他生命体的本质区别。

医学哲学关于"人的生命的本质"的概念是:人的生命在本质上是在生物因素、心理因素和社会文化互动中,以生物性征为基础的、机体的各个层次功能的整体表达过程。在这个定义中,人的生命的本质被界定为"机体……功能的整体表达过程",强调了人的生命与其他生命体的本质区别在于它是生物、心理、社会因素的互动的结果;而且无论科学对机体的结构层次的研究深入到基因层次、蛋白质层次还是更深入的层次,这个本质所在不会发生改变。医学哲学对人的生命本质的界定具有以下特征:

第一,哲学概括性。医学哲学对人的生命本质的界说反映和体现哲学的概括特征,源于生物学而高于生物学。"新陈代谢说"是生物学层次的观念,作为医学哲学的范畴,哲学概括性不够,因此,不能将人的生命的本质与其他生命体生命的本质区别开来,把握人的生命的本质。

第二,医学学科性。医学哲学对于人的生命本质的界说反映和体现医学的学科特征,接受哲学的指导而不归结于哲学。"社会关系的总和说"、"人的社会属性说"是哲学范畴,其界定的是"人的本质"而不是"人的生命的本质",移植来作为医学哲学的范畴,医学学科性不足。

第三,相对永恒性。医学哲学对人的生命本质的揭示,应有别于自然科学。自然科学对生命本质的界定必定要随着自身的发展而发展,具有相对性和暂时性。医学哲学对人的生命本质的界说具有哲学层次的高度和永恒的历史空间,虽然医学不断发展,但医学哲学对人的生命本质基本内核的把握已在其之中而不会背其之外。

第二节 生命的生存状态

一、健康:生命存在的正常状态

健康,是生命生存的正常状态,也是医学哲学的逻辑起点。从古代到现代,哲学家和医学家们对这个问题孜孜不倦地探索,正说明了这一点。古希腊的医学家已经开始研究健康问题。阿尔克梅翁认为,健康是一些成对的相反因素诸如潮湿与干燥、冷和热、苦与甜之间的平衡。在这些成对的因素之间,只要有某一种因素过量了,或者甚至占了统治地位,失去了平衡,就是疾病。20世纪美国科学家坎农也把稳态和平衡作为衡量健康与疾病的标准。健康和疾病,一直是哲学家和医学家最为关注的问题;健康和疾病的关系,是医学哲学的基本关系之一。

(一)健康概念的内涵

1. 健康不仅是个生理学定义

健康一词(health)在古代英语中有强壮(heal)、结实(sound)和完整(whole)之意。《现代汉语词典》这样界定"健康"："人体生理机能正常,没有缺陷和疾病"。这实际上是个生理学的定义。健康不仅仅是没有疾病。美国著名医学家杜波斯指出,健康与没有感染不是同义语,因为尽管宿主外表健康,但常常感染潜在的病原体。同样,一个人身体强壮,能够抵抗感染,应付物理环境的变化,但如果他有精神症状或有严重的心理障碍,就不能说他是健康的。

2. 健康不仅是个医学定义

世界卫生组织1948年在其宪章序言中指出："健康不仅是没有疾病和病痛,而是个体在身体上、精神上、社会上完全安好的状态。"1978年9月又在《阿拉木图宣言》中重申,"健康不仅是疾病与体弱的匿迹,而且是身心健康、社会幸福的完好状态"。1990年WHO在有关文件中论述健康时又提出："健康包括躯体健康、心理健康、社会适应良好、道德健康。"WHO的健康定义不仅是一个医学定义,而且是一个社会学定义。这一健康概念的内涵大大超过了生物医学的范围,把人体的健康与生物的、心理的、社会的关系紧密地联系了起来,体现了医学模式转换的基本精神,成为社会进步的一个重要标志和潜在动力。

(二)健康概念的拓展

健康是医学中最重要的基本范畴之一,从医学哲学角度而言,健康概念的内涵必然由个体向群体、社会、人类拓展。

1. 个体的躯体健康、心理健康和社会适应良好

个体躯体健康的基本标志是躯体形态结构正常,功能活动正常,机体的各个脏器、各个系统能正常发挥其功能作用,保持机体的稳态,具有进行日常生活和社会活动的能力和充沛的精力。

20世纪五六十年代,美国人本主义心理学家们对心理健康的问题进行了很有见地的研究。哈佛大学心理学家奥尔波特的"成熟者"理论、人本主义心理学家马斯洛的"自我实现者"理论、人本主义心理学家罗杰斯的"功能充分发挥者"理论、人本主义心理学家弗洛姆的"创发者"理论、铂尔斯的"此时此地者"理论等等,从不同角度论述了人本主义心理学派对心理健康的基本观点。尽管他们的心理健康观各有独特之处,但以下几个方面的认识是基本一致的:生活目标积极向上、自我意识正确、情绪健全稳定、具有社会责任心、人际关系良好。

心理健康就其要义而言,是个体的心理活动在社会实践的推动下,不断向社会所要求的精神文明渐次发展的过程。心理健康的内容具有社会历史性,心理健康在不同的社会条件下,在不同的历史时期,具有不同的要求。心理健康的标准具有相对差异性,心理健康是以同一年龄阶段的人们心理发展水平为参照系的。况且,个体的差异、地区差异、民族差异、文化差异、国别差异等等,都提示我们,心理健康的标准是相对的,是允许有差异的。考虑到心理健康内容和标准的特点,心理健康的基本表现可归纳如下:世界观科学,人生观积极向上;思维不走极端,认知功能正常;情绪稳定,反应适度,具有精神创伤康复能力;个性无畸形发展,意志品质健全;自我评价适当,自我意识正确。每个人都在一定的社会环境中生存,对社会环境的适应能力是人的健康的主要内容之一。社会适应良好表现在:人际关系协调,有社会责任心,社会角色扮演尽职,行为合乎社会道德规范。

社会适应良好并不意味着在任何情况下对社会环境的简单顺应。社会环境的内容不全是都有利于人的健康。对社会环境中丑恶、陋俗、愚蠢和缺陷,非但不能适应,而且要抵制、超越。正是在这个意义上,马斯洛说:健康——超越环境!

躯体、心理和社会并不是健康彼此孤立的三个量度,而是相互作用的一个整体。一般而言,躯体健康是心理、社会健康的物质基础,心理健康有利于躯体健康和社会角色的成功扮演,而社会适应良好是个体身心健康的重要条件。

2. 群体、社会、人类的"大健康"

个体的社会适应状况不仅受到个体躯体、心理状况的制约,还受到社会化过程中多种因素制约,诸如家庭教育、群体关系、社区环境、社会文化、社会风气、婚姻和家庭状况、个人事业的成功、处理人际关系的技术、对社会变迁的适应能力、处理角色冲突和角色脱离的能力等等。因此,个体社会适应是通过个体与群体、社会之间的关系表现出来的复杂问题。

健康本质地具有人类的整体意义,绝对意义上的个体健康是没有的;离开群体、社会和人类健康来谈论个体健康,是不彻底的。"大健康"的概念,正是将人的健康问题放在个体与群体的关联之中,在人类和地球村的语境中来透视人的健康问题。

大健康观念追求的目标,是人类的健康。正如优生优育、环境保护一样,免疫不再是个体性的、家庭性的,而是群体性的、社会性的、全球性的,全球免疫率达到90%以上,才能控制传染病的流行和蔓延。

大健康的观念,极大地拓展了医学的时空;医学对人的生命关爱由此可以触及不同的层面和不同的角落,使医学的人文品格获得全面提升。归根到底,维系人类生命的健康是医学最根本的目的所在。医学的理论体系(包括医学哲学)从人类生命健康这个逻辑起点出发,最终回归至人类生命健康这个逻辑终点,实现群体、社会、人类的大健康,才能真正完成医学的历史责任。

二、疾病:生命存在的异常状态

疾病,是生命存在的异常状态之一,一直和健康相比较而存在。因此,一部医学史某种意义上可以说是人类和疾病作斗争的历史,是人们对疾病的认识不断深化的历史。

(一)疾病观发展的线索

1. 实体要素疾病观

当早期人类初具思维能力并对疾病进行思索时,他们往往把疾病看成是一种独立于人体而存在的实体。这种疾病观有两种主要形式:

(1)异己实体侵入说。这种从外部获得病原实体的概念是实体要素疾病观的主要形式之一。引起疾病的实体可分为自然的和超自然的两大类。澳大利亚的一些部落认为,疾病是由于魔术的作用使木片、骨片或石头等异物进入病人体内,巫医的任务就是用魔法将之取出,使病人痊愈。古代希腊人认为,瘟疫是盛怒的阿波罗用标枪向人们投来而散布的。异物通过发怒的神或通过巧妙的魔术引入,可用来解释突然发作的急性疾病。另一种则是超自然的实体,如恶魔、鬼神占了了病人,通过病人的身体来说话和行动,如说胡话,在床上跳起来等等,用来解释高烧、谵语或其他精神错乱。

(2)生命要素缺失说。实体要素疾病观的另一种主要观点是认为疾病是由于病人缺少了生命所不可缺少的要素,如灵魂、本质等等。澳大利亚的某些部落认为,这种不可缺少的生命要素存在于肾的脂肪中。《圣经》中的约伯曾诉说他的肾遭到了腐蚀。这种缺失是由魔术或巫术造成的。

实体要素疾病观把疾病看作是一种存在,是敌人,是一种异己的、可以和病人分开的实体要素,具有直观性的特点。在以这种疾病观为基础的原始医学中,经验的、魔术的、宗教的因素奇妙地结合在一起。后来,经验的因素发展起来,它力图排除神秘主义,以观察和经验为基础。但它也认为疾病是由外来的实体造成的。不过,它不是超自然的力量,而是动物和寄生虫。非洲有些班图族人的部落,还有古埃及的某些部落的人都是这样认为的。在那些地方,蠕虫病十分普遍,人们注意到虫离开病人的身体,病人就恢复了健康,他们认为这是由于虫夺走了营养而造成了疾病的产生。医学再发展一步,它必须找到一种在理论上足够强有力的思想武器和巫术的思想体系相抗衡,而古代的自然哲学便提供了这样一种思想武器。

2. 自然哲学疾病观

医学从哲学中独立出来之后的相当长的一个阶段,在理论上仍然依附于哲学。自然哲学疾病观是借助哲学范畴或哲学理论来解释疾病的发生、发展和转归的学说。例如:

(1)体液失调说。希波克拉底四体液学说认为疾病是四种体液之间比例失调的结果。如感冒、胸膜炎、肺炎、咳嗽是由于黏液过多引起的,黑胆汁的积聚是形成肿瘤的原因等等。

(2)血液败坏说。罗马名医盖伦认为,疾病的原因在于体液的败坏(主要是血液的败坏),体液发生改变则是由于神灵的作用。盖伦认为物质和神灵的双重因素是导致疾病的原因。

(3)精气失常说。中医学认为精气失常是疾病的根源。由于气是抽象的哲学观念,对如何准确把握健康与疾病的标准,只能以个体的疾病症状来推断气的虚实或气的运动是否失调。

(4)微孔堵塞说。古希腊哲学家德谟克利特提出了著名的原子论,认为世界的万事万物都是由微小的、看不见的微粒组成。这些叫做原子的微粒不断地在虚空中运动,并以其排列组合的不同方式构成不同事物。当时的医学家阿斯克列庇阿德斯根据哲学家德谟克利特的原子论提出:人体也是由原子构成的,即由微粒和微孔组成,并由不可见的管道连接。原子和微孔的恰当关系构成健康的平衡状态。微孔堵塞、扰乱平衡,就会引起疾病。

自然哲学的疾病观借用自然哲学范畴和学说来解释疾病,虽然具有直观性和思辨性的特点,但却是人类对疾病认识的重要进步。

3. 自然科学的疾病观

随着医学从中世纪的神学枷锁中得到解放以及解剖学、生理学、化学、生物学等学科的发展,逐渐形成了自然科学的疾病观。自然哲学的疾病观和自然科学的疾病观的主要区别在于:前者尽可能用推测和类比制定一个体系,解释和说明一切,尽可能不留下任何空白,在不知道事实联系的地方,代之以幻想的联系。后者的解释尽可能用观察和实验来加以证实,得不到这种支持就留下大篇空白,运用假说来建立一座推测的桥梁,以获得新的观察和经验。例如以下几种学说。

(1)理化指标改变说。16～17世纪的医学物理学派的医学家们,认为人体与机械相似,以机械力学的观点来论述健康与疾病,把疾病的本质归结为机体各个组成部分机械性连接的改变,物理指标是健康与疾病区分的客观界线。医学化学学派的医学家们认为疾病是由于机体体液化学成分改变造成的。体内化学成分改变的程度,是健康与疾病的界线。

(2)器官组织异常说。18世纪的意大利病理学家莫尔干尼认为疾病有明确的位置,这个位置是器官。疾病是由器官中的病理变化引起的形态学上的异常改变。法国病理学家比夏进一步研究认为疾病的位置不是整个器官,而是疾病所侵袭的某些组织,症状是由组织中的变化引起的。

(3)细胞损伤说。19世纪中叶,施莱登、施旺提出了细胞学说。细胞理论被迅速运用到医学领域。德国病理学家魏尔啸观察了细胞在疾病条件下形态改变的大量事实材料,创立了细胞病理学,指出疾病的本质在于特定的细胞损伤,疾病是细胞对于异常刺激的反应,疾病过程在于细胞内部活动的障碍。

(4)特异性病因说。19世纪后半期,医学进入"细菌医学时代"。法国生物学家巴斯德和德国医学家科赫证实了传染病是由病原微生物引起的。他们的发现被赋予普遍意义,形成单一病因观念并成为当时健康与疾病观念的基础。这种观念认为,特异性病因引起特殊疾病,疾病是特定病菌入侵人体的结果。

自然科学的这些疾病观是人类与疾病斗争的重要里程碑,在医学发展中具有重要地位和意义;但同时具有机械性、片面性的特点。

4. 现代医学的疾病观

20世纪的医学正在超越分别地、孤立地认识人体和疾病的阶段。在方法论上呈现出在分析的基础上走向辩证综合的特点。如以下几种学说:

(1)稳态失衡说。20世纪20年代,美国生理学家坎农在"内环境"概念的基础上进一步提出了"内稳态"概念。他认为机体是一个特别不稳定的物质构成的开放系统,在进化过程中获得了对内外环境的自然调节控制的能力。一旦这种能力受到破坏,就导致机体相对稳定性的破坏。稳态的保持就是健康,稳态不同程度的破坏就是疾病,甚至是死亡。

(2)应激反应说。20世纪30年代,加拿大科学家塞里提出了应激学说,指出为了适应各种环境的刺激,垂体—肾上腺皮质系统的机能会发生变化,产生应激反应。过强过久过重的应激反应,会导致内稳态的破坏,造成疾病。

(3)自控紊乱说。20世纪40年代,维纳等人提出了生物控制论,认为人体是个完整的自控系统,人体内环境的稳定靠各种反馈作用来实现,特别强调负反馈在内稳态调节中的关键作用。疾病是机体自我调控的紊乱。这个理论把坎农的"内稳态"概念深化了,数学模型化了,并从生命科学中提取了"反馈"、特别是"负反馈"的概念,使内稳态的调节得到了科学的解释。

(4)耦合—适应错失说。贝塔朗菲于20世纪30年代创立了系统论,按照系统论的观点,人体可分为系统、器官、组织、细胞、大分子等层次。人体的健康是人体系统各层次结构和功能耦合的结果;疾病则是局部损伤导致的整体功能耦合错失。

(5)分子病理学说。认为疾病发生机制都可以也应当在分子水平上进行研究并找到解释。例如,在分子水平上对内分泌疾病的病因和发病机制的揭示。内分泌疾病是以激素的过剩或不足或功能异常为特点的临床症候群。凡各种原因引起的激素合成、分泌的异常,激素的灭活、排出障碍以及激素作用异常、反应异常均可引起内分泌疾病。分子病理学研究认为,基因表达的异常和基因突变可引起激素合成和激素性状的异常。因此,控制激素及其受体生物合成的染色体基因点位的阐明,对于某些内分泌疾病发病机理的揭示,有着明显的意义。

(6)进化代价说。以上关于疾病的学说,都是现代医学思维方式的产物:从追溯疾病近因的角度考虑疾病问题。如果从追溯疾病远因的角度考虑,我们可以看到,疾病不仅根源于患病时内外因的相互作用,同时,疾病还是人类进化过程的产物。为了获得存在、生殖的最大利益,人类不断适应环境,在进化过程中使自身的结构和功能,包括修复、免疫、自愈等能力发展得十分精致、合理;但同时,人类的结构和功能方面又存在着许多不足甚至是严重的缺憾。这是自然选择的结果,往往也是人类患病的深层次的原因。诚然,自然选择是向着所谓最佳化的方向发展的,在生理学中可以找到上百个体质性状特征被塑造成接近最佳值的论证:骨的大小和形状、血压的高低、血糖水平、脉率、青春发育年龄、胃的酸度等等。如同工程师的设计,进化过程中也经常需要采用折中方案,这种折中方案不可能是尽善尽美的,在必须付出一定代价的同时,精确地被定位于获益的最大值上。例如,引起焦虑和恐惧的基因的保留,当然会导致机体的不适和疾病;但如果人类没有焦虑和恐惧,恐怕并非幸事——就像不知道害怕的兔子难逃厄运一样。美国学者 R.M. 尼斯和 C.C. 威廉斯在《我们为什么会生病》一书中指出,疾病是人类在进化过程中获取某种利益的一种代价。

人类对疾病的认识是一个由浅入深、不断发展的过程。综观疾病观的历史发展,大致可分为三大类:本体论疾病观、生理学疾病观和进化论疾病观。古代中西方,本体论疾病观和生理学疾病观几乎同时萌发。进入近代,呈现出本体论疾病观—生理学疾病观—本体论疾病观的发展轨迹。进化论疾病观从达尔文的进化论中萌发,最近又有新的发展。

本体论疾病观着眼于结构的破坏,认为疾病的本质在于外在实体(病原体)、内在结构(细胞、组织、器官)的损伤;生理学疾病观着眼于功能的紊乱,认为疾病的本质在于正常生理功能的紊乱。前一种观点为器官病理学、细胞病理学和生物病原学的疾病观点所支持,并得到了发展。后一种观点为体液病理学的疾病观所推崇,并为以后的自稳态学说、应激学说的疾病观所发展。进化论疾病观从进化史的角度,从疾病发生的远因的角度来说明疾病的发病机制。对于习惯于从近因来分析疾病的当代人,这种分析方法有着特殊的意义。

疾病的概念可以综述如下:疾病是机体在某种病因作用下所导致的新陈代谢、功能活动、形态结构发生改变,或机体内部不同部分、不同方面协同关系的失衡以及机体与环境之间的协调发生障碍。这一概念具有整体性和开放性的特点。

(二)健康与疾病关系的辩证分析

1. 健康和疾病之间的对立和斗争,将永远存在

一般认为,健康是生命活动的常态,表现为机体机能、结构的完好,机体与环境关系协调。疾病是一种特殊的生命过程,此时机体机能、结构出现障碍,机体与环境的关系不协调。健康与疾病之间的相互对立还表现在,疾病不是神灵对人类的惩罚,而是健康状态的机体和病原微生物之间的一种竞争。病原微生物为了躲避宿主的防御,往往在进入人体后想方设法潜入细胞内,如衣原体常常躲进白细胞就像躲进掩体而逃脱被消灭的结局;或者它们改变自己的表层蛋白,以躲过免疫系统的监视;还有的细菌的表面化学物质与人类细胞相似,这种伪装使免疫系统难以识别它们。实际上,人类正在与病原微生物进行一场不屈不挠的、全力以赴的战争,彼此从来没有达成双方同意的协调和停战协议。人类发明了抗生素,它能扫荡结核、肺炎和其他许多传染病的细菌,然而,病原微生物很快演化出抵抗抗生素的本领。事实上,像引起结核、淋病的细菌,现在比 20 年前要难控制得多。在人类进化的同时,病原菌也在进化,对抗生素耐受力增强,就是病原体进化的结果。在人类和病原菌的对垒中,人

类不可能永远是赢家。病毒和细菌进化比人类更快。人类固然可以生产更为精巧、敏感的药物,但这反而会加速病原体进化出更为干练世故的方法来逃避人体的防御。人类可以消灭某一种病种如天花,但疾病是永远不会被消灭的。健康和疾病之间的对立和斗争,将永远存在。

2. 健康与疾病之间没有绝对的界线,它们之间相互转化

健康与疾病虽有本质的区别,但又不可分割地联系在一起。在健康与疾病之间,实际上并没有一个"非此即彼"的绝对界线。健康与疾病的区别是确定的,但它们之间又存在一个"中间状态地带",目前有的学者称之为"亚健康"。疾病和健康相互联系的另一种形式是,两者在一定条件下相互转化。两者转化的条件包括机体内部状态、机体与外部环境之间的关系,也包括人们的价值观念。对于健康和疾病转化的条件应予辩证的分析。在文明发展和工业化社会的条件下,人们生活水平提高,体质增强,对疾病发生发展的认识不断深入,预防疾病和治疗疾病的手段不断进步,促使疾病向健康的转化。同时由于生活水平的提高,饮食习惯的改变,又给人们造成了一些新的疾病如糖尿病等。从医学的社会职能看,就是要创造和运用一切条件,阻止健康向疾病的转化和促进疾病向健康的转化。医学的认识和实践,无非是通过一定的手段,认识和把握健康与疾病之间相互转化的规律,再运用这些规律性的认识转化为物质的、精神的、社会的手段,促进有利于人类健康的转化。

三、亚健康:生命存在的中介状态

(一)亚健康的概念

WHO 的健康定义对当代医学发展产生了很大的影响。20 世纪 80 年代以来,国内关于健康状态和疾病状态的研究不断深入。在讨论健康和疾病之间是否就是非此即彼的问题时,鲁逐荣和方学韫两位学者指出,在疾病状态之前,存在着一个"病前状态"[①]。前苏联学者 H. 布赫曼将"既不是健康,也不是患病的中间状态称为'第三状态'或亚健康状态"[②],形成了第一状态——健康、第二状态——疾病、第三状态——亚健康的"三状态说"。自 20 世纪 80 年代至今的 20 多年间,"国内外的一些社会学、伦理学、医学界学者,纷纷发表有关'第三状态'问题的著述,已逐渐为医学界和其他有关学科所接受"[③],"第三状态——亚健康"的概念在各种场合中和不同载体上广泛使用。生命"三状态说"反映了医学的进展,揭示了健康、亚健康和疾病等概念的内涵及其相互关联,拓宽了医学的视野,有利于社会进步,具有重要的科学意义。

亚健康和亚临床疾病既有区别又有联系。亚健康的趋向可以指向疾病,也可以指向健康;即使是指向疾病,可能会有一个进展过程才可检出结构和功能异常,才会出现症状和体征。亚临床疾病属于疾病范畴,其趋向指向疾病;亚临床疾病体检往往缺乏阳性发现,也缺乏病人的主观陈述的支持,但辅助检查却可获得重要线索。目前,国际疾病分类已经承认这种亚临床疾病,如"无症状缺血性心脏病",这种疾病没有症状,但根据心电图可做出诊断。但亚临床阶段和亚健康一样,是疾病与健康相互联系的一种表现形式。

[①] 鲁逐荣,方学韫:《病前状态》,《医学与哲学》,1983 年第 4 期,第 11 页。
[②] 童孟明:《第三状态》,《医学与哲学》,1986 年第 10 期,第 55 页。
[③] 高广德:《"第三状态"人的医学伦理学问题初探》,《医学与哲学》,1989 年第 13 期,第 28 页。

（二）亚健康状态分析

依据生理—心理—社会医学模式，亚健康包括生理方面、心理方面、行为方面和道德方面的内容。

生理方面的亚健康状态是指其躯体健康态与疾病态界线很不清楚，在一个相当长的时期内，各种仪器和生化检查没有阳性结果发现，仅仅感到躯体上的不适，如困倦乏力、睡眠障碍、肌体酸痛、机能下降、功能紊乱等。

心理方面的亚健康状态是指人们在心理上、精神上和情感上受到纷扰和陷入困顿的状态。如焦虑、忧郁、烦躁、恐惧、冷漠、无望、情绪失控等等。

行为方面的亚健康状态是指人们在行为上经常性的失范表现，如不符合社会规范、失当无序、有损文明的种种行为。

道德方面的亚健康状态是指人们在思想道德方面存在与主流文化相背、不利于社会和自身发展的取向，如价值观上的偏差、思维方式上的混乱，道德观上的颓废等等。

亚健康还包括衰老尤其是过早衰老所致的机体及心理上的退行性改变而引起的种种不适感。各种亚健康可以发展为某种疾病，但也可以仅有种种不适而不发病。这种状态，既不属于健康，又难于发现疾病，而处于健康和疾病的临界状态，亚健康状态是健康与疾病相联系的中介环节。

（三）亚健康是人的生命存在的重要状态

在生存环境中各种因素的综合作用下，人的生命存在在多数情况下是处于中介状态——亚健康，而不是健康—疾病的两极对峙。据世界卫生组织一项全球性的调查报告显示，全世界真正健康者仅为5%，经医学检查确定为患者的为20%，75%的人处于亚健康状态。因此，亚健康状态是人的生命存在的重要的中介状态。

中老年人是呈现亚健康状态的主要人群，中年早衰和社会年龄结构老龄化等因素可直接影响人的生命存在状态。40岁上下的中青年承受的社会压力最大，他们是亚健康的高危人群；步入老年的人群原本就处于生理性衰老阶段，心身失调日趋严重，他们是亚健康的高发人群。

随着社会进步和医学的发展，对亚健康的研究将是医学研究的重点之一。亚健康观念将对临床医学、预防医学和全球卫生保健的发展起重要的促进作用，如有利于对疾病发展过程的深入理解，有利于提高早期诊断水平，有利于促进Ⅱ级预防的落实，有利于医学模式转换在医学实践中的实现等等。更重要的是，亚健康观念的出现，说明医学关爱的目光已经由病人身上而触及亚健康人群和健康人群，这是贴近医学终极目的的重要标志。

四、准生命：生命存在的特殊状态

健康是生命存在的正常状态，疾病是生命存在的异常状态，亚健康是生命存在的中介状态。它们构成了人的生命存在的一般状态。人的生命的存在还有一种特殊状态。准生命是人的生命存在的特殊状态，是生命现象的重要组成部分。离开了对准生命现象的研究，对生命现象的理解是不完整的。

关于准生命，晚近有学者提出如下理论：[1]

---

[1] 刘虹，孙慕义：《论准生命》，《医学与哲学》，2003年第10期，第24～27页。

(一)准生命的概念和模式

1.生命现象的一般状态和特殊状态

人的生命现象的一般状态如健康、亚健康和疾病虽涉及人的生命过程的主要部分,但没有穷尽生命过程的外延,不能够解释人生命活动的一些重要问题,生命伦理学等人文社会医学许多学科的研究因此而陷于困境。这说明我们需要转换思维角度,从生命发展整个过程的角度全面地认识生命现象。从人的生命发展的全过程来看,人的生命现象除了一般状态,还存在着特殊状态。相对于一般状态的生命现象而言,生命现象的特殊状态不具有人的本质属性,可以称之为准生命。

2.准生命的正常模式和异常模式

就一般情况而言,在生命的起始时段中,生命进程由准生命时空的起点 Zygote 点(合子)开始,向着生命时空的方向不断上升,当胎儿发育成熟之时,由 Birth 点正式进入生命时空。Birth 点是准生命时空和生命时空的界点。生命以连贯渐进、互动可逆的方式在生命时空中绵延,呈现健康—亚健康—疾病这三种状态。在生命的最后时段中,生命历程回落至准生命时空,最终走向 Death 点而结束(见图1)。在人类生命的这一般历程中,准生命在生命过程中两个特殊阶段的正常演进模式已凸现:即作为生命"起飞"(逻辑起点)和"返航"(逻辑终点)的"航空港"。

准生命的异常演进模式有两类。模式 I:生命进程由 Zygote 点出发,由准生命时空经 Birth 点进入生命时空。由于疾病或意外事故,演进过程偏离,于生命的最后时段之前由生命时空中落至准生命时空并在准生命时空中持续运行,如持续性植物状态者(见图2中 X_1 曲线)。模式 II:生命进程由 Zygote 点出发,由准生命时空达 Birth 点,由于遗传或胎儿发育过程中的问题等原因没有能够进入生命时空,而一直滞留在准生命时空之中并持续运行,如无脑儿(见图2中 X_2 曲线)。

因此,异常演进的准生命是非正常地中断了生命时空运行或从未能够在生命时空中正常运行而在准生命时空中持续运行的状态。

(二)准生命的理论依据

生命过程论是准生命状态的理论依据。人的生命过程是一个由准生命—生命—准生命—死亡的过程。界定生命现象属于其中哪一个阶段的标准,取决于是否具有人的本质属性。人的本质属性有两个相互联系的内在规定性:是否具有人的价值属性,是否具有正常的脑机能。

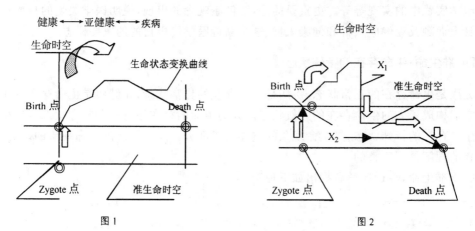

图1　　　　　图2

1. 生命：完全具有或不完全具有人的本质属性

人的生命具有的质量属性、价值属性和神圣属性三重属性，构成了一个不可分割的三维结构，其稳定度决定着人的生命呈现健康状态、亚健康状态、疾病状态或准生命状态。

生命质量属性的功能是为生命价值属性的展现、生命的神圣属性的实现提供平台。不同的生命质量属性，制约着生命是完全具有或者是不完全具有人的本质属性。脑是决定生命本质的器官，脑质量是生命质量的核心。当脑异常达到使人丧失正常意识时，人的本质属性就失去了物质基础。生命的价值属性是人的生命的阿基米德点，是人的生命的本质属性。生命的神圣属性的光辉总是通过生命的高质量和一定的社会价值折射出来。生命属性的三维结构消解，生命便会失去神圣的光辉和有价值的存在。因此，异常演进的准生命是一种远离神圣光辉的痛苦遭遇。

2. 准生命：不具有或潜在具有人的本质属性

是否具有价值属性和意识，是生命和准生命的本质区别，是生命和生命现象的区分标准。在生命现象范畴内，具有价值属性和意识的生命现象，属于生命范畴；不具有价值属性和意识的生命现象，属于准生命范畴；在准生命范畴内，潜在具有价值属性和意识的生命现象，属于正常演进的准生命，曾经具有、但今后永远不会具有和自始至终不会具有价值属性和意识的生命现象，属于异常演进的准生命。

3. 死亡是人的本质属性的消解

死亡究竟是以脑死还是心肺死作为标准，目前还有争论。但无论是哪一种标准的死亡，都包含着人的本质属性的彻底消解：脑的机能状态不可逆转地丧失；人的价值属性呈现零状态或负状态。

4. 人的生命是生物学过程和社会学过程的辩证统一

人的生命不仅是一个生物学过程，更重要的是，在本质上是一个社会学的过程。割裂人的生命三维属性的辩证统一，肢解人的生物学过程与社会学过程，忽视人的生命过程的整体性，将具有本质属性和不具有本质属性的不同生命现象混为一谈，忽视生命不同阶段的特殊性是问题的症结所在。美国麻省理工学院的汤姆森教授说：一粒橡树种子发展成为一棵橡树，也可以说是连续的发展，但并不能引导出橡树子就是橡树，或者引导出我们最好说它是。胎儿并非从怀孕的那一刻起就是个人。一个刚受精的卵子，一个新植入的细胞丛，就像橡树子一般地并不是个人。

(三) 准生命理论的意义

1. 理论上区别三对概念

人的生命的问题，是一个复杂而又需要慎之又慎的问题。准生命理论提示人们认识生命问题要注意三个分清：分清生命和准生命的界限，分清生命和生命现象的差异，分清正常演进的准生命和异常演进的准生命的区别。

2. 实践中攻克疑难问题

(1) 准生命与助残敬老。个体生命的价值须通过对他人和社会有所贡献才能得到承认和显现。那么，不能对社会和他人有所贡献的反而需要社会负担和照顾的残疾人、生活不能自理的老人、生命垂危的老人是否也属于准生命范畴？回答是否定的。残疾人质量属性的状况在一定程度上影响了其价值属性，但不能因此而否定其价值属性的存在。每一个体生命或长或短都会进入最后时段，像垂危的老人那样，生命呈现低质量运行状态。但这是生命过程的逻辑延伸。是否善待残疾人和垂危的老人,是反映一个社会的人文精神的"镜面"。

(2)准生命与脑死亡者、持续性植物状态者。脑死亡者和持续性植物状态者属于曾经具有但今后永远不再会具有价值属性的异常演进的准生命。目前我国对脑死亡者和持续性植物状态者的处置一无法律支持,二无理论依据,更有不同的意见蜂起。国内外的学者关于这个问题的探讨文章几乎月月都有新作问世;临床上运用现代医学技术,耗费有限的医疗资源,延续脑死亡者和持续性植物状态者准生命的事情天天都在发生。准生命理论提供这样的理论支撑:脑死亡者和持续性植物状态者人失去了自我意识、存在价值和生命光辉,只能带来的是给他人的痛苦、社会的负担和生命的扭曲。对这两种异常演进准生命,合法地中止对其医疗救护具有合理性。

(3)准生命与重残儿。重残儿是有重度缺陷的新生儿。有资料说明,美国每年都有 1 000~2 000 名大脑严重畸形的人出生,"在我国3亿多儿童中,智力低下者约有1 000多万,呆傻儿400多万,每年有35万缺陷儿"[①],在其中占一定比例的重残儿是一种连最低限度的质量属性都没有,价值属性、神圣属性更无从谈起的生命现象,如无脑儿和脊髓畸形儿。这样的存在是一桩无论是对于个人、家庭、社会都没有任何益处的生物学差错。有一种观点认为,"重残儿和植物状态者缺乏准确表达自己思想和意愿的能力,如果对其采取非自愿的安乐死,常常会引起司法和道德的混乱"。巴黎大主教指责对重残儿的处置是一种野蛮的想法。这些观点的实际效果是将生物学差错演绎成社会学、伦理学差错,而且也难解释以下逻辑矛盾:属于正常演进的准生命的胎儿,人们在实践中出于功利的目的,合法地或不合法对胎儿予以处置,全球每年有8 000万次的人工流产。1979年2月1日南非《中止妊娠法》生效后的6个月内,总共施行了13 000例堕胎手术。那么,属于异常演进准生命的重残儿却不能出于人道的目的予以处置?准生命理论直言:重残儿是永远不会具有价值属性的生命现象,它带给社会和家庭的只能是负价值。人们如果认定生命现象就是生命,而不管这种生命现象是否具有人的生命的本质属性的话,那就是在制造灾难生命,不但毫无人文精神可言,而实质上就是违反人性的。准生命理论的以上观点,已有实践的呼应。一位38岁的美国护士产下了患汤氏综合症(一种会导致智力严重迟钝的疾病)和肠梗阻的女婴。女婴的父母认识到,孩子即使生存下去也是生命质量属性极其低劣的,不排除肠梗阻,孩子就会死亡。孩子父母的选择是:拒绝肠梗阻手术签字。医院当局认为孩子的父母有权作出这样的决定。11天后,女婴死于饥饿,没有引起"司法和道德混乱"[②]。

(4)准生命与生育控制、胎儿干细胞研究。一个苍老的声音在说,实施生育控制人工流产是"侵犯人的生命权"。这个发轫于亚里士多德时代的争论之所以延续至今,是因为胎儿在正常情况下可以发展成生命。罗马教皇庇乌斯十二世说:"仍未出生的婴儿,在相同程度上并且为了同样的理由,和妈妈一样是一个人。"准生命理论认为:胎儿存在于生命进程初始时段,是尚未进入生命时空、没有价值属性的正常演进的准生命。在认识生育控制的问题时,我们要认识到准生命与生命有质的区别,不能把中止妊娠等同于扼杀生命;当然,我们也要看到,胎儿是正常演进的准生命,与异常演进的准生命也有着质的区别。人类出于生育控

---

① 蔡玲等:《大学生对重度缺陷新生儿实施安乐死看法的调查》,《中医医学伦理学》,1999年第6期,第43页。

② 郭自立著:《生物医学的法律和伦理问题》,北京:北京大学出版社,2002年,第65、46页。

制的目的而采取的中止妊娠的种种措施,中止了正常演进的准生命向生命的进展,这是一种无奈、一种牺牲。美国常借人权为题指责我国的生育控制是违反人道的。实际上,这种观点受到了包括美国在内的西方严肃的政治家和科学家的反对。美国前最高法院法官斯图尔特指出,根据美国宪法修正案第14条,胎儿并不是一个人,如果胎儿是人,那他就拥有受宪法保护的权利,其中包括"生命、自由和财产的权利"。① 新近有一个声音在说,利用流产胎儿进行的干细胞研究和由此导致的制造胚胎进行干细胞研究,也是"侵犯人的生命权利"。干细胞,即使是具有发育成人类所有细胞类型潜能的全能干细胞,毫无疑问均属于生命现象而非生命。在讨论干细胞研究的伦理问题时,应分清生命现象和生命的差异,没有理由反对利用流产胎儿进行干细胞研究。至于制造胚胎进行干细胞研究,如果确属对人类生命有益的科学研究的需要,这是一种代价、一种选择。

(5)准生命与克隆人。国内外公众、政界和学界对克隆人的伦理评价分歧很大。有人担心克隆人会使人的形象、尊严、地位、情感受到伤害,担心克隆人的心理发育、教育、社会地位会出现问题。孙慕义教授指出,"克隆人技术行为伤害人类",是一个不能为经验证实的情感陈述,不具有事实性的内容。② 准生命理论持这样的见解:作为生物技术的产物,克隆人"Birth"之前,只能是尚不具有价值属性的准生命,本身不会对社会造成这样或那样的危害。克隆人"Birth"之后进入社会,具有了社会属性由准生命过渡到生命。克隆人与自然人的区别在于,在由准生命向生命发展的过程中,克隆人以高生物技术支持为特点。但这不应该成为人们为克隆人过分担忧甚至反对克隆人的理由。就生命和准生命的性质而言,是以生物技术支持的方式还是以自然的方式诞生,只是方式的不同,没有本质的区别。是否出现人们担心的这样或那样的问题,关键不是取决于先天被克隆的经历,而是取决于后天所处的社会环境的赋予。因此,与其讨论克隆人是否应当,不如讨论有了克隆人之后社会当如何。理论上的批评和反对无论多么激烈,从来不能阻止任何一项科学成果的诞生。与其将克隆人视为异类而竭力反对,不如平静接纳克隆人并将其视为促进我们提高对生命伦理问题的认识水平和解析能力的机会。

第三节 生命的基本属性

一、生命基本属性的概念

1. 生命的质量属性

1993年WHO在日内瓦召开的世界卫生大会对生命质量的概念进行了讨论。WHO认为,生命的质量属性是指个体在其所在的文化、风俗习惯的背景下,由他生活的标准、理想追求的目标所决定的对他目前的社会地位、生活状况的认识和满意程度。生命质量属性的测评,常用多元评价的方法。一般包括以下内容:(1)生理方面:主要分析躯体的功能发挥状

---

① 鲍勃·伍德沃德,斯科特·阿姆斯朗著,熊必俊等译:《美国最高法院内幕》,南宁:广西人民出版社,1982年,第262页。
② 孙慕义:《上帝之手——高道德风险的生命技术何以从伦理与神学获得辩护》,《医学与哲学》,2002年第9期,第19页。

况。(2)心理方面：主要是心理健康水平的测定。(3)社会方面：主要是人际关系的协调能力的评价和社会角色的扮演能力评价。临床医学对生命质量属性的研究和评估的目的主要是了解病人的健康状况和评价治疗效果；医学哲学研究病人的生命质量属性的主要目的是：研究其在生命三维属性中的地位和作用，与生命的本质属性之间的关系，人们对生命质量属性的认识对生命伦理问题如克隆人、安乐死所持态度的影响等等。

从个体生命质量与人类生命质量的关系分析，我们可以看到，生命的质量属性，不仅仅是个体生命的孤立现象。正常的个体生命质量是个体正常生命活动的前提，并有利于人类生命质量水平的提高。异常的个体生命质量，由于其生理状态和心理状态不健全或不同程度受损，从而不能适应个体生命活动的要求，其中一些个体生命还可能通过血缘关系对其后代的生命质量产生遗传学意义上的不良影响。因此，我们应该从这个高度来认识生命的质量属性：人体生命的质量属性，不仅关系到个体生命健康存在，而且关系到人类整体生命质量的提高和人类文明的发展。

从个体生命质量水平的变化过程来分析，个体生命质量的水平是一个动态过程，从生命的诞生到生命的健康存在再到生命的结束，生命质量不可抗拒地从无到有、由高质量向低质量转化直至生命的低质量区域。人体生命在低质量区域运行是难以避免的，而"按价值论的思想，人的生命是有价的，这是后现代伦理学的一次最伟大的飞跃……对生命应采取什么行动只有用什么质量的高低作为判定标准，在临床上才可以操作"①。

2. 生命的价值属性

生命的价值属性是指生命体在一定的社会关系中扮演一个有意义的社会角色时所表现出来的人的本质属性。生命价值属性是人的生命的社会属性、本质属性，是人的生命与其他生命体的根本区别。个体生命的价值属性的表现是个体生命潜能的充分发挥。其方式有两种：一是有利于同类个体生命和人类社会发展的利他行为；二是有利于个体生命自身的存在与发展的利己行为。我们是利他行为和利己行为的统一论者，并把利他行为放在衡量个体生命价值的首位。实际上，绝对利己的个体生命是无所谓价值的，个体生命的价值须通过对他人和社会有所贡献时，才能得到承认和显现。

3. 生命的神圣属性

生命的神圣属性，是指人体生命是崇高的、可贵的、不可轻弃的。生命神圣属性表现在：第一，生命产生的偶然随机性。在自然状态下，生命的产生是自然的选择而不可随意创造。第二，生命存在的社会价值性。个体、群体、人类生命的健康存在是我们这个星球文明的基本前提。从这个意义上说，没有人类生命，其他一切都无所谓价值和意义。第三，生命的惟一性。林德宏教授认为，生命无价，生命至高至尊，因为生命具有惟一性。生命的惟一性主要表现在生命过程的不可逆性、不可中断性、不可再生性；生命整体的不可分割性、不可组合性以及不相容性、不可共存性、不可取代性、不可交换性、不可移植性等等。② 第四，宗教和传统文化对生命神圣属性的定位产生了重要影响作用。宗教将人的生命神圣属性神学化，传统文化将人的生命神圣属性绝对化。两者有一点是共同的，即形而上学地将人体生命的神圣属性和生命的其他属性特别是本质属性的联系割裂开来。

---

① 孙慕义：《放弃治疗与生命质量》，《医学与哲学》，2000年第6期，第1页。
② 林德宏著：《人与机器》，南京：江苏教育出版社，1999年，第236页。

二、生命的本质属性和非本质属性

(一)人的生命的本质属性

人的生命的本质属性是生命的价值属性,更为全面地说,是相互影响、相互作用着的神圣属性、质量属性和价值属性的统一整体。生命三重属性之间相互渗透、相辅相成、不可分割,以完美的三重结构共同构建健全的生命,其中任何一个方面的缺损,轻者影响生命质量,重者使生命存在失去意义。人类尤其应该摆脱由于片面认识生命的神圣属性或片面强调生命的质量属性独立现象所造成的思维僵滞。

(二)本质属性与非本质属性的关系

生命本质属性和非本质属性之间既对立、又统一,生命的神圣属性、质量属性和价值属性三者之间相互区别、相互联系又相互作用。

生命的神圣属性包容着生命的哲学内涵,是对生命实体的逻辑抽象;生命的质量属性揭示了生命的物质基础,是生命实体的生理界定;生命的价值属性体现着生命的社会意义,是对生命实体的本质反映。

健全的生命是生命神圣属性、生命质量属性和生命价值属性的辩证统一。生命的质量属性是神圣的生命和有价值的生命的生理条件,离开了正常的生命质量,生命便会失去神圣的光辉和有价值的存在。生命的价值属性是生命的神圣属性和生命的质量属性的社会表现形式,是人体生命三维属性结构中的核心。没有价值属性的生命,是不具有完全意义上的生命,其神圣属性是空洞的,其质量属性是无意义的。生命的神圣属性是对生命质量属性和价值属性内在实质的概括,生命神圣的光辉总是通过生命的高质量和社会价值折射出来。

(三)个体生命价值属性与生命存在关系的复杂性

个体生命价值属性与生命存在关系是复杂的,表现在以下三种情况:一种是不曾具有、将来也不会具有价值属性的情况;另一种是可以具有价值属性,但由于其较低的生命质量制约了其生命价值属性的充分展现的情况;还有一种是曾经具有生命的价值属性,但由于某种原因而部分丧失甚至完全丧失的情况。个体生命所处于生命过程不可避免的低质量阶段是生命过程的逻辑延伸,是生命价值属性表现的特殊阶段,因此,老年人应该受到全社会的尊重、关怀和照顾。

(四)生命质量属性的独立化现象

生命质量属性以低位形态脱离生命的神圣属性、价值属性而独立存在,这是生命三重属性结构严重失衡的表现。片面强调生命质量属性的独立化,将之与生命其他属性割裂开来,特别是与生命的本质属性割裂开来,是一种形而上学的思维方式,只能使有关理论和实践陷入难以解脱的二难境地,同时从根本上违背了人道主义精神。

三、生命三重属性理论的认识论意义

(一)医学教育学意义

生命范畴和死亡范畴是现代医学教育的重要范畴。生命三重属性理论有利于人们从生命的自然属性和社会属性相统一、生命的个体和生命的整体相一致、医学和哲学相结合、理论和实践相联系的高度去认识和把握人体生命的本质,从而更加热爱生命、珍惜生命,注重生命质量,焕发生命价值。与生命范畴相对应,死亡是生命属性三重结构的解体,是人的生物—社会生命渐进的中断。生命质量极度异常、生命价值无处负载、生命神圣无法展现的生命现象是一种与死亡类似的状态,可称为前死亡。人的生命过程从合子始至脑死亡终,经历了前生命—生命—准死亡—死亡等不同阶段。每个阶段又都有各自的特殊性。因此,认识人的生命问题,既要有一般原则,又要具体问题具体分析,切忌形而上学的片面性。

(二)医学伦理学意义

医学伦理学目前在生命伦理诸多问题上陷入冲突之中,如重残儿处置、安乐死的实施等等。以生命三重属性相统一的观点来认识这些问题,有利于我们重新认识这些问题,找到解决问题的方法。如安乐死问题,在个体生命的属性的三重结构的统一受到了不可逆转的严重破坏时,尤其是在生命的质量极其低下,生命过程不再是一种有意义的经历而是难以忍受的遭遇时,按其主体意愿,采取适当方法,履行相关法律程序,使生命过程由前死亡状态过渡到死亡状态,不仅是对患者生命尊严的尊重,对社会的负责,也是对人道主义和医学伦理的捍卫。

(三)卫生经济学意义

卫生资源配置是全球关注的问题。据日本学者调查,65岁老人的医疗费用为一般人群的4.6倍。重症、绝症患者的医疗费用就更高。有人计算过,我国如果每年减少2 000例先天愚型儿童出生,则每年可为国家避免损失2 000万元。以下现象在全球范围内不是个别的:一方面,卫生资源的供给不足,使人类生命质量全面有效的保护难以实施,众多的生命个体健康得不到保障;另一方面,有限的卫生资源去维持毫无医疗价值的个体生命的行为普遍存在。存在这种情况的原因是复杂的,但改变这种状况的条件之一是首先要改变人们传统的生命观。

(四)医学法学意义

1986年6月23日,山西省汉中市公安局以故意杀人罪逮捕了要求为病人实施安乐死的病人家属。因为其活动没有法律依据。在现代文明社会中涉及生命问题的活动必须有法可依,而我国目前却没有相关的法律规定。其主要原因之一是有关生命问题立法的难度很大,目前条件尚不成熟,需要有一个过程。这一过程一般需要经过实践提出问题、公众观念认同、学术讨论研究和进入立法程序等阶段。借鉴他国经验,根据我国国情,大力开展科学研究工作,为立法提供理论依据,是生命三重属性理论的现实意义之一。

第四节 生命的层次境界

人的生命存在,要面对三个层次不同的问题:人与自然的问题、人与社会的问题和人与宗教的问题。

自从地球上出现生命以后,生命就与环境构成了庞大而复杂的生态系统。人作为社会存在的生命有机体,它的出现使得生态系统日益纷繁复杂,纯粹的天然系统逐渐打上了人类活动的烙印。同时,人类在自己的历史发展进程中,必须面对来自人类社会的压力,面对自己的心灵在不同时期所产生问题的挑战。如果说,自然科学、人文社会科学的任务就是帮助人们应对来自自然和社会的压力的话,那么,宗教的意义正在于它深远地影响着人类对待自然、对待社会、对待人生的态度及方式,影响着人文社会学科、自然科学包括医学学科的发展,影响着人的生命存在的层次境界。

一、人与自然

自然对于人类来说是先在的,但又绝不是外在的,因为不管是人的肉体存在还是精神存在,都掺杂着自然性因子,所以在任何一种文明模式中,都不能排除或轻视人与自然的多元联系。人与自然的关系也是人类认识自身的重要维度,离开人与自然的关系,人类的自我意识难免带有主观性、片面性。因此,"在人与自然、人与人、人与自身这三大文化主线中,人与自然的关系更多地影响和规定着人类的生存和发展"[①]。

(一)自然的概念及人与自然关系的内涵

1. 自然的概念

自然通常是一种自然而然的非人为的本然状态,在哲学上是独立于和不依赖于人的意识而存在的客观物质世界。自然的概念有广义和狭义之分。广义的自然即宇宙和世界,指具有无限多样性的一切存在物,包括自然界和人类社会。狭义的自然是指自然界,即与人类社会相区别的物质世界,包括无机界和有机界。狭义自然又可区分为"第一自然"和"第二自然"。所谓第一自然,又称原始自然,是指人类尚未认识到的那部分自然。包括人类目前尚未观测到的总星系之外的那些广袤无垠的宇观世界以及基本粒子以下的未知的微观世界;构成人类生存环境的宏观世界中尚未被人类所认识的自然事物。所谓第二自然,包括"感性自然"和"人化自然"两部分,泛指已经进入人类视野、即将或者已经被人类的实践活动所改造的那部分自然。"感性自然"主要指人类观察所及的、与人有关的自然界。人类运用自身的器官或运用仪器能感知其信息,但是人类的实践活动未能对其施加影响的自然;或者人类的实践活动能影响的、但是人类未能加以"改造"的、仍然保持其原始直接性的那部分自然。"人化自然"则专指那些经过人的对象化活动改造过的自然,是打上了人的活动烙印的自然。

2. 人与自然关系的内涵

作为社会学意义上的人和自然之间的关系是一种"对象性的关系"。在这种对象性的关系中,人是主体,自然是客体。因为人的充分发展将决定人化自然和人类发展方向,所以从人的形成和发展方面来考虑人与自然的关系就显得尤为重要。

自然界是人的本质的对象化。由于我们所说的自然通常是指第二自然,是属人的自然,是人的劳动的对象化,所以从人类整体说来,人类面对自然,就是面对人类自己的创造物,实质就是面对人类自己。在人与自然关系的背后,我们看到和揭示的是人与人的关系。从这个意义上讲,"人与自然的关系"就是"人与人的关系",这就是人与自然关系的根本内涵。

(二)人与自然关系的历史演变

1. 原始文明时期人与自然的关系

人类的童年面临的自然环境是严酷的,在与大自然的交往中,人类处于极其孱弱的地位。最初,人类只能靠采集维持着生命的延续。虽说不久人类就掌握了渔猎技巧,发明了火的用法,有了一些原始的对付自然界的手段,但从整体上看,在那样一个漫长的原始蒙昧时代,人类的生存还是异常艰辛的。一方面,当时的人类还处于发展的"婴儿期",主体能动性欠缺,改造自然界、营造适合人类生存的自然环境的能力非常有限,在许多方面与动物并无

[①] 周光召:《创造文化生态——〈人与自然丛书〉总序》,哈尔滨:东北林业大学出版社,1996年,第1页。

本质性差异。另一方面,来自自然环境、自然灾害、气候突变、动物侵袭等所形成的生存危机时时处处威胁着人类的生存。在这种严重的物质匮乏和恶劣的自然条件的双重压力下,人类臣服于自然、依附于自然,并萌生了对自然的敬畏、崇拜的原始的宗教情感。总的来说,这一时期人与自然的关系是单向的主宰与被主宰的关系,或者说是一种原始的混沌,人与自然尚未完全分化开。

人类早期对自然的认识对于人类实践认知能力的飞跃产生了久远的影响。当时的人类既不具备与自然分离的物质条件,又缺乏与自然分离的主观意识,人与自然的统一只是自然本体论上的统一。但与此同时,在不断地进化和社会性生产与交往活动中,人类也逐渐发展着自己认识与改造自然的手段。当人类意识到自己是大自然中惟一有理智的存在物时,人对自然的认识与改造就跃迁到一个新的高度。

2. 农业文明时期人与自然的关系

经过漫长的岁月,人类充满稚气和质朴地跨进了文明社会的门槛。如古希腊时期人类社会的生产有了巨大的发展,不但农业、畜牧业、手工业有了长足的进步,而且有了冶金、航海和商业。在这些生产活动的推动下,古希腊的科学技术在人类历史上第一次出现了空前繁荣的景象,数学、天文学、医学、地理学以及各种冶炼技术、酿造技术、建造技术、航海技术都取得了进步。这一切都标志着人类对自然认识的深化了,人类对自然的征服和利用已经取得了初步的成就。这是人类挑战自然的第一次伟大胜利。

这种胜利的可贵之处在于:人类已经体悟到要用自己的理性去认识自然的奥秘,并将它运用于生产实践和社会实践活动中,以达到预期的目的。人类开始从自然的奴隶地位中解放出来,强调人在宇宙中的中心地位,逐步向人是自然的主人的地位趋进。虽然由于神话的自然高于一切,人是匍匐在神脚下的奴隶的传统观念的影响,到了晚期希腊,人重新丧失了对自己的力量和信心,仍然回到了自然的奴隶地位。但是,即使如此,这也有与人类史前期蒙昧状态的奴隶处境的不同之处,即包含着人神合一的向往。这种向往虽然具有神秘、幻想色彩,而且事实上最后导致了欧洲中世纪长期的基督教神学的统治,但是,提出人神合一的思想,实际上也是对人与自然达到和谐协调的向往。

由此可见,在农业文明时期,人类丰富和发展了人与自然的关系。既有蒙昧时期遗留下来的人是自然奴隶的观念,也有人是自然主人观念的萌芽和初步发展,还包括了人与自然一体的"人神合一"的心理期盼,为人类创造了宝贵的精神财富。

农业文明时期人与自然的关系在总体上表现为自然支配、控制着人,人力与自然力的较量仍是人俯首称臣的结局。而且由于人与人关系的折射,人与自然的关系也受到了宗教神学影响。但与原始文明时期不同的是,人已或多或少从自然本体中挣扎出来,迈出了从主体角度审视自然和自身的最初步伐。从实践上讲,农业文明时期的人已开始建造自己生存的人工自然环境,利用生物规律和生态规律进行有机物质再生产,从而使人类的生活较之原始文明时期更有保障,也更为稳定。

3. 工业文明时期人与自然的关系

自文艺复兴以来,欧洲进入了近代历史的轨道,资本主义的政治、经济关系逐步取代了中世纪的封建主义关系,人类从此进入了工业文明时期。随着第二次世界大战后陆续获得政治独立的广大发展中国家开始经济与社会建设,世界性的现代化进程的本来面目终于显现。于是,人与自然的关系主要表现为现代化发展观成为了主导性的发展观。

现代化发展观的早期形态主要表现为经济增长观,认为社会的发展就是经济的增长、物质财富的增多、物质生活的丰富,即把发展等同于经济增长,每一个国家的发展就表现在它的国民生产总值或国民收入的增长上,经济增长观的核心就是把发展问题简单归结为经济增长。正是在这种发展观的指引下,大部分西方资本主义国家通过不断扩大生产规模和剥削范围,迅速实现了工业化,生产力得到了飞速发展,资本家的财富大幅度增加。但同时也带来了很多问题,突出表现在社会方面和自然环境、生态恶化方面。在社会问题上,由于工业革命的发生,人类的财富是成千上万地增长,但由于各种社会因素的作用,富的更富,穷的更穷,两极分化严重。贫富悬殊的现象不仅出现在众多的资本主义国家内,就全球国与国之间比较而言,南北国家之间的贫富分化也很明显。在自然环境、生态恶化问题上,大量矿产的开发与利用,使得地球与大气圈之间产生的物质流和能量流加速流动,几十万种人工合成的化学物质进入水圈与气圈。工业生产的大量废物进入环境,打破了上千年来地球表面形成的生态平衡。凡此种种人为的破坏行为,使得各种自然灾害越来越多,其破坏作用越来越大。人们逐渐认识到以经济增长为目标的发展观的局限性和危害性,开始提出了以经济和社会的全面发展为目标的新的发展观。

4. 生态文明时期人与自然的关系

20世纪70年代以来,随着现代科技的突飞猛进和现代工业的迅速发展,人们开始强烈意识到人类赖以生存的自然环境正在急剧恶化,严峻的现实把人与自然关系这个古老的问题又一次凸现在人们面前,并由此引发了对人类中心主义的反思。

从历史上看,人类中心主义是人类最初摆脱因生产力低下而受到大自然困扰后逐渐产生的以自我为中心的观点,随着人类生存与社会发展状态的跃迁,它本身也经历了由素朴的人类中心观到现代人类中心主义的历史性嬗变历程。① 人类中心主义坚持把人类的利益作为调节人与自然之间的道德关系的惟一价值尺度,只有人类才具有内在价值,只有人才有资格获得伦理关怀,人作为理性存在物,是惟一的道德代理,其道德地位优越于其他物种,其他存在物都无内在价值,只具有工具价值,它们存在于人类道德共同体范围之外。

站在现代立场上较早明确地向人类中心主义挑战的是德国哲学家海德格尔。他认为,西方的"人论"早已变成该受批判的"人类中心论"了。在西方传统文化中,"人作为理性的动物到处围绕着自身旋转",甚至可以说,从柏拉图到尼采的西方历史就是形而上学的人类中心论史。在海德格尔看来,"人不是存在者的主人,人是存在的看护者"②。然而,人类中心主义的产生使人们不再考虑存在问题,不再考察人与存在的关系,存在落入被遗忘的状态。

正是在人们对人类中心主义不断反思的过程中,生态伦理学应运而生。人们越来越清醒地认识到,如果继续循着工业文明的传统发展道路走下去,人类文明将全面崩溃,人类将面临灭顶之灾。尽管今天生态伦理观的理论基础还存在诸多分歧,但是无论在何种意义上界定和理解生态伦理,一般都主张重新考虑人与自然的关系,改变对自然的单向度利用、征服、掠夺的行为模式;主张关心自然,管理自然,明确对自然应尽的责任和义务,重视人与自然的关系对当代人类及自然进化的影响;主张把人对待自然的态度与行为作为衡量人的伦理行为和道德水准的一个新尺度,即把如何对待自然作为人类认识自身价值与意义的一个

---

① 任皑:《"人类中心主义"辩证》,《哲学动态》,2001年第1期,第30页。
② 海德格尔著,孙周兴选编:《海德格尔选集》(上),上海:三联书店,1996年,第385页。

新的参照系。这些共识正是可持续发展观通过生态伦理观所张扬的价值取向,也是我们真正应该领悟和实践的。

人类中心主义的另一个表现是用人类至高无上的眼光看待其他生命,忽略其他生命的价值。1954年诺贝尔和平奖得主、法国神学家、哲学家、医学家史怀哲在诺贝尔奖授奖仪式的演说词中说:"我要呼吁全人类,重视尊重生命的伦理。这种伦理反对将所有的生物分为有价值的和没有价值的、高等的与低等的"。史怀哲认为,人类从自己主观的好恶去伤害其他生命,是一种"恶"。善就是爱护并促进生命,把具有发展能力的生命提升到最有价值的地位。恶就是伤害并破坏生命,阻碍生命的发展①。在现实生活中,人类难免面对这样的尴尬:人类作为食物链中一个环节,不得不伤及其他生命体;人类对所有可能危害健康的生命体均抱有高度的敌意并总是在第一时间内将其灭绝如病原微生物。史怀哲试图用一个例子来解脱这种无奈:牧羊人为了饲羊在草地上割下的千百朵花草和在路边乱采一支花草是不一样的,后者是一种对生命的恶意伤害。

生态伦理观产生于工业文明的弊端日益明显、人类面临新的生存挑战日益严峻的历史条件下,面对濒临失衡的地球和发展的非持续性危机,人类不得不正视、思考、调整人与自然的关系,不得不修正自己的生存方式和发展模式。无论如何,那种视自然为征服、利用对象的思想已经过时;那种无视环境恶化、资源短缺的生存与发展方式已经落伍。即便从人类自身利益出发,也应把关心自然、保护环境、合理利用资源作为新的行为准则。

我们要坚持生态伦理观的实践价值,着眼于生态共同体的利益和要求,将人作为生态整体中的一员,以生态规律来规约人与自然的关系,遏制生态危机,保护生态平衡。

(三)生态平衡是人类健康存在的基本前提

1. 生态平衡:永恒和变化的统一

古希腊哲学家柏拉图说过这样一句话:永恒和变化两者都必须是现实世界不可缺少的组成部分。生态平衡是永恒和变化的统一。

自然界的生物成分(包括植物、动物、微生物等)和非生物成分(地质、地貌、水文、土壤等)之间存在着相互联系、相互依存、相互渗透、相互影响、相互制约、相互作用的关系。每个成分既受周围各种成分的影响,反过来也影响其他成分。其中若有一个成分发生了变化,其他成分也会发生一系列连锁反应。这种由生物成分和非生物成分构成的错综复杂的不可分割的综合体,就是生态系统。任何一个正常的生态系统中,能量流动和物质循环总是不断地进行着,但在一定时期内,生产者、消费者和还原者之间都保持着一种动态的平衡,这种平衡状态就叫做生态平衡。生态系统之所以能保持动态的平衡,主要是由于内部具有自动调节的能力。生态系统组成成分越多样,能量流动和物质循环的途径越复杂,其调节能力就越强大,相反,成分越单纯,结构越简单,其调节能力就越弱小。无论是强是弱,生态系统的调节能力是有一定限度的,超过了这个限度,调节就不再起作用,生态平衡就会遭到破坏。生态系统的生态平衡被破坏,也就意味着系统组成成分及其之间关系正常活动受到阻碍和损害。人类赖以生存的自然环境,是一个与人的健康关系密切的生态系统。自然环境的生态平衡是人类健康的基本前提;生态失衡,必然导致人的健康的丧失。

---

① 参见史怀哲著,陈泽环译:《敬畏生命》,上海:上海社会科学院出版社,1992年。

2. 自然环境与人体健康的辩证统一原理

人作为自然界长期发展的产物,其机体的物质成分与自然环境中的物质成分具有一种奇妙的相关性。20世纪70年代初,英国的地球化学家埃利克·汉密尔顿等人通过精确测定和对比地壳与人体血液中六十多种元素含量后发现,人体血液中的化学元素的丰度与地壳中化学元素的丰度有着惊人的相似。尤其是铁、钙、镁、钾、钠、锌、铜、钡、铍、铑和铅等元素的含量更为接近。人体内某种元素含量过多或过少,都能造成人体发生疾病。人体组成与环境的化学成分之间这种奇妙的相关性不但说明人类是地球环境进化的产物,同时也反映了人类对环境的依赖关系。

自然环境与机体最本质的联系,是能量的传递和物质的转换,其表现形式就是新陈代谢。这一方面包括机体从空气、土壤、水、岩石等自然环境和其他生物体中,摄取生命活动所必须的物质(包括氧气、水、糖、蛋白质、无机盐、脂肪和维生素),经体内分解和同化作用,组成机体的细胞、体液组织和器官中的各种成分,并产生热能,以维持机体正常的生长、发育和活动。另一方面,在代谢过程中,机体又产生各种体内不需要的代谢产物,通过各种途径,排泄到环境中去。生态系统的能量传递和物质转换是通过食物链由一种生物转移到另一种生物的。食物链中某个因素发生变化,会对人体健康产生一定的影响。

生态平衡是人类健康存在的基本前提。人类的生存繁衍、生老病死,都要受到环境的影响和制约。环境对于人体的不利影响,是影响人类平均寿命、发病率、疾病谱、婴幼儿死亡率等健康指标的重要因素。如自然环境的变化,会导致病原微生物的变异,给感染性疾病的防治带来严重困难。

人类与环境的关系,在不同的社会历史条件下,在不同的生产力发展水平的作用下,不断演变。其平衡状态和性质状态的发展,可呈现出不同的历史走向。一种是平衡—失衡—平衡、有序—无序—有序的走向,另一种是平衡—失衡—崩溃、有序—失序—无序走向。在这里,人类对自然的认识、态度和行为是人与自然关系走向何处的关键所在。人类的未来,在很大程度上取决于人类与自然环境的关系如何。

二、人与社会

(一)人和社会环境的相互作用

1. 人和社会之间的双向作用

人不仅生活在自然环境中,而且生活在社会环境中。人的健康和疾病,不仅受到自然环境的制约,而且受到社会环境的制约,受到社会、心理和自然复杂因素相互作用的制约。一方面,各种社会因素对于机体的作用,要通过物理、化学、生物、心理等各种因素起作用;另一方面,自然因素对于人体的作用,又往往要以社会因素为中介。

(1)"人→社会"的运动。新生儿从一个自然人进入社会,逐渐成为一个社会人,这一过程的机制是人的社会化。人的社会化是人向社会运动的起点。人的社会化过程是在传统文化的熏陶下使自然人转变为社会人的过程。社会化是个人适应社会、参与社会生活的必要前提。个人在社会化过程中学习和掌握生活知识、生产技能和行为模式,习得社会价值文化,并在一生中按照社会的期望、社会规范扮演着不同社会角色,适应他们生活于其中的社会变化,逐渐获得正常社会交往的能力。社会化是形成人的个性和人格的过程,也是发展和完善自我的过程。社会化的过程,对人的健康具有重要意义。

(2)"社会→人"的运动。任何个人的行为过程无不受到社会的影响、制约、控制。人类社会是由人们种种的社会关系构成的。这些社会关系对人的健康有着直接或间接的影响。生产关系决定了人们在社会中的经济地位，因而对人的健康有着重要的影响。人际关系的融洽性和协调性如何，对健康产生积极的或消极的作用。同时每一个社会成员都生活在不同的群体和社会组织中，受到各种社会规范、准则、道德、法律的约束。这些社会关系塑造着人、改造着人，制约着人们的心理和生理状况。

(3)"人→社会"的偏离。在一定社会里，个人与个人之间、个人与社会之间并不是完全配合默契、非常协调的，社会的各个组成部分也并不是总能够正常地发挥其职能的，这就是人与社会的偏离现象。人偏离社会的行为规范，一般包含两层意思：一是违反特定的社会规范的行为；二是为社会上大多数人所非难、反对和不赞成的行为，是一种与公认的行为标准相偏离或冲突的行为。这些行为对人的健康都有严重的影响。社会偏离的范围很广，包括：违法犯罪——这是一种特殊的、最严重的社会偏离行为，如贩毒、卖淫、谋杀、性犯罪等等；违法而尚未构成犯罪的行为——这是轻度的犯罪行为，如盗窃但数额不多，虐待家庭成员但情节轻微，伤害或侮辱他人但不严重等等，都属于此类；违警行为——这是一种违反有关维护社会治安和公共秩序的规则、规定、条例的行为；违反一般社会规范的行为——这是数量多、涉及面广的一类越轨行为。

(4)"社会→人"的偏离。社会对人的偏离，就是指在特定的条件下，社会扼杀人的个性，限制了人的个性的正常、健康的发展，并对人的心理和生理产生明显影响。这种情况与社会的政治制度、经济水平等等因素有关。

2.社会环境是制约人体健康的重要因素

社会因素与人体健康的关系，当代科学已做了许多深入的研究。科学研究的大量材料表明，人作为社会成员同时又是一种高等动物。因而，人类的疾病一方面与动物有许多共同点；另一方面人的疾病与动物相比存在着极大的甚至是本质的差异。在人来说，疾病这种自然的生物学过程在许多方面受到社会因素的制约。甚至应当这样来认识问题，即人类的健康和疾病过程，乃是受社会因素制约的生物学过程。

首先，现代医学的发展已经证明，从客观方面而言，如果只考虑到自然因素、生物学因素，而不对社会因素加以考察，那么就不可能解决保健治病以及预防疾病等许多问题。例如，不消灭因为贫困和饥馑状况与营养不良，就难以预防结核病的蔓延或佝偻病、软骨病等等的发生；不解决供水的纯化和消毒，就难以避免许多传染病的流行；不根除酗酒、吸毒等等恶习，就不可能消灭由此引起的许多疾患。在医学科学与环境科学以及生态学相互交融的现代，社会因素以及社会制度的问题，已经为病因学和治疗学所高度重视。这是医学科学在发展进程中向辩证思维逐步接近的重要标志。

其次，临床实践与实验研究表明，许多疾病的发生发展，即使并不直接与社会制度相联系，但确与社会生产的发展水平及社会文化水平(或文明程度)等密切相关，有些则与社会生活习惯或传统的生活方式有关。例如库鲁病的发病过程充分说明了这一点。再例如，文化背景不同，精神病的发病率与临床表现形式都有显著差异。麻痹性痴呆在某些地区是常见的，而在某些地区极为罕见；躁郁性精神病在发展中国家要比发达国家少见，而抑郁症在发达国家中是常见病。

另外，还必须看到，生活因素不仅可以直接致病，而且，许多自然因素对人体的致病作用往往要以社会因素为中介。

(二)社会因素对人体健康的影响

1. 经济因素对健康的影响

生产力发展水平和经济发展水平是人类生存和发展的基本条件,也是人类健康的基本条件之一。原始社会生产力水平极其低下,生活条件十分恶劣,在疾病的侵害面前只能靠机体自身的抵抗力,严重制约健康水平和人类寿命。有学者对我国若干地区的新石器时代(公元前一万年到公元前21世纪)出土的人的骨骼做过一次年龄统计,共统计了六个遗址中的66人。从所得结果看,其中的大多数人(64%)只活到30~40岁,寿命在60岁者只占全体的6.6%。由于当时的生产力水平的制约,人的寿命只有现代人的1/2左右。

社会经济状况和生产力发展水平制约着人们的营养状况、饮食结构、生活环境和居住条件,因而对人体健康产生相应的影响。追求高额利润的大工业生产,使工人的工作应激严重,工伤事故增多;劳动保护条件差,职业病增多。经济落后、生活贫困、营养不良可导致结核病的蔓延;长期居住在拥挤潮湿的房屋里,会降低人体的免疫功能。当今世界营养失调性疾病日益增多,营养过多(肥胖症)和营养缺乏(营养不良症)并存。营养缺乏症大多发生在非洲及一些不发达的国家。该症与人群所处的经济恶劣状况呈正相关。同时,经济条件制约健康还表现在,世界各国的国民一般预期寿命与该国人均产值成正相关。

2. 政治因素对健康的影响

社会政治制度是制约健康的重要因素。社会制度不合理,使得生存竞争十分激烈,阶级矛盾、民族矛盾日益尖锐,种族歧视压迫等,导致人与人之间互相仇视,犯罪率增高;人的精神紧张,长期处于应激状态及心理变态的环境中,吸毒、酗酒、靠药物作用维持神经精神的稳定性的人数大为增加。而社会制度优越、社会风气良好的地区和国家,这种情况将会减少到有限的范围之内。

社会变革、政治动乱使人们焦虑紧张,精神创伤超过了人的正常情感的承受限度,可导致精神神经疾病。社会制度不完善,个性与社会的冲突,人际关系紧张,使人心理变态而致病。恋爱、婚姻、家庭生活的不满足或不和睦往往是导致情感性精神病的原因之一。社会秩序的混乱和社会风气的败坏是健康的消极因素。如性关系紊乱导致的性病,精神空虚寻求解脱以至吸毒、酗酒、药瘾、自杀等等。

3. 战争因素对健康的影响

战争的阴影一直在笼罩着人类;战争的危害一直在影响着人类健康;在战争状态下,健康的最大敌人就是战争!战争对健康的影响一方面是对人的生命直接的杀伤,另一方面是战争造成的对人类生存环境的巨大破坏。

战争直接导致巨大的人口死亡。从某种意义上可以说人类的历史就是战争史,人的生存是在战争中度过的。从公元前3200年到公元1964年的长达5 164年的时间里,世界上共发生战争14 513次,其间只有329年是和平年代。战争总共造成36.4亿余人的死亡。战争灾难可以增加心血管等疾病的死亡率。有学者于1971年研究孟加拉国战争与健康的关系,对40 000名工人进行调查,心血管病的死亡率增加了54%。

战争对人类生存与健康长期的、间接的影响不容忽视。战争消耗大量资源,将原本可以用于人类健康事业的费用移用于战争,严重影响了人类健康。在经受战火蹂躏的土地上,公共卫生、房屋、食品供应和医疗系统都被破坏,战争造成大量的劳动力的损失。战争造成的环境污染,战争导致饥荒和传染病的流行等等,对人类的生存和健康的影响难以估计。

战争与动乱对健康的影响,还通过人们在非正常时期所承受的巨大心理压力和精神创伤表现出来。这些心理压力和精神创伤不仅会影响当事人终身,往往还会造成严重的躯体方面的损伤。

4. 生活因素对健康的影响

生存负荷过大,严重危害健康。由于生存负荷加大,人们的效率意识空前增长;竞争的加剧,使人们的生活注入了盲动性。沉重的工作负担,紧张的精神状态,波动不定的情绪,疲惫不堪的心灵,使人们远离了健康,也远离了生活的本来目的。如人的心率大致是恒定的,但长期紧张的生活节奏会促使心率加快导致寿命的缩短和疾病的发生。

饮食习惯如何,直接制约健康。民以食为天,饮食习惯与健康密切相关。现代科学对烟酒茶(包括咖啡)和健康关系的研究已经取得了明确的结论。1976年美国的死亡原因分析表明,死于不健康行为和生活方式(如吸烟、酗酒、多食、药瘾)的为50％,死于环境因素和生理因素的各占20％,只有10％是由于保健工作不当而死亡。我国的有关统计数字与美国相近。

生活方式改变,逐渐侵害健康。两千多年前,古希腊的哲学家柏拉图说过:如果不改变生活方式,那么不管是药物、烧灼、念咒、驱邪符都不能帮助人。有迹象显示现代人的体质、体能以及抵抗疾病的能力与前人相比有所退化,主要原因就是生活方式的改变。现代青年人的食物咀嚼量仅为古人的1/6。以车代步的生活方式,不仅使交通事故成为名列前茅的健康杀手,而且使现代人的步行能力明显减退。四季如春的住宅,在给人舒适的同时也使人付出了缺乏抵抗力的代价。不加节制的夜生活是现代生活方式的一大特色,这种偏离太阳升落的作息习惯对健康有害无益。

家庭关系失调,日益损害健康。夫妻关系、父(母)子(女)关系、婆媳关系是家庭关系中最基本和最重要的组成部分。这些关系的变化,往往成为许多疾病的诱因。丧偶、离婚、分居、性生活问题、儿童受虐待或溺爱、学生课业负担过重、子女犯罪等等都是家源性疾病的致病因素。

5. 文化因素对健康的影响

文化的概念有广义的和狭义的区别。广义的文化即大文化概念,是指人类文明的一切现象,包括物质文化、精神文化和道德关系文化,狭义的文化是指人类精神财富的总和,包括思想意识、观念形态、艺术、社会道德、宗教信仰、文学艺术、法律、习俗、教育以及科学技术和科学知识等。这里讨论的是狭义的文化及其诸因素对健康的影响。

思想意识的核心是世界观,包括人生观、道德观和价值观等。不良的人生观、社会道德观念给人们带来许多社会病态现象和健康问题。如自杀、吸毒、吸烟、酗酒、离婚、性乱等。教育是人们社会化的过程和手段。通过教育,按社会的需要传授知识,形成对人的智能规范;通过教育,传播社会准则,形成对人的行为规范。教育对健康的作用是非常明显的。据美国调查研究表明,教育有助于提高人们的整体健康水平。但是,恶劣的教育体制和考试制度,往往成为青少年身心健康的杀手。

6. 人口因素对健康的影响

人口因素对健康的影响,首先表现为人口增长过快,使人类生存所必需的资源得不到保证,生活资料不能正常供给,因饥饿、营养不良而直接导致患病、死亡;或因生活困难、失业等因素间接损害健康。人口因素对健康的影响，其次表现为人口老化，使人类年龄结构呈偏态分布，部分人群健康水平下降。老年期各种生理机能衰退、老化，社会行为退缩，心理问题增多，各种躯体疾病罹患率偏高。人口因素对健康的影响，最重要的表现是人口健康素质方面。评价人口健康素质指标有：婴儿死亡率、平均期望寿命、智能发育不全和伤残人口、发病率和死亡率等等。优生优育，提高人口文化、智力和技术水平，提高社会与心理健康水平，提高人口的身体素质和社会道德水平等，是提高人口素质和健康水平的方法。

三、人与宗教

人的健康存在，不仅与自然环境、社会环境、人的入世生活不可分离，还与意识世界、宗教信仰、人的出世精神息息相关。人的生命是医学和宗教关爱的交集。医学和宗教对人的关爱同道相益，琴瑟相和，奏响的是人世间气势恢弘的交响乐——拯救肉体和拯救灵魂的二重奏。

（一）医学与宗教在人的生命文化中的汇通

1. 关爱人的生命是宗教和医学共同的本质特征

宗教早与医学、与生命问题联在一起，不可分割，爱的黄金律将医学与宗教紧密联系在一起。生命使我们的思考有了痛苦：生命来自于物理定律的偶然现象还是来自于一种有神秘原因的东西？托尔斯泰给了一个回答，他注重理性生命的作用，认为爱是这个生命的真正价值；用《约翰福音》解读人的生命的存在，成为生命神学的基本思想。人的生命存在的价值、生命的死亡等生命文化重大问题，是宗教和医学共同的话语。关爱人的生命是宗教和医学共同的特质、特征。爱是基督教和所有宗教的最高境界和追求；关爱、宽容是一种文化和艺术。爱的黄金律是基督教和其他宗教最根本的法则，爱又是医学的本质与大道；医学、生命科学、伦理学与基督宗教神学由爱来沟通和化合。博爱与神爱，是超出母爱、性爱、自爱的大爱。西蒙娜·薇伊认为，爱是一种放弃，这就给医生以极大的道德空间，如何通过自己的劳动和创造性为病人，同时放弃个人的利益；耶稣的爱与医生的爱、医学的爱与基督教的爱是同一种爱。在这个无物为真、万物皆变的世界上，惟有爱可以永恒地穿透一切。医学的行为和宗教的行为迥然有别，惟有爱可以将其永恒地联结在一起：医学对生命的关爱是通过对疾病侵害之下的人的肉体病痛的诊治来体现的；宗教对生命的关爱是通过对生活重压之下的人的灵魂堕落的拯救而彰显的。医学对生命的关爱注重人躯体和精神此生有限的健康，宗教对生命的关爱注重人的灵魂无限的永恒。个体的生命存在只有一个一元化的肉身——人的生理意义上的机体，但却有一个二元化的生活——入世的生活和出世的生活。肉身的病痛和灵魂的痛苦、入世的诱惑和出世的艰难，需要医学和宗教联袂，共同完成拯救人的使命。而医学发展的历史也正是医学和宗教携手救人的记录。

医学和宗教的精神交融自医学诞生之日起。宗教对于人生意义、生命的终极问题、人的信仰以及利他主义的神学论断，几乎作用和育成了人、医学和秩序。我们的世界和人类本身，无论精神和肉体、苦难与欢乐、价值与行为无一不打上宗教的烙印。基督教的"约翰启示"作为接受上帝审判，进入神的永生王国的最高理想，是近代西方医学的最重要的精神基础。西医文化的舍己、对病人的尊重、生命神圣、平等、公正、公益、有利与不伤害主要来自于基督教伦理学。在西方，在医学文化领域，认真开拓的第一批人士几乎都是基督教学者，如费雷彻、史怀哲、拉姆塞、恩格尔哈特等。另一方面，世界许多著名的基督教改革家也越来越关注医学伦理学和后医学文化语境中生命技术所引发的道德、法律问题和其他文化问题,如汉斯昆、德日进等人。基督教文化的生命技术伦理学内涵深湛博大,西方神学家学术触角遍及生命问题的各个领域:人类的生物学命运和生态保护问题、基因工程、生殖技术、同性恋、生殖控制、安乐死等等,掀起了世界范围的生命文化运动。

2. 医学与各宗教的关联

马克思说:"宗教是世界的总的理论。"①医学作为发展最早、体系和内容最庞杂的文化现象,与各宗教无不有着密切的渊源关系。以世界三大宗教基督教、佛教、伊斯兰教和中国的道教为例。

(1)基督教。医院的产生、西医文化的位格定型和基督教有育成关系。公元4世纪在欧洲罗马建立的第一所医院就是修道院格局的教会医院;中国的所谓西方医学就是基督教会医学,中国的第一所西医院也是美国传教士伯驾(Parker)于1835年在广州设立的博济教会医院。但医学与基督教联系绝非仅仅如此,这与宗教和医学的目的一致有关。作为一名犹太教徒,神子耶稣有两大使命:传教和治病。他认为:疾病乃人的罪性或精神因素所致,这要看对上帝的信仰,信仰可以产生力量和奇迹,可以医治百病与起死回生,他坚信,"在信之人凡事皆能"。他告诫人们:"信"不仅是解除疾病的手段,也是实现天国的手段。耶稣在迦百农等地"治疗"了许多精神病、麻风、瘫痪、盲人、血漏等病人,用圣者的威严和医生的爱,善待每一个生命,这种形象早已成为圣经文化与西医文化的位格。其神圣的启悟和道德的自觉曾为中国医生树立了榜样,构成了中国近代特殊的基督教化医生的伦理人格,即中国近代医学的基督精神。晚清以后来自英美诸差会的部分传教士,肩负"救身""救人"双重使命来华行医、办医院、办教育;"传教医师"成了近代中国医学界特殊文化现象。在西方文化移入中国早期,借医传道曾在中国近代文化史上起过举足轻重的作用。据1887年统计。总共有150名传教医师来华,其中许多兼有神学和医学学位。1838年2月21日,传教士在广州宣布成立"中国医务传道会"。西方史学家认为这是第一个将医学与传道结合为一体的社团。从此,他们把传教和医疗合二为一。教会医院和教会医学院为中国培养了一大批德高望重的医学巨子,他们所接受的基督教文化影响传习给中国近代医务界,其对于汉语文化圈的西方医学体系的构筑价值不可低估。中国近代科学与宗教的结合,是从医学开始。利玛窦创立的传教与行医并重的医学文化传统具有鲜明的基督教医学色彩。孙中山先生曾以基督徒身份由美国纲纪慎会喜嘉理牧师荐举学医,后师从传教医生康得黎,中山先生1882年由喜嘉理施洗正式成为基督徒起,就走上了医人救国之路,认为"医亦救人之术也",并在1897年满怀救世之情,在伦敦蒙难后,翻译了美国医生柯士宾所著《红十字会救伤第一法》,还在《序》中强调义务道德的重要性。从情感世界到心路历程,中山先生有厚重丰富的平等、博爱、济世的十字架精神,这一精神就融会了基督教和医学人本主义的双重信仰。

(2)佛教。佛教宗派纷呈,它们在修持上各有特点,但其佛教的基本教义是一致的。佛教认为,人生"无常","苦海无边",而"苦"的根本原因不在生存环境,而在于人们不了解原来物质世界的形形色色并不恒久可靠,因而过于贪恋现世界的生活。要想真正摆脱"无常"之苦,惟有彻底认识到"四大(地、水、火、风)皆空",即现世界的万事万物皆为因缘所生,空无实性,从对一切世俗欲念的执著中解脱出来。还必须"自净其意",进行修炼。修炼的主要方法

---

① 《马克思恩格斯全集》(第一卷),北京:人民出版社,1972年,第1页。

是禅定,指心绪宁静专注,排除各类物欲和杂念,依照佛理进行思虑观想,直至心空念寂、彻悟空性。由于佛教修习与气功养炼在做法上有相重合之处,因此,虽然其目的在于脱离尘世的"无常"之苦,但是客观上他们的心与身却发生了修炼气功的养生功效,心理和生理的健康水平都随之有所提高。佛教经典中有关医疗方面的记载更是不胜枚举,如《佛医经》、《医喻经》、《疗病痔经》、《治禅病秘要经》、《齿经》、《除一切疾病陀罗尼经》、《咒时气病经》、《金光明最胜王经》、《四分律》、《五分律》、《十诵律》、《摩诃僧只律》等,都有谈及医药的问题。《佛医经》中说,成为医生应该具备的条件有四:"一,先识病;二,次知病因;三,应病与药;四,令病痊愈,永不复发"。作为一位良医,不仅需要精良纯熟的医术,更应具有悲天悯人的医德。佛教医学认为,致病的原因不外乎下列二种:四大不调(指的是地、水、火、风)是外在因素,贪、瞋、痴三毒更是引发各种疾病的主要原因。

(3)伊斯兰教。穆罕默德说过学问有两类:一类是教义学,一类是医学。在伊斯兰教文化的养育下,伊斯兰教医学是古代世界水平最高的医学体系之一。穆斯林医生首先知道经过发酵的含有糖和淀粉的物质可用蒸馏的方法取得酒精,这一科学方法的使用,先于欧洲300年。中世纪的穆斯林已知道消毒。1000多年前,穆斯林医生已在外科手术中使用麻醉剂。他们最先使用水银化合物治疗皮肤病。较早用动物(如猴子)进行解剖或作药物试验。穆斯林的药物也著称于世,他们能制造出很多药品,如车前子散、天竺黄散、生沉散、大黄并子方、龙涎香、蔷薇水等,以及采用大蒜、大黄、酸角、肉桂、豆蔻、油、芙蓉、茉莉、菠菜等植物、蔬菜治病。公元11世纪,艾布·富哈尼·比鲁民编著了《制药》一书,系统地分析了各种药物的成分和配制程序。穆斯林医生还研究了一些化学物质的性质及其药效,发现了一些迄今仍充斥在药房和化学实验室里的药剂和化学物质。例如,他们发现了硝酸、镏金水、锑、砷、锌、磷、铵、铋和一些重要的矿盐,以及酒精、硝石等。他们为此目的而制造了过滤器、蒸馏器、蒸发器、沉淀器、结晶器等一系列至今仍在使用的器械。不仅如此,他们还把在实验室里制造出来的化合物广泛地使用在药品上。闻名于世的医学家拉齐是穆斯林医学家中著作最多的人物。他担任过巴格达综合性医院的院长。拉齐作为医学家,著述甚丰,写了200多部书,其中《曼苏尔医书》与《医学集成》堪称不朽的名著。《曼苏尔医书》包括10个部分,每个部分都是医学上的一个专题。这部书受到西方医学界的推崇,被译成拉丁文,直到公元17世纪它一直是欧洲各国科学院的主要教科书。有些学者认为拉齐在医学上有很多个世界第一:第一个发明串线法,用动物肠子制线,缝合伤口后,肠线能被身体吸收;第一个明确叙述天花与麻疹的症状及两者的区别;第一个发现地理的经纬度不同,同一药物对病人的治疗效果不同;第一个主张在病人服用新药前,先在动物身上做试验;第一个注意疾病的遗传。阿拉伯伟大的哲学家、科学家、医学家阿维森纳一生大胆实践,潜心钻研,广征博求,于公元980—1037年完成熔古希腊医学、印度医学、中国医学、阿拉伯医学与哲学于一炉的巨著——《医典》,成为现代医学和阿拉伯医学的奠基人。

(4)道教。道教经典《太平经》阐述了顺应天道、遵从阴阳五行以及济困救难、消灾却祸等内容;同时还有关于修身治政、疗疾养生、长寿成仙、占验灾异等思想。在道教发生发展的过程中,尽管其教义和修炼方法在不同的历史时期和不同的教派之间,有着这样那样的差别,但健身长生、治病消灾、劝善修德是共同的内容。道教医学的理论基础包括天人合一、天人相通、天人相应的思想,认为人体系统与自然宇宙系统是一个统一整体,在构成系统上是相似的;对人体性命的修炼养护应根据宇宙运行的规律来进行;并认为元气是万物之本始、性命之根源,治病在于扶持正气,排除病气,使人生理机能趋于协调与平衡;在形神统一观指导下,形神双修,性命双修。道教医学的中心部分,如本草、针灸、汤液等与现代中医学大致相同。而其导引、调息、内丹、辟谷、内视、房中术等是道教医学中最具特色的部分。而道教医学中的符、占卜、咒语、法水、斋醮、祭祀、祈祷等与道教文化分不开,具有心理疗法的功能。由于道教以长生和治病为教旨,历代兼通医术的道教名士层出不穷,同时在道教史和中国医学史这两个领域中都享有盛誉的道教医家也不乏其人。其中董奉、葛洪、陶弘景、杨上善、王冰、孙思邈、王怀隐、马志、崔嘉彦、刘完素、赵宜真等人就是其中杰出的代表。如隋唐时代的著名大医药学家孙思邈,同时又是杰出的道教学者,善谈老庄,兼好释典,精于道术,为中国少有的寿星,后世尊称他为"药王",宋徽宗时追封为"妙应真人"。他的著述颇丰,主要有《备急千金要方》《千金翼方》《摄生论》《存神炼气铭》《保生铭》《摄养枕中方》《福寿论》等多种。他在研究医家养生学术的同时,吸取了道教、佛教修炼心性的一些思想和方法,主张养生以养性为主,养性即培养高尚的道德情操。道教医学是一种宗教医学,是宗教与科学互动的产物。它是道教徒围绕其宗教信仰、教义和目的,为了解决生与死这类宗教基本问题,在与传统医学相互交融过程中逐步发展起来的一种特殊医学体系,也是一门带有鲜明道教色彩的中华传统医学流派。中医有许多脍炙人口的典故如"杏林春暖"、"悬壶济世"等,都与道教医家有关。

(二)当代生命科学与宗教

宗教作为最古老的人类文化体系,和人类的思想进程一起,经历了悠久、曲折的漫长历史。虽然其间有过神人相隔、宗教和科学对峙的历史划痕,但爱的大纛使宗教成为最有活力的文化圣殿。

1.关注生命伦理问题

当代生命科学的发展所带来的生命伦理问题,引起了基督教神学家和其他宗教界学者的关注,包括生与死、疾病、肉身的状态、生命技术、精神生命和人的理性生命的当代危机。作为20世纪的文化原子弹的梵蒂冈第二次大公会议,破例专门讨论了生物学命运和生态保护问题,会后在神学界开展了一系列重要的学术活动,神学家们参与、主持、组织各种生命伦理学和医学文化机构的研究工作,他们对生态、基因工程、生殖技术、性与同性恋、安乐死、精神控制等的激烈争论,引发了世界范围的生命伦理文化运动。许多神学家认为,类似基因还原论、基因决定论、新达尔文主义进化论、新优生学、克隆人和干细胞技术等问题几乎就是神学问题。此间,很多基督教神学家的工作是卓有成果的。作为虔诚的基督教信徒,他们卓尔不群和超凡脱俗的研究应始发于他们深厚的哲学和神学功力与对医学文化的深刻理解,他们的宗教信仰和对道德的追求使他们有别于眼下世界上任何一个生命伦理学研究者;他们以尖锐的洞察力和无情的穿透力涤荡了西方乃至世界生命伦理文化界与人文医学界的虚荣、宦化、聒噪、肤浅、腐败与无聊,为建设健康、精致、质朴、透悟真理的学风做了真诚的努力。

2.当代生命科学家可以成为上帝之手

面对全球关于克隆人、安乐死等生命伦理问题的激烈争论,从宗教界中升腾出一种清新的声音。有些基督教学者的观点是,世界与人被选之后,还每时每刻都要更新;人类并不是理想的模式,只是半成品,尚需改造与完善,人应该更加完美,这个任务在"创世"之后就由

"上帝"交付给人类自己控制,自己做决定。生命科学家可以成为"上帝之手"①。

怀特海说:"人由于参与创造过程,就有份于上帝的事业,这一有份就是他的不灭。在宇宙中作为与神同工的创造者,这是人的尊严和华美。"②因此,一些生命神学家认为,人的尊严是不断创造、变化与运动的,而不是静态、消极的等待,而是人类自我革新和自省的行动,人为什么不能行使改造自我命运的使命?他们指出:生命伦理学的任务不是为生命科学技术设置障碍,而是为高新科学技术呐喊助威、鸣锣开道,并在理论上为其寻找合理的辩护;我们的任务是为科学家修路架桥,制定交通规则,为畅通无阻的目的,为造福人类,为科学的自由,设置红绿灯信号。他们疾声高呼:在反对运用克隆技术和反对商业化的前提下,应该宽容科学家,宽容克隆技术,宽容克隆人。

(三)反对伪科学与伪宗教

1.伪科学的特征

伪科学在科学史上是一个复杂的问题,是常常与科学现象混杂出现的撒旦,有时需要经过相当长的历史阶段才被揭露和唾弃。伪科学现象有三大特征:(1)打着科学的招牌;(2)欺骗和作伪并生;(3)存有功利的目的或险恶的居心。因为科学也会出错,科学家也会有各种失误,划分科学和伪科学就一直比较困难。这种划分也一直是科学哲学家的神圣任务。科学界具有代表性的伪科学划分标准,公推阿根廷籍的美国物理学家、科学哲学家马里奥·邦格制定的标准。邦格主张伪科学具有六条特征:(1)其认识论是主观主义的;(2)其形式、背景是粗鄙且很少包含数学和逻辑;(3)其知识经不起检验,甚至完全是虚假的假设;(4)它与临近的研究领域没有什么相关和重叠;(5)其不具备与已证实理论的大量知识;(6)总有一个不变的信仰和难以捉摸的无形实体。马惠娣教授在总结拉特纳《科学与谬误》时,认为伪科学的基本标准是:拾科学牙慧;故弄玄虚;求助于神话;收罗不真实的证据;不能驳倒的假设;从虚假的相似中得出结论;用情景描述来说明;靠寻章摘句进行研究;拒绝批评;从事伪科学的人缺乏或没有系统地接受专业教育和学习。拉特纳指出:"伪科学具有巨大的娱乐价值,它可以满足一些人的猎奇心理,给绝望者和空虚者以慰藉。它还具有极大的商业利润价值,这是任何一个出版商都可以证明的。"③邱仁宗教授指出,通过中国的"超心理学"支持者作出特设性解释和拒绝检验两大伎俩,都可辨别伪科学的庐山真面目。

伪医学是伪科学的一种,"有三个共同的特点,一是它们的研究对象是主观臆造不是客观存在;二是其研究手段和方法是反科学的,是别人无法重复和验证的;三是他们所做的这一切都是打着科学的旗号进行的"④。柯云路的"生命科学"就是这样的伪科学。他的伪科学作品中,满纸荒唐言:"潜意识制造疾病;妇科病是社会学原因所致,是女人在掩盖自己的罪恶和过失;不生育者得子宫病,不养育者得乳房病;消化疾病系思想上的消化不良引起;所有的肩背疼痛都源于不堪重负;腰痛,更典型的是性生活不堪重负的象征;癌症大多都有较强烈的自杀欲望和倾向;鼻炎、鼻窦炎与争先抢先、好出风头有关;老花眼是由于心理上不愿

---

① 孙慕义:《上帝之手——高道德风险的生命技术何以从伦理学与神学获得辩护》,《医学与哲学》,2002年第9期,第20页。
② 丁光训:《丁光训文集》,南京:译林出版社,1998年。
③ 何祚庥:《伪科学曝光》,北京:中国社会科学出版社,1996年,第340页。
④ 杜治政:《如何理解作为一门科学的医学》,《医学与哲学》,2000年第7期,第1页。

太精确地正视眼前的事物;咬舌头是说了不该说的话;切手是做了不该做的事……。"他的"宇宙有正负"、"多维复数空间"、"时间是多维的"谎话早已被批判得体无完肤;而类似把"尹喜(关令尹高高兴兴)"误为"人"、把老子和《老子》误为一回事、"孔子读过易经",……这类粗鄙的常识错误更是不胜枚举。更可笑的是他坚持:"气功能治病,能救火,能算命,能见鬼,能告你发财,能解决科学解决不了的问题;能决定生男生女;能攻克疑难杂症;能使聋子复聪、瞎子复明;能使傻子变得聪明;能救大兴安岭大火;能预测火箭升空是否爆炸;能超越时空;能超越爱因斯坦;能在负时间中运动;能说宇宙语……"①。

2. 伪宗教的特征

宗教有教会、仪式、信仰、特殊的情感体验和系统的道德规范与观念,是根据现实生活中人的需要而历史地、必然地产生的。人在现实中失去的尊严、价值和爱可以在宗教那里获得补偿;宗教不是以赢利为目的而对大众的欺骗,它使人在精神超越中进入自由的领域。宗教不是欺骗的产物,宗教崇拜与迷信永远有重要差别,宗教不是封建迷信,封建迷信是粗陋的编造,它始终是腐朽落后或反动的东西,而宗教对历史文化有过一定积极作用。

伪宗教的特征是:(1)恶意曲解和践踏宗教教义,用被肢解的宗教语言作为进行欺骗活动的幌子;(2)彻底背离宗教爱的黄金律,对人们实行精神控制,使人失去尊严和价值;(3)以封建迷信为手段,以赢利为目的,谋财害命。

3. 伪科学和伪宗教联姻的产物只能是反科学、反人类、反文明的渣滓

伪宗教假借宗教之名是由于宗教具有不可替代的文化渗透力和历史影响力;伪科学假借科学之名是由于科学具有不可战胜的逻辑力量和现实力量。伪宗教和伪科学本质的血缘关联,注定了它们之间的狼狈为奸不可避免。伪科学由于自身内在的先天愚障,不得不与伪宗教联姻。如以气功、人体科学名义出现伪医学,虽然几乎无一例外地宣称能够使人强身健体、延年益寿,并且可以治愈从近视眼到恶性肿瘤等一切疾病。但是,伪医学实际上并不自信,因此不得不经常利用伪宗教为自己壮胆。搞伪医学的人总是自称某某大师或是人体科学家或气功科学家,往往为自己编织传奇的经历及非凡的功力以增加神秘性;通常搬弄宗教语言愚弄听众;偶尔也运用语言暗示的手段;更多的是玩弄障眼法之类骗术而以各种借口拒绝对他们有威胁的任何验证;他们不放过任何自吹自擂的机会,也会通过出版书籍、音像制品、开报告会自我炒作。伪科学的说教如卫星预测、呼风唤雨、外气改变物质结构等,虽然荒诞不经,但却被很多人轻信,甚至受骗上当为伪宗教组织所收服,造成严重的身心创伤。

伪科学和伪宗教联姻的产物只能是反科学、反人类、反文明的渣滓,是人类文化和文明的天敌。首先要识别真伪科学和真伪宗教。其次对伪科学和伪宗教向真正的生命科学家示威的现象值得人们重视和警惕。对伪科学和伪宗教的研究和回击却是"一个真正属于科学研究的课题"(于光远语),任何有良知的生命科学工作者都不可袖手旁观,这是我们神圣的责任。生命依然充满生机。世纪之初,忧虑与沉思之中,我们发现有必要对这段历史进行最后清算和终结。伪科学和伪宗教在真理面前就像一个颤抖的灵魂支撑着一个瘫痪的躯体,终究会被历史所唾弃。

---

① 柯云路:《新疾病学》,广州:新世界出版社,1998年,第3页。

第五节 生命的死亡原理

一、死亡观念的历史碰撞

死亡是亘古以来一直诱惑着人类的斯芬克司之迷,是最为古老的文化问题,是哲学、医学、文学、心理学、人类学等众多学科关注的热点,是我们每一个个体无法回避、必须面对的现实,是千百年来智者、医者、老者和病人挥之不去的心绪。思想家们的死亡观念在历史的碰撞中溅发的朵朵火花,勾勒出死亡原理的基本轮廓,叠印着死亡原理的基本内容。

(一)人的不死性和有死性的冲突

1. 审视传统冲突需要新视角

求生恶死,是人的本能。正如《黄帝内经》云:"人之情,莫不恶死而乐生。"①在死亡观的发展过程中,像帝王那样坚信肉体长生不老信仰的哲学家、思想家或医学家并不多。因此,作为一个传统的哲学本体论问题,不死性和有死性冲突的焦点不在于肉体是否万寿无疆,而在于死后是否存在一个独立的灵魂,在于是否存在一个超越世俗而永恒的精神世界。今天我们将这个问题作为死亡观发展链条中的一环予以评价,应当注意其由死亡本体论向死亡价值论演进的历史轨迹,不应当忽视其中包含着追寻死亡意义的底蕴。从死亡观念发展的新视角审视有死性和不死性的冲突,我们会走出两极对峙的死角。

2. 执着的"不死信仰"

在人类思维早期阶段,人们由于不能正确理解梦境、感觉、思维等精神现象,认为有脱离肉体存在的灵魂,相信人死后灵魂还存在。旧石器时代晚期,北京周口店山顶洞人有一种在尸体周围撒上赤铁矿粉粒的埋葬习俗。解释之一是认为这样做能使死者的灵魂得到安慰。新石器时代的仰韶文化遗址半坡村,许多墓葬中都有死者生前使用的生产工具和生活工具。这都说明原始社会的人们相信人死以后灵魂还会继续其生前的生活。

古希腊哲学家毕达哥拉斯将原始思维中灵魂不死的观念理论化和系统化。他认为人的死亡是灵魂的一种解脱,死去的人通过轮回转世,转变为他人或别的生命形式。灵魂轮回的最高境界是与神同在。古希腊哲学家柏拉图对灵魂永生的观念予以哲学证明,首先他以"我们的学习就是回忆"为前提推论:"如果我们的灵魂不是在投生为人以前已经在某处存在过,这回忆就是不可能的。所以根据这个结论,也可以看出灵魂是不死的"②。然后他在《斐多篇》中阐扬了"哲学是死亡的练习"的原理。在柏拉图看来,哲学是追求真善美的学问,而真善美原本就存在于"理念世界"。只有超越"尘世",在"死亡的练习"中学习哲学,才可随不死的灵魂而进入永恒的精神世界。

近代理性主义哲学家笛卡儿、斯宾诺莎和莱布尼茨为灵魂不死信念注入了新的内容,并从理性主义的立场出发为之提供了辩护。笛卡儿认为"灵魂"是一种独立于身体的精神实

---

① 《黄帝内经·灵枢篇·师传第二十九》,北京:中医古籍出版社,2000年,第582页。
② 北京大学哲学系外国哲学史教研室编译:《西方哲学原著选读》(上卷),北京:商务印书馆,1983年,第876页。

体,"不会与身体同死"①。斯宾诺莎的灵魂是指由知识构成的"心灵",他追求的是一种理性的精神的永恒。莱布尼茨则从本体论、认识论的角度,甚至用生物学方法论证灵魂的不死。叔本华承认死亡的必然性,认为人的历史就是不断与死亡搏斗,最终还是被死亡战胜的历史。但是,在叔本华看来,个体生命活动的驱动力——生命意志却是永恒的,死亡并不触犯生命意志。

3. 坚定的"有死理念"

古希腊哲学家赫拉克利特从"一切皆流,万物常新"的基本哲学理念出发,提出了五个重要的死亡命题,与不死信仰相对立的是前三个:"死亡就是我们醒时所看见的一切";②"我们存在又不存在";③"对于灵魂来说,死就是变成水"④。赫拉克利特的第一死亡命题指明了人的死亡和人们日常所接触到的万事万物一样,是一种客观的自然现象;第二死亡命题说明人的生命是不断发展运动的,深刻地揭示了死亡的必然性和不可避免性;第三死亡命题宣告了灵魂和其他事物一样是有死的,并同样复归于水这一万物的始基。

古希腊哲学家德谟克利特的死亡观念是奠定在他的原子论唯物主义哲学基础上的。他认为,第一,人体和万事万物一样是由原子构成的,并且随着组成它们的原子的分离而解体:"死亡是自然之身的解体"。第二,灵魂是"有形体的",不可能"享有不死的本性"。⑤ 第三,畏惧死亡和逃避死亡是愚蠢的。人们之所以畏惧死亡,企图逃避死亡,是因为人们对死亡和灵魂的本性的无知。德谟克利特指出:"愚蠢的人怕死",逃避死亡的人是在"追逐死亡"。⑥

灵魂永生理论的合理性在文艺复兴时期受到了强烈的质疑。人文主义之父彼脱拉克"我是凡人,我只要凡人的幸福"的宣言,强调尘世的价值和意义⑦。法国人文主义哲学家蒙泰涅指出:"死亡实际上只是生命的终了,而不是他的目标"。否定"复活"的确定性,宣告灵魂永生是无稽之谈⑧。

17、18世纪法国唯物主义哲学家对灵魂不死的学说进行了严肃的批判。卢梭坦诚宣告,生存的原理"使我们热烈地关切我们的幸福和我们自己的保存";死亡的原理"使我们在看到任何有感觉的生物,主要是我们同类遭受灭亡或痛苦的时候,会感到天生的憎恶"。卢梭强调指出:憎恶死亡的原理是"先于理性而存在的原理",是人的本能⑨。当代科学哲学家罗素用自然科学的定律分析了生命存在的条件性,指出科学技术可以延长人类的生命,但无法改变人类必然走向灭亡的趋势:"对于宇宙来说就同对于人类来说一样,惟一可能的生命

---

① 北京大学哲学系外国哲学史教研室编译:《古希腊罗马哲学》,北京:商务印书馆,1982年,第20页。
② 北京大学哲学系外国哲学史教研室编译:《古希腊罗马哲学》,北京:商务印书馆,1982年,第23页。
③ 北京大学哲学系外国哲学史教研室编译:《古希腊罗马哲学》,北京:商务印书馆,1982年,第23页。
④ 北京大学哲学系外国哲学史教研室编译:《古希腊罗马哲学》,北京:商务印书馆,1982年,第23页。
⑤ 北京大学哲学系外国哲学史教研室编译:《古希腊罗马哲学》,北京:商务印书馆,1982年,第105页。
⑥ 北京大学哲学系外国哲学史教研室编译:《古希腊罗马哲学》,北京:商务印书馆,1982年,第116页。
⑦ 北京大学西语系资料组编:《从文艺复兴到19世纪资产阶级文学家艺术家有关人道主义人性论言论选辑》,北京:商务印书馆,1971年,第11页。
⑧ 北京大学哲学系外国哲学史教研室编译:《十六—十八世纪西欧各国哲学》,北京:商务印书馆,1975年,第155页。
⑨ 卢梭著,李常山译:《论人类不平等的起源和基础》,北京:商务印书馆,1982年,第67页。

是向着坟墓前进的。"①

(二)死亡的外在性和内在性的分歧

1. 反思历史的分歧需要新观念

人活到一定时候必然死亡,这是一个感性的常识。为什么宗教哲学却要告诉我们死亡是上帝的意志而并非人的生命本身所固有?为什么对这样一个看似简单的问题,赫拉克利特、庄子、孔子、伏尔泰、黑格尔、弗洛伊德等中外大圣讨论了二千年?历史的分歧是否有某种内在的联系?先哲们是否是要告诉我们,人的生命从生到死都是归于某种安排——无论这种安排是外在的抑或是内在的?也许我们需要一个新观念。

2. 死亡的外在性

犹太教的经典《旧约》中记载着犹太人的观点:死亡并非人的固有属性,上帝最初造出的人是永生的。但是,人经不住诱惑吃了"分别善恶之树"的果子,犯了"原罪",死亡才降落而至,因为上帝说过:"分别善恶树上的果子,你不可吃,因为你吃的日子必定死"。

基督教将死看作是神或上帝的意志,把人的生命过程看成是人在尘世赎罪以求来世,进入天堂的过程。教徒死了以后,生命在死亡的圣礼中获得新的本质,并以另外一些形式继续下去。对于"异教徒",死亡则是神的惩罚。法国医生拉·美特里坚持唯物论,教会对他十分仇恨。一个曾被拉·美特里治愈的病人满怀感激之情宴请拉·美特里,拉·美特里高兴之余吃了大量的香菌糕,不幸食物中毒死亡。神学家就说:对于一个异端和唯物论者来说,这样死是一个恰当的报应。

3. 死亡的内在性

赫拉克利特关于死亡的又一个命题"在我们身上,生和死是同一的东西"②,老子说"故人之生,必有其所以生之理,而人之死,亦必有其所以死之理。故生生死死,皆自然之理也",阐述的都是生和死具有同一性的问题。古代中国的哲学家对死亡的必然性有较清醒、深刻的认识。孔子说"生死有命"。老子说"天地尚不能久,何况人乎?"韩非子指出,"千秋万岁之声聒耳,而一日之寿无征于人"。扬雄已经认识到,"百生者必百死,有始者必有终,自然之道也"。王充专门写了一篇文章《论死》,论证死是人的精气消失,与自然界万物的变化是一样的道理。

法国思想家伏尔泰对人从生到死的自然过程作了极为生动的描述:"人最初必得是一条毛虫,在他的最早的幼年爬来爬去。在 15 岁之前,他必得像蝴蝶一样轻佻;在他的青年时代,得具有孔雀的虚荣心。在成人之后,他得像马一样负苦役,快到 50 岁时,他就会有狐狸那样的狡计。在他的老年,他就像猴子一样丑陋可笑。这一般说来就是人的命运"。伏尔泰从人类学角度首先明确提出了"只有人知道他必定死亡"的观点:"只有人知道他必定要死,并且只是凭经验而知道这一点的。一个孩子,如果是单独地养大的,并且把他搬到一个荒岛上去,他就像一颗植物或一只猫一样不会梦想到死。"③

黑格尔明确指出,生命和死亡并不是人的生命的两种特性,死亡是生命的内在规定性,是生命运动的必然归宿:"生命本身就具有死亡的种子",死亡是任何人都必须面对的"绝对

---

① 罗素著,张师竹译:《社会改造原理》,上海:上海人民出版社,1987 年,第 97 页。
② 北京大学哲学系外国哲学史教研室编译:《古希腊罗马哲学》,北京:商务印书馆,1982 年,第 24 页。
③ 周辅成编:《西方伦理学名著选》(下卷),北京:商务印书馆,1987 年,第 11、13 页。

法律"。① 费尔巴哈认为,生和死都是人的本质规定性,死亡是生命所固有的:"属于人的规定,也就是说,属于人的本性"② 弗洛伊德将"死亡看待成生命的必然归宿","一句话,死亡是自然的,不可否认的,无法避免的"。③ 弗洛伊德认识到,"一切生物毫无例外地由于内部原因而归于死亡",因此,"一切生命的最终目的乃是死亡"。④

恩格斯在《自然辩证法》中指出:"今天,不把死亡看作生命的重要因素,不了解生命的否定实质上包含在生命自身之中的生理学,已经不被认为是科学的了,因此,生命总是和它的必然结果,即始终作为种子存在于生命中的死亡联系起来考虑的。"⑤

(三)生命意义的毁损和实现的对峙

1. 弥合对峙需要新思维

对死亡意义的评价,交织着三对矛盾:个体和人类、肉体和精神、今世和来世。对死亡的意义持消极态度的,往往割裂了三者之间的联系,陷入个体、今世和肉体的消弭而颓废;对死亡意义持积极态度的,往往从个体、今世和肉体的毁损看到的是人类的延续、来世的幸福和精神的永恒。需要一种新思维将三对矛盾统一起来。

2. 死亡是生命意义的毁损

唯意志论哲学家叔本华对死亡看得十分消极:人生就像一只钟摆,在痛苦和虚无之间来回悠荡,最终难免一死。因此叔本华认为生当无欲无我,死则是个体生命的否定。存在主义哲学家萨特认为死亡是生命意义的毁损而不能赋予生命什么意义,这是因为死亡和生命一样是从外面降临到我们身上的,是一种偶然的、荒谬的事实。

中世纪基督教的死亡观是以期盼死亡为特征的。德尔图良、奥古斯丁、托马斯·阿奎那等宗教哲学家认为,只有通过死亡—复活,才能实现人生的目的。"肉体死亡,灵魂永生"观念说明,基督教肯定了死亡是今世生命价值的毁损,同时肯定了死亡是生命价值重现的关键一环。

3. 死亡是生命意义的实现

赫拉克利特最后一个死亡命题是"有死的是不死的命题",说明个体"有死"和人类"不死"的同一性,肯定了个体死亡在人类生命的延续中的意义。苏格拉底将真善美与人的生命和死亡的价值联系在一起,认为生活就要"生活得好、生活得美、生活得正当"⑥,当死亡到来时,要泰然待死。

弗兰西斯·培根认为,虽然"成人害怕死亡犹如儿童害怕在黑暗中行走",但"死亡并不是一个可怕的敌人"。人的心灵中有各种感情可以帮助人们战胜死亡:"复仇之心战胜死亡,爱恋之心蔑视死亡,荣誉之心企求死亡,忧伤之心奔向死亡,恐怖之心先期死亡"。不仅如此,对人间世事的"厌烦"和"厌倦"也会使人打消对死亡的恐惧。弗兰西斯·培根对死亡的意义评价很高:"在一个人达到了崇高的目的或实现了美好的愿望的时候",死亡就达到了一

---

① 黑格尔著,贺麟译:《小逻辑》,北京:商务印书馆,1982年,第177页。
② 费尔巴哈著,荣振华译:《费尔巴哈哲学著作选集》(上卷),北京:三联书店,1959年,第234~235页。
③ 弗洛伊德著,孙恺祥译:《论创造力和无意识》,北京:中国展望出版社,1986年,第220页。
④ 弗洛伊德著,林尘等译:《弗洛伊德后期著作选》,上海:上海译文出版社,1986年,第41页。
⑤ 恩格斯:《自然辩证法》,北京:人民出版社,1971年,第271页。
⑥ 柏拉图著,严群译:《游叙弗伦,苏格拉底的申辩,克力同》,北京:商务印书馆,1983年,第77页。

种境界。①

黑格尔的死亡观充满了辩证法。他认为死亡是一种扬弃,不仅有否定的意义,同时还具有肯定的意义:"精神的生活不是害怕死亡而幸免于蹂躏的生活,而是敢于承当死亡并在死亡中得以自存的生活。"②

费尔巴哈对死亡的意义作了杰出的回答,死亡使"生命成为有价值和宝贵的东西",人要"做一切属于人应该做的事,应当做一切正是与他此时此刻的本性相符合的事;也就是说,他应当愉快地高兴地去做一切事情"③。如果说有不死的信仰,费尔巴哈认为,那一定是在人所从事的事业之中的"精神的永生"。

尼采"超人哲学"将死亡分为两种:"超人"的死亡和"末人"的死亡。"超人"在有死的人生中创造无限,轻松地面对死亡,死而后生;"末人"的人生是痛苦的过程,虽生犹死,这就是尼采所说的"毋须死亡"④。尼采认为,"超人"的死亡是一种"永恒的回还",是一种"成功的死"。

存在主义的代表人物海德格尔认为,一切存在只有通过"在"的过程才能显示出来,要揭示"在",首先要理解人的存在,因为人是一种"特殊的在者",海德格尔称之为"此在"或"亲在"。从根本上构成"此在"之在的东西是人的三种基本的情绪:第一种是"烦",第二种是"畏",第三种是"死"。海德格尔认为,人生就是奔向死亡的过程,是对这一过程的体验、领悟。只有死亡才能使人真正把握自我存在的价值。因而"死亡是自我或存在的最高可能性"。他告示世人,存在是死亡的开始,死亡是存在的终结。⑤

中国的思想家对死亡的意义有过许多经典的论述。孔子曾说过,"志士仁人,无求生以害人,有杀生以成仁"。孟子认为,人们应当始终不渝地坚持"仁"和"礼",为此要做到"富贵不能淫,贫贱不能移,威武不能屈"。必要时,应当舍身而取义,以保持气节。司马迁说过:"人固有一死,或重于泰山,或轻于鸿毛。"宋代杰出的女词人李清照则认为:"生当做人杰,死亦为鬼雄。"这些主张,是说在生死问题上要有气节,都具有一定的进步意义。所以,"杀身以成仁"、"舍身取义"等,成了历史上无数志士仁人的立身格言。在国家面临危亡的严重关头,无数民族英雄以身许国,置生死于度外,表现了高度的自我牺牲精神和民族气节。文天祥"人生自古谁无死,留取丹心照汗青"的著名诗篇,至今仍为人们称颂。

(四)死亡方式的不可选择性和可选择性的争议

1. 平息争议需要新语境

长寿且无疾而终是死亡的理想境界。但是人世间更多的是伴随着病痛、苦难和折磨而走完生命的最后一程。我们注定要在痛苦中以痛苦的方式死去吗?我们一直生活在强大的传统的语境中:死和死的方式都是不可选择的!

我们需要建构一个死亡方式的新语境:死本身是不可选择的,但死亡的方式是可以选择

---

① 弗兰西斯·培根著,东旭、肖昶译:《培根论说文集》,海口:海南出版社,1996年,第5~7页。
② 黑格尔著,贺麟、王玖兴译:《精神现象学》(上卷),北京:商务印书馆,1979年,第21页。
③ 费尔巴哈著,荣振华译:《费尔巴哈哲学著作选集》(上卷),北京:三联书店,1959年,第316~317页。
④ 尼采著,徐鸿荣译:《快乐的科学》,北京:中国和平出版社,1986年,第262页。
⑤ 华尔著,马清槐译:《存在主义简史》,北京:商务印书馆,1964年,第7~9页。

的。人类的智慧应该足以改变自己死神之囚的地位而成为死亡的主人。

2. 死亡方式的不可选择性

出于对生命的珍惜和尊重,主张等待自然死亡而不是选择死亡的意见一直受到重视,即使是生命不再欢乐和有意义。康德曾经明确表示了他反对自杀的态度。他认为自杀不能成为"普遍的自然律"。卢梭也否认自杀是人的自然权利。

3. 积极地选择死亡方式

苏格拉底面对毒鸩,明确表达了他的安乐死思想:"当死亡在他依然身体硬朗、神志清醒、可以仁慈待人的情况下来到时,这样的死倘若错过岂不叫人痛惜?"卢克莱修是较早提出"安乐死"思想的哲学家。他认为"老年人更应当高高兴兴地让位于未来世代",因为"一物从替代他物获得发展,旧的东西总是为新的东西所代替"是自然的规律。面对死亡,智慧的选择是"顺从自然的厄运"①。他在《物性论》中写道:"省点眼泪吧,丑东西,别再号啕大哭!……你就把不适合你年龄的东西放下,大大方方地让位给你的儿孙们吧,因为你不能不这样做。"②

卢梭提出了"老年人应该学习死亡"的重要思想。他在自传体著作《一个孤独散步者的梦想》中这样写道:老人在生命行将结束时愈加眷念生命,比年轻人更舍不得离开这个世界。因为这个世界上有他的事业、他的财产、他的亲人,他割舍不下的一切。生命过程好比一个赛场:当赛程已达终点时,学习如何把车驾驶得更好是没有意义的,这时要学习的应该是怎样离去。卢梭认为老人学习死亡的要诀主要有两点:第一是认识到不能与死亡的必然性相对抗;第二个是寻找一个心灵的精神寄托。卢梭虽然反对自杀,但他最终选择了自杀的方式,在他的太太的陪伴下平静地离开了人世。

狄德罗认为人是"一个卓越的生物,一个奇妙的生物,一个衰老、萎弱、死去、消解而化为腐土的生物"③。他用物质不灭定理解释生命和死亡的真谛:"生命是什么呢?——生命就是一连串的作用和反作用——我活着,就以块体的方式作用与反作用——我死了,就以分子的方式作用与反作用","诞生、生活、死去,是形式的变换——取这个形式或者取那个形式有什么关系呢"。④

康德对自杀问题作了深入的研究和思考后认为,选择死亡的方式是人的自由权利,自杀有时是一种勇敢,一种英雄主义:"当一个人不再能继续热爱生命时,正视死亡而不是害怕死亡,这显然是一种英雄主义"⑤。如果死亡在所难免,应该像一个自由人那样自己选择死亡的方式。

费尔巴哈指出,人和其他有生命的自然之物都不免一死,但只有人,因为有理性和意志,能够"预见和预知他自己的死",能够认识到"我不仅必然要死,而且,我也愿意死"⑥,并达到死亡的最高境界"属人地死去"。"属人地死去,意识到你在死里面完成了你最后的属人的规

---

① 卢克莱修著,方书春译:《物性论》,北京:商务印书馆,1982年,第181页。
② 同上,第180页。
③ 北京大学哲学系外国哲学史教研室编译:《十八世纪法国哲学》,北京:商务印书馆,第365、388页。
④ 北京大学哲学系外国哲学史教研室编译:《十八世纪法国哲学》,北京:商务印书馆,第388页。
⑤ 康德著,邓晓芒译:《实用人类学》,重庆:重庆出版社,1987年,第159~160页。
⑥ 费尔巴哈著,荣振华译:《费尔巴哈哲学著作选集》(上卷),北京:三联书店,1959年,第396页。

定性,也就是说,与死和睦相处地死去,——让这成为你最终的愿望,最终的目的吧。"①

恩格斯谈到马克思去世时曾经说到:医术或许还能使马克思"像废人一样勉强地活着,给医学增光,去受他健壮时经常予以痛击的庸人们嘲笑……","但是,这是我们的马克思绝不能忍受的"。②

二、死亡原理的现代阐明

(一)死亡观念的进步是人类智慧提升的标志

人类死亡观念是在冲突中演进的,它随着人类智慧的进步而提升。大致经历了这样几个阶段:否定死亡、承认死亡、超越死亡和选择死亡。

否定死亡是基于人类本能的、人类最基本的情感反应。人类对于不可阻挡的肉体死亡惊诧、痛苦、无奈……但是,人,也只有人将肉体不死的原始冲动合理地升华为精神的不死!本能的情感反应以理性的理念抽象地、曲折地表现出来! 作为意识形态的死亡观,在它的早期阶段就提出了"肉体死亡,灵魂不死"深刻命题,以"灵魂不死"为纲领,以"肉体死亡"为手段,以转世复活为机缘,以实现灵魂净化为目的,坚定不移地追求死亡的永恒价值。这一积极意义在毕达哥拉斯、柏拉图和宗教死亡观中十分显著。无论死亡观有多少分歧多少冲突,热爱生命、追求精神的永恒一直是死亡观的主流,而其源头毫无疑问是对死亡的否定。

承认死亡是人类以科学态度对待死亡的开始。承认人的有死性是生命的内在规定并将死亡视为生命过程的有机组成部分,这说明人类对死亡本质的接近。赫拉克利特、德谟克利特、老子、蒙泰涅、黑格尔、罗素的死亡观在这一点上一脉相承。

超越死亡是人类死亡观的重大进步。这种死亡观的共同特征是在认同肉体死亡必然性的前提下,认同死亡的意义,企盼精神的永生,追求来世的不朽。这种层次的死亡观将死亡与真善美的事业联系在一起,与整个人类的进化和进步联系在一起,是死亡观的飞跃。宗教死亡观在超越死亡的观念中占有一席之地,它的价值就在于它对死亡价值的宣扬,对世俗的超越。唯心主义哲学家毕达哥拉斯、柏拉图、叔本华、唯物主义哲学家赫拉克利特、伏尔泰、费尔巴哈、宗教哲学家德尔图良、奥古斯丁、托马斯·阿奎那、理性主义哲学家笛卡儿、斯宾诺莎和莱布尼茨、存在主义哲学家海德格尔、中国的孔子、孟子、文天祥,他们的哲学理论相差很远甚至相悖,但他们的死亡观在这一点上是互为印证的。

选择死亡是人类以科学—人文的精神对死亡的审视,视选择死亡方式为人的自由。这一观念标志着人已经能够理性地面对死亡,不仅追求死得有意义,而且要求死得庄严,这是死亡观念人性化的标志,是人类智慧提升的标志。苏格拉底、卢克莱修、康德、尼采、费尔巴哈、恩格斯的死亡观在这一点上相互辉映。

(二)正常死亡是不可逆转的基因程序

现代医学揭示了这样一个事实:"单个细胞的死亡并非长期以来人们所认为的突发灾难,而是一台精心编排的基因舞蹈。换言之,在细胞的生死替换过程中,生命的生死替换就不可避免。"③在生命的旅途中,最为确定的是:死亡是惟一的终点,无法确定的是死亡将于

---

① 费尔巴哈著,荣振华译:《费尔巴哈哲学著作选集》(上卷),北京:三联书店,1959年,第318页。
② 马克思、恩格斯:《马克思恩格斯全集》(第35卷),北京:人民出版社,1971年,第460页。
③ 拿达里·安吉尔著,张涛译:《善待生死》,陕西师范大学出版社,2000年,第1页。

何时降临。美国《纽约时报》专栏作家拿达里·安吉尔说："死亡与生之永恒不可分离,这是生物的宿命。它既不需要解答,也没有任何解释。"[1]死亡不是假设,是必然,死亡不需要证明。因此,当代有些哲学家将人称之为"有死者"。但全面地看,人也许应该称为"有生有死者"更为合适。

（三）选择死亡方式是一项基本人权

人们无法选择自己何时何地在什么情况下出生,因为出生前他还没有形成或者还不是人的生命;即使是胎儿,也还是准生命,不具有人的社会属性,不具有意识,人权也就无从谈起。

但是,当一个人成为社会人之后,他就成为自己生命的主人。他具备理解生命的意义和价值的思维能力,也具有判断自己是否要继续存在于这个世界的能力。他,也只有他才有权对自己的死亡方式作出决定。人在世上,能决定的事情并不多,如果连自己怎样死都无权决定,岂不悲从中来！

长期以来,一种死亡观念的霸权主义一直存在并极大地褫夺了人们选择死亡方式的自由。这种死亡观念的霸权主义有各种版本:好死不如赖活是其通俗版,生命神赋不可轻弃是宗教版,死亡是一个社会事件是伦理版,救死扶伤延长寿命是科学版,人为中断生命是触犯法律的行为是法律版……死亡方式越来越像一桩包办的婚姻,当事人没有任何选择的自由。这是对生命权利的一种反动和蔑视。

选择死亡的方式是人的一项基本人权,这是文明社会文明地对待死亡的态度,这是人文精神在死亡观上的具体展现。

（四）死亡并不是绝对的消极事件

死亡是个体生命的毁损和消失,是一消极的和令人不快的事件,这是毫无疑问的。但是,死亡的消极性并不是绝对的——无论是对于个体还是人类而言。

1. 死亡的生物学意义

死亡是一种自然现象,内在包含着其生物学上的积极意义。亲代和子代的联系是遗传和变异的统一,子代对环境的适应能力,是遗传的内容之一。在给定的环境下,生活和繁殖能力强的个体留下的后代较多。其携带的有利于生活和繁殖的遗传变异在子代群体中逐代增多,对环境的适应能力也就不断提高。从进化过程来说,子代较亲代而言,更具有对环境适应的能力。死亡对于生物学上的适应来说是积极因素,因为这一过程可以使亲代的遗传物质为更具有适应能力的子代所代替。死亡是一种淘汰机制,能将一部分患有严重疾病的个体特别是患有严重遗传疾病的患儿在生命的某一阶段予以淘汰,从生物进化的角度而言,这也不无积极意义。

2. 死亡的社会学意义

死亡是新旧交替、摧枯拉朽、激浊扬清、万物峥嵘的必不可少的环节,这正如古人诗云:"沉舟侧畔千帆过,病树前头万木春";"无边落木萧萧下,不尽长江滚滚来"。现代德国浪漫派诗人巴霍芬的下面一段话含义深刻:"死是生的前提,只有在此关系中,即在不断的毁灭中,创造之力才会生机勃勃。"死亡能引起人们再创造和再更新,死亡使社会永葆青春,充满活力。

---

[1] 拿达里·安吉尔著,张涛译:《善待生死》,陕西师范大学出版社,2000年,第1页。

3. 死亡的哲学意义

死亡的存在,提示人们必须具有人生的整体观念、有限观念,自觉克服世人难免的"明日复明日"的惰性观念。死亡的哲学意义在于提示人们,怎样赋予有限的人生以无限的意义或价值?将生命同"工作"、"事业"、"创造"视为等价的概念,生与死的区别就只是在于是否进行创造性的思考这一无限的过程之中,是否在从事造福于人类的工作这一无限的过程之中。当人们这样做的时候,一切世俗的东西:金钱、权势、情欲……离他们远去,甚至死的生理界限也不能界定他们的存在——精神的永恒。英国当代哲学家罗素对死亡的哲学意义作过一段极富哲理的描述:死亡"逐渐使你的利益变得广泛,使之超出自我的范围,直到束缚自我的墙壁一点一点地消失。这样,你就感到与整个宇宙共存了。一个人的生存应该像一条河流——开始很小,被狭窄的河岸束缚着,在岩石间奔腾跳跃,顺瀑布滚滚而下。逐渐地河流变宽了,两岸后退了,水流也变得平静了,最后缓缓地汇入大海,安然地失去了自己本身的存在"。正所谓"潮平两岸阔,风正一帆悬",生命之舟驰入无限的境界。

4. 死亡的美学意义

死亡是涓滴向大海的融汇。死亡是从相对走向绝对,从有限归于无限。死亡是从短暂向永恒的跃迁、飞升!死亡是一种美,智慧之人面对死亡应多一些从容不迫,少一些儿女情长,视死如归。应当指出,我们说死亡是一种美,绝不意味着鼓励或引导人们去死,去毁灭生命,也绝不意味着在生命遭受疾病等因素威胁的时候,放弃挽救生命的努力。恰恰相反,它启示人们热爱生命,珍惜生命价值,树立生命是创造、是造福人类的同义语的观念,并将生与死联系起来作哲学思考,从而走向智慧和深沉。

(五) 生死相依,我们存在又不存在

1. 生存与死亡相互对立

生存与死亡,作为有机体生命运动过程中的两个不同阶段,在内涵上截然相反,相互对立。人只有生存,才有思维,才能发挥主观能动性去奋斗、拼搏,创造出人世间最美好的物质、精神财富;而死亡的到来,则意味着生命的终结,人将融入无边无际的大自然中,成为无生命物质的组成部分。从这点来说,生存并非死亡,死亡已不再生存,二者因质的区别而具有确定的界限。

2. 生存与死亡相互依存

人一出生,就面临着生与死的较量。体内的新陈代谢每时每刻都在进行着,机体每天更新、死亡的细胞约1‰~2‰。人一生中大约有一万亿次的细胞分裂,平均每秒钟就有300万以上的细胞处在分裂之中。其中,红细胞生存120±6天;白细胞的生存期限一般只有9天,在一日之内就有一定数量的变动;肝细胞的寿命只有十多天;淋巴细胞一般不超过24小时;消化道的上皮细胞更是不断在脱落,又不断地产生;如此等等。正是在这个意义上,古希腊的哲学家赫拉克利特认为:我们存在而又不存在。这也说明,在机体内部生存与死亡是相互联系、同时并存的,死亡构成了生命运动的必然环节。

3. 生存与死亡相互渗透

生存与死亡之间没有绝对的界限,二者总是相互包含、相互渗透,即生存中包含着死亡,死亡中也包含着生存。这主要表现在个体死亡过程中,机体各部分的死亡并不同时发生,作为整体的人死亡后,其身体上的某些细胞、器官仍可能活着。因此,临床上常常很难确定生物个体精确的死亡时间,对死人身上的活器官也可作为器官移植的供体。

4. 生存与死亡相互转化

生存和死亡作为有机体生命运动过程的两极,在一定条件下还可以相互转化。赫拉克利特认为:"在我们身上,生和死、醒和睡、少和老,都是同一的东西,后者变化了,就成为前者;前者再变化,又成为后者。"

有生必有死,生存必然转化为死亡,这是不可回避的现实。中国古代的哲学家杨雄在《法言·君子》中指出"有生者必有死,有始者必有终,自然之道也"。无论医学发展到何种程度,医疗手段多么先进;无论人们如何强身健体、加强合理的营养等等,也只能是延缓衰老、死亡的到来,而不可能从根本上改变死亡的必然趋势。正如古罗马时期的哲学家卢克莱修在一首诗中写道的:"一定生命的一定终点,永远在等着每个人,死是不能避免的,我们必须去和它会面。"死亡也可以转化为生存。这不仅体现在临床医疗实践中,通过高超的医疗技术和先进医疗手段,可能使处于临床死亡阶段的病人起死回生;而且从生物进化的角度看,生命物质正是由无生命物质经过漫长的演变过程进化、转变而来。

三、死亡原理的医学运用

(一)安乐死是一种理性的选择

安乐死和自杀有着本质的区别。安乐死是不治且极度痛苦的病人的自愿的、理智的选择;虽然自杀也是自愿的,但自杀是一种疾病,是在精神错乱状态下的社会病态、道德病态和精神疾患。

有人认为,当病人面临以下三个情况同在时,安乐死就是最佳选择:第一,病患不治;第二,走向死亡的过程极度痛苦;第三,病人无法忍受或不愿意忍受。

(二)襄助合法安乐死是医学的责任

从苏格拉底开始,安乐死这个问题就开始了无休无止的争论。在各种反对意见的背后,传递的是同一个眼神:安乐死是一种变相杀人。一些发达国家经历了很长的时间才进入安乐死立法程序甚至已经立法还时有反复。大多数国家包括我国,虽已为这种异常演进的准生命的处置苦恼得太久太久,但迟迟难以进入立法程序。原因之一是因为,人们长期以来对生命现象的特殊性和复杂性认识不足,将生命和准生命混为一谈。这就出现了满怀爱心的人们,一面在讨论安乐死的实施是否可以,可以如何,不可以又如何;一面目睹着一个又一个病人在病魔的折磨之下求生无望求死不能。在准生命理论看来,"安乐死"实施的必要条件是:病程无法逆转,生命质量属性低劣,价值属性消弭,神圣属性无所附丽,成为异常演进的准生命或灾难生命。在不触犯法律的前提下,安乐死实施对象有两种类型:类型Ⅰ是异常演进的准生命——在不可逆疾病状态下的、永远不会再有价值属性的、痛苦的生命现象,如脑死亡和"植物状态"。类型Ⅱ是灾难生命——因疾病的折磨,生命成为一种无法忍受的过程,如癌症晚期病人。于类型Ⅰ而言,安乐死不是杀人手段,而是载渡异常演进的准生命至极乐彼岸的"慈航";于类型Ⅱ而言,安乐死是一种人权,是对灾难生命的一种解脱。

(三)干预死亡需要慎重

医学干预死亡有如下四种形式:

第一种是通过医疗保健措施推迟正常死亡的到来,达到延年益寿的目的。医学已经可以一定程度地满足人们延年益寿的愿望,这一点,全球特别是发达国家不断增高的人均年龄和老龄化现象日趋严重就可以证明。

第二种是通过临床医学的方法,救治病患,抢救生命,延缓死亡进展过程。除了骤然发生的如心肌梗塞等疾病外,死亡是一个逐渐发生的过程而不是瞬时、整体地完成的。一般而言,在死亡的过程中,首先是心肺的功能丧失,某些重要脏器的衰竭,使机体的代谢不能正常进行,人体的各个系统不能正常发挥其功能,人体的细胞因不能摄氧和汲取养分而逐渐死亡。整个机体稳态解体崩溃,死亡降临。在这个过程中,医学可以根据不同情况,采取不同措施,对死亡的进程进行干预,阻抗或延缓这个过程,如车祸重创的病人,经抢救可挽救生命。

第三种是通过实施安乐死,缩短痛苦的死亡时间。目前最需要的是,第一,深入进行理论研究。二十多年来,我国人文医学界在安乐死的理论研究方面做了大量的理论研究,全社会对这个问题的认识水平提高了。但是,这个研究过程没有结束,还有一些问题需要深入研究,如"准生命理论"。这些理论的研究成果,可以为安乐死进入立法程序提供有力的基础。第二,慎重地进入立法程序。目前宜开始安乐死立法的前期工作,为正式进入立法程序作好积极的准备。第三,严谨地进行规范管理。可以对立法后的安乐死管理进行理论研究,甚至可以建立管理模型予以模拟,研究在实施过程中可能会出现的问题及其对策。

第四种是复制生命,无限推延死亡时间。医学的进步的确挽救了许多生命,确实创造了许多奇迹。现代医学技术的发展,又使人类永世不死的愿望插上了科学的翅膀。法国著名科学家让·罗斯唐认为,无性生殖可以使一个人的复制品永远不断,从某重意义上说,一个人将永世不会死。克隆技术的不断发展,克隆人的个体在技术上已不再是幻想了。人类是否可以永不踏上不归之路,抗拒已经到来的死亡?死亡是可以无限推延的过程?机体的死亡最终是一个自然的而不可人为逆转的过程。对于正常的衰老—死亡的过程而言,医学以其技能抗拒死亡,不仅是违背自然规律的,是一种以科学反科学的行为,而且必然会带来一系列伦理、社会问题。医学可以以延长寿命为目的,但不可以以阻挡死亡为目标,死亡是人的生命必然的结局,企图逆转死亡的自然过程是不明智的。

第七章　生命现象范畴

人的生命的存在,是蕴含着矛盾的存在。生命的矛盾构成了生命的本质,推动人的生命运动的进程。生命辩证范畴凝聚着生命的本质内涵。对之进行分析和把握,有助于更深刻地认识生命的真谛。

第一节　意识与潜意识

一、意识和潜意识研究的两座高峰

(一)佛学"九识"

萦绕着东方迷人的哲学意蕴的第一座高峰,是佛教对意识和潜意识的研究。在佛教的理论体系中,意识是一个多层结构的精神大厦,由眼识、耳识、鼻识、舌识、身识、意识、末那识、阿赖耶识、阿摩罗识九种形式构成。佛教理论体系中对各种意识形式的研究在深度和广度两个维度方面都达到了相当的水平,远远超越了现代"意识"的内涵,领先世界千年之久。

佛教理论中的"意识",是意识的形式之一,包括四种状态:明了意识、散乱意识、睡眠意识和禅定意识。明了意识涉及思维过程中的感觉、知觉、回忆、联想、情感、意志、分析、综合、归纳、演绎、判断等等多方面的内容。散乱意识涉及艺术思维和模糊逻辑等领域。睡眠意识是梦中意识,漫无主题,自由自在。禅定意识是禅定中的意识或意识中的禅定。

佛教关于意识和潜意识的研究是佛学理论的重要部分,是整个佛学体系的基础。如佛教认为,"末那识"导致"我痴"、"我慢"、"我见"、"我爱"四种惑的生发,为生起烦恼、令人流转于生死之本,所以佛教称之为"染污意"。"阿摩罗识"意译为"清净识"、"无垢识"等,是精神涅槃的境界。

(二)弗洛伊德的"潜意识"

散发着西方理性智慧光彩的第二座高峰,是弗洛伊德的潜意识学说。弗洛伊德的精神大厦由意识、前意识和潜意识三个层次构成。潜意识理论是弗洛伊德学说的精华。潜意识是与文化抵触的原始冲动、本能欲望。这种欲望和冲动与个体所处的社会风俗习惯、道德、法律是相互冲突的,是社会所不能接受的。因此,被压抑到心理的最底层——潜意识领域。

弗洛伊德的潜意识学说是人类思想史上的丰碑。西方学者这样评价弗洛伊德的潜意识理论:哥白尼的太阳中心学说打破了人居住的地球是宇宙中心的妄想,达尔文的进化论使人看到了人类和动物的血缘关系;弗洛伊德的潜意识本我揭示了人性丑恶的一面,再次给自恋的人类以沉重的打击。这是个恰如其分的评价。

高度的哲学思辨是这两种学说在方法论上的共同特征。在这个意识和潜意识研究必经的历史阶段中,积累了重要的、丰富的思想资料。哲学给意识和潜意识研究带来了深邃,但缺乏实证,没有实验的证明经常成为被指责的缘由。对意识和潜意识的研究,不仅需要哲学的睿智,也需要科学的缜密。离开了对人脑的研究,意识和潜意识的研究只能搁浅在前科学的水平上。

二、诸峰并起的理论假说

因为缺乏严格的实验证据,关于意识和潜意识的研究还处于前科学阶段,目前对意识和潜意识研究虽然精彩纷呈但还只是一种理论假说。

(一)"认知心理说"

在西方心理学界占据重要地位的认知心理学认为:意识是人类的一种高水平的心理活动,指个人运用感觉、知觉、思维、记忆等心理活动,对自己内在的身心状态和环境中外在的人、事、物变化的觉知。意识过程包括感觉、知觉经验和正在发生的思维,涉及觉醒、自主行为、注意、内部控制的状态、报告能力、内省和自我意识等。美国认知心理学家戴维斯和丹尼特均持此观点。

(二)"生物现象说"

克里克认为意识首先是一种生物现象,意识活动的过程也是生物活动的过程。在认知神经心理学对意识的解读中,意识是一种生命活动现象,是由神经活动引起,由神经系统实现且是指向内部的主观的觉醒或知觉状态①。我国学者潘菽也认为,意识是一种神经活动,一种反应客观现实情况的高级神经活动,并不是另外的什么。② 生物现象说内在地包含了动物也有意识活动的命题,从而颠覆了意识是人脑特有属性的判断,而这一点也得到了认知心理学派的认同。

(三)"主体整合说"

在本质上,意识是主体对客体一种自觉的整合的认识功能,也是主体对客体一种随意的体验和活动的本能,是人脑最高级、最主要的反映形式,是人意识到的一切心理活动的总和,是主体对客体自觉的认识、体验和意识活动的统一。③

(四)"认识显现说"

在哲学家对意识的界说中,"认识显现说"具有代表性。约翰·洛克在1600年说过,意识就是一个人对自己思想里发生了什么的认识。萨特的现象学研究的核心是意识。萨特认为所谓意识是指意识的显现,是超越自身指向对象(物),直接揭示某物,使之显现为现象。

(五)"觉察反应说"

医学上的意识多侧重于生理机制方面,经常是指清醒程度、是否对外界刺激有觉察反应

---

① Searle J. R. How to Study Consciousness Scientifically(J). Phil Trans R Sos Lond B,1998,335:1935—1942.
② 潘菽:《心理学简札》(下册),北京:人民教育出版社,1984年,第239页。
③ 车文博:《意识与无意识》,沈阳:辽宁人民出版社,1987年,第76页。

的能力、是否具有正常的精神活动状态;主要是作为生命体征的量度、考察或精神活动的状态,如"意识丧失"、"意识障碍"。

三、意识和潜意识研究:活动的大脑对大脑的活动之解读

(一)活动的大脑

意识和潜意识研究是人类对自我能力的挑战。人的机体及其功能表现极为复杂,人类对自身的认识要比对自然界的认识肤浅得多。虽然人类对意识和潜意识的解读中学派纷呈,假说并起,莫衷一是;虽然人类对大脑的这个重要的器官知之甚少,但近代以来的研究,对于以下两点是基本一致的:意识和潜意识的活动以人脑为支撑;意识和潜意识是人脑的一种活动。

人脑是一个超复杂的结构,具有超能量的机能。人脑是人的生命中心,人类意识和潜意识活动策源地。几百万年的进化之功,造就了人脑这一由几百亿神经元组成的复杂的信息网络系统,它强大而脆弱、完美而又不无缺陷、无时不在而又神秘难测。在大脑的掌控下,人类的力量的触角已经深及微观世界,远至浩瀚太空。意识活动不仅建构了意蕴无限的精神世界,还外化成为精美宏大的物质世界。人类的一切伟大的成就,说到底是意识活动的成就。活动的大脑仿佛在一切领域都在顺利挺进,成就斐然。但人类的意识在对人脑和自身的认识过程中,却对大脑的活动之解读,遇到了极大的困难。

人类对意识和潜意识的探索,需要有哲学形而上的深邃,还要有医学形而下的精确,人是否具备解读大脑的活动之能力?目前采用的研究途径和方法是否合适对意识和潜意识的研究?这些问题不是来自哲学不可知论的诘难,而是研究者心底时常升起的疑云。

(二)大脑的活动

意识是大脑为适应生命存在和发展而逐渐成熟起来的精神活动,包括思维活动(认识、判断、推理、决策等)、心理活动(注意、记忆、情感、意志等)和自身管理活动(包括对自身的意识活动和躯体活动的监视、指挥、调节、控制等)。意识对自身精神活动的管理是文化与本性冲突——协调的结果。意识是人脑多区域的功能以及言语、思维、感觉、记忆、意志、需要、情感和肢体多方面属性的整合。意识是人类遗传、社会文化和实践、语言等要素相互作用,有机整合的产物。人类的遗传基因决定人脑的发达程度,是决定意识产生的内部条件。现在的猩猩和猴子不能进化为人类,主要不是因为外在环境或不会劳动等原因,而是它们的基因决定了它们的大脑的发达程度欠缺。语言不仅是意识的载体,还是精神存在的家园;人类文化和社会活动是意识产生的外在条件。劳动在人类及其意识形成过程中有着一定的作用,但只是其中的必要条件之一。

潜意识是彰显生命和人性的原本的精神活动。潜意识的内容,往往是生命自然的倾向,是未加修饰和矫正的本性流露。潜意识试图逃避意识管理和社会规范的修正,经常处于同意识的冲撞之中。潜意识以各种方式影响意识,是人类精神生活和生命的重要表征。

意识与潜意识和生命具有直接同一性,是人类的根本特征和本质属性。生命的存在是意识和潜意识产生的前提,意识和潜意识的存在是生命活动的内核。意识始终伴随着人类生命活动的全过程,永久性的丧失意识意味着生命的丧失。意识对躯体活动的管理(主要是肢体,也包括一部分器官及其活动,如呼吸。植物神经对器官控制中意识的作用是一个需要

深入研究的问题)本身就是生命活动的表征。能否进行有效的躯体管理,是意识是否正常的标志,也是生命的重要体征。解读生命必须解读意识和潜意识,对意识和潜意识的理解,标志和决定着对生命的理解。

意识使人成为人。因为意识和潜意识,人猿相揖别;因为意识和潜意识;人类拥有了无与伦比的文化和精神生活;因为意识和潜意识,人类创造了令人炫目的物质财富;也因为意识和潜意识,人类饱尝其他生命所无法领略的精神痛苦、心理体验。意识和潜意识的状态直接影响人类的健康状态。

人作为意识主体,研究自己的意识和潜意识,是人类对自我本质的哲学认识,是最为深刻的反省和反思。意识和潜意识研究,与主体研究客体不同,这种主体以独特的角色、独特的角度、独特的体验、独特的感受对自身的探索,是一种独特的文化现象,是人类行为最显著的特征——只有人类理解这样做的意义和价值。

第二节　生理与心理

一、生命有机体是生理与心理的辩证统一

作为物质运动高级形式和生物进化最高环节的人,是自然环境与社会环境相互作用的产物,社会劳动以及在此基础上的社会交往,造就了人的躯体和心理,使人成为生物进化最高环节基础上生理与心理的有机统一体。

在生物生理层面上,人具有分子、细胞、组织、器官、个体系统等,由内到外、由宏观到微观的不同层次,而每一层次都具有特定的生物结构及相应结构所决定的特定生理功能;人类的疾病不论根源何在,大多最终要导致生物体的器质性损害。

社会劳动、社会交往促进了类人猿向人的进化,使人在大脑高级神经活动的生理基础上产生了极其复杂的心理意识活动和各种各样的心理需求,形成了丰富多彩的心理、精神的世界,构成了人类最神奇、深邃的生命功能之一。缺乏对人的心理层面的研究,不可能完整、全面地揭示人的生命本质。

生理与心理的统一,使人具备相应的两大防御体系,即生物免疫系统和良性情绪功能;决定了人患病的身心性。目前心身疾病约占患病总类的1/3,发生在各个年龄阶段,涉及多个系统。

人生理与心理的统一,即身与心、形与神的统一,历来是哲学与医学共同关注的课题。德国精神病学家希罗斯于1818年首先提出"心身的"(Psychosomatic)概念。1922年,蒂尔茨克建立了"心身医学"。中国传统医学中的"形神合一论"是中医心身思想的集中体现,是对躯体与精神、生理与心理关系准确而精辟的概括。医学巨著《内经·灵枢·天年》中"血气已和,荣卫已通,五藏已成,神气舍心,魂魄毕具,乃成为人"的论述,从人生命生成的角度把人的生理与心理现象看成是不可分割的统一体。"形神合一"的心身观贯穿于中医学的生理、病理、诊断、治疗、预防等各个方面。

二、生理与心理相互作用原理

(一)生理对心理的基础制约作用

第一,人脑神经生理活动是心理产生的物质基础。在人的生理与心理辩证统一的关系中,生理活动是心理过程的物质载体和基础。人脑是心理的物质器官,心理是人脑的机能和属性,人极为复杂、精细的心理过程依赖于大脑,建立在高度发展、完善的人脑神经系统条件反射活动的基础上。现代脑科学证明:人脑是由约1 000亿个神经细胞组成,其细胞体多数分布于大脑皮层之中,神经网络具有等级式结构。人最简单的分析、综合与调节行为的功能由脊髓、延髓、中脑、间脑等中枢神经的低级部分执行,而复杂的信息整合的意识活动则由大脑完成。意识心理通过人脑的神经反射活动实现,而反射活动又是以第一、第二信号系统的刺激为前提的。所谓第一信号系统,指引起神经反射活动的刺激是具体实物,它为一切动物所共有;所谓第二信号系统,则是指引起神经反射活动的刺激为语言、文字,它是人所特有。当外界因素作用于人的感官时,所引起的各种刺激沿神经纤维传送到大脑皮层各个相应的区域,经过信息整合构成复杂的心理意识活动并支配人们产生一定的行为表现。随着科学的发展,现代高级神经生理学对心理活动生理机制的了解,已从反射过程的黑箱研究方法深入到大脑内部神经细胞的水平,进一步揭示了:大脑通过传递生物电、处理信息流实现心理意识活动的微观生理机制,表明了人的心理、精神过程是其中枢神经系统生理活动的功能表现,脱离了人脑神经系统的生理过程,不可能产生人的意识和心理;而人脑生理机能出现异常或躯体器官的生理疾病,都会在精神、心理上留下痕迹,出现相应的异常,如癌症、冠心病、哮喘、糖尿病人以及慢性疼痛超过两年者,常会导致严重的抑郁症,这已被当代脑科学和临床医学实践所证实。

第二,整体生理状态通过神经生理调节影响人的心理状态。人的心理对生理过程的依赖性,不仅体现在与人脑神经系统的生理反射活动密切相关,而且还表现在其与人整个躯体的生理状态紧密相联。躯体生理活动不仅通过为神经系统的发育和活动提供营养等物质支持来保证心理意识活动的正常进行,而且躯体内部的许多"非神经器官"如心、肺、肠等,除自身系统的功能外,还具有某些神经性的功能。例如,肺脏除主管气体交换外,还可产生调节全身整体功能的数十种酶。其中像心钠素等物质,甚至可以通过直接或间接地干预人的神经状态,影响其心理意识活动。

(二)心理对生理的能动反馈作用

1. 心理对生理过程的控制和调节

人的心理活动受认知过程和个性特征的制约,通过情绪影响人的神经、呼吸、循环、消化、外部腺体(汗腺、泪腺)和内分泌腺(肾上腺素、胰岛素)等。神经心理学认为,各种应激源刺激人的感官产生的应激紧张状态,可以引起神经冲动,并沿着脑干的感觉通路首先传导到丘脑和网状结构;接着,传达到调节神经、内分泌、情绪反应的下丘脑和边缘系统,以及负责认识、运动的皮层区等相应的调节机体生理、心理机能的脑区;最后,通过各脑区之间的神经联系,使个体做出整合性的反应。另外,美国生理学家坎农的生物稳态学说指出,植物神经所控制的各种生理现象如血液循环、腺体分泌、呼吸代谢、肌肉运动等生物功能,都受情绪等心理变化所左右。心理紧张情绪通过刺激下丘脑的兴奋,使肾上腺髓质系统活动增加,释放肾上腺素与去甲肾上腺素,使机体血流增强,表现为心律加快、心输出量和血压增高;胃液分泌减少,胃肠蠕动减慢;同时还伴有出汗、呼吸加快、手脚发凉等现象。这些都是机体通过情绪等心理因素为适应外界刺激,调节控制机体生理变化的表现。

2. 心理对躯体健康的致病与治病

人的精神、心理对躯体的反馈,具有致病与治病的双重作用。现实生活中,培养坚定的理想信念、坚强的意志,不断充实自己的精神世界,保持宽阔的襟怀、豁达乐观的心态、积极愉快的情绪,有效地处理各种意外情境,在紧张场合很快恢复心理平衡,对保持、促进躯体健康是一剂良药和一道健康心理防线,它能促使机体免疫机制活跃旺盛,减少生病机会,达到"精神免疫"。而心理精神状态失常、失衡,则会反馈引发各种躯体疾病。医学心理学认为,当机体处于痛苦、焦虑、不愉快、愤怒、压抑、烦恼、悲愤、沮丧、不满、敌对、挫折感等负性情绪时,会造成体内抗体、干扰素生成减少,吞噬细胞作用和免疫细胞识别功能削弱,抗病能力下降,肌肉收缩、痉挛而导致偏头痛、躯体肌肉酸痛等。最先卷入情绪"漩涡"的器官是心血管系统,不良情绪是高血压、心绞痛、心肌梗塞、消化性溃疡的重要病因或诱因。气质类型不同者存在不同的疾病倾向,多血质者易患高血压、冠心病、高血脂、高血糖等疾病;抑郁质易患神经衰弱、内脏下垂、哮喘、溃疡病、便秘、心动过速等疾病;胆汁质者易患骨关节病等。性格特点既是许多疾病的发病基础,又是疾病演变的动因。美国医学家认为,A型性格的人喜欢赶时间、没耐心、不安于现状,有很强的竞争意识和攻击性等,其冠心病发病、复发、致死率均比正常人高出2—4倍;C型性格的人过分合作、顺从社会、回避冲突、压抑自我情绪等,其宫颈癌、胃癌、食道癌、肝癌和恶性黑色素瘤发生率比其他人高3倍左右。另外,某种人格特质可能导致激素的增加和唤醒水平的升高,如持续时间较长,同样招致躯体疾病的产生。

3. 心理对生理过程的干预受机体内外环境的影响

由于人的生理与心理、机体与环境是个统一体,所以心理对躯体生理过程的反馈离不开机体内外环境中各种应激源的影响。其内环境应激源包括:激素分泌失调、遗传因素、个性特征、易感性、耐受性等;而外环境应激源则涉及生物、机械、物理、化学、社会等多个方面,包括:温度、颜色、声音、电磁辐射、细菌、病毒、化学物质以及遭遇不幸、事业挫败、经济困难、语言伤害等等。

三、生理与心理相互作用原理的实践意义

生理与心理相互作用原理,要求医护人员坚持系统的整体医学观,把人看成是在自然、社会环境影响下的生理与心理统一体。在医学科研中,坚持生理和心理相互作用的观点,对揭示人的生命本质有着重要意义;在临床工作中,坚持生理和心理相互作用的观点,关注心理与生理的联系及对躯体致病与治病的双向反馈,关注心理精神因素对人躯体健康的影响,重视心理治疗在医疗中的作用,避免医疗活动见物不见人的倾向,有效地进行身心治疗与护理,使新的整体医学模式得到真正的贯彻和实施。

生理与心理相互作用原理,揭示了影响身心健康的环境因素,要求医护人员一方面从优化环境入手,正确发挥环境因素的心理治疗作用,避免对服务对象的医源性心理伤害;另一方面,从优化病人的心理素质入手,提高他们对不良环境的心理适应力。

第三节 结构与功能

一、人体结构与功能的概念

包括人在内的一切事物,都是具有一定结构和功能的矛盾系统。人体结构是指人体系统内部不同层次的诸要素在一定环境影响下,按照特定有序的排列顺序相互作用的组合方式,是关于系统的内部描述。人体的功能则是指人体系统与环境相互作用时所表现出的反应、适应能力及其作用、功效等,反映了人体系统与环境之间相互制约的关系,是关于系统的外部描述。

人体结构与功能的基本特征是:整体性,即由机体内部诸要素构成的人体结构不是各部分机械相加的结果,而是普遍联系的统一整体,从而使其整体功能大于(结构有序合理)或小于(结构无序不合理)而不会等于各部分功能之和;有序性,即机体诸要素和部分并非杂乱无章地堆积,而是按照一定的规则、规律的有机组合,这也是系统整体性的内在根据和功能优化的基础;层次性,即人体结构的层次具有纵横双向、由小到大的多层次性,并决定了各层次的相应功能:要素自身的独立功能、诸要素结合的复合功能和整体结构的整体功能等。

人体具有多层次性的结构及相应功能,在纵向上,分为生物大分子、细胞、组织、器官、功能系统、有机整体等若干个层次;在横向上,每一个层次又有若干个不同的类型。例如,在器官水平上,有心脏、肝脏、脾脏、肺脏、肾脏等等;在功能系统水平上,有呼吸系统、循环系统、运动系统、泌尿系统、内分泌系统、神经系统等等;各个层次、各种类型的要素之间,在有序排列组合中相互联系,形成了人生命有机体特定的精细、复杂的结构和功能。

二、结构与功能的辩证关系

生物的进化塑造了机体结构与功能的对立统一关系。二者的对立表现在内涵的相互区别和稳定性方面的差异。人体结构相对稳定,而功能则在环境因素作用下具有活跃、易变性。结构与功能的统一表现在二者相互联系的不可分割性。一定的结构总对应着一定的功能,结构是功能的物质基础,功能是结构的运动表现;人体结构与功能之间的联系是动态的,二者总是处于不断的相互作用之中。

首先,结构是矛盾的主要方面,结构决定功能,有什么结构就相应产生什么功能。例如,人体红细胞在结构上呈双凹圆盘形,表面积较大,其中的血红蛋白含有 Fe^{2+},可与 O_2 结合,这种结构决定其具有运送氧的功能;心脏形态结构的中空性、内有瓣膜,使其具有储血、收缩、舒张、控制血流方向的射血、灌血功能,加上自律性高的传导系统的存在,可保证机体在不受外界影响的情况下,不间断地把血液供应全身;肺脏的肺泡表面有大量表面活性物质,肺泡间分布着大量的毛细血管网,以保证肺泡的膨胀,并能进行气体交换,从而使肺脏成为人体进行内外气体交换的场所。如果机体结构变化了,其功能也必然发生变化。在疾病演变过程中,常常因机体结构发生病理改变,而导致了脏器功能的异常。例如,由风湿、畸形、结缔组织病、冠状动脉粥样硬化症、病毒性心肌炎等疾病对心脏器官侵蚀,造成的心脏瓣膜损伤、心肌肥大、坏死等病理结构的改变,必然影响心脏的射血和灌血机能,导致心脏功能异常。

用结构决定功能的观点剖析20世纪70年代末以来出现的诸如远距离改变物体分子结构、拨云露月、透视人体等"人体特异功能"现象，我们可以认识到：尽管人类对人体结构与功能的奥秘并未全部揭晓，但特异的功能以特异的形态结构为基础，则是不容置疑的，而目前有关人体特异结构的证据并未发现，故相应的特异功能只是一种缺乏科学根据的猜测而已。

其次，事物系统的功能不仅仅由其结构所决定，它在适应自身结构的基础上，又具有相对的独立性并对结构产生能动的反作用。功能的相对独立性在于：它与结构不完全是一一的对应关系，而常常存在着"多一对应"的"异构同功"和"一多对应"的"同构异功"现象，这与其相互联系作用的环境因素不同有关。例如，机体蛋白质在参与合成、分解代谢的过程时，有酶促作用；在参与器官构成时，有塑造功能；在参与机体抗病过程时，则有免疫能力。"适者生存"是生物生存的法则，当环境因素发生变化或机体某器官功能出现异常时，机体为满足生存需要会最大限度地发挥其功能作用，从而造成机体原有功能的增强或改变，而功能的变化可反馈于机体结构，最终引起结构的相应变化，这是人体功能对结构反作用的表现。如经常进行体育运动，造成机体组织机能增强，可使肌纤维增粗，肌肉发达；机体甲状腺机能低下时，可反射性地促进垂体分泌促甲状腺素加以补偿，并相应造成甲状腺组织的增生、肿大等等。而功能对结构反作用的性质，可表现为促进结构的进化、完善、发达，如长期的形体锻炼使躯体更健美，反复的思维训练促进大脑的进化等；也可推进结构的退化，如长期卧床的病人，因肢体缺乏活动、运动功能减弱，久而久之会造成肢体肌肉的萎缩等。

三、结构与功能辩证关系的临床意义

结构与功能的辩证统一关系，要求医护人员在制定、实施医疗护理措施时，应从病人机体的结构和功能两方面入手，帮助病人康复。

1. 从功能入手，将预防保健工作放在首位，通过健康保健知识的宣教和指导，最大限度地提高社会人群的生理机能和健康水平，以防止机体由生理向病理结构的转变。同时，采取积极、有效的措施，改善病人机体整体和局部的功能，促使病人机体结构由病理状态向生理状态的转化，促进疾病的康复。

2. 从结构入手，对病人机体的病理改变，尤其是较严重的病理改变，运用有效的药物、手术等手段，通过改变机体结构来改善其功能，达到治愈疾病的目的。目前临床中应用的方法主要有：第一，以优化结构获得最佳功能的结构优化改造法。如取病人自体血管在其冠状动脉狭窄处远端之间"架桥"，形成新的供血结构的心脏冠状动脉搭桥术等；第二，用金属合金、高分子材料、生物材料等人工替代材料制成人工骨、人工关节、人工心脏瓣膜等，对先天或后天引起的相应组织器官缺损进行替代修补、模拟功能的结构模拟再造法、功能模拟仿生法等。

第四节 同化与异化

一、同化与异化是人类生命代谢中的基本矛盾

同化与异化是生命有机体新陈代谢过程中的一对基本矛盾，是生命产生、存在、发展的内在根据和动力。同化，是指机体将外界环境中摄取的糖、脂肪、蛋白质等营养物质通过消

化系统吸收合成糖元、脂肪、氨基酸等自身的结构成分,并储存能量物质的过程;异化,则指机体把自身内部的能量贮备物质和组织成分进行分解氧化,并释放能量供机体利用的过程。同化与异化矛盾的存在是生命存在的标志,一旦这对矛盾统一体破裂、分离,人就会因物质能量供应途径的丧失而导致死亡。

二、同化与异化的辩证关系

同化与异化作为矛盾的两个方面,既相反又相成,既对立又统一。其对立在于:二者在生命新陈代谢的过程中,方向相反、性质上相互区别。同化过程是机体合成自身物质,肯定自身的存在,属于合成代谢过程;而异化过程则是分解自身物质,并将其分解产物排出体外,否定自身的存在,属于分解代谢过程。

二者的统一则在于它们的相互依存、相互渗透和相互转化。同化与异化相互依存不可分。在物质代谢过程中,同化为异化提供物质来源,而异化又同化提供能量来源,二者相互联系、互为存在的前提。例如,衰老的红细胞在脾脏被破坏后,其中血红蛋白分解出的铁又被用来合成新的血红蛋白,以便红细胞的更新。同化与异化相互包含、相互渗透,彼此之间没有截然的界限,同化作为合成代谢,其中包含着许多异化的分解代谢反应;而异化作为分解代谢,其中也包含着许多同化的合成反应。例如,肌糖元酵解为乳酸是一种分解代谢,但渗透其中的二磷酸果糖、二磷酸甘油醛等磷酸酯的合成,是其酵解过程不可缺少的步骤;而机体将食物中的糖类如淀粉转化为肝糖原或肌糖原是一种同化合成反应,但由于小肠仅能对单糖吸收,而淀粉属于多糖,因此机体摄入的淀粉,必须在α-淀粉酶的作用下,被水解为麦芽糖,又在肠粘膜上皮细胞刷状缘上的麦芽糖酶的作用下,进一步水解为葡萄糖才能被吸收、合成糖原。其中,淀粉的水解反应是其糖类合成代谢过程的必经环节。同化与异化在一定条件下相互转化。比如,机体在糖的异化过程中,产生的α-酮戊二酸可以合成氨基酸,并进一步合成蛋白质,使异化转化为同化;而脂肪、蛋白质通过异生合成肝糖元,为机体提供能量的基础上,分解、释放能量,又使同化转化为异化。正是由于机体内部同化与异化的不断相互转化,才使得物质的新陈代谢成为一个完整的过程,并由此引起人体生命活动的存在和发展。

同化与异化在人体生命运动发展的不同阶段,其矛盾双方的地位、作用不尽相同。儿童期,机体同化作用居主导地位,以保证机体发育和功能的完善;在成人期,同化与异化处于相对平衡之中,以保持形态和功能的稳定;而到了老年期,机体的同化作用将逐渐减弱、异化作用渐渐增强,使人体呈现出衰老和器官功能减退的发展趋势。

三、同化与异化辩证关系的临床意义

在临床实践中,了解和认识人体生命过程中同化与异化辩证关系的根本目的在于,通过对病人和社会人群的精心治疗和护理,以维护机体正常的新陈代谢功能。对病人而言,除必要的药物、手术、仪器治疗之外,不能忽视其饮食结构造成机体新陈代谢失衡对疾病的影响,针对不同的疾病进行相应的饮食指导,对促进疾病康复至关重要;对健康人群来说,针对现代社会摄入大大超过消耗的饮食方式,加强健康生活方式的宣教,改变其不科学的饮食习惯,对维持人体新陈代谢的动态平衡,保持机体健康同样不可或缺。

第五节　遗传与变异

一、遗传与变异是人类进化生物学机制中的基本矛盾

矛盾是事物发展的动力和源泉，事物之所以必然经历产生、发展、灭亡的过程，其根源就在于事物内部。除包含肯定自身的因素外，还包含着对立的、否定自身存在的因素，而后者常常是预示事物前途的新事物的萌芽。如果事物没有存在差别的、不均衡的对立面，就不会有要素之间的相互作用，也不会有事物产生、发展和灭亡的运动、演变过程。在生物学机制中，决定人类进化发展基本矛盾中的两个对立的因素即遗传与变异。遗传是生物体内部蕴含的维持自身性状存在的因素，其作用是促使原有物种的代代繁殖和延续；变异是生物体内部蕴含的否定、改变自身性状的因素，其作用是促使原有物种的进化、发展和新物种的产生。现代分子生物学研究认为，决定物种性状的根本因素是基因（DNA有机分子上的各个片断），特定的基因通过形成相应的酶来催化代谢反应，并由此决定相关的性状。遗传物质——基因既能决定、保持物种性状的代代延续，又能通过变异改变原有物种的性状来适应环境变化的需要，然后再通过遗传将变异的成果巩固下来。可见，生物体基因本身既具有保留父代性状的遗传性质，又内含着通过基因突变、促使子代性状发生变异以适应环境变化的性质。

二、遗传与变异的辩证关系

（一）遗传与变异相互对立

遗传与变异两者在对生物性状的作用上，具有保留与改变、静态与动态的相反性质。遗传是生物性状的保留，是生物进化中相对静止、稳定的状态；变异是生物性状的改变，是生物进化中运动、变更的状态。就总体而言，事物的运动变化是无条件的、绝对的，静止、稳定是相对的，因而随外界环境的变化，物种的变异、生物的进化应具有绝对性，遗传则是相对的、有条件的。

（二）遗传与变异相互统一

遗传与变异既相反相成，相互依存、互为存在的条件，又相互作用共存在于生物进化的整个过程之中，发挥着同等重要的作用。其中，遗传是过去生物物种变异的结果，又为以后的物种变异奠定基础；而变异不是对原有物种性状的简单全盘抛弃，而是在遗传、继承原有物种性状基础和前提下的变异，变异的内容仅仅是针对原有物种性状中不适应环境的方面和因素，而对其生存还具有合理性的因素则予以了保留，从而使变异物种与原遗传的旧物种之间有着内在的联系。没有遗传，变异的成果不能巩固、保存，变异将失去意义；而没有变异，物种永远静止、固定不变，生物的进化发展无从谈起，也并非遗传的应有之义。

遗传与变异在生物进化过程中的地位总是不平衡的，有主次之分，而物种的存在状态是由占主导地位的矛盾方面所决定的。当遗传方面居于主导地位时，生物体保持原有的性状不变，此物种将代代延续；而当变异的方面居于主导地位时，特定生物体的性状将发生改变，出现新旧物种的更替。一般说来，遗传与变异双方的主次地位不是一成不变的，二者通过动态的相互联系、相互作用，在一定条件下可以相互转化，遗传—变异—遗传的不断交替进行，由此推动着生物物种的进化和发展。

三、遗传、变异、环境与疾病

(一)遗传、变异与环境

就生物进化而言,遗传与变异这对矛盾的相互联系、相互作用和相互转化都离不开环境因素的作用。适者生存、自然淘汰,任何物种的遗传基因以及由此决定的生物性状都要接受自然环境的选择。而环境选择保留或淘汰的标准仅仅在于:此物种的基因是否有利于生殖、繁衍。如果物种遗传物质中基因编码所决定的性状特征在当前环境中不利于其物种的生存和繁衍,将通过基因的变异,被淘汰、消失,代之以适应环境需要的新的基因、新的性状、新的物种。一个物种的基因以及由此所产生的相应的生物性状为何如此?以及物种的进一步进化发展将遗传保留、变异淘汰哪些基因和相关的生物性状,都可以从环境因素中找到端倪。

为此,我们可以说:遗传性基因造成的疾病易感人群,对人类健康、疾病发生的作用固然重要,但绝不是唯一的决定因素,还与外界环境的诱导密切相关,基因与基因表现之间的差异就是最好的证明,那种"基因决定论"观点的片面性在于,过分夸大了基因本身的作用,忽视、否认了环境因素对基因的制约和影响。

(二)遗传、变异与疾病

疾病与基因的遗传和变异有关。就基因遗传方面来看,现代医学揭示了:在人类数以万计的各种疾病中,真正与遗传无关的疾病数量很少,大多数疾病与人类或个体的遗传因素存在着程度不同的联系,迄今为止,已发现了数千种单基因遗传疾病。遗传基因与疾病的联系从人类群体的角度看,也是环境筛选的结果。自然环境选择不指向健康、疾病和衰老,而只针对生存、繁殖,它很难清除有害的隐形基因,淘汰的仅仅是不利于生殖的基因及其相关性状,而与是否患病无关;相反,某些患病基因由于适应当时环境的生存和繁殖,仍会得到长久的保留和扩散。例如,镰状细胞基因及其相关性状,虽然可以使人患镰刀状贫血病,但这类个体对疟疾的抵抗能力较强;胆固醇在血管壁上的沉积,反映了灾荒、饥饿等恶劣生活环境下耐饥饿型基因对促进人类生存的作用,只是随着环境变化、人类生活方式的改变和食物的充足、过剩,使机体来不及改变相应的基因以适应新的饮食结构,从而才造成糖尿病、高血压、心脑血管疾病等一系列现代文明病的发生。

就基因变异方面而言,个体受内外环境的相互作用,尤其是环境污染对机体的刺激及机体的易感性、敏感性因素的影响,促使其遗传基因发生变异同样会引发疾病,这也已被现代医学研究所证实。例如,孕妇接触放射性、化学性有毒物品或服用某些药物,可引起胎儿染色体的变异、畸形;各种不良环境因素与个体的易感性结合,可导致机体细胞染色体的突变,引发癌症等疾病。

第六节 动态与稳态

一、生命有机体动态和稳态的概念和形式

(一)生命有机体动态和稳态的概念

任何事物的存在,都是静态与动态的辩证统一,人的生命有机体亦然。动态是生命有机体的本质表现,是人体内环境诸因素之间、机体与外环境之间相互联系的一般状态;稳态是

生命有机体运动的一种形式,是人体内环境诸因素之间、机体与外环境之间相互联系的特殊状态。19世纪法国著名生理学家贝尔纳认为,内环境的恒定是自由和独立的生命赖以维持的条件。1926年,坎农首先提出"内稳态"一词。坎农解释说,内稳态并没有某物是稳定的、不变的和停滞不动的意思,而是指一种条件——一种可能是变化的但又相对恒定的条件。

(二)生命有机体动态和稳态的形式

机体动态表现方式包括自然、社会、心理等多种运动变化形式。

(1)机体的自然运动形式。人体的生命运动是自然界的高级运动形式,它集自然界机械的、物理的、化学的等各种运动形式于一身,是各种自然运动形式的统一体。人体中的机械运动是大量存在的。呼吸中膈肌肋间肌的交替运动,血液循环中心肌的收缩和舒张,消化中胃肠的蠕动,肢体活动中骨骼肌的牵拉,如此等等,都是机械运动。将人体视为机器是不对的,但人体内不能没有机械运动。物理运动中的声、光、电、磁、热等运动形式在人体内也普遍存在着。一切器官、细胞和生命活动都伴随着电现象。如今,通过脑电、心电、肌电、胃电、子宫电、视网膜电等的检测来协助诊断疾病的方法,已经在临床上广泛使用。有电就有磁。地磁、太阳磁可以通过人体的生物磁场而影响机体的功能和代谢。人体内发生的各种声音如心音、呼吸音、肠鸣音等,对它们的测定,在临床疾病诊断中发挥着重要作用。人体内的生物化学反应是生命活动的基础。代谢的每一过程都包含着复杂的化学反应。所以研究人体内的化学运动,对于揭示生命的本质、病理本质及其生物学表现的机理,都具有重大意义。

(2)机体的社会、心理活动形式。人的生命运动与其他事物的运动本质的区别,是除了自然运动形式以外,还有更重要的活动形式,即社会活动和心理活动。人是社会的人,人的社会属性是人的本质属性,社会活动是人的生命的基本表现形式。人的心理活动是人特有的活动形式,是人区别于其他动物的特征。人的心理活动与人的其他运动形式密切联系,相互影响,共同作用于人的内环境,对人的健康状态有着极其重要的意义。

二、生命有机体动态和稳态的关系

生命的动态过程是无条件的。生命体是个开放的系统,自身的运动、与外环境的物质交换一刻不停。离开这种运动状态,就没有生命可言。稳态是动态的一种特殊形式,稳态是相对的、有条件的,是通过动态来实现的。

动态和稳态是相互包含的:稳态之中存在着动态的因素,动态之中存在着稳态的成分。无论是机体的动态还是机体的稳态都不是单一的、固定的状态。没有脱离动态的稳态,也没有脱离稳态的动态。稳态或者是动态仅仅是指它们在生命运动中以何种形式表现而已。

动态和稳态是相互转化的:当具备了一定的条件,动态和稳态的地位会发生转化。当稳态系统中增加或减少某一因素,或者是改变某一因素的强度,达到一定值的时候,就可能破坏原来的状态,转化为动态。

机体的平衡因素和不平衡因素相互作用促成了机体动态和稳态的相互转化。正是由于兴奋和抑制、收缩和舒张的矛盾运动或不平衡,才形成了心脏的跳动,而动脉和静脉各部分血压的不平衡才形成了毛细血管的有效滤过压,从而使物质交换得以进行。生命活动中各种运动过程处于不平衡的变化之中,才能相互调节,从而构成了整体的、有条件的动态平衡。所以,坎农指出,适度的不平衡是维持机体真正平衡的必要条件。机体中许多这样的平衡和不平衡的相互作用,贯穿着生命过程的整体,生命过程就是这样一个动态—稳态—动态,对立统一的、延续不断的发展过程。

近代科学史上,在动态与稳态的关系上,曾经产生过两种不正确的观点,一种认为只有稳态才是正常状态,而动态则意味着紊乱,是暂时的、不正常的状态;另一种则认为机体总是处于绝对的动态过程中,稳态是不正常的状态。这实际上是不理解动态和稳态的对立统一的辩证关系,将两者割裂开来,而不是看成一个不可分割的统一过程。

三、动态与稳态辩证关系的临床意义

(一)机体稳态的数量范围是临床诊断疾病的依据

生理状态包含着一系列维持其性质、状态稳定的生理生化的数量界限和范围。例如,人体血液中葡萄糖 3.9~6.1mmol/L(65~110mg/dl)之间,尿素氮 3.6~14.2 mmol/L(5~20mg/dl)之间,血 pH 值 7.35~7.45 之间,总胆固醇 2.84~5.68mmol/L(110~220mg/dl)之间等等。另外,不同的疾病也有相应的保持其疾病状态的数值范围。如正常的心率是 60~100 次/分,小于 60 次/分为心动过缓,超过 100 次/分则为心动过速;胰腺炎与胆石症的血清淀粉酶测定,前者超过 500 单位,后者则在 500 单位以下。为此,了解、掌握保持机体各种生理、病理状态不变的数值范围和限度,有助于人们正确地认识诊断疾病。

(二)生命运动的绝对性决定了临床诊治的动态性原则

生命在于运动,动态是生命得以存在、发展的必要条件和本质,人的生理与病理过程都是如此。所以,对疾病的诊断与治疗,只有着眼于疾病的发展和演变,根据病情的变化随时修改、调整诊断与治疗的方案,才有助于提高医疗服务质量。

(三)机体动态与稳态的统一决定了临床治疗的动静结合原则

由于机体的稳态、平衡状态要通过其内部诸要素的动态相互作用实现,因此对疾病的治疗,应坚持"动"为主导、动静结合、量力而行、循序渐进、长期坚持的原则,调动机体自身的抗病能力,促进机体恢复生理的动态平衡。例如,对风湿性心脏病的治疗,风湿活动期应适当卧床休息静养、控制感染、预防并发症,以帮助机体战胜疾病;而在非活动期,对全身和心脏代偿功能尚好的病人,应指导他们进行适当的活动,以改善心脏功能状况,提高疗效。

第七节 整体与局部

一、人体整体与局部的概念

人的生命体是整体与局部的统一。人的生命体不论是整体还是部分,都必然包括机体在空间上的延伸和时间上的持续。人的整体是指,由人生命体内诸多在一定空间、时间中相互联系、相互作用的要素有机结合而成的动态统一体、过程集合体,即人从生到死纵横双向的历史全过程。人体的局部则是指,生命有机体在空间不同层次上的要素、部分,以及在时间上生命发展全过程中的各个时期、阶段。

二、整体与局部的辩证关系

(一)整体与局部相互联系、不可分割

整体在结构上离不开局部,由局部组成,整体的性质、功能需通过各局部功能的协作才

能实现。在空间结构方面，人生命的有机整体由人体生物分子、细胞、组织、器官、系统等若干不同层次的局部所构成；同时，人处于社会之中，具有心理、意识和精神属性。所以，人生命有机整体与局部的联系不仅体现在生物学方面，而且还体现在生物、心理和社会三方面属性相互联系、相互作用所构成的整体之中。在时间结构方面，人体生命运动过程必然经历的婴幼儿期、青少年期、中年期、老年期等各个不同的生理阶段，都是完成人整个生命过程、构成生命过程集合体不可缺少的组成部分。如果离开构成人体各个部分和生命发展各个阶段的局部，人生命的有机整体既不能存在，更谈不上发展。

在性质和功能方面，人体生命活动在空间、时间上显现出的整体机能，是许多局部器官协调活动的结果。例如，通过消化器官对食物营养的摄入、吸收；肺脏的气体交换；血液循环系统对营养物质和氧气的全身运送以及代谢物经肾脏的过滤、排出；免疫系统对外界致病因子的抵御；感觉器官将接受信息向大脑的传送；运动系统对大脑指令的接收和执行等等一系列的协同作用，共同完成人体新陈代谢的整体功能。

局部离不开整体，其性质、功能在整体中才能显现。德国哲学家黑格尔指出："不应当把动物的四肢和各种器官只看作动物的各个部分，因为四肢和各种器官只有在它们的统一体中才是四肢和各种器官，它们绝不是和它们的统一体毫无关系的。四肢和各种器官只是在解剖学家的手下才变成单纯的部分，但这个解剖学家这时所处理的已不是活的躯体，而是尸体。"①他还说："割下来的手就失去了它的独立的存在，就不像原来长在身体上时那样，它的灵活性、运动、形状、颜色等等都改变了，而且它就腐烂起来了，丧失它的整个存在了。只有作为有机体的一部分，手才能获得它的地位。"②因此，离开生命的有机整体，身体各个器官、系统的局部功能将不复存在，只是仅有其形而已。

（二）整体与局部之间相互作用

生命有机整体与各个局部之间的联系，是通过神经、体液及经络调节系统协调统一起来，并形成整体对局部、局部对整体动态的相互作用。

整体对局部的决定作用。整体居于矛盾的主导地位，整体高于局部，对局部起着统帅、决定的作用。一方面，由各个相互联系的局部所构成的整体，在功能上不是各个局部功能机械相加的结果，而是具有更高、更新的属性和功能，即系统论所讲的"整体大于部分之和"；另一方面，机体整体功能的状况和改变，决定、制约着其局部的变化。一般说来，身体健壮、机体整体状况良好者，各局部器官、组织、系统的功能也比较健全，即使某一局部暂时出现病变，也会在其免疫系统的作用下，迅速得到控制，较快地痊愈。相反，身体柔弱、体质较差者，其机体各部分的机能也相对较弱，在内外各种因素的影响下，易引发疾病，并在患病后愈合较慢，甚至可能出现病情的恶化。同时，在疾病发展过程中，机体整体的病变可以进一步引起各个局部性的损害。例如，风湿是一种全身性的变态反应性疾病，随着病情的发展，可以侵犯到关节、心脏等组织器官，造成各个部分的病变。

局部对整体的影响制约作用。机体局部性质状态的改变，会影响制约整体的功能。例如，在生理状态下，人从事体力劳动时，不仅运动系统肌肉群和骨骼的相互配合产生收缩和舒张，同时还使呼吸、心跳加深、加快，汗腺分泌增加，消化系统活动相对减弱，以利于血液向

---

① 恩格斯：《自然辩证法》，北京：人民出版社，1971年，第314页。
② 黑格尔著，朱光潜译：《美学》第1卷，北京：商务印书馆，1981年，第156页。

运动系统聚集等一系列的连锁反应,真可谓"牵一发而动全身"。在病理状态下,机体局部的病变可以影响整体的功能,引起全身性的反应和损害。例如,一个基因的缺陷,可能导致人体整个结构和功能的异常;某一局部恶性肿瘤发展的最终结果,会导致全身性的恶性消耗,形成恶液质的严重反应,直至危及生命。

(三)整体与局部之间相互渗透

疾病产生发展过程中,涉及因素极为复杂,常常是整体与局部两方面的因素同时存在、相互渗透。有些疾病特发于局部,但它可能是全身系统性疾病在局部的表现或信号;有些症状可能是局部因素所致,也可能是系统疾病整体因素引发,还可能是整体、局部因素相互作用的结果。例如,临床常见的口腔粘膜疾病可涉及疾病理化刺激、局部感染、局部创伤等局部因素;也与感染性疾病、营养缺乏症、代谢障碍、内分泌紊乱、血液病、免疫性疾病等整体因素有关,等等。

(四)整体与局部在一定条件下相互转化

人体在空间、时间结构中整体与局部之间的区分具有相对性,二者在联系中常常可以相互转化。例如,空间结构上的人体生物分子、细胞、组织、器官、系统等若干不同层次自身都是具有一定结构和功能的整体,但在更高层次、更大范围内,它们又转化为构成整体的局部;反之亦然。另外,在疾病演变过程中,局部病变与整体病变之间在动态联系中也可以相互转化。例如,一个局部的外伤如果因破伤风感染发展蔓延,可转化为全身性的败血症危及生命,如此等等。

三、整体与局部辩证关系的临床意义

医护人员在观察、收集病人病情资料,制定、实施医疗护理计划和措施时,应注意疾病演变中整体与局部的联系和区别,学会全面地看问题,对提高医疗质量至关重要。

(1)着眼于整体与部分的相互联系,不仅要关注人的生理躯体方面整体与局部的关系,更要注重人的生理与心理、社会等方面的联系,充分估计心理、社会因素对人躯体的影响,只有这样,才能最大限度地提高诊疗和护理工作质量。同时,在关注整体与局部的联系时,应立足整体,着眼于病人整体机能的改善和疾病防治,才能加速局部疾病的好转,避免全身性疾病对局部脏器的损害,从而达到事半功倍的效果。正如爱因斯坦所说:"如果人体的某一部分出了毛病,那么,只有很好地了解整个复杂机体的人,才能医好它,在更复杂的情况下,只有这样的人才能正确地理解病因。"[①]当然,在提高病人整体机能的同时,也不可忽略局部对整体的影响,尽快根除局部病灶,阻断疾病向整个机体的扩散和蔓延。

(2)着眼于整体与局部的相互区别,应提供既针对诸因素局部性问题,又针对整体性问题的医疗护理措施,将全身治疗与局部治疗结合起来。全身治疗指如静脉输液,纠正电解质紊乱、增加高营养等,以改善机体整体功能,增强抗病能力的治疗措施;局部治疗则是指如局部清创、肿瘤切除等针对局部器官、症状所采取的治疗措施。同时,着眼于局部性的医疗护理措施,还应注意病人疾病演变及年龄阶段的差异,不仅着眼于病人目前的疾病康复,还应提供保持健康、避免疾病发生或加重方面的指导;对老年期病人应侧重于日常生活方面的照顾和护理,对青壮年期病人则应注重于促进病人的自理能力等。

---

① 爱因斯坦著,许良英等编译:《爱因斯坦文集》,第1卷,北京:商务印书馆,1979年,第518页。

第八节 时间与空间

一、生命运动的时空概念

时间是物质运动过程的持续性、顺序性,具有沿着过去、现在、未来一个方向延伸的一维特性;作为人生命活动的时间,是指生命有机体存在的寿命,包括其从产生到发展、衰老、灭亡的历史持续过程。空间是运动物质的广延性、伸张性,即物体的位置、规模和体积,具有向长、宽、高三个方向伸展的三维特性;而人生命活动的空间则指,在生命活动的历史过程中,机体内在要素结构上的排列顺序,机体形态、大小等方面的广延、伸张性。时间与空间是科学家、哲学家探讨的永恒课题之一。爱因斯坦的相对论揭示了时空的相对性、可变性及与物质运动的不可分割性。

任何事物包括人在内的生物有机体的生命活动,都离不开一定的时间和空间。否则,宇宙虚无漂渺,生命物质与无生命物质都不会产生、存在,更谈不上发展和灭亡,生存与死亡的概念也失去了意义。

二、时间与空间在生命运动中的表现

(一)人体生命活动的时空性

中医学和西医学从不同角度研究了人体生命活动的时空属性。

中医学从人和环境的宏观整体出发,在与其他自然现象相联系、类比中阐释人生命活动的时空性,并将人与时空视为浑然一体、和谐统一的系统。生命活动的时间特性主要表现为生命活动受四时气候、昼夜晨昏、月象圆缺等时间因素的影响,在脏腑、经络及情志活动方面所表现出的四时节律、昼夜节律、月节律、双月节律、年节律、运气节律等等,人的生理活动在整体水平上随时间周期而呈节律性的变化。

生命活动的空间特性则表现为脏腑、经络、情志的生理、心理活动特点与自然界各种事物和现象之间的相似、相通性。例如,脏腑的空间特性主要表现在五脏与五方的地势、气候、物候等特征的相似,脏腑气机与天地阴阳的联系上。"圣人面南而立"(《内经·素问·阴阳离合论》),则左为东、右为西;自然界之阳气升于左、降于右,故肝主升发、应于左东,肺主肃降、应于右西;心属火,应于南,肾属水,应于北;火为阳故主表,水为阴故主里。五脏的空间特性是天人相应的反映而并非解剖学的概念。

对人生命的空间特性,中医学关注的是结构在空间中所具有的层次特点,即探求人体空间结构由外而内、逐层深入,最终形成人体五大结构及功能的系统层次性。如对经络系统的认识,《内经·素问·阴阳离合论》中论述了六经在人体分布的层次为:→太阳→阳明→少阳→厥阴→少阴→太阴。

西医学将注意力更多地投向人体的三维空间结构之内,把人体分成各个组织器官,从细胞、分子水平及具体规律入手阐述生命活动的时空性。其研究涉及生命活动时间特性的如:神经系统中交感神经与副交感神经在昼夜间交替活动;血浆中 cAMP 与 cGMP 的含量随昼夜变化而改变;下丘脑—垂体—肾上腺皮质系统中的皮质激素分泌,呈现出昼夜节律性的变化;人体情绪、体力、智力具有近似月的节律;人体器官活动的生物钟现象等。在空间特性

上,西医学深入到分子、基因的层次,揭示了生命体基因程序的极其复杂的空间构造,基因程序在生命体的各个不同时间,根据生命体的需要,进行空间形态上的变化,从而实现其不同的物质功能;构成生命体的液晶相材料,如类脂液晶呈双层细胞膜,两层膜液晶类脂分子呈相对反向位排列,每层细胞膜各自朝相反方向,在一定强度、性质的环境磁场的作用下,显现出高度序列化和规则的运动性,正是在这些由液晶相物质构成的空间结构中,生命的新陈代谢过程才得以展开。

(二)疾病演变和分布的时空性

疾病演变的时空性也十分突出。其时空特性主要通过一般疾病遵循的从隐到显、从轻到重,由功能而器质空间形态的发展过程表现出来;临床医学正是在时间的周期性、延续性和节律性中,去观察机体时空特征的变化,从中把握疾病演变的规律性。另外,医学研究证明:疾病的分布具有一定的时空规律。如中暑、日射病、冻伤及各种传染病、地方病的出现,与季节气候、空间地理环境状况的影响有着明显的关系。乙脑多发于夏秋季节,麻疹、流脑、猩红热、非典型性肺炎等,多发于冬春季节;涉及发病的空间环境的疾病,如分布于全国13个省、226个县(市)的剥蚀山区(山地、丘陵)的克山病,由北向西南、呈带状分布的大骨节病等地方病,以及我国卫生部1957年确定的矽肺、热射病、电光性眼炎、高山病、航空病等14种职业病等。

(三)药物疗效及机体对药物反应的时空性

第一,药物对机体疗效及药理作用的时空性。所有药物,都有时间上的有效期及避光、防潮、防虫、低温等空间环境上的保存要求。否则,会降低药物的疗效甚至失效,对机体的药理作用也会发生变化。就中生药而言,其有效成分的含量、疗效与采收、贮藏特定季节时间中的各种空间环境因素关系密切。生药因采收、贮藏时间、空间环境的不同,通过影响药物成分,可对机体产生药理的改变。如5~9月采收的乌头、附子的冷浸液,可引起蟾蜍的心脏传导阻滞、搏动停止;而11月~翌年2月时采收,则不仅无此抑制作用,反而还有强心效果。臭椿叶6月前采收,有较强的降压作用,而8月采收,则此作用几乎丧失。雷公藤对人体的毒副作用随季节环境变化,春季为10.91%,夏季为30.35%,秋季为17.45%,冬季为14.88%。

第二,机体对药物的反应的时空性。由于生命有机体的状态和机能,受不同时间条件下空间环境因素的影响而不断变化,所以不仅药物在不同时间的空间环境中对机体的疗效和药理作用不同,而且药理相同的药物在不同时间服用,机体对其反应也有所不同。例如,对小鼠LD_{50}的实验结果显示:中午12时给药组死亡率最高,达40%,下午8时至次日上午8时给药组死亡率最低,为10%。又如,现代医学研究发现,心衰病人对洋地黄的敏感率,在清晨4时大于平时;阿斯匹林在早晨7时服用留存时间最长,而午后7时服药留存时间最短等等。

三、时间与空间范畴的临床意义

(一)时间与空间对预防保健的意义

加强预防保健的宣传和指导,提倡健康科学的生活方式,以有效地预防疾病,维护与促进人类健康,必须考虑相关的时间和空间因素。例如,美国行为学家推出的促进健康作用的行为,除适量饮酒、不吃零食、不吸烟外,要求每晚睡眠7—8小时,定时早餐,锻炼时间5次/周、35分钟以上/次,维持正常体重等,都包含了健康生活行为的时空要求。现代临床保健中,磁疗的前景十分看好,而磁疗通过各种磁疗仪器或内服经磁处理过的物质,改变机体内外空间环境中的磁场,改善血液循环、尤其是微循环,消肿、止痛,增加细胞活性及部分细胞的再生能力、分裂次数,延长生存周期,增强机体抗病、免疫能力的过程本身,也包含着对时间、空间因素的利用和改变。

(二)时间与空间对诊断疾病的意义

人体生命活动及其病理过程在时间空间上显现的周期性和渐进性的变化规律,为疾病性质和程度的准确诊断,提供了参照的依据。临床诊断中,根据某种疾病的相应症状表现,再参照其发病季节和空间地域等时空因素,有助于对此疾病的确诊或排除。时间就是生命的思想,有效治疗时间窗的概念,早期发现、早期诊断、早期治疗的原则应该成为临床医生的金科玉律。

(三)时间与空间对治疗、护理疾病的意义

人体疾病演变的时空特性,使得对疾病的治疗与护理,也必须考虑时间与空间因素。中医学认为,春夏季节,气候由温渐热,阳气升发,人体腠理疏松开泄,故而即使外感风寒,也不宜用辛温发散药物,以免耗伤气阴;而秋冬季节,气候由凉变寒,阴盛阳衰,人体腠理致密,阳气内敛,当慎用寒凉药物,以防伤阳;中医针刺有针灸时间、针刺次数、疗程、进针角度、深度等要求,都蕴含着一定的时间与空间因素。在日常生活护理方面,除考虑病人的病种、性别、性格、习惯等差异外,还应注意病人年龄、生物节律、休养环境等时空特点。

第八章　医学构成与医学目的

医学的研究对象是具有生物、心理、社会属性的人。医学研究对象的这一特殊性决定着医学具有与其他学科不同的基本构成和目的。研究医学构成与医学目的及其互动关系,对于医学的科学研究、医学的组织管理、医学各学科的发展以及医学教育都有着重要意义。

第一节　医学的构成

一、医学的学科性质

要了解医学的构成,首先必须明确医学是一门什么样性质的学科。

医学是伴随着人类同疾病长期斗争的社会需要而产生和发展起来的一门学科。但对于医学的学科性质,并没有形成一个比较一致的看法。医学最早阶段带有明显的巫术的性质,被归属于巫术;在医学发展的童年时期,它与哲学水乳交融,融为一体;很长一个历史时期内,医学被视同于自然哲学。"西方医学之父"希波克拉底认为医学是一门艺术;17、18世纪,医学更被认为是一种"妙手回春"的专门的技术或技艺。在生物医学占主导地位时期,医学被自然而然看作是自然科学。1997年版《辞海》关于医学的定义是:"研究生命过程以及同疾病作斗争的一门科学,属于自然科学范畴。"诺贝尔奖把生理学和医学奖同物理学奖、化学奖一样,归属于自然科学诺贝尔奖,就是一个有力的证明。也有人把医学归属于社会科学,如1847年,法国医学家诺尔曼指出:"医学科学的核心是社会科学"。杰出的病理学家魏尔啸在其《科学方法和治疗观点》(1949年)一文中,提出"医学本质上是社会科学"的著名论断。著名医学史家西格里斯同样认为"与其说医学是一门自然科学,不如说它是一门社会科学"。还有人把医学视为自然科学与社会科学的结合。我国著名理论家于光远认为,医学不是纯粹的自然科学,而是两大科学门类(自然科学和社会科学)相结合的科学。在图书分类学中,常把医学列为应用科学的一种。这些观点,都是人们在一定历史阶段、从一定角度对医学性质的阐述,都有其合理性。

实际上,对医学学科性质的认识之所以众说纷纭,有一个因素是不能忽视的,那就是医学本身的复杂性和综合性,表现在:医学的对象——人是生物、心理、社会的综合体。影响人类健康的不仅有物理、化学、生物、遗传等因素,还有心理因素和社会因素;医学在发展中自身综合了各时代科学技术的最新成果,各门学科在医学中实现交叉与综合;医学本身又是既有理论的要素,又有经验的要素,还有技术、艺术的要素综合而成的医学体系。一句话,医学是一种极端复杂的而又独特的"异质综合体"。医学本身这种复杂性和综合性决定了人们对它的认识难免产生众多分歧。因此,对医学性质的把握必须从医学的这种"异质综合体"出发把握它的多重性质。

(一)医学的自然科学性质

生物属性是人的基本属性,人首先是一个由器官、组织、细胞或生物大分子构成的生物有机体,这个生物有机体是维持健康、驱除疾病的物质载体和基础。目前,人类大多数疾病还是以器质性疾病为主,治疗的手段主要还是靠药物、手术、手法。因此,要达到防病治病、保障健康的目的,还必须深入研究人体的解剖、生理、病理变化,从器官、组织、细胞或分子水平来研究疾病的发生发展,寻找防治对策。在这一点上,医学同其他自然科学一样,必须借助观察、实验方法等手段(如临床观察、动物模拟实验和人体实验),分门别类研究,具有客观性、重复性等特点,处处打上自然科学的烙印。

(二)医学的人文科学性质

人不仅具有自然(生物)属性,而且具有思维(心理)属性和社会属性。人在自然(生物)属性的基础上,形成了思维(心理)属性,即有意识、有思维、有精神或心理活动。一个健康人不但应躯体(生物)健康,也应精神或心理健康,反之则产生躯体(生物)疾病,或精神、心理疾患。正是基于人的心理活动对健康的影响,用心理治疗方法可以解决一些用一般医疗手段不能解决的非器质性疾病。人是在社会中生活的,他(她)的健康和疾病受到环境的严重影响,有些疾病甚至完全是由社会原因引起的。魏尔啸一百多年前就曾指出:"社会、经济及政治因素如物理、生物、化学因素一样,参与疾病的发生和转归,因而应对危害健康的社会环境因素加以控制。预防和控制疾病的行为既是医学的,也是社会的。"[①]随着工业化的发展,社会竞争不断加剧,社会因素和心理因素对人类(个体的或群体的)健康影响越来越大,对疾病发生及转归的影响也愈来愈明显。公害症、自杀、吸毒、老龄化、社会老年病、家庭冲突或崩溃、突发公共卫生事件等,越来越要求从哲学、伦理学、法学、社会学、经济学、心理学、教育学等多层面、多视角进行分析研究,从而越来越揭示出医学的人文社会科学属性。

(三)医学的应用科学性质

中世纪阿拉伯医学家阿维森纳在其名著《医典》中就曾说到:"医学就是维护健康的技艺和健康丧失后使之恢复健康的技艺。"[②]英国科学史家亚·沃尔夫也认为:"医学(包括外科学)本质上是一种实用的技术。它是治愈、缓解和预防疾病的技术。"[③]医学是一门科学,同时又是一门实践性和应用性的科学。它要揭示人体生命运动的本质、规律,揭示健康、疾病发生和发展的规律。但是,医学对规律的揭示不能停留在知识理论形态上,它要在对规律把握的基础上,回答如何诊断、如何治疗疾病的问题,形成一套独特的由临床经验、医疗设备和临床理论有机构成的医学诊疗技能、理论、手段和方法,具有很强的技术性。表现为医学实验和检验设备的操作程序和操作方法、临床诊断的程序和方法、药物和非药物治疗的程序和方法、护理操作的程序和方法,也包括医生的技能、手法等。在这点上,医学同人们所研究的

---

① 刘虹:《医学辩证法概论》,南京:南京出版社,2000年,第49页。
② 转引艾钢阳:《医学论》,北京:科学出版社,1986年,第1页。
③ 亚·沃尔夫著,周昌宗译:《16、17世纪科学、技术和哲学史》,北京:商务印书馆,1985年,第485页。

建筑技术、工程技术、农业技术等具有许多共同之处。

总之,医学既是诊断、治疗和预防疾病,恢复、维护和增进健康的科学,又是一种救死扶伤、诊治疾病、维护人类健康的职业和实践,是包含丰富的自然科学与社会科学内容的综合性学科群。医学学科的多重性质,要求我们在卫生事业组织管理、医学研究和临床实践以及医学教育中,不可忽视医学性质中的任何一个方面。医学体系的合理建构,必须建立在这一正确的认识基础上。

二、医学的基本构成

医学的构成问题,是与医学性质密切相关的医学体系的结构或医学的分类问题。

医学在长期的岁月里仅仅作为治疗疾病、维护健康的技术手段而在社会中展现自己的地位和作用。随着近代自然科学的长足进步,特别是物理、化学、生物等科学的形成并大量应用于医学,它逐步完成着从经验、技术到科学的转型。到了20世纪,近代医学发展成现代医学。20世纪中叶以来,现代医学受其自身发展内在逻辑力量的推动、自然科学和工程技术科学广泛渗透及应用的促进和社会巨大需求的强力驱使,医学各专业之间以及基础医学与技术医学、医学与人文社会科学之间的联系更加密切,在学科的分化和综合的基础上,形成基础医学、应用医学、技术医学、人文医学四大部类,它们既有分工又相互联系、交错综合,构成一个庞大而又复杂的医学体系结构。

(一)基础医学

基础医学是研究人的生命、健康和疾病现象、本质及其规律的科学。它是以人的生命活动和作用于人体的致病因子、药物、毒物以及对人体健康和疾病的发生、发展产生影响的相关因素为研究对象,揭示其本质和规律的学科群。

在医学发展的历史过程中,基础医学是伴随着临床医学的发展应运而生的,并随着自然科学、社会科学的进步和诸多新的边缘学科的出现而逐渐扩展,使其界定范围变得越来越模糊。一般可分为三类:

(1)人体医学是直接研究生命实体(人体)的形态结构、机能(功能)、代谢调控的学科,包括正常与异常两方面的研究。如人体解剖学、人体生理学、生物化学、病理解剖学、病理生理学、病理生化学等。

(2)生命现象医学是直接研究人体生命活动、生命现象的学科,如医学遗传、医学心理学、医学免疫学等。

(3)相关因素医学包括研究形成健康、疾病的外环境因素的学科,如医用微生物学、医学寄生虫学等;研究促进健康、防治疾病技术原理的学科,如药学、药理学、药剂学等;研究跨学科的生物医学研究方法的学科,如医学统计学、实验动物学等。①

基础医学的主要任务不是直接解决健康和疾病的实际问题,而是为医学各分支学科提供基础理论和基本方法。它的每一次重大突破,往往对整个医学科学发展起着巨大的推动作用,使医学进入一个新的领域。因而,基础医学是医学的基础。

(二)应用医学

应用医学是维护和促进人类健康、预防和治疗疾病,促使康复的学科群。它主要研究人

---

① 贺达仁:《现代医学学科分类中的几个问题》,《医学与哲学》,1994年第7期。

体内外环境对健康的影响,研究增进健康、防治疾病、延长寿命的方法和措施。主要包括:

1. 预防医学

预防医学是研究预防和控制疾病,保持和促进健康,改善和创造有利于健康的生产环境、生活环境和生态环境的医学。它是以社会的人群为研究对象,主要任务是应用生物医学、环境医学、社会医学等理论和方法,微观和宏观相结合,研究人群疾病发生和分布的规律以及影响其健康的各种因素,并通过制定公共卫生措施,达到预防疾病、促进健康和提高生命质量的目的。

预防医学包括机体健康状态时增进健康和特殊防护的一级预防(病因学预防)、疾病早期诊断和早期治疗的二级预防(临床前期预防)和防止病残的三级预防(临床预防)。研究重点为人群健康与环境(物理、化学、生物和社会环境)的关系。主要包括流行病学、劳动卫生与职业病学、环境卫生学、儿少卫生学、妇女卫生学、营养与食品卫生学、卫生统计学、传染病学、毒理学、地方病学、环境医学、社会医学、优生学等分支学科。

预防医学由于着眼于健康和无症状的社会人群,具有较临床医学更大的人群健康效益,在总体医学中显示出越来越重要的作用,被称为第一医学。

2. 临床医学

临床医学是以研究患病个体、群体以及与此相关病理状态的诊断、治疗和护理为主要内容的学科群。它的主要任务是利用病史、症状和体征等临床资料,利用影像、检验和内镜等的检查结果,对疾病作出准确的诊断,并利用药物、手术和其他方法对疾病进行有效的治疗。

临床医学包括内科、外科、妇产科、儿科、口腔科、眼科、耳鼻咽喉科、皮肤科、传染病科、神经病科、精神病科等各临床分支学科;检验诊断学、放射诊断学、病理诊断学、超声诊断学、内镜诊断学等各诊断学科;药物治疗学、手术治疗学、物理治疗学、生物治疗学、营养治疗学、心理治疗学、放射治疗学、介入治疗学、麻醉学、器官移植学等各治疗学科;基础护理学、心理护理学、各专科护理学、特种护理学等各护理学科。随着科学的发展,临床医学又涌现出许多新的学科,如围产期医学、新生儿学、老年病学、临床免疫学、临床流行病学、肿瘤医学、遗传学、急诊医学、全科医学等。

临床医学在庞大的现代医学体系中居于中心地位。它是孕育、产生现代医学中其他组成部分的母体,并且往往最先感受到整个医学所面临的问题,从而带动其他学科的发展,被称为第二医学。

3. 康复医学

康复医学是指采用医学、社会、教育、职业及其他措施,对伤、病、残者进行综合评价和治疗,以消除其躯体上和精神上的障碍,以最佳的功能状态走向生活、重返社会的一种医学。它是针对身体或心理残废者和老年人采取措施,使他们能够在身体上、心理上、社会上、经济上和职业上成为有用的人。

康复医学包括康复功能的评价和康复治疗两方面内容。康复功能的评价包括各种生理学检查、运动学检查、临床心理学检查、语言交流能力检查和职业能力检查等。康复治疗包括临床康复、运动治疗、物理治疗、心理治疗、语言矫治、假肢及矫形肢具装配等。包括残疾预防(预防康复医学)、康复评价(康复评价技术学、康复评价方法学)、康复治疗(个体康复学:老年康复学、儿童康复学、妇女康复学;专科康复学:心脏康复学、精神康复学、关节康复学、言语矫治学等)、社会康复学(心理康复学、职业康复学、教育康复学)、康复护理学、康复营养学等分支学科。①

通过各种康复手段，不仅使一部分伤、病、残者增强了自信，恢复了生活和劳动能力，而且直接为社会创造财富，减少社会开支。因而，康复医学是现代医学不可缺少的组成部分，被称为第三医学。

此外，应用医学还包括研究人类健康和影响健康的因素及维护、促进和提高健康水平的健康医学，包括健康教育学、营养学、保健医学、健美运动医学等学科群；研究临终病人及其家属的生理、心理、社会规律并为其提供社会的、心理的乃至精神上的支持和全面照护的临终关怀医学；研究和处理特殊人群、特殊环境、特殊病症或有特殊功用的特种医学，包括军事医学、灾害医学、航天医学、航海医学、潜水医学、高山医学、运动医学、法医学等学科群。

（三）技术医学

技术医学是以解决医学研究和应用中所需的各种物质手段和操作程序方法为主要内容的学科群。技术医学本身包含两个因素：物质因素，主要指仪器、设备、医疗器械、药剂和生物制品等物质手段；非物质因素，包括经验技能、操作程序和方法等。技术医学一般包括两大类：

1. 生物医学技术工程

生物医学技术工程是综合应用现代自然科学、工程技术的理论、方法对人体结构和功能进行研究、预防、诊断和治疗疾病的医学与工程技术相结合的一门交叉学科，包括生物力学、生物流体力学、生物材料力学、生物信息工程、生物物理学、计量力学及人工器官学、核医学、激光医学、医用声学、医用光学、医用磁学、生物医学测量学、生物控制与模拟、医用机器人、医用器械学、医学人类工程学等。

2. 应用医学技术工程

如建筑医学、卫生工程学（环境卫生工程学、食品卫生工程学、劳动卫生工程学）、临床生物信息学、临床生物治疗学、临床机械学、临床人工器官学、临床材料学等等。此外，还有康复医学工程学、临终关怀医学工程学和特种医学工程学等。

近年来，医学科学技术化程度越来越高，形成了数学、计算机科学以及技术科学的应用相关的医学学科群体。这一学科群主要是在基础研究和临床研究领域以及诊断和治疗技术、手段和方法的研究领域，包括生命科学、保健科学诸学科的研究。其特征是数学、计算机和技术科学成为这些学科的主要研究手段和方法。

（四）人文医学

人文医学是人文社会医学的简称，包括医学社会科学与医学人文学科两大类。

医学社会科学是以社会现实为存在对象的学科，它们有严格的科学性和事实性，包括：医学文化类诸如医学文献学、医学情报学、医学传播学、医学信息学、医学术语学、医学辞书学等；医史学类诸如医史学、医学未来学、医学思想史等；医学管理类诸如医院管理学、卫生事业管理学、卫生政策学等；卫生经济类诸如卫生经济学、医院经济学等；医学法学类诸如医学法学等；医学社会学类诸如社会医学、医学社会学、医学人类学等等。

医学人文学科的概念"涉及两个层面的理论问题：第一，它首先有别于医学的自然科学部分或概念，又有别于医学社会科学；第二，它具有深刻的哲学思想性质和属性。医学人文

---

① 贺达仁：《现代医学学科分类中的几个问题》，《医学与哲学》，1994年第7期。

学科与人文学科一样并不是一个事实的世界,而是一个人类生存价值的世界和意义的世界,这个文化的世界并不外在于自然与社会,而毋宁说只是从人类生存的终极目的出发来赋予自然与社会以意义,从人类的自由追求出发赋予自然与社会以价值。用人类自由追求的生存精神、生命和健康状态、卫生和对生死的信仰方式来使医学中的自然和社会关系'文化化'。就是说,医学人文学科在事实性的医学之上为人类自身又建立一个医学的人文世界,这个世界是一个从人的本体性的生存价值出发建立起来的意义世界,它是人为了自己的存在而由人自己建立起来的"①。

医学人文学科包括:医学哲学类诸如医学哲学、医学心理学、医学美学、医学语言哲学、生命神学等;医学伦理学类诸如医学伦理学、生命伦理学等等医学形而上的学科。

第二节 医学的目的

一、医学目的的概念

(一)医学目的概念内涵的多元性

医学目的是一个多层次、多侧面的概念,是指特定的人类群体或个体在一定历史条件下对医学的需求、理想和期盼,是人类希望通过医学所要达到的目的。医学目的包含多方面内容:医学科研、医疗活动、医学教育等方面的每一实践活动、每一过程、每一方面,无不具有目的性,同时又都是医学目的的体现;攻克癌症、艾滋病研究、抗衰老、器官移植等都有自己的目的,但同时又是医学目的的扩展。

(二)医学目的概念属性的双重性

医学的目的具有客观性和主观性的两重性特点。一方面,作为人类对医学需求的反映,医学目的应当真实地反映医学发展的具体水平和社会、经济、文化不同发展阶段的性质和特点,具有客观性;另一方面,作为人类对医学的一种追求和愿望,医学目的应当具有超越现实的前瞻性,从而存在主观与客观之间的差异性。科学的医学目的应当是主观和客观的统一,是真善美的统一。它既要是对人类医学需求的真实反映,更要具有激励人们对医学科学真理追求的奋进精神,引导医学健康发展,合理界定医学实践活动的领域和范畴,合理利用各种资源,推动医学不断发展的强大作用。

(三)医学目的概念界定的历史性

医学的目的是一个动态的、发展的范畴。医学目的的提出与设定取决于人类对医学本身的认识程度和利用程度,医学目的的具体化必然受到生产力发展水平、医学科学及其他各门科学发展水平的影响,因而,医学目的在不同时代、不同国家和不同社会总会有不同的具体目标,有不同的内容和形式。古代医学由于受当时生产力水平低下、知识狭窄、认识水平肤浅等条件影响,不可能以实证的方法揭示生命和疾病过程的内在联系,所以,医学目的只能"顺乎自然",乞求"神灵"的庇护。随着近代实验科学的兴起和工业革命的开展,医学发展了解剖学、生理学、病理学、微生物学等学科,对疾病发生、发展规律有了进一步认识,人类战胜疾病和死亡的能力大大增强,医学取得了巨大的成功。依靠医学手段,"救死扶伤、防治疾

---

① 孙慕义:《开放的医学与开放的人》,《医学与哲学》,1997年第10期。

病、恢复健康、延长寿命"的愿望在一定程度上得到实现,这就是长期以来对人类影响巨大的传统医学目的。随着社会的发展,人类对疾病与健康的认识水平和实践能力不断得到提高和拓展,必然要在深化的基础上对传统医学目的加以调整。

二、医学目的问题的提出

医学目的的提出,直接导源于对当今一些国家出现的医疗危机的反思。

当代医学面临着一种矛盾现象。一方面,医学科学获得了巨大的进步,人类认识生命、诊治疾病的水平不断提高,各国政府和社会对医疗卫生服务的投入也越来越大;但另一方面,医疗卫生服务却远不适应人们的需要,面临众多困惑与难题,甚至引发了一些发达国家以及一些发展中国家的医疗危机。表现为:

(一)疾病并不随着科学技术和物质资源的大量投入而被消灭

二战后,医学科学飞速进步,生物医学的发展,成功地控制了烈性传染病的流行。当时,人们认为,只要依靠技术,保证大量投入,就能够消灭疾病。但是事与愿违,疾病不仅没有被消灭,反而愈治愈多,尤其是各种慢性病、老年病等日益增多,成为影响人类健康的主要杀手。

(二)科学技术愈发展,医疗费用愈高昂

在现代,医学高新技术有了惊人的发展,新技术、新药物的应用日益广泛,如 CT 扫描、核磁共振成像、超声诊断仪等影像诊断技术,激光技术、血液透析、人工心脏、起搏装置以及各种程序化、智能化的检测手段,不断更新的新药应用等,一方面大大提高了诊断的效率,确实给患者带来福音,但另一方面高新诊疗仪器设备和新药物大量应用于医学甚至被滥用,直接导致全球医疗费用上涨过猛,即使发达国家,也不堪重负。虽然各国采取了一些相应措施,但无法从根本上加以解决。

(三)医学资源的不合理使用

在传统的"治愈疾病"、"阻止死亡"的观念支配下,医学资源被大量用于消灭疾病、征服死亡。一方面造成卫生经费被应用到少数人身上,浪费严重,分配不公。据 WHO 的报告,世界上大约 85% 的卫生经费应用在不到 10% 的病患者身上,大多数人因而未能得到基本的医疗保障。另一方面慢性疾病、老年病等难治性疾病日益增多,供需矛盾更加突出。

美国科学院院士丹尼尔·卡拉汉站在医学、社会及病人自身的角度对传统医学目的进行了深刻的反思,认为问题的根本可能出在思想认识上,特别是对医学目的的认识上:医学究竟是干什么的?要解决什么问题?解决谁的问题?怎么解决问题? 1992 年由丹尼尔·卡拉汉领导的哈斯廷斯中心正式提出了重新考虑医学目的的命题,以求解决各种医疗保健的矛盾,引起了医学界和哲学界的重视,并积极参与研究,由最初的 9 个工业化国家发展到包括中国在内的 14 个国家参加"医学目的研究方案"。经过研究和多次国际会议,1996 年形成了《医学的目的:确定新的优先战略》的最后报告,确立了指导现代医学健康发展的四个目的。

三、现代医学目的

"医学目的(GOM)研究方案"所形成的《医学的目的:确定新的优先战略》报告,在对传统的医学目的重新审视后,提出了四个现代医学目的:预防疾病和损伤,促进和维持健康;解除由疾病引起的疼痛和疾苦；照料和治愈有病者，照料那些不能治愈者；避免早死，追求安详死亡。

（一）预防疾病和损伤，促进和维持健康。

预防疾病和损伤，是医学基本的目的。它不仅总结了人类与疾病作斗争的经验，特别是人类预防急性传染病的经验，而且总结了人类预防心脑血管等慢性、进行性疾病的最新经验，提出医生应该帮助病人使之健康，必须对付由烟草和其他方式引起的危险，达到预防的目的。促进和维护健康，这是对传统医学目的的发展，是对现代医学提出的更高要求。医学必须和公共卫生、社会其他福利性工作及政府的工作结合起来。

（二）解除由疾病引起的疼痛和疾苦

这是对传统医学目的的保留。医学有责任去解除病痛、治愈能够治愈的疾病，这是医学存在的基本价值所在。其现实意义是对伴随疾患而来的心理上和精神上的疾苦要给予足够的理解和注意，对日益增加的慢性病人和临终病人的疼痛和疾苦应给予足够的重视，并采取有效方法解除广大患者的病痛。

（三）照料和治愈有病者，照料那些不能治愈者

由于医学的巨大科学进展，最大的注意力集中于器质性疾病，传统医学目的主要注意"治愈"。现代医学表明，人类消灭疾病的能力总是有限的、相对的；同时也表明，随着疾病的变化，越来越多的疾病成为威胁人们终生的疾患。日益增多的慢性病人、老年病人、残疾病人和临终病人，这些疾病是不能治愈的。在这些疾病面前，单纯的技术手段难以解决，更多的是"带病延年"而不是"无疾而终"。这就日益要求医学对不能治愈、带病延年等需要医学照料的人提供帮助，使病人适应有限制的生活，得到比较好的生命质量。

将治疗与照料放到同等地位，这是对传统医学目的的发展。随着疾病谱、人口谱的改变，在比较容易治愈的疾病解决以后，慢性病、迟行性疾病往往难以根治，"带病延年"将比较普遍存在。把治疗与照料放到同等地位，建立起医学照料的教育、服务以及社会保障体制，应该成为现代医学发展的重要方向。

（四）避免早死和追求安详死亡

这是现代医学目的对传统医学目的最大突破、修正和发展。传统的医学目的要求不惜一切代价延长寿命，把死亡作为医学的最大敌人。然而死亡是人类正常生命过程的一部分，个体的"死亡"在过去、现在和将来都是不可避免的。即使最好的医学也不可能消灭死亡。用昂贵的医疗费用来阻止生命质量极低的病人的死亡，是没有意义的，也是不公正的。因为这样会使需要抢救的病人，由于经费困难而不能获得及时救治。基因测序表明人可以活到120岁，这不仅会带来一系列社会问题，其意义十分可疑。医学对于群体的人、个体的人，保证其达到应得到的生存年限就够了。生存年限要与生命质量结合起来，使人们既活得长一些，还要活得好一些。因此，医学不应把不惜一切代价延长生命作为自己的追求和目的。当然，医学并不是在死神面前听之任之，相反，避免早死应是医学的重要目的。但是，当死亡不可避免的时候，医学应促使安详死亡成为可能。"安详死亡"即在死亡过程中，用姑息疗法，把疼痛和疾苦缓解到最低程度；帮助病人保持心理上的"安详"，把对"死亡"的恐惧减少到最低程度，使病人得到人道主义的照料，维护病人的尊严。把避免早死和追求安详死亡作为医学的目的之一，标志着人对自己的生老病死有更理智、科学的认识和选择，对医学本身的发展、社会经济的发展、社会的进步和人类本身的发展，都有不可估量的划时代的意义。

（五）提供人文关怀

以上四个方面是从过程的角度说明医学目的的。如果从结果的角度来看，医学目的还应包括对人的生命的人文关怀。医学人文关怀的目标是让生命的黎明朝气蓬勃，生命的正午金光灿烂，生命的夕阳无限美好，生命的最后一抹晚霞庄重安详。医学人文关怀是医学人文精神的精髓，是医学人性化境界的实现①。

现代医学目的的这五个方面，代表着现代医学的核心价值，既继承了传统的医学目的，又克服了传统医学目的所遇到的难题，反映了人类对医学目的的更深刻的认识。医学应立志做到：高尚的，并贯穿在医学专业中；有节制的和谨慎的；供得起的和经济上可持续的；公正的和公平的；尊重人的选择和尊严。②医学目的的重新审视与调整，决不仅仅是为了克服医疗危机的问题。它对于人们如何正确地认识医学的本质，正确地看待生老病死的问题，以及如何改善生命质量问题，对医疗卫生保健的实际工作、医学资源的有效配置及医学教育具有重要指导意义。

第三节　医学构成与医学目的的互动关系

医学构成和医学目的是影响医学发展过程中两个重要方面的内容，它们是从医学结构与医学功能的不同视角对某一特定历史阶段医学总体特征的反映。医学构成与医学目的有可能出现冲突但决不意味着二者必然发生冲突。相反，从内在本性上看，医学构成总是和医学目的联系在一起的，是相互联系不可分割的两个方面，并且相互制约、相互渗透、相互促进。

一、医学构成对医学目的的影响

医学构成影响、规定着医学目的，表现为：

（一）医学构成提供了人类实现一定历史条件下医学目的的理论、手段和方法

医学要实现其目的，不能仅停留在知识理论的观念形态上，而在于运用医学知识和医疗技术手段、方法解决人的疾病和健康问题。这里，关键是要掌握科学的医学知识、医疗技术手段及方法，因而医学构成是实现医学目的的中间环节。恩格斯说："没有解剖学就没有医学。"③由此推论，没有基础医学、应用医学、技术医学、人文医学，也就没有医学治疗和预防疾病、恢复和增强健康等目的的实现。

（二）它规定和限制了医学目的的范围或视野

现代医学已有五十多门学科、数百门分支学科。这样一个庞大的现代医学体系，主要是在生物医学模式中发展起来的。生物医学模式应用观察和实验方法，把物理、化学等自然科学成果和技术移植到医学中来，通过对人体的形态结构、生理和病理、病因和发病机制的深入研究，形成了比较完整的科学体系，深化了对人体结构和功能的认识，发现了多种疾病的

---

① 刘虹：《论医学人文精神的历史走向》，《医学与哲学》，2002年第12期，第21页。引用时略有改动。

② 参见吕维柏、邱仁宗：《医学的目的：确定新的优先战略》，《医学与哲学》，1997年第4期。

③ 转引自顾鸣敏：《医学导论》，上海：上海科学技术文献出版社，2001年，第59页。

病因，揭示了多种疾病的发病机制，创造了一套对疾病诊断治疗的有效方法。生物医学模式的巨大成果使人们在观念上产生了错觉，认为每一种疾病都可以相应地在器官、组织、细胞、生物大分子上找到其病变部位，只要有针对性地采用新的技术手段和药物等方法就可以取得满意的效果，忘记了心理因素和社会因素在人的发病治疗过程中的重大作用。正如美国罗彻斯特大学医学院精神病学教授恩格尔曾指出的，生物医学模式认为疾病完全可以用偏离正常的可测量的生物学（躯体）变量来解释，在它的框架内没有给疾病的社会、心理和行为方面留下余地，从而把医学目的主要限制于对危、急、重病人的救治上。

（三）医学构成为医学目的的重新审定和调整提供了新依据

一方面，医学科学技术的发展，如器官移植有了突破，控制生殖和解除痛苦有了新办法，以前认为不能修复的身体有了新的康复途径等，这种转变必然改变人们关于疾病、健康、痛苦、死亡等观点；另一方面，现代医学，特别是在发达国家里，过度重视技术、治疗，而忽视对人类疾病的预防，日益增多的老年病、慢性非传染性疾病患者以及残疾人病后余生的照料及社会、精神（心理）防治，对社会上广大健康人群提高健康水平和生活质量的要求无能为力，与医学目的背道而驰。这种重技术、治疗与轻预防、照料之间的矛盾，成为重新审定和调整医学目的的重要依据。

二、医学目的对医学构成的影响

医学构成在医学发展中是比较稳定的方面，而医学目的在多种因素的作用下，经常地、不断地发生着变化，比较灵敏地反映各种条件的影响。这样，保守的、稳定的医学构成控制和限制着医学目的的范围，而活跃多变的医学功能在环境作用下，为发挥最佳水平反过来促进医学构成的改变。医学目的对医学构成的影响表现为以下几个方面：

（一）引导作用

医学目的可以发挥引导医学学科从而也引导医学构成的发展方向的作用。医学目的是一种认识结果，但它同时又是对医学的追求、理想和期盼，带有预测性和前瞻性，因而在反映医学本体的同时，还起着引导医学发展方向和规定医学发展途径的作用。正是由于医学目的所具有的超越医学发展水平并以理念形式存在的特性，引导着医学科学技术体系与结构的发展。因此，为了适应医学目的的调整，需要开辟新的专业，建立新的机构，培养新的卫生队伍，扩展新的体系。

（二）纠偏作用

在外界条件改变、医学不能有效地发挥其作用、医学目的不正常发挥或低效状态的情况下，医学目的对医学构成的影响表现为促使医学构成发生改变。医学形成以来人类所追求的"救死扶伤、防治疾病、恢复健康、延长寿命"的传统医学目的具有明显的局限性，如对健康和疾病概念的理解过于片面，忽视了对病人精神上、心理上的关心与照料；把重点放在阻止死亡上，忽视了对生命质量的追求；重治疗，轻预防，忽视了由于人民生活水平提高产生的对健康的广泛需求；拘泥于"消灭疾病"、"战胜死亡"，忽视了患病率不降反升的现实；高技术的不适当使用，导致有限卫生资源只用在少数人身上，忽视了大多数人的卫生保健服务。在现代医学实践中，传统医学目的指导的有效性、预见性能力越来越弱，与当代医学及其服务的现实和未来走向以及社会公众对医学的期待相矛盾。如由于社会发展，车祸、酗酒、自杀、营养过剩、工业污染等等危害人们健康的因素带来的许多不能用单纯的生物科学解释的疾病,传统医学目的对此无能为力。因此,社会学、心理学、伦理学、法学等人文学科也开始成为医学所需要的重要学科。

医学目的对医学构成的影响是通过确立一种观念形态的追求,整合在社会政治、经济、文化、医疗卫生政策、医疗卫生需求等因素之中而实现的。具体途径为:

(1)医学目的对健康、疾病、生命、死亡的阐述整合成民众的社会观念,形成医疗卫生需求,推动医学构成的流向。

(2)医学目的确定的目标整合成医学科学和教育发展的方向和重点,形成社会的医学热点问题,推动医学构成的流向。

(3)医学目的整合成医务人员的职业道德和服务模式,形成固有的医疗行为,引导医学构成的流向。

三、医学构成与医学目的统一于医学发展的实践过程中

医学构成与医学目的的统一不是仅停留在理论的思辨上,而是随着医学实践的发展而发展的互动过程。医学构成规定和限制医学目的,医学目的促使医学构成发生改变;改变后的医学体系结构(构成)使医学目的通过它得到最佳发挥。随着医学实践的发展,人类对生命及其健康与疾病规律认识的深化,医学目的也要发生改变。在原有医学构成中,当医学目的处于低效时,又促使医学构成加以调整。这样,在外界政治、经济、文化、科技等条件作用下,医学构成与医学目的相互影响,相互促进。在这里,重要的是要根据医学发展的外部条件系统地把握医学发展的要求与发展趋势,自觉调整医学构成与医学目的,在互动中实现最佳状态。

(一)坚持从医学构成和医学目的统一视角研究医学发展中存在的问题

现代医学面临着诸多现实挑战,由于医疗高新技术的应用而引发的社会问题越来越多,越来越要求我们对疾病的实际疗效、对卫生资源的消耗、对生殖技术、克隆技术、变性技术、器官移植技术等医学发展中存在的问题,从医学构成的技术作用、从现代医学目的的内容方面作出评估和评价,在最合理、最优化的医学目的指导下,建立一个适宜的医学技术标准,制定相应的政策,采取相应的措施。

(二)适应医学构成上整体化、综合化、多元化趋势,及时调整医学目的

现代医学的发展呈现出高度分化和高度综合的趋势。一方面借助新技术不断向微观领域深入,从个体、器官、组织、细胞进入亚细胞、分子甚至量子水平,对生命活动进行精细的分析研究;另一方面又向宏观拓展,不同学科横向综合与交叉、相互渗透,出现了社会、心理、生物学全方位的研究、多学科融合、高度综合的态势,从人与自然、社会的联系上探索疾病和健康的规律。医学的发展需要适应这种趋势,扩展视野,及时调整医学目的的思路,真正落实到"预防疾病和损伤,促进和维持健康;解除由疾病引起的疼痛和疾苦;照料和治愈有病者,照料那些不能治愈者;避免早死,追求安详死亡"的现代医学目的上来。

(三)适应现代医学目的要求,大力加强医学学科建设,完善医学构成

随着经济的发展,物质、文化生活的改善,现代医学面临许多新的问题,呈现出许多新的特点。如:人口过快增长、年龄老化,人口结构在发生变化;艾滋病、癌症、心脑血管疾病等慢性病、突发公共卫生事件以及生态破坏、环境污染等问题,已成为整个社会乃至许多国家面临的全球性或地区性问题。

医学目的不能回避这些问题,而要自觉应用医学目的的"功能调节"方法整合各种卫生资源,通过学科建设完善医学构成。要指导医学与自然科学及其他科学技术、基础医学与应用医学、临床医学与预防医学、医学与人文的融合,更好地研究健康和疾病防治与社会、文化、经济、心理的关系;要从治愈和高科技转移至照料,指导医学把重点放在公共卫生和预防疾病上,在提高全民健康水平、预防和治疗某些疾病如肿瘤、肝癌、肝炎等对广大人群有重大影响的疾病研究上下功夫;大力发展全科医学;指导医学与生物学、心理学、社会学、人类学的进一步渗透融合,恢复医学"仁术"的本质。

第九章 医学认识主体的三维结构

医学认识主体,是具有一定医学知识、业务能力和职业人格的运用一定物质手段和精神手段,从事医学认识和实践的个体与群体。医学认识主体的三维结构是指其知识结构、能力结构和人格结构。在医学认识主体认知活动中,知识结构是基础,能力结构是关键,人格结构是向导。三者相互关联,形成稳定的三维结构。完善的三维结构,是成为高水平的医学认识主体的必要条件。医学认识主体的认知偏差,往往可以在其三维结构中找到根源。

第一节 医学认识主体的知识结构

一、医学认识主体知识结构的概念和类型[①]

(一)医学认识主体知识结构的概念

1. 医学认识主体知识结构的定义

医学认识主体的知识结构是指存在于临床认识主体意识之中,以医学专业知识为主的多学科多层次的知识相互联系构成的知识系统。作为知识结构的知识系统,不是众多知识的堆集,其显著的特征是知识与知识之间的相互作用而形成的整体功能和耦合效应。临床医生的知识结构的基本框架主要形成于其接受规范医学教育的阶段,发展于临床实践经验的不断积累,完善于终身学习的过程中。

2. 医学认识主体的知识结构的功能

医学认识主体的知识结构有两个重要功能:其一是运用结构中医学知识和相关学科知识,处理医学实践中专业问题的认识功能;其二是在实践中不断学习、促使知识结构自身不断完善的建构功能,因此,临床医生的知识结构很大程度上决定他们目前工作的质量与水平,也决定他们今后发展的趋向和层次。

(二)医学认识主体知识结构的类型

医学认识主体的知识结构是否合理,取决于这种结构属于什么类型。医学认识主体知识结构的类型是其存在的具体形式,是医学认识主体所掌握的知识的数量、种类和层次三因素的有机统一体。依据这三因素的不同结合状况,医学认识主体的知识结构可分为基本型、

---

① 参见刘虹:《论医学生知识结构的合理类型》,《医学教育》,1995年第3期。

发展型和理想型三种(见下图)。

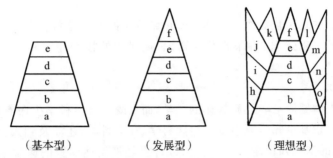

（基本型）　（发展型）　（理想型）

基本型知识结构所包含的知识种类和层次都不饱满。知识主要分布在一般常识(a)、基础知识(b)和专业基础知识(c)上。知识层次不完整,高层次的知识处于空白状态。具有这种知识结构的医学认识主体在实际工作中有一定的适应能力,对医学领域的新知识和新技能可能有兴趣却难以吸收掌握。由于基本型知识结构在专业知识和研究方向上没有达到应有的高度,因此,很难在专业问题上进行深入的研究。虽然在实践中经验不断积累,对各方面的认识不断增加,但由于缺乏足够高度和力度的知识结构的支撑,在认识和处理问题时容易产生片面性或停滞于事物的浅层。

发展型知识结构的知识种类和层次比基本型合理。具有这种知识结构的医学认识主体所掌握的知识种类不算多,但其功能指向集中。几种知识结构之间的关系密切,专业知识在深度和层次分布上比较合适。这种知识结构可以适应其主体成为某一方面某一问题的专家的需要。但是,由于发展型知识结构中的知识种类少,相关或相近学科知识、人文医学知识严重缺乏,在其主体更加深入地研究专业问题时,必然受到自身知识结构的限制,表现为知识面狭窄,思维灵活性差。对自己从事多年的医学专业知识同化能力很强,反应快;但对相关学科的知识或长期不接触的其他医学专业知识同化能力差,反应慢。发展型知识结构是目前医学认识主体知识结构的主要类型。这种知识结构具有一定的合理性,在今后的某些层次和方面也有存在的必要。然而,正如1993年世界医学高峰会议所指出的,时代的发展,要求我们"重新设计21世纪的医生"。

理想型知识结构是21世纪的临床认识主体知识结构的新类型。这种结构中的知识容量大,种类多,不仅包含了基本型和发展型所具有的基础知识和医学知识,还包含了适应医学模式转变和社会发展需要的人文社会医学知识和其他相关学科知识。这种结构为其主体在将来的发展中具有两个以上的知识种类达到较高层次打好了基础。在这种知识结构中,医学知识与其他相关的各门知识形成多维结构交叉并存的状态,相互作用、相互促进,使其功能的发挥产生"放大效应"、"整体效应"和"耦合效应",使其主体对事物的认识既具有深刻性又具有全面性。具有这样知识结构的主体站在一个新的高度,凭借其知识结构中多学科交叉的优势,采取多角度、多方位的方式审视医学实践中的问题,可以解决以前单一学科所解决不了的新问题和复杂问题。而且,理想型知识结构是一种开放性的知识结构,具有对本学科的新知识、对相关学科新知识同化能力强的优点,是一种开拓性人才必备的知识结构类型。

二、医学认识主体应具备的知识

现代医学构成的复杂化对医学主体的知识结构中的知识储备提出了新的要求。医学认识主体应有扎实的基础知识、精深的专业知识、现代化的技术知识和坚实的医学人文社科知识。

(一)基础知识

医学是研究人体健康与非健康规律的科学,而人既是自然科学生命有机体,又是社会关系的载体,因此,医学基础知识既涉及到自然科学、社会科学、还涉及到人文学科。科学技术越发展,医学涉及的基础知识越来越广。所以许多经济发达国家的医学生在迈进医学院门槛之前需要首先到综合院校学习自然科学基础知识,这是非常必要的。

(二)专业知识

医学专业知识是医学认识主体与其他认识主体的本质区别,是医生之所以是医生的根本力量之所在。医学认识主体要想在专业领域有所发展,就必须站立在学科发展的前沿,对于自己的相关专业知识有独到见解,对学科发展有正确把握。就专业知识而言,是"专"与"博"相统一的问题。单一的某门知识对一个医学认识主体来讲是绝对不够的,必须是多门知识融会贯通。在知识大爆炸的当今社会,学会合理地组织和使用知识对于医学认识主体至关重要,应能认识到哪些应该充分掌握,哪些应该达到精深,哪些应该泛览,哪些只须知其一二。

(三)人文医学知识

爱因斯坦曾把自然科学理论体系比喻成房子和桥梁,把哲学思维和逻辑推论比喻成"脚手架"。这个比喻生动、形象地说明了哲学和逻辑学知识对于科技人才的重要性。特别是现代社会信息论、系统论、控制论等逐步纳入哲学方法的范畴,这些方法对研究人体的整体与局部、高层次与低层次之间的关系,沟通人的生理与心理、人与环境的联系具有重要意义。

总之,医学认识主体的知识结构是一个多系统、多层次的综合体系。从理论性到技术性,再到实践性形成了各自独立而相互联系、相互渗透、相互作用的网络。这就要求现代医学认识主体既要有扎实、宽厚的专业知识和专业研究方向,又要有与专业相关的学科知识。这样,才能跳出本专业的狭窄范围,从现代科学技术发展的整体联系中去考察和把握本专业的发展方向。把别的学科的新知识、新成果与新方法引进自己的学科和专业中来,形成合理的知识结构。

第二节 医学认识主体的能力结构

一、医学认识主体能力结构的基本框架

(一)能力和医学认识主体的能力

1. 能力

能力,通常是指完成一定活动的本领。包括完成一定活动的具体方式,以及顺利完成一定活动所必须具备的心理特征。能力是在人的生理素质的基础上,经过教育和培养,并在实践活动中吸取人们的智慧和经验而形成和发展起来的。

2.医学认识主体的能力

医学认识主体的能力是指医学认识主体完成医学实践的任务所需要的本领,包括医学认识能力和医学技术能力以及相关活动的本领。联合国教科文组织在强调21世纪医生能力的培养时提出了"三张通行证"主张。认为未来的医生应掌握这三张通行证:一张是学术性的,一张是职业性的,第三张是证明一个人的事业心和开拓能力的。1996年"国际21世纪教育委员会"报告再次强调了"从技能到能力"的转变。

(二)医学认识主体的能力层次

医学认识主体的能力结构可以分为基础层次能力、适用层次能力和发展层次能力。

1.基础层次能力

医学认识主体的基础层次能力是在其接受系统的医学教育时形成,在医学实践中进一步得到增强和发展的基本能力,是医学认识主体胜任其工作的基本条件。基础层次能力主要包括:感觉能力、思考能力、颖悟能力、反省能力、想象能力、记忆能力、注意能力、文字和书面表达能力、审美能力等等。

2.适用层次能力

医学认识主体的适用层次能力是其在医学实践中分析问题、解决问题的能力,是医学认识主体胜任其工作的必要条件。适用层次能力主要包括:分析能力、判断能力、预见能力、沟通能力、自制能力、协作能力、社交能力、适应能力、应变能力、洞察能力、鉴别能力等等。

3.发展层次能力

医学认识主体的发展层次能力是其适应现代社会和医学发展的需要所具备的能力。如专业技能与人文思想相结合的能力、循证医学的能力、终生学习的能力等等。

医学认识主体的不同层次的能力之间既相互联系、相互制约,各自发挥着不同的作用,又相互耦合,具有放大效应。

二、医学认识主体的几种主要能力

(一)观察能力

观察是一种有目的、有计划、主动的认识活动。科学研究始于直接的感觉经验,而观察则是获取这种感觉经验的惟一手段。因此,观察是一切科学研究的基础。对医学认识主体来说,敏锐的观察能力是一种必备的素质。一方面,大量的医学实验需要有意识地、细致地观察到已呈现的经验事实,并对观察到的现象、取得的资料、具有的意义加以考虑,才能得出预期结果。如弗莱明发现青霉素就是细致观察的典型例子。另一方面,在临床诊治中,医学的诊治水平一定程度上取决于医生的观察能力。正确的诊断源于医生对疾病的严密认真的观察。中国古代医学总结了"望、闻、问、切"四大诊术。现代临床诊断,虽然各种仪器可以解决很多问题,但直接观察病人生理和心理的外在表现,仍是确诊的主要手段之一。

(二)记忆能力

记忆是对经验过的事物能够记住,并能在以后再现(或回忆)或在它重新呈现时能再认识的过程。衡量人的记忆力主要有四个指标:记忆的敏捷性、记忆的持久性、记忆的正确性、记忆的备用性。记忆力在医学认识主体的认识活动中具有重要的作用。例如,临床认识主体要面对临床中繁多的复杂的具体情况,疾病之间的鉴别,千变万化的治疗方法,千百种药物的药性和适应症等复杂和大量的信息,没有良好的记忆力是很难胜任的。

(三)思维创造能力

思维创造能力是将所取得的知识,经过分析和综合、判断和推理等逻辑思维活动,得出新结论的能力。思维创造能力居于智力结构的核心地位,是人类智能的中心。思维创造能力在医学科研中,对科研课题的选择,对观察实验的构思和设计,对实验方法和步骤的调整,对实验数据的处理,对实验结果的总结等,都起着关键作用;在临床诊疗中,对病史、病情的分析,对各种化学数据、检查资料的综合,对疾病发展过程中转机的把握,对治疗方案的确定与完善,也都有一个思维方法正确与否的问题。事实说明,医学主体水平高低,不仅直接取决于医学知识的精深和完善程度,而且取决于其思维创造能力的水平。

医学认识主体创造性思维具有四个基本特征:一是新颖而实用;二是拒斥原先已接纳的观念;三是与强烈而持续的动机相伴随;四是为澄清一个原先含糊不清的疑虑而引发。因此,创造性思维存在于医学认识主体思考和解决问题的过程当中。

(四)操作能力

操作是人们将所掌握的知识和方法运用于实验过程。在医学认识主体结构中,观察能力、记忆能力、思维创造能力,都属于认识活动范围,而操作能力则属于实践活动范围。在医学专业中,只有认识能力而缺乏操作能力的人,是不会有所成就的。特别是随着现代医学的发展,更需要手脑并用的医学人才。无论是从事临床医学工作还是医学科研工作,操作能力的高低,对于他们的成功是至关重要的。例如实验操作能力是指按照一定的课题建立现实的研究系统之后,认识主体操纵仪器设备,并保证其充分发挥功能、顺利获取有用信息的技术的一种能力。这种操作能力是综合性的能力,它主要由仪器设备知识、原理操作技艺和标本制备等知识能力组成的。它的主要作用是保证科学实验的正常进行,把误差限制在最小的范围之内,获得更真实的科研记录。另外,有些全新的科学观察和实验,还要自己动手重新设计、制造仪器设备、进行调试等,以保证获得预期的最佳效果。可见,科学实验操作能力,是现代医学认识主体从事科学实验研究中不可缺少的一种必须具备的能力。

(五)信息管理能力

计算机和通讯技术的进步对医学信息的分析和管理提供了有效的工具和手段,因此,医学认识主体必须了解信息技术和用途及局限性,并能够在解决医疗问题和决策方面合理应用这些技术。医学认识主体应该做到:从不同的数据库和数据源中检索、收集、组织和分析有关卫生和生物医学信息;从临床医学数据库中检索特定病人的信息;运用信息和通讯技术帮助诊断、治疗和预防,以及对健康状况的调查和监控;懂得信息技术的运用及其局限性;保存医疗工作的记录,以便进行分析和改进。

能力结构是一个整体。能力结构中任何一种因素的突出发展不能代替其他因素乃至整个能力结构的发展,只有各个因素协同地、全面地发展,才能提高和扩大能力结构的质量。对医学认识主体来说,这方面的知识可能从课堂上得到的较少,要靠主观努力去培养。

第三节 医学认识主体的人格结构

人格一词来源于拉丁语 Persona,原是指在古代希腊罗马时代戏剧演员在舞台上为了向观众表明剧中人的性格、身份和角色所带的面具。千百年来,人格一词一直为哲学家、医学家、社会学家、心理学家、伦理学家广泛地使用着,成为一个历史文化底蕴十分深厚而又见仁见智的概念。

一、人格结构理论

1. 人格的概念

学术界对人格概念的界定主要有以下几个方面：人格是个体的外特征；人格是个体的品质；人格是个体之所以为人的本性；人格是人与人之间的差异；从人与环境的关系看，人格可以解释为人对环境适应的独特性。哲学家和心理学家从总体上概括出人格概念有如下特征：人格是外部的自我和内部自我的统一；是由先天的遗传因素和后天的社会文化因素的统一；是人的理性和非理性的统一；是稳定性和变动性的统一。

我国台湾学者杨国枢的人格界定受到学术界较为广泛的好评："人格是个体与环境交互作用的过程中所形成的一种独特的身心组织，而这一变动缓慢的组织是个体适应环境时，在需要、动机、兴趣、态度、价值观念、气质、外形及生理方面，各有不同于其他个体之处。"[①]美国心理学家 L.A. 珀文这样定义人格："人格是认知、情感和行为的复杂组织，它赋予个人生活的倾向和模式（一致性）。像身体一样，人格包含结构和过程，并且反映着天性（基因）和教养（经验）。"[②]

2. 人格结构理论的内容

人格结构的理论中两种影响比较大而且和医学工作者的人格结构相关的理论是弗洛伊德的人格结构理论、奥尔波特的人格理论。

弗洛伊德认为，本我、自我和超我是人格结构中的基本内容。本我是人格结构中最原始的部分，构成本我的成分是人类的基本需求，如饮食和性的需要。支配本我的是快乐原则。自我是受环境影响，在本我基础上发展起来的各种需求。支配自我的是现实原则。超我是个体接受社会文化教养而形成的，如对理想和道德的追求。支配超我的是至善原则。

弗洛伊德将人格结构分为意识层次和潜意识层次。自我和超我属于意识层次，本我属于潜意识层次。人格结构中的两个层次的三个部分协调发展，是良好人格形成的必要条件。

奥尔波特认为特质是人格的基础。特质可以分为三类：首要特质、中心特质和次要特质。首要特质是足以代表个人最独特的特质。如巴尔扎克笔下的葛朗台的吝啬就是葛朗台的首要特质。中心特质指代表个人性格几方面的特征，是构成个体特质的核心部分。如个体的诚实、勤奋、开朗等，属于中心特质。次要特质是指人格体在某些环境条件下表现出来的性格特征。如一个善于言辞的个体在陌生的环境中可能沉默寡言，这里的沉默寡言是次要特质。

二、医学认识主体的人格结构

（一）医学认识主体人格结构中的首要特质和超我层次

医学人文品格是医学认识主体的首要特质，是其实现超我层次的体现。

1. 人文的含义

人文是一个可以有多种诠释的词：它可以是一种通古达今的教化，可以是一种文明状

---

① 陈仲庚：《人格心理学》，沈阳：辽宁人民出版社，1987年，第48～49页。
② L.A. 珀文著，周榕等译：《人格科学》，上海：华东师范大学出版社，2001年，第467页。

态,可以是一种文化的沉淀,可以是一种理想的人性的追求,可以是一种为人的完美而形成的知识体系,可以是一种关于人的至真、至善、至美的精神,可以是一种崇高永恒的价值取向……但无论怎样诠释,人文的灵魂是自由、独立、仁爱的和谐,是真、善、美的统一。①

2.医学人文品格

医学人文品格是医学认识主体理想的职业人格,是一种包容着自由、独立、仁爱的品质和人格。医学人文品格是医学人文精神的良性载体,是医学人文精神的职业表征。离开了这种理想的职业人格,医学人文精神将无所附丽。②

爱因斯坦说:"一切宗教、艺术和科学都是同一株树的各个分枝。所有这些志向都是为着使人类的生活趋向高尚,并把个人导向自由。"

医学人文品格中的自由,以本体论意义而言,是指医生在临床实践中有意识的自觉活动;以伦理学意义而言,是指医生主体意识的自律性;以认识论意义而言,是指医生医学规律的自觉认识和利用。医学人文品格中的独立,包括远离人云亦云的临床思维的独立,包括拒绝追随世俗的人格独立,还蕴涵着对患者独立地决定自己健康和生命权利的认同。医学人文品格中的仁爱,包括对患者的同情、关爱,更重要的是对患者生命和健康的珍视。③

唐代医学家孙思邈在其著作《千金要方》中对医学人文品格有过一段经典的阐述:"凡大医治病,必当安神定志,无欲无求,先发大慈恻隐之心,誓愿普救含灵之苦。若有疾厄来求救者,不得问其贵贱贫富,长幼妍媸,怨亲善友,华夷智愚,普同一等,皆如至亲之想。亦不得瞻前顾后,自虑吉凶,护惜生命。见彼苦恼,若己有之,深心凄怆,……勿避昼夜、寒暑、饥渴、疲劳,一心赴救,无作功夫行迹之心。如此可为苍生大医,反此则是含灵巨贼。"

具有人文品格的医生,对医学人文精神和医学科学精神的关系有着深入的感悟,对生命有着由衷的敬畏,对医患关系有着独特的理解方式和介入方式;在对患者奉献终极关怀的过程中,他守护患者的身心健康,守望自己的精神家园;他信奉自由、独立、仁爱的医学人文信条,鄙视"含灵巨贼"样的医界败类,追随"苍生大医"般的医学赤子;他不断超越自我,行走在从世俗趋向神圣的路途中。④

(二)医学认识主体人格结构中的中心特质和自我层次

构成医学认识主体的人格结构中心特质要素为:

(1)敬畏生命、热爱医学、献身医学。热爱医学,是医学主体应具备的最基本的人格素质,它要求医学认识主体,作为一种社会角色,应全身心地投入到自己所从事的医学事业中去,真心实意地热爱医学、忠于医学、献身于医学。医学主体只有在无限热爱医学事业这个信念的支配下,才能发愤图强、积极进取、刻苦钻研、从严治学;才能不断作出新的更大的贡献。

(2)具有坚强的意志特征。坚强的意志,是医学认识主体必须具备的心理素质。所谓意志是人自觉地调节行为去克服困难,以实现预定目的的活动的心理过程。医学认识活动与实践活动,具有复杂性、艰巨性,有很多意想不到的困难,在这些困难面前,需要坚强的意志,才能战胜困难,达到预期的目的。意志作为一种心理过程,所具有的品质突出地表现为:自制性、目的性、果断性、坚韧性等。

---

①②③④ 刘虹:《论医学人文精神的历史走向》,《医学与哲学》,2002年第12期第21页。

自制性。这是主观控制情绪,从而调节行为的一种心理过程。自制力可理解为具有稳定乐观的情绪,它反映着个体意志的抑制机能。当遇到与他人或他事相矛盾时,自制力强的人,就能较好地控制自己的情感,调节自己的行为,稳定自己的思想。可见,自制力是意志品质的重要方面。医学的主要服务对象,是躯体患有疾病、心理也有所改变的人,所以,病人会经常表现出这样和那样的"无理取闹"、"不听劝告"和不服从治疗的行为。这时的医护人员,要有意识地控制自己的情绪、语言和行为,不仅要避免同病人和病人家属发生冲突,而且要坚持耐心地劝导,委婉而坚定地坚持自己的正确医嘱。这是一个医护人员心理上是否具有自制力的品格标志。

目的性。能自觉地确定目标,是人的意志行动的特征。如果人在实际生活中确定自己行动的目的,具有强烈的事业心和责任感,这是人的主观能动性的突出表现之一。

果断性。是指主体在明辨是非后,当机立断、毫不犹豫地做出决定并奋力去做的心理素质。医护人员的果断性品格表现在:在患者生命攸关、生死存亡的紧急关头,敢作敢为,当机立断。当然,这是以认真负责、胸有成竹为前提的。特别是对急症患者的处理上,往往医护人员的果断,成为挽救患者生命的关键因素,而任何优柔寡断,都可能延误病人的治疗而危害其生命。所以,果断性也是医学认识主体必备的意志品质。

坚韧性。医学主体最宝贵的意志品质之一,表现为:为达到既定目标,坚毅顽强、百折不挠的意志品质;能正确、冷静地对待挫折。医疗保健工作,是一种极其复杂而又艰巨的特殊工作:一是服务对象的特殊性;二是对于众多的慢性疾病和疑难杂病的学习、研究、预防和治疗等等,要求有足够的毅力、韧劲和长期作战的顽强意志,这些心理意志品质,都是现代医学认识主体意志品格素质中不可缺少的要素。

一个良好的医学认识主体的自我展现,必须建立在包含以上这些中心特质的人格结构之上。

第十章 医学认识客体的一般问题

医学的认识客体,概括地说是其人其病其关系。"其人",主要是指病人客体及其一般特征:病人角色、病人体验、病人意识、病人行为、病人差异等等。病人角色决定了病人的处境及其特殊的病人体验,制约着病人的意识,规范了病人的行为。病人的个体差异决定了"这一个"病人所患疾病的诊断、治疗、护理和预后。"其病",是疾病发生发展的一般规律,如疾病发展的一般过程和疾病的复杂性等等。"其关系"是指与病人相关联的要素系统。这些要素可以是某种生命体如冠状病毒;可以是某种非生命体如λ射线;可以是某种理论或技能如蛋白质组学;可以是某种关系如自然环境、社会环境与人的关系、医患关系等等。这些内容有的是生物医学研究的对象如冠状病毒;有的是其他人文医学学科的研究对象如医患关系;有些问题医学哲学放在相关的章节讨论如人与自然的关系等等。

第一节 病人的客体特征

一、病人角色

1. 病人概念的三要素

一般而言,病人是求助于医学,需要医学给予医学技术帮助和医学人文关怀的人。具体分析,"病人"这个概念的内涵是指患有疾病而接受诊疗的人,其外延所涉及的对象有三种最基本的类型:包括患有躯体疾患的患者,也包括患有心理疾患的患者或精神障碍的人。事实上,躯体疾患和心理疾患是相互包含的,躯体疾患所带来的心理应激、焦虑恐惧、精神错乱和心理问题所导致的躯体反应往往是联系在一起的。第三种类型的病人不一定患有生理疾病,也无明显的心理疾患,但出于某种生理方面的或心理方面的原因而不得不寻求医学的帮助而成为病人,如正常分娩的产妇。美国耶鲁大学教授列依博士和莱塞尔博士在《病人》一书中写道:"过去,'病人'(patient)一词指一个人患有病痛,其语源和语意与'忍耐'(patient)有关。现在'病人'一词指一个求医的人或正在被施与治疗的人。"①患有疾病或不适、有求医行为、接受治疗或帮助,是"病人"这一概念的三要素。因此,医学哲学强调,病人是求助于医学,需要医学给予人文关怀的人。Mcwhinney在《超越诊断》一书中列举了病人就诊、进入

---

① 转引自孙慕义等编著:《医院伦理学》,哈尔滨:黑龙江教育出版社,1998年,第18页。

病人角色的七个主要原因。第一是躯体方面的原因不适超过了忍受的程度；第二是心理方面的焦虑达到了极限；第三是出现了疾病的信号；第四是出于医疗管理方面的原因，如需要获得医学证明等；第五是机会就医，由于接近医生或了解了医学知识后的就医行为；第六是周期性的检查；第七是医生对慢性病人的随访。这七个方面均符合"病人"概念的三个限定。

美国医学社会学家威廉·科克汉姆区分了"疾病"、"患病"和"病态"三种状态。"'疾病'(disease)是一种负面的躯体状态，是存在于个体的生理学功能异常。'患病'(illness)是一种主观状态，个体在心理上感觉自己有病，并因此修正自己的行为。'病态'(sickness)则是一种社会状态，主要表现为由于疾病削弱了患病者的社会角色。"① 威廉·科克汉姆强调了病人概念中，不仅仅包含着生物医学的内容，还包含着医学心理学、医学社会学的内容。

2. 病人角色的概念

美国社会学家塔尔科特·帕森斯认为患病是一种社会偏离的行为表现，病人是一种社会角色。他在1951年发表的《社会系统》一书中，提出了病人角色的概念。帕森斯认为病人角色的概念有四个方面的内容：

第一，个体不负有责任。疾病是超出个体控制能力的状态，在这种状态下，个体继续完成社会角色的扮演和靠自己的力量恢复健康是力不从心的。

第二，免除正常义务。由于个体没有能力完成他的社会责任和义务，可以部分地、合法地免除其社会义务。

第三，患病不符合社会需要，正因为如此，病人应该具有尝试怯病的愿望并有努力恢复健康的义务。

第四，寻求胜任的帮助。这主要是指病人的主动求医行为。

塔尔科特·帕森斯将患病作为一种社会行为，将病人作为一种社会角色，对于我们更好地理解病人具有积极意义。但是，塔尔科特·帕森斯的病人角色理论有其局限性。

不同病人之间和不同群体对患病的态度、患病行为、病人角色的体验具有很大的差异。如据国外学者研究，不同性别的儿童之间的病患态度的差异有统计学意义。男孩对病患的态度比女孩明显淡薄，大龄儿童的态度比幼龄儿童淡薄。②

疾病的不同性质和程度对病人角色特征有影响。美国学者戈登的研究表明，一般来说，"当疾病的预后严重或者不确定时，病人的行为期望与塔尔科特·帕森斯所描绘的病人角色相一致；当预后已知或不严重时，则表现为'不健全的角色'，病人希望恢复正常的角色责任，即使在患病时也想恢复被免除的社会责任"。③慢性病人、患绝症的病人对病人角色的认识和急性病人不同。前者所面对的是不可能恢复原来的正常角色，甚至不可能期望像塔尔科特·帕森斯描述的那样和医生合作，期盼疾病的痊愈。

对"个体对自身的健康状态不负有责任"宜做正确理解。对有不安全性行为的个体，有义务防范性病、艾滋病的传播；对于某些成瘾药物，个体应避免使用；感染了如"非典"类传染病的病人有义务遵守有关的规定，防止传染病的进一步播散。

实践中病人角色的内容和特征要复杂得多，而塔尔科特·帕森斯的病人角色只是其中的一种，因为患者群体是复杂的。不同民族、不同宗教信仰、不同文化背景的病人，在扮演病

---

① 威廉·科克汉姆著，杨辉、张拓红等译：《医学社会学》，北京：华夏出版社，2000年，第143页。
②③ 威廉·科克汉姆著，杨辉、张拓红等译：《医学社会学》，北京：华夏出版社，2000年，第152页。

人角色时的表现是不同的,更不用说病人角色还要受到经济条件、医患关系等众多因素的制约。

3. 病人的权利和义务

病人是求助于医学,需要医学给予人文关怀的特殊的社会角色。这个角色的特殊性,决定了这个群体有着特殊的权利和义务。

病人的权利是病人在医疗关系中享有的得到法律认可和伦理学辩护的要求或利益。因此,病人权利的概念有法律学的和伦理学的双重内涵。病人的法律权利是受法律保护、有法可依的权利,如依法享有医疗的权利、休息的权利、劳动保护待遇的权利等。病人的伦理权利是伦理道义予以支持的要求,如病人选择医生的权利、医疗自主的权利等等。病人权利的法律学和伦理学的内涵相互联系。一般说来,法律的限定是基本的要求,而伦理学的要求则相对较高。但是随着社会的进步,原来相对较高的伦理学要求为社会广泛认同,就会通过法律程序,成为法律的基本要求。如在1994年1月,国务院颁布的《医疗机构管理条例》之后,我国以法律的形式确定病人享有知情同意权。在人文医学逐渐走向成熟、医学人文精神愈加深入人心的今天,有关病人的权利的许多新内容,如病人是否有要求合法安乐死的问题正在受到全社会的广泛关注。

病人权利的基本内容有七个方面:第一,平等的医疗权利;第二,自主、知情同意、拒绝诊疗和实验的权利;第三,保守秘密的权利;第四,监督诊疗活动的权利;第五,因病免除某些社会义务的权利;第六,其他法律上规定的健康权、隐私权、肖像权及名誉权等;第七,特殊病人、特殊情况下病人的特殊权利等。

维护病人权利的根本目的是要保护病人,表现在有利于病人的诊治和康复,维护病人的人格尊严,维护病人的经济利益。同时,对医疗服务机构的质量管理是有力的促进和监督,对于密切医患关系、稳定医疗秩序、遏止医疗腐败、推进公正医疗、促进社会文明有着重要意义。

病人权利的满足受到客观条件的影响,如往往受到当时当地医疗条件的客观限制。维护病人权利并不是说无条件地满足病人的一切要求,尤其是病人要求与社会的整体利益甚至与有关法律发生冲突时,不应该得到满足。

病人在享有一定的权利的同时也承担相应的义务。病人义务是指病人对自身健康、医务人员的诊疗及社会负责基础之上的一种道德责任。主要包括5个方面的内容:第一,保持健康和恢复健康,预防疾病;第二,遵守有关法规,积极配合诊疗;第三,理解和尊重医务人员的劳动和人格;第四,及时足额交纳医疗费用;第五,支持医学科学研究和医学教育。

二、病人意识

病人意识是病人特有的精神生活,是社会生活通过病人角色的独特反映,是一种特殊的社会意识活动。依据病人意识的层次区别,可以分为病人的体验、病人心理和病人认知。

(一)病人的体验

1. 难以分享的体验

一般认为,病人和医生有着很多共同的语境:讨论病人的症状和体征;面对获得的客观、精确的临床数据;共同的目的是治愈疾病等。但人们往往忽视了病人和医生之间对疾病的体验存在着的差异。

哲学家胡塞尔指出,一个客体成为意识的对象的方式是与意识明确关注和将其本身导向该客体的途径紧密相连的。面对共同的认识对象,医生和病人所关注的对象不同、认知结构不同、认知途径不同、处境不同,对疾病的体验也完全不同。

医生是按照病理学、诊断学等科学的视角来透视和解释病人的疾病的,医生对疾病是一种充满理性的、研究性质的、外在的、置于自身之外的体验;而病人却是从正常生活受到了破坏的视角来看待自己的疾病状态,对疾病是一种切入身心的、受难性质的、内在的、身陷其中的体验。与其说疾病是医生和病人之间的一个共有的现实,不如说他们实际代表了两个截然不同的"实在"。医生和病人是从他们各自世界的语境来解读疾病的,要使医生和病人对疾病的体验有一个双方共享的平台,不是一件很容易的事情。

哲学家舒尔茨曾经强调,一个人所关心的东西取决于他所从事的工作以及在他的生活中起作用的相关系统。医生的知识结构使他关注的事实是给予各种躯体征状的集合以本质上的限定,为此,他关注的主要是疾病过程本身,是临床数据而不是病人的处境。通过对疾病信息的分析和综合,医生依循诊断标准将之归类于某种特定的病种,按常规予以治疗。有一定文化知识的病人也关注客观的临床数据,但更关注的是另外一种现实:他关注疾病可能带来的一切,并将这种体验与他自己未来生活的质量联系在一起,疾病会对他日常生活产生怎样的影响?在怎样的程度上改变了他的生活方式?限制了他的生命自由?对他的家庭将造成怎样的困难?使他的工作受到怎样的损失?使他的个人发展计划受到怎样的挫折?

疾病损伤了病人的机体结构和功能,更重要的是损害了病人的尊严,使病人觉得自己不再是原来那样活生生的"正常人",疾病破坏了病人在现实生活中的整体感、确定感、控制感和行动的自由。在疾病状态下病人失去了原本熟悉的世界,病人程度不同地丧失了行动自由,不得不依赖他人,不得不改变自由状态下成为生命一部分的生活习惯和生活方式,不得不重新适应一个令人不快甚至是十分痛苦的环境。对于慢性病人而言,疾病甚至改变了病人生命的轨迹。

疾病改变了病人的感知方式甚至改变病人的性格。在病人的意识世界中,疾病成了病人心理感受最敏感、最强烈的焦点,疾病及其所包含的一切吸引了病人的全部意识注意力。在病情体验中,病人感到个人隐私失去保护的尴尬,感到个人的脆弱性,感到生命的不堪一击,感到自己熟悉的世界的不可捉摸和人生的不可预测。对于患完全恢复很困难的慢性病病人来说,疾病成为他们生存方式的内在要素,成为他们生命的一个永久特征,他们将伴随着疾病体验一直生活。而医生,往往会抱歉地说:"对不起,这种病在医学上还没有治愈的方法"。医生和病人的这种不同体验,不是一个不同知识水平或掌握的医学信息不对等所造成的简单事件,而是深刻的内在的分歧,是医患冲突深层次的根源。

面对疾病,医生和患者身心所承载的是两个完全不同性质的存在。在医生的视野中,这可能只不过是他司空见惯的某一类疾病中的又一例,诊断对医生来说只是进行疾病的分类(例如,是胃癌而不是胃炎);而对于病人而言,这个独特的个人事件将改变他和他的家庭的正常生活,将使他们陷入痛苦之中。恶性的诊断结果,很可能就是一个幸福家庭走到尽头的宣判。重度伤残的病人最需要人文医学的阳光,因为病残并不是一个生理事件,对于病人而言,它是严肃的"本体论"问题,是生命怎样再以为继的问题。

2. 用人文的眼界体察病人

体验病人角色。实践中有一个方法使医生深切理解他的病人:当医生自己生病的时候,他们便立刻意识到他们自己亲身所体验到的疾病与理论上对疾病的解释存在着的差距。一位医学专家说,在成为病人之前,我行医已有 50 年。"直到那时我才弄清楚医生和患者所想象的,并非同一件事。站在床边和躺在床上的看法是完全不同的。"[①]

洞悉病人的处境。病人的处境是疾病给病人造成的困难。对于某个特定的患者而言,他的处境取决于各种困难的集合体——这个集合体必然也是他的独特人生境遇的一种体现。某种意义上说,了解这种个体化的处境比了解病人某种病理或生理上的差异难得多。

走进病人的语境。病人的语境依赖于处境。某个信息对一个人可能具有极其重要的意义,对另一个人可能不会引起任何兴趣。对科学家来说意义重大的科学进展对其他人而言不过是一条消息。也就是说,共同的语境与具体处境有着密切关系。不能走进病人的语境,医患之间就没有对话的基础。

重视病人体验。现代医学的危机表明,病人方面的主观体验常常被当成不可靠的"软性数据"而在本质上遭到轻视,医生们有意无意地对实验室检查、X 线报告之类的硬性的指标情有独钟。重视病人的体验是人文的和人性的视角,它能够为了解病人的特殊情形提供可贵的见解;而忽视病人对疾病体验的描述就是忽视疾病本身。

审视治疗目标。对于慢性病人或目前无法治愈的病人的治疗目标,应以提高病人生活质量为中心,帮助病人恢复个体整体性,帮助病人恢复自信心和建立对新环境的适应能力。治疗有的时候并不意味着治愈某种疾病,而意味着照料病人,或者意味着病患和死亡痛苦的减轻等。

(二)病人心理

病人心理是病人在疾病过程的特定境遇中形成的具有病人角色特征的病人意识活动。其表现多种多样,如依赖性增强,被动性加重,行为幼稚化,要求别人关心自己;主观感觉异常,对脏器活动的信息特别关注,常有不适之感;易激惹,情绪波动大,易发怒,易伤感;遇事易发火,事后又懊悔不已;焦虑、恐惧反应及抑郁情绪相当常见,经常处于痛苦的"思考"状态;病人惧怕病痛,惧怕疾病过程,惧怕诊疗失误,担忧失去健康,担忧失去正常生活的能力,担忧家人在各方面受牵累、惧怕伤残、惧怕死亡;害怕孤独,患病后特别思念亲人,希望有人陪伴身边;猜疑心加重,重病人常察言观色,捕捉只言片语推断自己的病情是否被隐瞒;自卑感加重,特别是慢性病人、伤残病人。

病人心理反应内在机制是病人心理应激、病人心理期盼、病人的心理问题等等。

1. 病人心理应激

病人心理应激是指病人在应激源的作用下出现的心理紧张状态及由此引起的生理方面、病理方面的改变。病人心理应激的应激源主要是疾病带来的躯体征状、生活方式的变化和与此相关的各种生活事件。病人对疾病及其预后的认知和评估,在病人心理应激形成过程中具有重要作用。

病人的心理应激对疾病的发生、发展的基本作用可分为三个相互联系的层次:

第一,决定一部分疾病是否发生。在分析这部分疾病的病因和发病机理时,常常可以观

[①] 图姆斯著,邱鸿钟译:《病患的意义》,青岛:青岛出版社,2000 年,第 20 页。

察到心理应激和生物因素在相互起着作用,但心理应激是主要的致病因素或主要诱因。例如在神经官能症、反应性精神病中,心理应激是主要的致病因素;在精神分裂症、某些脑器质性精神病中,心理应激则是主要诱发因素。由于心理应激致病因素直接或首先作用于脑,病理改变主要在脑,所以各种心理过程如感知、注意、记忆、思维、情绪、情感、意志、行动等都可以出现不同程度的障碍。自我意识也可以发生障碍,不能理解自身与环境的关系,致使各种心理活动发生紊乱,生理和心理的统一性遭到破坏,出现各种精神症状和躯体征状。

第二,影响一部分疾病的程度和表现。这部分疾病的致病因素主要是物理、化学或生物性的,致病因素直接作用于大脑以外的躯体各系统器官。心理应激在发病机理中也起着程度不等的作用,其中心理因素起重要作用的疾病就称为心身疾病。这部分疾病的病人的临床症状或多或少表现为某种程度的心理障碍。如病人在得悉身患不治之症时有恐惧感,有时甚至产生多疑、思维混乱等精神症状。即使致病因素中未发现明显的心理因素,病人因感染、中毒或发热影响大脑功能时,也会出现意识模糊、恐惧情绪、视听幻觉或被害妄想等精神症状。

第三,影响一部分疾病的进程和转归。在这部分疾病过程中,病人的个性特征和对疾病的主观评价所造成的心理应激影响着疾病的进程。例如,一事故引起的股骨颈骨折病人,因对外伤及其后果全无心理上的准备,一旦面临困难处境,如住院费问题、残废问题、工作前途问题,便会产生复杂的心理状态,诸如焦虑、急躁、苦闷等消极情绪就会影响下肢血液循环,延缓其愈合过程。术前有轻度焦虑者,反应病人心理适应能力正常,对手术效果产生好的影响;如焦虑严重,反映病人心理高度紧张,对手术效果产生不良的影响。有的病人并无焦虑主诉,却有心悸、出汗等症状,这是强压内心恐惧的表现,会影响术后的心理适应。还有些病人,对手术的危险性和术后并发症的可能性及康复的过程性缺乏足够的心理准备,一旦发生上述情况,常引起严重的身心反应。手术前后病人消极的或负性的心理活动常常影响病人整个身体的机能状态,成为手术不能顺利进行,出现并发症或推迟创口愈合和延缓机体康复的重要继发性病因。

面对病痛中亲人,病人家属也有一个心理应激的产生到适应的过程。家属的心理应激的制约因素是与病人的亲密程度、病人所患疾病的性质及预后、家属本人的文化素质、人性取向、病人在家庭中地位和家庭社会背景、经济条件等因素有关的。

2.病人心理期盼

病人的心理期盼是一种特殊的心理需要,是在疾病条件下人的生理的、社会的客观需要在人脑中的反映,是病人对某种目标的渴求和欲望。它是病人意识倾向性的基础。因此,我们只有真正了解病人的心理期盼,才能更好地理解病人,为病人服务。

马斯洛将正常人的需要分为五个层次,由低至高依次为生理的需要、安全的需要、归属与爱的需要、尊重的需要及自我实现的需要。病人的最基本的需要首先是击退病魔对生命安全的威胁;其次是解除疾病日常生活的侵扰,恢复机体健康。这种在正常人需要的基础上、患病的条件下的本能的需要,可以分解为八个方面的心理期盼:期盼接诊医生像自己友善的朋友,是有责任心、同情心、可以信赖的人,最重要的是能够有从病人的处境去考虑问题的心态而不是一个冷冰冰的机器人医生;期盼医生具有精湛的医学技能,和蔼耐心周全地诊察,尽早明确诊断;期盼较好的医疗条件;期盼检查和治疗时保证生命安全、避免痛苦;期盼能够获得疾病的性质、疾病的进程、疾病的预后等相关信息;期盼能够得到医护人员周到的关怀和照顾,获得医护人员重视;期盼早日康复;期盼自己的医疗支出公正明了。

3. 病人的心理问题

病人的心理问题是病人适应疾病环境时所产生的心理现象。临床上病人复杂多变的心理问题,可归为六类:第一,躯体疾病所致的精神障碍,例如高热时的意识模糊、定向不全、思维不连贯、情绪恐惧等;甲状腺机能亢进时的易激惹、失眠、情绪的兴奋和抑郁等;伤寒时的多疑、淡漠、听幻觉和被害妄想等。第二,治疗所致的心理表现,例如利血平可导致忧郁状态,肾上腺皮质激素类可导致欣快状态,心脏手术后经常发生谵妄状态等。第三,导致机体病变的心理问题,例如损失感、威胁感和不安全感很容易使人致病,A 型性格者患冠心病的比例特别高。第四,对疾病的心理反映,例如焦虑、忧郁、绝望等,并形成形形色色的心因性症状。第五,对治疗或治疗环境的心理反应,例如高大的建筑、复杂的仪器、静谧的病房,既可以使病人产生安全感,也能让病人感到陌生、恐怖或孤独。第六,精神疾患的心理失常,例如癔病患者的"病理性说谎",精神分裂症患者的幻觉和妄想等等。

不同的病人有不同的心理问题。患躯体疾病的病人一般多为被动依赖、敏感自卑、主观猜疑、忧郁自怜、焦虑恐惧、灰心绝望、感知异常、易激惹,常有孤独感、惯性心理等等;患心理疾病病人的心理问题一般多为知觉障碍、情感障碍、思维障碍、语言障碍、意识障碍、记忆障碍、智能障碍、人格障碍等等。

4. 病人(家属)的心态

这里的病人(家属)心态,特指与人性相关的心理活动。病人(家属)的良性心态具有以下特征:认同这样一个伦理前提,即每一个有良知的医生都希望治好他的病人,但医生不是万能的。在遇到麻烦的时候,病人(家属)能控制负性情绪,不将其投射到医院和医生身上。他们认同这样的事实:在目前的社会条件下,医学无法远离世俗生活,医生无法不食人间烟火,从医作为一种职业无法抹除谋生手段的烙印。他们懂得医患双方是一个共同体,医学的每一个成功都是患者的福音,病魔的每一次得手都是医学的憾事;如果病人(家属)用戒心筑起壁垒,使医生心怀疑虑,被隔断的会是医生向顽症的冲击。他们明白偏激舆论给医生施加压力使医生瞻前顾后,失去的将是患者的生命和健康。

在现实社会中,呈恶性心态的病人(家属)并不鲜见。他们将患病的痛苦一股脑投射到医生和医院身上,甚至将医生和医院作为释放他们受到的社会和生活压抑的对象和发泄他们对现实种种不满的渠道。医院管理中的失误、医务人员医德的失范、媒体炒作的失当、某些律师良知的失节,给他们的恶性心态火上浇油。实际上,他们中的一些人,从求医行为一开始,就将医生和医院看作对手,抱定了"病看好是应该的,因为我花了钱;出了问题唯你是问"的恶性心态。恶性心态驱使的恶意扰医行为包括对医生施以恶意的心理压力、人格侮辱、伤害医生的身体、损坏医院财物、发布有悖于事实和科学的信息、利用法律和媒体敲诈医院甚至大出打手酿成血案。

病人(家属)的恶性心态的形成是复杂的社会、复杂的人性的折射,是病人(家属)恶性行为的内驱力之一,与病人(家属)的人性趋向、文化内涵、社会风气、舆论导向、法治环境的等多种因素交集相关。它是杀伤医患关系,损害医疗质量,妨碍医院运作,毁损病人健康的凶顽。医学对之不能等闲视之。当前应该做到的是,不可片面地理解"病人弱势群体"的提法,加强正面教育和正面引导,建立和健全相关的法律法规,同时打击三种恶行:医务人员中严重的医德失范、病人(家属)恶意扰医行为和变相敲诈行为。全社会要强调这样一个信念:为医务人员创设一个良好的工作环境,获益最大的将是病人!

(三)病人认知

1.病人认知的积极作用

病人的认知相对于病人心理而言,是病人意识中较高的层次,是具有一定程度的理性成分的思维过程,在病人的求医行为、遵医行为中发挥重要作用。病人认知活动的性质有两种:一是有利于疾病痊愈的积极作用,二是不利于疾病痊愈的消极作用。病人对心理和生理的关系、对疾病的发展过程、对医患关系有了正确的认识,有利于其机体的抗病能力的提高,有利于医患关系的改善,有利于其遵医行为自觉性的唤醒。

2.病人认知偏差

由于病人的年龄、社会经历、文化水平等差异,使得病人在进入诊疗过程的时候,可能会产生不符合实际情况的认识。这些认识偏差实际上是一种对疾病过程相关因素的曲解或认知错位,而现实中的结果往往与患者主观认识相差甚远,进而引起一系列的情绪反应、行为反应及自我防御反应。

第一,对疾病过程复杂性的认识局限。由于缺乏相应的知识背景,在治疗效果不理想的情况下,患者及其家人很难认同其客观的原因在于疾病过程的复杂性。对于如个体差异、症状不典型、疾病假象、疾病无症状等表象层次的复杂性难以理解,而对于疾病的内在的复杂性如病因、病理,对于疾病的过程、变化、发展的复杂性等等知识更为缺乏。

第二,对医学水平渐进性的认识局限。医学的发展是一个渐进的过程,在不同的分支和不同的病种方面,其成熟度不均衡。对相当一部分疾病,医学干预力度有限;甚至对一些疾病束手无策,即使作了对症处理,最终无济于事的情况也不是没有。而患者及其家人对此缺乏认识。

第三,对误诊误治难免性的认识局限。从医学目前所处的水平而言,诊疗效果具有或然性;从一个医生的成长过程来说,误诊误治具有必然性。临床医生的成长过程,某种意义上是从误诊较多到误诊较少的过程。但是,患者无法认同这一点。尤其当误诊误治成为现实发生在自己身上时。

第四,对维护自身权利的认识局限。病人懂得维护自身的权利,如知情权、选择权,无论对患者个人还是对医学,都是一种进步。但是,由于患者医学专业知识的阙如,在维护患者权利的时候出现认识误差,往往与其根本利益相左。在临床如遇到气管异物的患孩需要立即施气管切开造瘘术,而患孩的母亲因不了解手术的必要性而不同意手术,其结果恰恰是病人最根本的权利——生命权的丧失。

第五,对医患关系的认识局限。医患关系是医学实践中最基本的人际关系,是特定时间空间条件下,特定的情景中形成的人与人之间的关系。医患关系具有多方面的内涵:医患关系的平等互动、医患关系的人文属性、医患关系的经济制约、医患关系的道德境界、医患关系的法律底线、医患关系的文化背景等等,这些内容之间相互联系,相互作用。任何割裂其联系的认识,强调一方而否认另一方的观点都是片面的。患者站在一己的立场上往往不能全面地把握。易出现的认识偏差往往是片面强调对患者有益的方面而割裂医患共同体之间的联系。这种认识的局限有时受到伤害的正是患者自己。如片面强调知情同意权而不认同在必要时病人权利的让渡,在危急状态下,有时会贻误病情。

三、病人行为

（一）行为和病人行为的概念

人的行为受到三个因素及其相互关系的制约。制约人的行为的第一个因素是人的内在需要。人类的各种行为受到本能活动的驱使，在相当大的程度上受到人的心理生理的驱策，没有满足的内在需要，就是行为的内驱力。行为可以看成人寻求生理心理满足的努力，是反应内在心理和生理需要的外部表现。制约人的行为的第二个因素是外在环境。每一个个体都生活在一定的自然条件和社会文化背景环境中，必须对来自环境的各种刺激作出适当的应答。任何行为都是个体作出的针对环境变化的适应性的反应。这种反应不是一种机械消极的，而是积极主动的过程。制约人的行为的第三个因素是人的大脑。人的行为是脑的重要功能之一。人的一些本能的行为例如摄食、饮水、排泄、性行为等，往往受到脑的某些特定区域的支配和调节，与某些神经递质、神经内分泌激素水平有密切关系。而人的有目的有计划的行为的启动、实施和调节，都是以前额叶的正常结构和功能为物质基础的。以上三个因素相互作用，构成人的行为的制约系统。因此，人的行为是脑的功能，是内在心理生理需要的外部表现，是对外在刺激的应答。①

一般而言，病人行为是个体在疾病条件下的特殊行为，是病人的生理需要、心理需要的外部表现，是对疾病环境的适应性表现。病人的行为是复杂的，既有作为疾病反应的行为，又有反应疾病的行为。前者所指的病人行为不包括病人行为障碍，后者所指的病人行为就是病人的行为障碍。因此，病人行为的概念，以是否包括病人行为障碍分为广义的和狭义的两种。但无论怎样定义病人的行为，病人行为障碍、求医行为和遵医行为是其中最重要的。

（二）病人行为障碍

导致病人行为障碍的因素有病患损伤脑的结构影响脑功能和病人心理因素。病人行为障碍一般分为三类：一是本能行为障碍，如摄食行为障碍、性行为障碍、睡眠障碍等；二是社会行为障碍，如人际交往障碍、社会适应不良等；三是与精神或躯体疾病相关的行为障碍，如精神发育迟滞所至的行为障碍、人格障碍等等。②

（三）求医行为

求医行为是病人进入病人角色后作出应对的行为。病人求医行为的动因主要是医治生理或/和心理疾患，一般情况下病人采取自动求医的方式。由于病人年龄或病情严重等原因，被动就医在病人家属的帮助下实现。在某些情况下如精神病人或传染病人可能出现强制就医的情况。制约病人求医行为的因素有：心理因素，如害怕失去自尊、害怕暴露隐私等；经济因素，虽然健康是无价的，但病人决定是否采取就医行为时，一般不得不考虑经济因素。全球程度不同地都有一部分经济条件不好的病人被迫放弃就医行为。不发达国家经济困难的病人这种情况尤为严重。其他如病人个体特征等因素也制约着病人的求医行为。有研究表明，接受教育的程度、性别、对生命健康的信念、症状的特点以及病人的医学知识等对就医行为均有影响。

---

① 杨德森：《行为医学》，长沙：湖南科学技术出版社，1999年，第3页。
② 同上，第6页。

（四）遵医行为

遵医行为是指病人对医嘱的遵从行为，如按时按量服药，接受必要的检查，改变某些生活方式等等。遵医行为不等于依从行为。依从行为是消极被动的，遵医行为是病人以合作的态度实施的主动、自愿的行为。

病人遵医行为问题严重主要表现在遵医率低下。WHO1993年的研究报告指出，病人总遵医率平均仅为50%。20%～50%的病人并不定期复诊；19%～74%的病人不听从医师的医疗计划；25%～60%的病人不按时按量服药；35%的病人有不遵医嘱错服药的行为；30%～40%不遵从预防性治疗措施；长期服药者6个月～3年内，50%不遵从医嘱。影响遵医率高低的相关因素比较复杂。遵医率较高的是针对症状的治疗和疾病急性期的治疗；慢性疾病病人的遵医率和儿童家长的遵医率比较低，医务人员的遵医率最低（0～88%）。[1]

遵医率低下的原因常见的有：医生的意见不能为病人所接受，病人坚持对自己的疾病的看法；医嘱要求的难度较大（如改变生活习惯）病人难以做到；医嘱要求比较复杂（如同时用多种药物有不同的服法）；医嘱的专业术语病人不理解；病人的遗忘、忽略、性格问题、文化水平和经济条件；医生的工作质量和病人对医生的看法等。针对以上原因，可以采取加强医患交流改善医患关系、排除降低遵医率的障碍、增强必要的教育和社会干预、提高病人遵医自觉性和主动性等方法，来提高病人的遵医率。

第二节 病人个体差异[2]

一、个体差异存在的根源

（一）预见和证实

1. 哲学家的预见

著名的原子论者留基波和德谟克利特是2 400多年前的古希腊哲学家，他们认为世界是由原子和虚空两种根本的元素组成的，事物元素的构成方式的差异是决定不同事物差异的根源。他们睿智的目光穿越了历史，作出令人惊异的哲学预见："元素的区别有三种：形状、次序、位置"[3]。后世的科学家的研究证实了物质构成的空间排列的差异，往往是不同事物差异存在的根源。

2. 医学家的证实

如果说世界上没有两个完全相同的病人的话，构成病人差异的"元素"是什么？其内在的根源又是什么？两千多年来，医学在不同层次上不断实证病人个体差异的存在及其本质。《希波克拉底文集》中记载了当时的医学对病人个体差异的认识：病人的体质、生活习惯、年龄、人种等等因素对疾病的发展都发生作用[4]。《黄帝内经》研究了个体在解剖、体质、耐药

---

[1] 杨德森：《行为医学》，长沙：湖南科学技术出版社，1999年，第488页。
[2] 参见刘虹：《论患者个体差异》，《医学与哲学》，1996年第17卷第6期，第300～303页。
[3] 北京大学哲学系外国哲学史教研室编译：《西方哲学原著选读》上卷，北京：商务印书馆1983，第48页。
[4] 赵洪均、武鹏译：《希波克拉底文集》，合肥：安徽科学技术出版社，1990年，第27、102、234页。

性、心理、生活方式等方面的差异对疾病的意义①。

(二)人类基因组计划视野中的个体差异

1. 根源所在

人类基因组中隐藏着人类生命活动需要的所有遗传信息,其中包括个体差异的信息。人类基因组学破译了阅读生命天书的密码,提供了对个体差异新的认知方式:在基因的差异表达、单核苷酸多态(SNP)和"复制变异"层面上解读个体差异存在的根源。

2000年人类基因组计划首次破解人类基因密码,绘制出人类约3万个基因30亿个碱基图谱。通过比较个体之间DNA"字母"即单个核苷变体之间的差异,科研人员发现人类99.9%的基因都是彼此相同的,个体的遗传差异为0.01%。0.01%的差异意味每个个体身上30亿个碱基对中包含有大约300万个差异。这是人类在基因组学层次上对个体差异内在依据的初步认识。正是这0.01%的存在,决定了人类个体之间的种种差异,使得个体成为独一无二。也正是这0.01%,使两千多年前哲学家的预言有了现代科学的注释。

2. 锁定SNPs

基因组序列出现变异是它的遗传基本特征之一,是人类进化和适应环境的必然结果,基因组序列变异导致了"基因多态性"。基因序列变异可以有不同表现形式,如突变、插入、缺失和不同数目串联重复等,其中以单核苷酸多态性(single nucleotide polymorphism, SNPs)的发生频率最高。在不同个体的同一条染色体或同一位点的核苷酸序列中,绝大多数核苷酸序列一致而只有一个碱基不同的现象,就是SNPs。根据人类基因组的研究资料,DNA的核苷酸序列在不同个体中至少有99.9%是相同的;但在任意选定的两个个体中,DNA序列可以有数以百万计的变异点,其中绝大多数都属于SNPs。SNPs是人类基因组DNA序列中最常见的变异形式。据估计,发生在基因的蛋白质编码区的约4万个SNPs,可以导致蛋白质合成时氨基酸的"错义"改变。现已知,至少93%的人类基因都存在SNPs。SNPs也可发生于基因的蛋白质编码区以外的区域,并通过改变相关基因的调控来影响基因的功能。正是这些基因组DNA序列的变异,在人类基因组中广泛存在。人类基因组中大概每1000个碱基就有一个SNPs,人类基因组上的SNPs总量大概是3×10^6个。科学家们发现,多基因疾病是由多个基因的累加作用和某些环境因子作用所致,这些基因的SNPs及其特定组合可能是造成疾病易感性等个体差异最重要的原因。

3. 进一步的发现

2006年11月,由美国科学家领导的一个国际科研小组宣布,他们已成功绘制基因复制过程中出现不同突变的复制变异(CNV)图,补充了先前得到的人类基因图谱。基因密码的差异不是0.01%,而是10%甚至12%! 全球13个研究中心联合对大片段DNA的复制/消失差异现象进行研究发现,每个人体内都存在独一无二的DNA片段重复和缺失。DNA片段不同,CNV不同;DNA片段相同时,CNV也会因或缺失或重复的差异而不同。这些差异综合作用,使基因差异巨大且复杂。科学家们认为人类DNA复制数变异至少占了12%的基因。

无论是SNPs的研究还是CNV的研究,都还有待于深入。但人类基因组学提供了一种认识个体差异内在根据的认知方式;已有的发现清楚地昭示,人类的个体差异比我们预料的

---

① 谢华编著:《黄帝内经·灵枢》,北京:中医古籍出版社,2001年,第646、653页。

更深刻更广博。

哲学家2 400多年前的预言和基因组学的证实的高度一致,令人感叹哲学的永恒生命力和历史穿透力。但是,这不足以说明医学对个体差异的研究已经很充分。人类的基因和疾病的关系并不是一对一的简单关系,而是一对多的复杂关系,对蛋白质和疾病关系的研究将不断从细节上证实病人及其病患的差异性。同时,病人的个体差异是所有具有差异性的系统中最为复杂,有着众多非生物的制约因素和复杂表征。

二、个体差异复杂的表征

个体差异,一般是指个体与个体之间的区别和差异。病人个体差异的含义,有广义和狭义之分。广义的病人个体差异指病人个体与个体之间的各种区别和差异,不一定具有临床意义,如正常的生理差异。狭义的病人个体差异一般是指有一定临床意义的各种区别和差异。病人个体差异是复杂的生命现象,表现在生物、心理和社会不同的层面。

（一）生物学表征

1. 年龄差异

大部分疾病好发于某个年龄段,不同年龄的病人对不同疾病的罹患率有显著差异。

军团菌病的高危罹病者多为老人。美国疾病控制中心报告的50岁以上的病人占患军团菌病人的65%。

2. 性别差异

不仅是由于生理解剖的不同形成男女患病的差异,如男性乳腺癌罹患率远远低于女性,而且相当一部分疾病有明显的性别倾向性。

血栓闭塞性脉管炎（TAO）绝大多数病人是男性。国内有人统计786例病例中,男性733例,占95.4%。来自日本的115例报道中,女性只占两例（1.8%）。

3. 种族差异

属于不同人种和民族的个体,即使是对于同一种疾病,在罹患率、易感性、感染后的反应等等方面都有明显区别。

引发艾滋病的HIV病毒在感染人的免疫淋巴细胞时,需要淋巴细胞表面的趋化因子受体2和5（CCR2,CCR5）的参与。在HIV病毒阳性的感染者中,凡是携带一种CCR2变异（64位的缬氨酸残基突变为异亮氨酸残基）的个体,其发展到艾滋病的过程要比其他感染者晚2～4年[①]。在白种人中,约有9%的个体,其CCR5基因有一段32个核苷酸长度的序列缺失（记为Δ32）,而这种缺失在西非、中非和日本的人群中并不存在。凡带有此CCR5缺失变异的个体,就不易受到HIV病毒的感染。[②]

4. 解剖差异

正常的个体与个体之间在解剖上的差异之多也许出乎人们的意料。

右心三尖瓣瓣膜的三尖之间常有副尖存在,出现率为45%左右。不同的个体在副尖的数目上还有差异：有一个副尖者约占71.5%,两个副尖者约占26.9%,有三个副尖者只占1.5%。这样的差异没有明显临床意义,但还有一些差异就不是这样了。阑尾依据其尖端所

---

① Smith M W,et al. Science. 1997,277:959。
② Samson M,et al. Nature. 1996,382:722。

指的方向,不同的个体有不同的位置:回肠下位(约占41.3%)、盲肠后位(约占29.4%)、盲肠下位(约占17.4%)、回肠前位(约占7.4%)、回盲后位(约占4.4%)。除了这五种差异之外,还有高位阑尾、低位阑尾、腰部阑尾、腹腔中部阑尾等各种异常位置。这些差异会导致个体阑尾发生急性炎症时,其临床症状可不典型,易造成误诊;同时,异位急性阑尾炎的正确定位,对于手术切口的选择具有重要意义。

5. 生理差异

个体和个体之间在生理上的差异是十分普遍的,临床上常用的生理正常阈值本身就是许多个体差异经过统计处理的结果。

一般来说,人的心跳每分钟70~80次为正常范围。1928年奥运会期间,医生发现有名运动员的心跳才28次。而此项世界记录的保持者是陶乐珊·史提文斯,他的心跳每分钟只有12次。实际上,如动脉血压、肺活量等等生理现象无一不存在个体差异。有些差异是不可忽视的。一般人胃肠道里都存在少量气体,约有1/3的个体肠道中含有CH_4。其中有些个体因种种原因,产生的CH_4的比例比一般人高且可达易燃浓度(4%)。曾有因严重结肠创伤和穿孔做电烙术的个体发生危及生命的爆炸事件的报导。

6. 生化差异

个体蛋白质的构象、酶的活性和缺陷、个体物质代谢的水平等等生化现象与个体差异的普遍存在有内在联系,是临床诊断的重要线索。

同是烟民,那些NAT酶(N-乙酰转移酶)处于低水平的人,膀胱癌的发病率是NAT酶水平较高的人的两倍半,另一种解毒酶GSTM1(谷胱甘肽-S-转移酶M1)处于低水平,导致肺癌的发病率增长了3倍。[①]

7. 个体免疫差异

免疫机能的差异在一定程度上决定了个体对疾病的易感性。个体自身免疫性损伤,在部分疾病的发病中起着重要作用。

60%的胃体萎缩性胃炎病人血清及胃液壁细胞抗体阳性,且90%的血清壁细胞抗体阳性的个体为慢性萎缩性胃炎。个体的免疫状态影响着个体对药物的反应差异。不同的个体即使是在年龄、体重、精神状态、病理过程等条件完全相同的情况下,对药物的反应也会出现程度不同的差异,包括高敏性、耐受性和特异质。

8. 药物治疗反应差异

由于基因多态性,个体对药物的反应在疗效、剂量等各方面有着极大的差异。不同个体对于药物治疗的反应殊异可由多种因素造成,并产生不同的相应后果。就遗传因素而言,药物靶体的基因变异,会改变药物与靶蛋白间的相互作用;影响靶蛋白合成的有关基因变异,可以改变药物的效应;药物运输蛋白的基因变异,会影响药物的吸收、分布和排出;药物代谢酶的基因变异,会改变药物的代谢;DNA修复酶的基因变异,则可改变药物的安全性;谷胱甘肽合成酶或某些辅基合成酶的基因变异,会改变药物的代谢途径和安全性。就环境因素而言,药物代谢主要酶系细胞色素P450的表达诱导,可以使药物的疗效降低;P450的抑制剂则可能引起药物与药物的相互不良作用。另外,年龄、疾病和炎症等生理因素的差异,均可改变药物的吸收、分布和排泄。

---

① (美)罗伯特·温伯格:《细胞叛逆者——癌症的起源》,上海:上海科学技术出版社,1999年,第62页。

药物反应个体差异是药物治疗中的普遍现象。临床上许多药物仅对部分患者有效。据估计,哮喘、心血管疾病及精神病治疗药物的有效率约为60%。多达40%的患者疗效不理想甚至无效。[①]

(二)心理学表征

1. 个性差异

每个人都有特定的性格。不同的性格,不但关系到本人的生活、工作、学习的质量,而且往往还与许多心身疾病的发病率有着密切的关系。某些特殊的个性特征,如A型性格(心血管、高血压易患个性)、C型性格(癌症易患个性)、循环性格、分裂性格、癔病性格、变态性格、偏执性格、爆发性格、胃肠性格、心血管型性格等等,对某些外界刺激过分敏感,易于积累,并通过植物神经功能强化或导向躯体反应,从而产生一定的躯体症状。如高血压、心脏病、结肠炎、溃疡病、哮喘病、偏头痛、荨麻疹、癌症、精神病等心身疾病。

有循环性格的人群,有时情绪特别高涨,有时却一落千丈。两种截然不同的情绪往往交替反复出现形成循环。这类人群易患情感性精神病。有癔病性格的人往往感情波动大,办事草草了事,说话不着边际。而平时的言行举动,常常装腔作势,好幻想,甚至将幻想当做现实,作出一些戏剧性的动作来,让人啼笑皆非,有此性格的人,若遇到强烈精神创伤和不良的刺激后,易患癔病。因此,必须引起重视,及早防治。分裂性格的人性格内向怪癖又不善交际,平时沉默寡言又胆小怕事。具体表现为:思维片面离奇、生活懒散随便、工作消极被动、遇事爱钻牛角尖。此类性格的人,在工作和学习中一但受挫易患精神分裂症,故而应加强观察。有偏执性格的人固执而倔强,敏感而多疑,易躁又善发怒。在生活和工作中时时喜欢妒忌和责备他人。这种性格的人往往一意孤行、自以为是,易诱发多种心身疾病。

2. 心理差异

心理活动的本质是个体对客观外界的反映。不同个体的不同生活经历和不同环境,使每个个体带有独特的心理特征。病人的心理特征能影响免疫系统的敏感性而导致疾病。美国纽约州立大学医院著名精神及心理学教授亚瑟贝东指出,心理紧张、压力过大易使人免疫能力减弱,导致感冒等疾病,急剧的紧张哪怕只有几分钟,也会让人感冒,小的紧张可以积累成具有引发感冒的强大力量。个体心理防御能力方面的差异表现在,良好的心理防御机制可在短期内恢复心理平衡,否则将导致心理障碍和躯体表达性症状出现。但过度或过强的心理防御反应持续存在,其本身就表现为心理障碍。个体的情绪状态也是罹患疾病的中介。

美国约翰霍普金斯大学研究人员通过对巴尔的摩约2 000名患心脏病的男女进行访问发现,情绪抑郁沮丧使心脏病发作率高出正常值3倍。不仅如此,临床上众多的心身疾病如高血压、溃疡病和精神障碍等等均受个体心理差异的影响;个体的心理应激能力是保持个体自身稳态的条件,与个体健康状况密切相关。

3. 病人心理差异的一般机制

在相同的应激状态下,有些病人产生了严重后果,有些病人却没有问题;有的病人出现了抑郁症,有些病人突发中风,这些病人心理差异的一般机制,可以从变动性、强度差和生物学脆弱性等方面获得解释。

---

① 周宏灏,王连生:《体化药物治疗及其基因诊断》,《中华检验医学杂志》,2005年第28卷第12期,第1229页。

对应激源的应付能力是因人而异的。应激反应是由于应激源和应付能力之间的不平衡而产生的，所以，面对同等强度、同等性质、持续时间同等长度，有良好应付能力的人能很好地适应，不会发生应激反应；而缺乏应付资源的患者，即使是寻常的生活事件，也会成为严重的应激源。因此，病人心理差异的机制与病人的心理应付能力的强度差和变动性相关。那么，是什么制约着病人的强度差和变动性的差异呢？是病人的生物学脆弱性的差异。

所谓生物学脆弱性，是指患者的体质、容易发生功能改变的器官系统、遗传因素、营养状态、年龄的增加、健康状态等危险因子的总和。病人能否较快地修复由于心理应激所造成的心理创伤或者是否提高了患病的危险度，往往受到病人患者生物学脆弱性的制约。生物学脆弱性方面的差异，通常被认为是变动性的影响因子。有文献报告，高血压家族史的学生作为实验组，没有高血压家族史的学生作为对照组，接受心理应激测试。两者心血关系同的应激反应有显著差异。①

病人的心理个体差异，使得每一个病人对于病情的体验，哪怕是很相似的疾病，都会有较大的差异，没有任何两个病人会对他们的疾病产生完全相同的体验。

(三)社会学表征

1.地区差异

不同个体来自不同地区、不同生活环境的个体，会具有令人关注的差异。

胃癌的发病情况在不同地区、不同国家差异显著。日本、智利、芬兰、奥地利是胃癌高发国家，而美国、澳大利亚、新西兰等国则较低。我国胃癌发病地区差异较大。有些病种只发生在世界上某些地区如黄热病和登革热等。

2.职业差异

从事不同职业的个体因工作环境和工作性质的不同，在疾病的发生、发展等方面存在着显著差异。

布氏杆菌病是一种分布于世界许多地区的人畜共患病。据统计，病人中以牧羊人、饲养员居多，占90.5%。

3.行为差异

行为差异包括个体的行为方式、生活方式和风俗习惯。这些差异制约着个体疾病的性质和过程。个体差异的社会学表征是导致疾患的外部条件，必然受到个体内在因素的制约。同样的行为活动，在不同个体往往有着不同的结局。

统计资料表明，盐的摄入量或尿钠离子排泄量(间接反映钠的摄入量)与高血压呈正相关，即人群摄入食盐越多，血压水平越高。进一步的研究又告诉我们这样的结论：吃盐多的人并不一定导致高血压。因为在人群中约有20%的人吃盐多了会得高血压，他们被称为盐敏感者，而其余大约80%左右的人多吃一些盐并不一定会患上高血压。而同样，相同的血压增高，有人对其中异类降压药物更有效，有人对另外的降压药物更有效。

4.文化素质差异

不同文化层次的个体，其有认知方式明显区别。个体的认知方式是影响个体身心健康的重要因素。认知方式缺陷与许多心身疾病过程关系密切。知识分子的精神疾病、心理疾

---

① 津田彰、津田茂子、孙莉：《应激对健康的影响及心理社会学机制探讨》，《医学与哲学》，2002年第23卷第10期，第60页。

患、心身疾病的患病率比体力劳动者要高。

5. 社会生活差异

每个个体都是社会人。社会事件作为应激源 对不同个体差异很大。美国华盛顿大学霍尔姆教授认为,个体一定时间内所承受的生活事件应激积累超过一定的度,就会成为诱发疾病的扳机。

有人统计第一次世界大战期间各参战国妇女闭经人数异常增高。社会经济水平制约者每个个体的生活水平、营养状态。个体食物中饱和脂肪酸(SFA)与血胆固醇(CH)升高有直接关系;而血浆 CH 升高能损害动脉,与冠心病有直接关系。

以上所述并没有穷尽原本无法穷尽的病人个体差异。而且个体差异的各种表征并不是孤立存在、力度均衡地发生作用的。可以是某一差异因子占据主导地位,发挥主导作用,决定个体差异的状态;也可以是在几个差异因子的耦合作用下,个体的生理平衡被打破,向病理过程转化。同时,差异因子之间的相互作用,还会使个体差异呈现出多样性、复杂性和条件性。

三、个体差异的医学哲学属性

(一)病人个体差异的绝对性

强调病人个体差异,是因为其在临床实践具有不容忽视的重要作用和地位,我们称之为绝对性。具体表现为以下四个方面。

1. 病人个体差异是临床实践的基本问题

个体内在的差异因子及其相互作用决定病人疾病的过程,决定临床医生的诊断、治疗和预防的操作,因此,我们应该从个体实际情况出发,立足个体差异作为医学临床实践的主导原则。

2. 病人个体差异是临床实践的核心问题

病人个体差异体现着个体疾病的特殊矛盾,重视并充分揭示个体差异才能认清疾病的本质,才能洞察幽微,不失毫厘,保证诊断的正确性。个体差异要求特殊矛盾要用特殊的方法去解决,寻求解决个体差异的有效途径,才能按图索骥,对症下药,确保治疗的高效性。因此,我们应该把对个体差异问题的认识深度和处理力度作为度量临床医生专业素质和业务水平的主要标志。

3. 病人个体差异是临床思维的重点问题

关于疾病共同特征的一般理论是从众多的个体差异中概括出来的。这些理论只有同实际相结合,解决一个又一个的个体差异问题才能显示出它的实际意义。理论联系实际是医学认识活动的生命,因此,我们应该从掌握一般理论、共同特征走向把握病人个体差异作为临床医生进行医学认识活动的重要方法。

4. 病人个体差异是临床思维的难点问题

诊断、治疗、预防都有丰富的临床经验积累和常规性,但从某种意义上来说,这只代表过去的水平。个体差异这一领域包含着许多未知数,是医学科研的向导。要有突破,要有创新,必须深入研究个体差异。因此,我们应该将对个体差异的艰苦探索,看成是医学工作者不断进取、走向未来的巨大动力。

(二)个体差异的相对性

病人个体差异的相对性是说个体差异是相对于病人共同特征而言的;个体差异和病患之间存在着相互制约的辩证关系。

1. 病患的共同特征

古希腊哲学家亚里士多德和欧洲文艺复兴时期的瑞士医学家巴拉赛尔苏士曾表达过同样的观点:所有的动物和植物,无论它们多么复杂都是由少数重复出现的元素构成的;众多的病患无论它们多么不同,其中总是包含着许多共同之处。在细胞生物学、分子生物学迅速发展的今天,人们能从更新的层次体会出先辈们超越时代论断的深刻内涵。

病患共同特征的物质基础是人体的物质同一性,即人体具有基本相同的生物结构和性能;人类生活在大致相似的生态环境之中;日益强化的社会交流和区域交流等等。

2. 病患共同特征的基本表现

任何病患,都有结构和/或功能的损害、稳态的失衡等基本性质;任何疾病,都有其病因、病位、病理、病史、症状和体征、转化条件等基本要素。同类疾病的共同特征比较明显。例如,人们对同类疾病症状共同特征的概括就形成了该疾病典型症状的概念。即使是不同的疾病,其中亦有相同的因素或现象。例如:异病同因——疾病的种类数以万计,病因种类相对要少得多。同样的病因可以引发不同的疾病。异病同理——无论是感染,还是理化因素所致的炎症,都有变质、渗出、增生三种基本病理变化。虽然损伤的器官不同,基本过程各有侧重,但这一基本内容无异,而且由这种局部病变引起的全身反应如机体体温的调节性增高、各种白细胞反应性增多,网状内皮系统的细胞增生等也常常相类似。异病同位——同一器官受累,正常的生理功能被干扰破坏致病,尽管病因病理不同,其临床表现仍有可能相同或相似。异病同征——千百年来,人们在认识疾病的过程中,通过长期的观察和分析,发现在各种不同疾病所表现的特殊形态改变中,包含着一些带有共性的表现,并逐步掌握了它们的共同规律。例如,肝炎、肺炎、脑膜炎、阑尾炎、腹膜炎等疾病,虽然都有其本身的原因和特殊病变,但都属于炎性疾患,它们的病变过程都包含着不同类型、不同程度的组织损伤、血液循环障碍以及各种炎性渗出和组织细胞增生等共同性的改变,其本质都是病因对机体的损伤和机体对损伤的防御性反应的局部表现。对基本共同特征的认识,对临床诊断和治疗,有着十分重要的意义。

3. 个体差异和病患共同特征的制衡关系

(1)病患共同特征和病人个体差异的相互区别、相互对立。病患共同特征反映了疾病的共性,概括地体现了疾病过程中共同的、本质的东西,而舍弃了个体差异中的具体特征;个体差异反映了疾病的个性,是个体矛盾特殊性的表现,从而形式多样、复杂多变。病患共同特征比个体差异深刻,个体差异比共同特征丰富。

(2)病患的共同特征和病人个体差异的相互联系、相互依存。病患共同特征存在于个体差异之中,并通过个体差异表现出来,没有个体差异就没有病患共同特征;个体差异也不能脱离病患共同特征而存在,没有病患共同特征也就没有个体差异。在一定条件下,病患共同特征和个体差异可以相互转化。

(三)个体差异的实践性

病人个体差异的普遍存在,迫切需要个体化诊疗的实施。个体化诊疗是基于以人为本、因人制宜的思想,充分注重人的个体差异性,进行个体医疗设计,采取优化的、针对性的治疗干预措施,使之更具有有效性和安全性,并据此拓展到个性化养生保健以及包括人类生命前期的生命全过程,从而逐渐走向个体化医学。

1. 个体化诊疗的目标

个体化诊疗中的目标旨在发现疾病易感基因和各种药物敏感基因;鉴定特定的分子靶,研发新药或老药新用,提出新的诊疗方案;鉴定可用于预测个体化医疗的重要遗传信息;研究基因—环境相互作用,并将之用于疾病的预防;提高药物疗效,减低药物副作用。

2. 个体化诊疗的实施

个体化诊疗目标的实施需要个体化诊断技术的支持。美国约翰霍普金斯大学的研究人员使用癌症患者的基因组测序数据,开发出一种个体化的血液测试方法,他们认为能帮助医生修正病人的治疗。基于基因组的血液测试可用于监测治疗后肿瘤状况,并确定癌症是否复发。

个体化诊疗目标的实施需要治疗方法的革命。

第一,药物治疗个体化。药物治疗是临床治疗的基本手段。治疗个体化思想认为,个体的各种差异因子会对药效产生不同影响。如个体的年龄对药物的吸收、分布、代谢和排泄有明显差异,性别差异、免疫差异对药物治疗的影响等等。临床实践证明,针对个体差异实施药物个体化、剂量个体化、用药时间个体化、给药途径个体化,是提高药物疗效的基本方法。

第二,手术治疗个体化。手术治疗的成败,牵涉到手术适应症和禁忌症、术前准备、术式和麻醉方法的选择、术中麻醉管理及术后并发征的防治等诸多环节,这些都与个体差异密切相关。在手术治疗中,每一个环节都存在个体差异。术前个体在生理、病理等方面存在着差异。因此,对液体、电解质、酸碱平衡失调的个体应予纠正。择期手术的个体,除手术的病变器官外,对其他病变器官或功能低下、营养及代谢的异常都应针对不同的情况予以处理。较大的手术,必须充分估计个体的耐受性的差异,以保证手术的正常进行。

第三,心理治疗个体化。心理治疗是每一个个体治疗过程中不可缺少的环节。但是,对不同的个体,心理治疗的地位、作用、方法是有差异的。个体差异决定心理治疗的地位差异。对躯体疾病的个体而言,心理治疗的重要意义在于解决躯体疾病的心理问题,支持其他疗法的实施,通过个体的心理和情绪机制提高疗效;对于心身疾病的个体而言,心理治疗可根除病因,属于对因治疗;对于心理疾病的个体,心理治疗可消除或减轻症状,是主要的治疗方法。个体差异决定心理治疗的效用差异。个体的性格、职业、文化素养等差异因子影响心理治疗的效用。顺从型的个体受暗示性强,心理治疗效用与独立型个性的个体有区别;内倾型个性的个体内心活动隐蔽而复杂,心理治疗效用与外倾型个体不相同;不同职业和文化水准的个体接受心理治疗的状态有差异,影响着心理治疗的效用。个体差异决定心理治疗方法的选择。目前,心理治疗方法多达400多种,不同的方法适用于不同个体的不同疾病。个体的疾病性质、类型及年龄、职业、性格、文化素质等差异因子是选择不同心理治疗方法的依据。

3. 个体化预防

个体化预防建立在人类基因组学基础上,针对个体遗传倾向而采取的疾病防控手段。如当疾病的"高危基因型"明确之后,就可以针对相应的高危人群进行"个体化"预防。例如患2型糖尿病危险较高的人应该加强饮食管理和坚持运动,患结肠癌危险较高的人在40岁后应常规接受镜检筛查等。

美国国立卫生研究院的Feero等在评论中提到了个体化医学的一个生动案例。

Amy在21岁时接受了全基因组测序，随后选择了解自己未来的疾病风险。根据遗传信息，Amy患心脏病、糖尿病、乳腺癌和结肠癌的风险更高。医师为她"度身定制"了适合她的生活方式，尤其针对她较高的2型糖尿病危险，提出了严格的饮食和运动方案。5年后，在Amy妊娠之前，通过对她和丈夫的遗传信息分析，她了解到未来孩子患儿童脊髓肌肉萎缩症的风险较高，及时寻求了进一步帮助。Amy在40岁时开始常规接受结肠镜检，因为她的结肠癌危险较高。在45岁时，医师发现了Amy结肠的癌前息肉并及时给予切除。[①]

哲学家莱布尼茨的名言"世上没有两片完全相同的树叶"实际上揭示了个体化医学诞生的必然性。但是，这需要一个积极而艰难的过程。美国纽约纪念Sloan-Kettering癌症中心的Offit在评论中指出，个体化医学的普及依赖基因测序，然而现阶段基因测序技术仍然花费较高。此外，基因测序分析的质量良莠不齐，若无专业人士的"翻译"，个人很可能误读了基因所传递的信息。[②]

第三节　疾病的一般过程

一、疾病过程性原理

（一）疾病过程的基本概念

"过程"一般理解为"事情进行或事物发展所经过的程序"；在哲学家的视野中，"过程"是标示物质运动系列的哲学范畴，是物质运动、变化和发展系列的集合。事物不仅总是作为过程而出现，而且总是作为过程而向前发展。

医学哲学的疾病过程范畴有两种含义，其本体论含义是指疾病自身客观的运动、变化和发展，其认识论含义是指人们对疾病主观认识的演进、深入和升华。疾病过程原理主要是在本体论意义上运用过程范畴的。

（二）疾病过程的基本要素

疾病过程是由疾病发展阶段和疾病中介环节这两个基本要素构成的。疾病发展阶段，是指疾病运动系列中特定时间、空间的集合，如病因启动阶段、量变阶段、质变阶段；疾病中介环节则是相邻阶段之间发生联系的中介或纽带，如诱发环节。疾病过程表现为许多阶段和相应的环节的整合。

（三）疾病过程的特征

疾病过程具有整体性、层次性和开放性的特征。

疾病过程的整体性，是指疾病过程是由它所包含的要素——疾病阶段和中介环节按照一定的程序、结构组成的有机整体。疾病过程的层次性是与过程的系统性相一致的，层次性是过程系统性最明显的表现。疾病的运动过程是一个相互关联的运动系列，这个系列是由许多不同层次的小的运动系列构成的，正像一个大的系统是由许多小的系统构成的一样。疾病过程的开放性是同无限性相联系的一个问题。疾病过程不是封闭的和孤立的，而是与

---

① JAMA 2008, 299: 1351
② JAMA 2008, 299: 1353。

其他事物的运动过程相联系,是开放的。疾病的过程可以划分为更多小过程;同时,在各种条件的作用下,疾病的发展必然出现向不同方向转化的趋势。

(四)疾病过程的本质

疾病过程的本质在于疾病矛盾的特殊性。不同疾病之所以总是以不同过程出现,是因为任何疾病都包含着特殊的疾病矛盾。所以,要揭示疾病发展过程的本质,就必须揭示疾病过程中疾病矛盾各方面的特殊性。把握疾病复杂过程中的本质,必须要抓住在疾病过程中处于支配地位的主要矛盾和矛盾的主要方面,否则不能真正把握疾病过程的本质。

二、疾病过程的发展阶段

疾病过程的发展一般要经历由量变到质变,从局部到整体的发展阶段;这个过程是可逆的还是不可逆的,取决于多方面的因素,其中主要是早期诊断、疾病性质、个体差异和医疗水平。

(一)量变—质变阶段[①]

1.疾病过程中的质与量

疾病的质是指疾病的内在的规定性。一般说来,疾病的病因、病理、病机、遗传机制等就是疾病内在规定性的表现。例如,休克的病因不同,决定了休克的性质、类型、诊断、治疗、发生、发展、预后和转归。疾病的量是数量、大小、状况等限定疾病的规定性。例如,人体的白细胞计数、病变程度、病变范围都属于疾病量的范畴。

一定的质总是和一定的量联系在一起的。人体的生理过程、病理过程是一定质和一定量的辩证统一,都表现出质与量的相互制约和相互联系。质制约着量,一定的质必然具有一定的量,量总是一定质的量;量制约着质,一定的量总是体现和反映着一定的质;有的情况下,量对质的限定十分严格,低于或高于一定量,其性质就会发生改变。

2.度及其临床意义

质与量的统一可称之为"度"。度是一定质态(如生理状态)数量的限定,它是一个范围和幅度。这个幅度和范围的两端,是度的关节点,在度的范围和幅度之内,事物保持稳态,处于量变阶段。量积累超过关节点,就超过了度,会发生生理过程和病理过程的相互转化。

度是区别不同质的数量指征,生理生化的许多阈值、临床中各项化验的参考值,都是反映各种生理或病理状况数量界限的"度"。例如,水是生命活动须臾不可缺少的,而人对缺水代偿能力的幅度是很小的。成人每天需水2 000~2 500毫升。人体缺水到了一定的度,将引起严重后果。医学上将缺水分为三度:缺水占体重的2%~4%,称轻度脱水;占体重的5%~7%,称中度脱水;占体重的8%以上,称重度脱水。

生理过程和病理过程中的度受到个体差异的制约,不同的个体,其生理和病理方面的度存在差异。例如变态反应原的量和度的问题。有变态反应的人对微量的变态原就会产生反应,而没有变态反应的人,虽大量接触也不会发生变态反应。

3.疾病过程中的量变质变及其转化

疾病过程中的量变,是指病情发展处于相对平衡、缓慢进展的运动状态,这时只有数量的变化,没有性质的变化。从病原体的侵入机体到发病之前,是量变状态的运动。症状暂时

---

① 参见刘虹:《医学辩证法概论》,南京:南京出版社,2000年,第271~275页。

受到控制,甚至可无明显表现。在量变状态下,人体的抗病能力和致病因素势均力敌,处于相对静止的抗衡状态。但是,动中有静,静中有动,疾病的量变只是疾病运动过程的一种特殊状态。

疾病过程中的质变,是指病情处于剧烈变化、明显进展甚至恶化的运动状态。在疾病过程质变的基础上,又会产生新的量变。例如,当慢性肾小球肾炎发生肾功能不全时,血中的非蛋白氮增多,出现轻度贫血和夜尿增多,发展下去,就会形成明显的氮质血症、酸中毒、水和电解质紊乱,甚至损害到循环、消化、神经系统,呈现尿毒症。这些都是由于肾功能不全带来的新的量变。

量变和质变的运动在一定条件下是可逆的。如生理状态和病理状态是两种既有联系又有区别的两种过程。在生理过程中,致病因素的作用一旦打破了物质代谢或功能活动的正常的相对平衡,量变达到一定的限度,便转化为一定的病理过程,即量变引起质变。例如,胆固醇对合成胆盐、肾上腺皮质激素、性激素、维生素D等都是必要的。人体几乎所有组织都能合成胆固醇,每天约可合成2克,比一般每天摄入量0.5克多好几倍。但若摄入和合成的胆固醇过高,则形成高脂血症,可导致冠心病等病变。反过来,在一定条件下,病理过程也可以在质量互变中转化为生理过程。急性传染性肝炎的病人,在恰当的治疗下,机体可以战胜肝炎病毒,并以新的肝细胞代替变性坏死的肝细胞,逐步恢复肝脏的正常功能,消除各种症状,从而恢复健康。人体之所以会发病,疾病之所以可以治愈,根据就在于生理过程和病理过程的可逆性。

量变和质变的运动,显示出病理过程的不同分期。在量变和质变的转化过程中,疾病又可以在总的量变过程中出现部分质变,从而使疾病表现为不同的分期。原发性高血压的根本矛盾,是血管运动中枢发生障碍,由此造成小动脉和血容量等的一系列改变,使病理过程区分为不同的阶段。第一期,血压增高呈波动性和间歇性,舒张压在90~100毫米汞柱之间,并不难缓解。第二期,呈持续性血压增高,舒张压在110毫米汞柱以上;长期反复的痉挛,使细小动脉开始硬化,出现心、脑、肾的病变;心脏出现代偿性肥大。第三期,全身小动脉广泛硬化,除造成心、肝、肾、脑的不同程度的损害以外,并伴有严重的功能障碍。

(二)局部—整体阶段①

疾病过程由局部到整体,一般经过以下五个阶段。前四个阶段是可逆的。

1.影响整体功能的发挥

在疾病发展过程中,局部的病理改变常常不是孤立的,它可以通过不同途径,影响整体功能的发挥,使机体正常的生命活动受到限制、抑制等不同程度的影响。

2.导致机体失衡

在致病因子的作用下,机体内各系统的器官往往产生相互协调的作用,建立抗损害的斗争体系,但如果损害力量过于强大、时间持久或机体抗损害力量相对弱小,体内的动态平衡将受到破坏。

3.引起全身反应

如局部损伤合并细菌感染的炎症反应,临床上局部可有红肿热痛及功能障碍等炎性特征表现。而且可以由于细菌侵入血液产生毒素引起发热。血液中白细胞有不同程度的上

---

① 参见刘虹:《医学辩证法概论》,南京:南京出版社,2000年,第153页。

升,网状内皮细胞增生等全身反应。

4. 引发多系统症状

在侵入血液的细菌数量多、毒力大、机体抵抗力低下的情况下,可引起败血症而出现神经、呼吸、消化等系统复杂多样的临床病象。

5. 多器官功能衰竭(MOF)导致死亡

例如胃癌的病人。在病理解剖上,原发灶是胃粘膜上皮的非典型增生,形成过度增生的新生物——胃癌肿块;随着病情的进展,肿块可因缺血而坏死、溃疡、出血、刺激神经而引起疼痛感;病情不断进展,这种局部病变可以通过癌细胞的转移影响其他脏器,造成多脏器功能衰竭最终死亡。

(三)疾病过程的可逆和不可逆

防止和控制疾病过程向恶化的方向发展,促使疾病过程向转归的方向发展是临床工作的重要任务。但是,疾病发展过程是可逆的还是不可逆的,却是一个受到多种因素制约的复杂问题。这些因素主要包括就诊时疾病进展的程度、疾病的性质、病人的个体差异、医学对该疾病的认识水平和治疗水平、就诊医院的条件、经治医生的医术和医德等等。在其他因素相同的情况下,早期诊断是病程转归的决定因素。一般认为,早期诊断对于提高治愈率、提高生活质量、改善预后和避免恶性预后、提高生存率具有重要甚至决定性的意义。如肿瘤的早期诊断的正价值受到广泛认同。早期癌症治疗后,80%~90%的病人可以得到好的结果;肝癌只要早期发现和有效治疗,其病程是可逆的。

三、疾病过程的中介环节[①]

(一)疾病中介环节的内涵规定分析

大多数疾病的发生,除了需要具有一定病因之外,还必须具有联系病因和机体的中介环节,这个中介环节就是诱因。诱因的本质属性表现在:诱因是传递、组合病因和机体的媒介,是致病因子的载体;是指能够诱发和促进病因发生作用的因素;诱因不能单独或直接引起疾病,往往要与其他因素共同作用才能发生作用;诱因是病因和疾病之间居间联系的环节。

诱因和病因既有联系又有区别。首先,两者的区别有三点需要明确:(1)病因是致病的根本因素,是疾病发生的必要条件;(2)诱因是病因和疾病发生之间的桥梁,即使有了病因这个发病的前提,一部分疾病没有诱因同样不会发生;(3)在同一关系中,病因和诱因的区别是确定的。其次,两者的联系有两点需要明确:(1)诱因作为疾病的中介,本身具有亦此亦彼的特点,两者可以相互包含、相互渗透、相互交叉、相互连接,在一定条件下可以相互转化。诱因可以是病因链中的一个环节、一个阶段;诱因的作用可以是病因链作用的一个组成部分。例如,化学致癌物按其作用的阶段或机理可分为启动剂、促进剂、演变剂三种。相当一部分化学致癌物同时具有三种作用。其中,促进剂的作用是能促使肿瘤加速增长,但促进剂单独作用无效,它要在启动剂发挥作用即不可逆地将正常细胞转变为肿瘤细胞之后,才能发挥作用。这里,启动剂发挥的主要是病因作用,而促进剂发挥的则是诱因作用,两者相互连接,共存于同一病因链之中。(2)疾病诱因的相对性是病因和诱因联系复杂性的一种表现。同一种情况,在此时此刻此人此病可以是诱因,在彼时彼刻彼人彼病也可以成为病因。例如,精

[①] 参见刘虹、耿拔群:《论疾病的诱因》,《医学与哲学》,1998年第10期,第519~522页。

神因素是许多躯体疾病的诱因,但对于某些精神病来说可以是病因。

(二)疾病中介环节的类型分析

从其本身特性分析,疾病诱因可分为特异性诱因和非特异性诱因、直接诱因和间接诱因、内部诱因和外部诱因、单一诱因和复合诱因等等。

从生物、心理、社会医学模式和系统论的观点分析,疾病诱因是一个相互联系的网络,其中包括生物诱因、心理诱因和社会诱因三个层面,每个层面又包含着不同的诱因因子。

第一层面是生物诱因。生物诱因常见的诱因因子有:医源性诱因,如医疗器械的使用可成为尿路感染的诱因;生理性诱因,某些生理现象如妊娠是尿路感染的诱因;病理性诱因,一种疾病可以成为另一种疾病的诱因,如鼻脑型毛霉病最危险的诱因是糖尿病,有报道,107例中有70例为糖尿病所诱发;理化性诱因,如人体在受到电离辐射(如γ射线)后,可能引起细胞克隆的畸变而诱发白血病;遗传性诱因,如癌基因可使细胞生长分化失控,增加了细胞恶性转化的可能性,使这种可能性变为现实需要诱因,包括染色体重排、基因易位、染色体缺失、基因突变、基因扩增和过度表达等等;传媒性诱因,主要作用是诱发传染病和寄生虫病,如空气飞沫、节肢动物、土壤等;气候性诱因,气候变化常成为许多疾病的诱因,如冬季寒冷是类风湿性关节炎、多发性动脉炎、多发性皮肌炎等的重要诱发因素;其他还有植物性诱因等等。

第二层面是心理诱因。心理诱因常见的诱因因子有:心理应激诱因,据研究,心理应激是临床各科疾病的主要诱因之一;性格类型诱因,许多疾病病人有一定的性格缺陷,C型性格是癌症的重要诱因;情绪障碍诱因,负性情绪是癌症的重要诱因,某些病人的情绪改变是哮喘发作的主要诱因。

第三层面是社会诱因。社会诱因常见的诱因因子有:行为方式诱因,如饮食卫生习惯差,致使病从口入,是南方水网地带伤寒流行爆发的主要诱因;公共卫生管理诱因,公共设施消毒、传染源管理不完善,如托幼机构、饮食服务行业、血液制品检测和注射用具消毒不严等等均可成为传染病的诱发因素;环境污染诱因,如大气污染,是冠心病人心绞痛的诱因。

以上不同特性、不同层面的各种诱因因子往往相互影响,使诱因及其作用的发生呈现出复杂性。

(三)疾病诱因发生作用的一般机制和一般对策分析

1.诱因诱发疾病的具体机制纷繁复杂

媒介传递机制——连接病因和机体而诱发疾病,这是疾病诱因发挥作用相对外在的方式,主要是指以空气、水、飞沫、昆虫等媒体为疾病传播途径而诱发疾病的发生。以媒介传递为机制的诱因各有其特点,如空气飞沫作为呼吸道传染病的主要诱因,媒介机制作用大,切断传播途径的效果小,且易与易感人群、季节、居住条件等其他诱因相互作用。水源性诱因,可出现突然爆发和流行,但在对该诱因采取净化措施后,爆发或流行可平息。

协同加剧机制——诱因与病因相互作用诱发疾病发生并使疾病加剧,这是诱因发挥作用较为普遍的方式。如活动过度和心理应激等诱因可诱发原有器质性心脏病的病人心律失常,有时会导致病情加剧甚至死亡。

介导诱变机制——诱因使机体发生某种变化而诱发疾病。这是疾病诱因发挥作用较为复杂的方式,它不仅包括机体外部不同类型的诱因,还包括机体内部不同层次的诱因——从组织器官水平到分子水平。如肝硬化、胆汁淤积、回肠病变、糖尿病、各种溶血,均可使胆汁代谢发生变化而诱发胆结石。

2.疾病诱因的一般对策:预防、诊断、治疗三个方面

疾病诱因的预防对策。查明并尽可能地阻隔、去除诱因,是一级预防的重要任务。如切断疾病传播途径,倡导卫生的生活方式,提高机体素质,加强劳动保护,控制诱发因素,对食品、玩具、化妆品等日常生活用品和环境中的污染源如水、空气、土壤等实行有效监控等等。

疾病诱因的诊断对策。诱因对疾病的发生、发展、转归等各环节都有着独特的意义,因而成为诊断过程中不可忽视的因素。(1)诊断中应注意诱因的有无、类型和隶属层面,注意不同诱因的性质和数量对疾病的意义。(2)诊断中应注意诱因加重疾病程度的情况。如急性感染、败血症、大出血等诱因,均可致使慢性肾衰急性加重。(3)诊断中特别要注意诱因有时还会成为致死的主要因素。如感染是高渗性非酮症糖尿病昏迷最常见的诱因,也是引起病人后期死亡的主要因素。(4)诊断中诱因对在疾病的转归中的影响要有预见,如肝性脑病(HE)可分为内源性和外源性两类。外源性 HE 约 50% 有诱发因素。消除诱因后,可使病情逆转,预后较好。

疾病诱因的治疗对策。在治疗过程中,寻找诱因,或去除之,或对症处理之,是相当重要的。如对某些无法对因治疗的疾病可针对诱因治疗,来控制病情取得疗效。糖尿病的病因虽尚未明了,但努力寻找具体诱因并及时消除之,是该病治疗的重要措施之一。又如对常规治疗无效的病人,一旦找到诱因,就能更有效地治疗。如对每 1 例新发生或新近加重的心衰病人,进行系统检查寻找诱因是十分必要的,去除诱因的病人预后要好得多。对有的心衰病人来说,辨认出诱因并积极处理就能挽救生命。

四、疾病过程的动力因素

(一)疾病过程的源泉在于疾病矛盾

在致病因子和中介环节具备的条件下,疾病过程为什么或者由量变到质变,从局部到整体,或者向不同的方向转化? 这是由疾病过程中存在着的各种矛盾的相互作用所致。疾病过程的源泉在于疾病矛盾的普遍性。疾病矛盾无处不在,疾病过程就无处不在;疾病矛盾无时不有,疾病过程就无时不有。因此,没有疾病矛盾,就没有疾病过程。疾病过程的实质内容在于疾病矛盾的不断发生和解决。疾病的各种不同矛盾可以归结为损害与抗损害的矛盾。损害与抗损害的矛盾,是推动疾病过程发展变化的基本动力。

(二)损害与抗损害的矛盾是疾病过程的基本动力

损害与抗损害的矛盾斗争贯穿于疾病的全过程。

所谓损害因素,是指自然界中存在的和机体内部本身能够破坏机体组织的正常结构和功能,使正常的动态平衡失调并发生疾病的一切因素。疾病过程中的损害因素可以由致病因子直接作用于一定的组织或器官引起它们的损伤;致病因子通过体液因素的作用,导致失水、失血等;致病因子通过神经反射引起损伤反应等。这三种损害因素的作用密切相关,在同一疾病中往往是以一种以上的作用方式相继发生或同时发生。

所谓抗损害因素,是指人体的抗病能力和自愈能力,它包括人体的防御功能和代偿功能两个方面。代偿能力,指在疾病过程中器官的结构遭到破坏,功能代谢发生障碍,机体通过调整原器官或其他有关器官的功能、结构及代谢予以代替补偿,使各器官之间又重新趋于协调,建立新的平衡关系,这种过程称之为代偿,是机体的一种重要的抗损害因素。代偿能力包括:形态代偿、功能代偿、代谢代偿、修复。机体的代偿能力不是无限的,如果器官损害的

范围及功能障碍的程度超过了机体的代偿能力,就要发生代偿失调。防御能力,指人体的防御能力是多种多样的,包括人体皮肤粘膜的屏障作用,肝脏的解毒作用,肾脏的排泄作用和淋巴系统的免疫功能等等,它们都是人体中该组织器官自身的功能。机体的这种功能在防御外来损害和疾病感染上起着重要作用。这是在生物进化过程中逐渐完善的。愈是高等动物,这种功能愈为复杂,也愈臻完善。其最典型的代表就是特异性及非特异性免疫功能。

由于损害力量和抗损害力量对比的变化,疾病出现不同的阶段性,在同一疾病的不同发展阶段,普遍存在损害与抗损害的斗争。同时,损害与抗损害的矛盾还普遍存在于疾病过程的各个方面:在形态结构方面,表现为组织结构的损伤和再生、修复的斗争;在机能方面,表现为破坏与代偿的斗争;在代谢方面,表现为代谢障碍和代谢代偿的斗争。矛盾存在于疾病发展的整个过程和各个方面,在疾病过程中,时时处处都有损害、抗损害的矛盾斗争,这是疾病发展的普遍根据,也是我们观察疾病的普遍原则和方法。

(三)疾病过程的发展方向和结局

1. 损害与抗损害矛盾双方的力量对比是关键

损害与抗损害这对矛盾处于不断的斗争过程之中。双方力量的对比变化,决定着疾病的发展方向和结局。当抗损害因素占优势,完全战胜了损害因素,疾病就会向痊愈的方向发展,使机体迅速恢复健康;当抗损害因素不能完全战胜损害因素,而损害因素又继续存在于机体内部的时候,机体就处于不完全康复状态,只好通过代偿作用维持生命活动;当损害因素占优势,抗损害因素不能有效地抵御损害,疾病向坏的方向发展,甚至导致死亡。

2. 损害与抗损害在一定条件下相互转化

抗损害因素转化为损害因素。机体的抗损害因素在一定条件下可以成为损害因素而引起疾病。如代偿虽然对机体有利,但在一定条件下,又有不利的一方面。如高血压病的心肌肥大,虽能增加心肌的收缩力,但肥大的心肌又需要更多的营养物质供应。而心肌的血液并不能相应增加,肥大的心肌纤维与毛细血管之间的弥散距离又有所增大,因此肥大性的心肌是相对缺血的,容易因各种刺激而发生心功能不全。这里代偿这一抗损害因素就转化为损害因素。

损害因素向抗损害因素转化。在疾病发展过程中,许多由致病因子直接引起的损害反应,反过来向抗损害因素转化,调动了机体的防御免疫反应,从而有利于机体控制并消灭疾病。如许多突发性疾病在感染时伴有由于细菌的内毒素及病毒而引起的发热反应,发热如果超过一定程度就会严重影响机体代谢过程,引起各器官功能的紊乱,当体温达到41℃以上时,内脏器官实质细胞发生变性,脑细胞改变尤重,常发生昏迷、惊厥。但一定程度的体温升高可增强网状内皮质系统的功能,促进吞噬作用,增强肝脏解毒机能等。故临床上用发热疗法来治疗某些疾病,这里发热这一损害因素就转化为抗损害因素。

在疾病的诊治过程中,应分清损害与抗损害这两种既对立、又统一因素的地位和作用,创造有利条件,采取相应措施,自觉地促使和利用损害因素向抗损害因素转化,预防和避免抗损害因素向损害因素转化,从而取得治疗的主动权,收到更好的疗效。

五、疾病过程原理的临床意义

(一)在疾病的动态过程中认识疾病的特殊矛盾

疾病的发展,有如下特点:第一,有些疾病的特殊病症,只是在发展过程中的一定阶段内才表现出来,具有滞后性;第二,有些疾病的相互区别点,只有在病情的发展变化之中才能显现出来,具有相似性—酷似性;第三,有些疾病的诊断往往需要反复地诊查,才能对病情有全面的认识,具有反复性;第四,对疾病过程中出现的假象的识别,也常常要有一个前后对照的动态观察过程,具有复杂性。这些特点要求我们要在疾病过程中去认识疾病的特殊矛盾。

（二）通过疾病的联系把握疾病的动态发展

在疾病的动态发展过程中去分析疾病的本质,要着眼于疾病的联系和对疾病的动态观察。动态观察是把疾病表现的历史与现状、时间和空间、变化与条件等因素联系起来,综合地进行观察的方法。一般需注意以下几个方面的联系:第一,现病史与过去史的联系。过去史与现病史往往有着直接的联系,为诊断提供重要线索和依据。第二,主要症状出现的先后次序,及其在时间、空间上变化的相互联系。主要症状的联系,常常反映疾病的性质。第三,临床表现的变化与条件之间的相互联系。一定条件下出现一定变化,是我们区别疾病不同性质的重要方法。第四,治疗效应与诊断的联系。治疗的效应,往往可以印证诊断是否正确。

（三）动态诊断及其意义

1. 诊断是一个过程

疾病的发展是一个过程,对疾病的认识也是一个过程,因此我们对疾病的诊断应该是动态诊断。动态诊断的实质是把诊断视为一个动态过程而不是一个认识终点。动态诊断要求诊断不只是反映疾病某一阶段的情况,而是能够反映疾病过程的动态变化,这就要求临床认识主体用联系和发展的观点观察疾病表现,处理临床资料,把诊断看成是一个不断深化的认识过程;当疾病过程中暴露出以前尚未出现的新情况或疾病发展到一定阶段又出现了新的问题时,对其原有诊断就有一个是否与客观实际相符合的问题。如果原有诊断与之不符合或部分符合,则应进行修改,这个过程,可称之为动态诊断。

2. 动态诊断的临床意义

其一,动态诊断是诊断正确性的保证。正确的诊断应是主观与客观的一致。不能认为疾病一经诊断就万事大吉,不必深入观察了。每个病人所患的疾病都有其特殊性,而且在病程发展中有时还可能并发性质完全相同的另一种疾病。临床认识主体在疾病发展过程中要处理好"既往诊断"和"重新诊断"的关系。"既往诊断"是医生对同一病人在前一次患病或前一阶段病程中所下的、已被临床实践证明是正确的"原有诊断",是对当时所患疾病的正确反映。但是,随着时间、空间的变化,疾病所反映的各种矛盾因素(如原发症与继发症、单一病种与多类病种、典型症状与不典型症状、病理变化与心理变化等)都在不断变化。认识客体的变化,必然要求思维主体作相应的变化。所以,临床思维也应是一个不断观察、不断思考、不断验证、不断修正的动态过程。在临床医生的思维素质中也必须相应地具有敏捷性、开放性、追踪性,否则将使自己的思维凝滞以及限制在对原有病情认识的框框里,局限在原来的诊断之中,缺乏对已变化的、错综复杂的新病情的追踪意识,那就很可能造成误诊,贻误病机。

其二,动态诊断是提高诊断预见性的条件。在对临床资料的分析综合过程中,临床认识主体的主观能动性不仅表现在随着病情的演变而不断修正并提高自己的认识,而且表现在是否能做到正确的预见。动态诊断要从疾病过去看到疾病的现在,要从疾病的现在看到疾病的将来,对疾病的发展趋向和预后有一个基本的估计。

（四）人们对疾病发展规律的认识是一个复杂的过程

疾病发展规律是疾病运动过程中本身所固有的本质的必然的联系，它同疾病运动及其过程密切相关。疾病规律深藏在疾病过程中和各种表象背后，其显露有一个过程，且人的认识能力发展也有一个过程，因此，人们对疾病规律的认识不是轻而易举的事，而是要经历一个由片面到全面、由肤浅到深刻的过程。事实上，我们不可能在刚刚接触一个新的病种时就获得其全部认识；对某些处于早期阶段的疾病、不典型疾病、不典型症状的认识往往也比较困难。我们通常是在疾病发展的各个阶段和中介环节及其全过程不断深入考察中，获得的关于疾病规律的认识。认识疾病过程本质联系的过程，是在医学实践的基础上，从相对真理向绝对真理前进的过程。这一过程，不是单纯的进化，也不是简单的知识的积累，而是在医学实践的基础上，不断地进行进化和革命、继承和批判、彼此交织的辩证的历史过程。同时，对疾病过程本质的认识过程是在实践的基础上同谬误作斗争的过程。

第四节　疾病的复杂性

一、疾病复杂性原理

（一）还原论从本体论上否定了疾病的复杂性

还原论的一个基本观点就是，科学事实最终可以分解为简单的因素并予以解决。从17世纪的医学化学学派和医学物理学派开始到目前的基因决定论都坚信，人的生命、人类的疾病，最终可以还原为某种化学或物理或基因结构方面的简单机制。因此，医学家试图通过各种方法，将各种复杂的问题转化为简单的问题并予以处理。在人类抗击疾病的过程中，还原论方法的运用在结果上确实取得了某些重要的胜利，医学因此而深深打上还原论的烙印，并形成了从本体论上否认疾病复杂性的医学思维定势。

（二）疾病的复杂性不仅是一个认识论范畴，首先是一个本体论范畴

医学工作者一般都承认许多疾病过程是复杂的。但一些人坚信，复杂是由简单构成的，就像复杂的机器是由简单的零部件构成一样，复杂的人体最终是由简单的因子构成；疾病发生发展的深层机制一定可以还原到最简单的因子，如复杂的遗传病过程可以还原为某个基因点位的控制。也就是说，医学界长期以来把疾病的复杂性仅仅作为一个认识论范畴，认为只有在尚未认识其本质时或尚无处理方法时的疾病才是复杂的，一旦认识明了或有了处理方法时，疾病的复杂性就向简单性转化。而事实上，疾病的复杂性首先是一个本体论范畴，因为疾病本身是一种复杂现象。

（三）疾病复杂性原理的基本内容

1. 复杂性是医学、疾病等复杂事物的基本属性

复杂性是医学和疾病的客观属性，不是通过提高人的认识水平或认识手段的进步可以改变的。也就是说，如果一种疾病本身的属性是复杂的，无论人们对其本质的认识程度如何或者是否有解决的方法，它都是复杂的。从医学哲学的层面说，疾病的简单性与复杂性这两种属性既有认识论意义，也有本体论意义。人们的认识水平提高了，可以加深对疾病复杂性的认识深度，但无法否定复杂性是疾病固有的、不以人的主观意志为转移的客观属性，不会因为医学的发达而消失。而且，正如霍金曾预言的那样，不论在生物领域还是在电子领域，复杂性都迅速地增加。

2. 从表面上看似简单的疾病,本质并不简单

在现实中存在着某些诊治并不困难的疾病,但诊治是否困难并不是衡量简单性还是复杂性的标准。事实上,诊治不困难的疾病其内在过程并不简单,正像蚯蚓这个物种看似并不复杂,但蚯蚓的大脑比目前的电脑还复杂。

3. 疾病的复杂性本身就是复杂的

疾病的复杂性存在着差异。疾病具有不同性质、不同层次的差异性。既不可以拿低层次的复杂性代替高层次的复杂性,也不可以拿高层次的复杂性否定低层次的复杂性,不可混淆不同性质的复杂性。对于不同性质、不同层次的复杂性应使用不同的认识方法和处理方法。

二、疾病复杂性原理的医学哲学证明

(一)结构—功能系统的复杂性

1. 疾病的复杂性与人体结构—功能系统的复杂性相关

机体的结构是以满足机体功能的需要为目标的。人的功能之完善可谓令人叹为观止。一个刚刚触及手指的物件影像在视网膜上成像,每个视网膜细胞经视神经向大脑的解码成像中枢发送信号,并在瞬时间完成成像、辩色、感受温度、湿度、判断视物的性状、搜索记忆库中相关内容等步骤。如果识别这个影像是块碎玻璃,神经中枢当即被接通并作出反应的决策。运动中枢立即指令相关肌肉收缩,将手闪电般地挪开。全部活动在不到一秒钟内完成。机体要完成这样强大功能,非简单的结构所能胜任。复杂结构的病变,至少有相当一部分是复杂的。

2. 疾病的复杂性与人体成分的多样性相关

经测定,组成人体的化学元素有几十种,各种元素占人体总量的比重不同。其中碳、氢、氧、氮占人体总量的99.4%;硫、磷、钠、钾、镁、钙、氯等占人体总量的0.05%;此外还有铁、铜、锌、铬、锰、钡、碘、硒、氟坤、钒等微量元素,虽然占人体总量的比例很低,但各自在人体中承担着特殊的使命。人体成分的多样性越大,其相互关系越复杂,将其组合为整体的复杂性越高;这些成分的缺失或者超量,引发疾病的机制相当复杂。

3. 疾病的复杂性与人体多层次结构相关

人体的结构层次从蛋白质、细胞核中的基因、组织器官到功能系统,不同层次逐级整合才能最终形成系统整体,而层次越多,复杂性程度越高,在疾病过程中的作用越复杂。与多层次结构直接相关的机体规模和数量相关也是复杂性的制约因素。波音747飞机是公认的高复杂性的航空飞行器,由全球5 000个工厂合作、600万个零件组成。但是人的一个细胞里面所含的基因有大约3.5万个,由30亿对碱基组成。人的大脑皮层就有1 000亿个细胞。更何况,疾病的复杂性不仅仅取决于量的限定,更在于质的复杂联系。基因网络的调节作用体现了生命的这种质的复杂性,就像如今的计算机网络一样,各个节点是相互联系的。对大肠杆菌的基因转录调控分析揭示,平均每个转录子调控三个基因,而且每个基因同时受控于两个转录子。真核细胞的基因调控联系肯定比细菌复杂得多,而我们目前尚无法测定这种巨大的复杂性。

(二)疾病过程中的非线性联系的复杂性

疾病的发生发展的终极原因是各种联系的相互作用。联系的相互作用有线性和非线性之分。线性意味着单一、均匀、不变、可逆,是一种比较简单的联系。疾病过程中不仅存在线性联系,也存在非线性联系。非线性意味着多样性、差异性、可变性、非均匀性、不可逆。疾病发生发展过程中各种非线性联系的相互作用是疾病复杂性的内在机制。如人体结构—功能系统受到损伤,在有效诊疗时间窗内救治,有一部分是可逆的,有一部分是不可逆的。可逆的过程一般比较简单,但不可逆的过程是一种非线性的、具有程度不同的复杂性。又如结构之间的非线性联系。2001年2月12日,参与人类基因组计划的六国科学家宣布了有关人类基因组的初步研究结果,人类基因不是原来预计的8～10万个,而是只有3.5万个左右。塞莱拉公司的首席科学家文特尔认为,人类基因数比预计的少得多表明了一种基因与多种疾病有关的复杂性。中国专家也认为,人类基因比预想的少说明生命科学是最复杂的科学,非线性很强。简言之,基因数目的多少并不一定决定生物的复杂性和进化程度的高低,而决定生物复杂性的根本原因在于,基因是如何表达和被管理的。例如黑猩猩的基因只与人类的基因有2%的差别,但两者的差距却是天壤之别,关键就在于基因的表达和管理这种质的联系。科学家们认为应当从蛋白质来解释生命的复杂性,因为基因只是蛋白质的蓝图,基因与蛋白质的关系远非一对一,而是一对二、一对三甚至更多。少量的基因可以设计出繁多而复杂的蛋白质,如从消化食物到抵御疾病的蛋白质。

(三)疾病因果联系的复杂性

在疾病的演变过程中,其因果关系的复杂性有多种多样的表现。从质的角度来看,生物性的致病因子、心理性的致病因子和社会性的致病因子相互影响、相互作用,形成复杂的耦合效应。从量的角度来看,有下列复杂表现:

(1)有因无果。病因的存在不必然引发疾病。例如,咽部检出脑膜炎双球菌,带菌者并非均发生流行性脑脊髓膜炎。

(2)一因一果。这是疾病因果联系中最简单的一种。例如,枪伤。

(3)一因多果。例如,吸烟可以引起肺癌、阻塞性肺气肿、膀胱癌等。

(4)多因一果。这是疾病因果联系中比较复杂的情况。具体可以分为以下几种情况:第一,因因并存引起一果。例如,吸烟、空气污染引起肺癌。第二,因因相联引起一果。例如,外伤+伤口污染+处理不当导致败血症。第三,因因协同引起一果。例如,吸烟的石棉工人肺癌的发病率远高于单纯吸烟或单纯接触石棉者肺癌的发病率之和。

(5)因果相关引起一果。例如,慢性支气管导致阻塞性肺气肿再导致肺气肿。

(6)多因多果。例如,鼻病毒、机体免疫功能下降等病因引起病毒性感冒和继发病如心肌炎等疾病。

(四)疾病表象的复杂性

人类所面临的认识客体没有一个是比病象更为复杂的。有的疾病有特异性的临床表现,有的疾病无特异性表现;有的疾病症状表现很典型,有的疾病症状表现不典型;有的病人同时存在两种以上的疾病,不同症状相互作用;有的疾病症状与其他疾病症状酷似;有的疾病症状极不明显,甚至于无症状;有些器质性疾病却以功能性疾病的症状表现出来;随着病情的发展,可以出现继发症掩盖原发症,或原发症掩盖继发症的情况;有时由于一种病变先后侵犯多个器官,或几个病变同时存在,交叉影响,使临床表现变得极为复杂。这里讨论无症状现象、疾病的假象和疾病诊断、治疗和疗效及其关系的复杂性。

1. 无症状现象①

无症状现象是疾病本质隐匿的特殊的表现方式。无症状现象是指病人在疾病条件下生命活动异常表现未被感知、未被发现的现象,是疾病本质的一种隐匿的、特殊的表现形式。潜伏期不一定是无症状。潜伏期是客观体征出现之前疾病发展的过程,潜伏期之后必然继之以客观体征。无症状包含潜伏期。无症状本身是疾病表现的一种特殊方式,在无症状之后不一定继之以客观体征;但当无症状之后继之以客观体征时,这种无症状就是我们通常所说的潜伏期。

无症状现象的制约因素十分复杂。第一,与疾病发展所处的阶段和病变程度有关。疾病的初始阶段,机体的整体状况制约着局部病变,病变处于微小的、不显著的量变过程中,不足以引起明显症状,不易为病人或医生察觉。第二,与疾病基本矛盾双方力量对比状况有关。损害与抗损害的矛盾是疾病的基本矛盾,当损害因素尚未造成明显的形态改变,亦无明显的功能障碍时,可无症状;在矛盾双方斗争缓和的情况下,症状不明显,亦可表现为无症状。如损害一方力量弱小,而抗损害一方力量强大,人体免疫功能作用充分发挥,病变亦受到抑制,这时可无症状。同样,损害一方力量较强,抗损害一方处于劣势,斗争不激烈,某些疾病的某些病人一时亦可无症状。第三,无症状现象还与应激状态相联系。当病人处于某种应激状态时,症状表现受到了干扰,一段时间内,也可以表现为无症状。第四,与病人的个体差异有关。不同的病人在感受性、耐受性、生理状况、遗传因素、生活方式乃至年龄性别等诸方面的差异,可造成患同样程度的同一疾病的不同病人,有的症状明显,有的却无任何不适之感。外观病损相同的情况下,有些人有症状,有些人无症状。这里的主要原因就是病人的个体差异。第五,与病原体运动方式和作用部位有关。某些病原体侵入体内后要达到相应的靶组织、靶器官才会造成损伤,出现症状和体征。这个过程有长有短。从损伤到出现症状之间有一段无症状的时间差。第六,与无症状与病变部位的解剖特点有关。病变部位的解剖特点,也是导致无症状现象产生的因素之一。第七,与用药状况有关。由于药物作用,原来可有症状表现的疾病可能以无症状的形式表现。第八,与人们对疾病症状的认识水平有关。人们对疾病的症状表现的认识是不断深化的。而且,即使是医学水平能够揭示的疾病症状表现,也还受到当时当地主客体条件的限制。如人们囿于疾病的典型症状,有时会对某些不典型的症状表现视有为无。

无症状现象作为疾病表象的复杂性还体现在其与自觉症状、客观体征的辩证关系方面。第一,同源关系。无症状、自觉症状、客观体征都是疾病条件下生命活动的异常表现,有着共同的疾病基础,是疾病内在矛盾的不同表现形式,从不同方面折射着疾病的本质。同源关系反映了三者之间的联系性。第二,承接关系。由无症状到自觉症状和客观体征,许多疾病的发展过程都显现了这样的承接关系。在这种态下,无症状是自觉症状和客观体征的初级形式、潜在形式;自觉症状和客观体征往往是无症状的逻辑延伸和必然结果。三者作为疾病本质在不同发展阶段中的不同表现形式,揭示了疾病症状从无到有、从小到大、从主观感受到客观表现的运动轨迹,体现了疾病发展的过程性。第三,互动关系。无症状、自觉症状和客观体征三者之间随着疾病的发生、发展、转归过程的演变,是不断相互转化的,既可以由无症状向自觉症状、客观体征发展,也可以由客观体征、自觉症状向无症状转归。疾病

---

① 参见刘虹:《论疾病的无症状现象》,《医学与哲学》,1996 年第 8 期,第 400～403 页。

内在的基本矛盾损害与抗损害双方力量对比的变化,是三者之间发生可逆性转化的根据。这种双向转化包含着疾病发展的不同方面和不同结局,说明了疾病发展过程的变动性。

第四,交叉关系。全面综合地考察无症状、自觉症状和客观体征三者之间的关系,我们发现,存在着多种复合、并列、交叉的情况:病人生前既无症状被本人感知,又无客观体征被医生发现,死后尸检发现病变;病人无自觉症状,健康体检却发现了客观体征;在疾病早期病人无症状,而后出现自觉症状,就医发现客观体征;病人患有官能性疾病,自觉症状明显,多方检查却无客观体征发现。交叉关系显示了无症状、自觉症状和客观体征三者之间关系的复杂性。

对无症状这种复杂临床现象的处理也是复杂的。对于无症状的疾病,是否需要治疗,如何进行治疗,应在对无症状现象深入理解的基础上,具体问题具体分析。有的无需治疗,如有的学者认为,对无症状细菌尿病人,如未发现感染体征,以不作治疗为宜;有的部分需要治疗。如对无症状高尿酸血症病人,其轻度者可不作治疗,但浓度过高,超过540umol/l,应予以别嘌呤醇治疗为宜;有的需要治疗,治疗方法与有症状的同类疾病相同,如无症状卒中的治疗与有症状的脑梗塞大致相同;有的需予以特异性治疗,如国外学者经研究认为,无症状性心肌缺血的发生机理是心率加快导致心肌需氧量增加,硫氮卓酮能降低心肌需氧量,从而发挥抗心肌缺血作用。

2.疾病的假象[①]

第一,疾病假象体现了疾病本质的复杂性。在纷繁复杂的疾病表现中,有真象,也有假象。疾病真象是疾病本质正面的、一般的表现形态,在现行的理论体系下,疾病真象与疾病本质一致或基本一致,是疾病本质的一般表现形态,与疾病本质的吻合率高,解释力强。疾病假象从反面反映疾病本质,是疾病本质特殊的表现形态,与疾病本质相左或相去较远,吻合率低,解释力弱。疾病假象的特点是,疾病假象往往以否定方式反映事物的本质,疾病假象对疾病本质的表现具有完全不一致性和/或基本不一致性的特点。

疾病假象体现了疾病本质表现的多样性和复杂性,是临床诊断的难点之一。疾病假象往往与疾病真象交织并存,往往掩盖真象,是导致临床误诊误治的重要原因之一。

第二,疾病假象的形成受到许多因素的制约。一般来说有以下几个具体类型。Ⅰ型:是某一系统疾病以另一系统疾病的症状为主要表现而形成的假象。临床上某些疾病的本质,本系统疾病的症状不明显,其他系统疾病症状很突出,使由表及里的诊断过程常为这种假象引入歧途。Ⅱ型:是病人的功能代偿或失代偿而形成的假象。由于病人的代偿功能不同,即使同一局部的疾病其症状表现也不尽一致,甚至相去甚远。Ⅲ型:是不同疾病的症状相互掩盖而形成的假象。随着病情的发展,可以出现继发症掩盖原发症,或原发症掩盖继发症的情况,或出现合并症,造成应有的症状被掩盖、被干扰或减轻的假象。Ⅳ型:是以无症状为表现形态的假象。Ⅴ型:是以不典型症状为表现形态的假象。不典型症状和疾病假象是两个既有区别又有联系的概念。不典型症状概念的关键在于症状偏离该种疾病的一般表现形式,疾病假象概念的关键在于从反面以否定的方式表现疾病的本质。Ⅵ型:是病人机体反应低下而形成的假象。症状的出现本身,是机体在疾病过程中的一种反应。但当机体反应能力低下时,疾病症状的表现形式会偏离常态,出现假象。Ⅶ型:是辅助检查方法的局限性和结

---

① 参见刘虹、耿拔群:《论疾病的假象》,《医学与哲学》,1999年第12期,第1～6页。

果的相对性导致疾病假象。Ⅷ型:是误诊疗效形成的假象。在误诊状况下的药物疗效,会形成疾病症状缓解、好转的假象。Ⅸ型:是病人的某种生理特征形成的假象。某些病人由于生理特征可使症状表现偏离常态,造成假象。

第三,疾病假象的形成有其复杂的成因。疾病假象的依据可以是不同疾病之间的相互影响,可以是器官、组织、细胞之间的相互关系,可以是内分泌或免疫方面的不同作用,可以是疾病自身的病理过程,可以是机体内部生理、生化方面的变化,可以是遗传学、分子生物学层次上的内在机制。临床上一些以肺外表现为首发症状的肺癌,如肺性骨关节病、柯兴氏综合症、类白血病反应、黑色棘皮病、糖尿病等,均会出现病人有肺外表现,但缺乏呼吸系症状的假象。而肺癌能产生异位内分泌激素和特殊的酶的作用是其深层次的成因。慢性肾小球肾炎晚期由于有病的肾小球已逐渐玻璃样变,血液不能通过,能通过的是功能还比较正常的代偿性肥大的肾小球,由于这样的病理过程,出现了血浆蛋白的漏出量较少,出现水肿不明显的假象。疾病假象的形成受到与疾病相关的外部因素的制约。这些外部因素包括致病环境、病原体等等。例如重症结核病人可出现布氏杆菌凝集试验假阳性,这类假象可能是由结核杆菌和布氏杆菌这两个病原体的某种共同特征形成的。

疾病假象的形成还有感官的局限性的影响。感官的局限性制约了临床认识主体真实反映疾病现象的能力,使得认识主体对疾病的外部表现形成假象。

3.疾病诊断、治疗和疗效及其关系的复杂性

一般说来,诊断正确可为正确治疗奠定基础,诊断错误往往导致治疗失误。但对此不能作简单的理解。因为有时治疗成功不一定诊断完全正确;治疗失败也并非都能归之于诊断错误。一些病例虽然诊断不够明确,治疗方案也未必切合实际,由于机体本身的免疫能力和自身的修复能力也可导致痊愈,甚至在诊断是错误的情况下,由于治疗手段的共通性(如广谱抗生素),也可能取得一定的疗效;有时诊断尽管准确无误,因缺乏特效疗法,或在处理病人时对疾病发展阶段的特点考虑不周,治疗措施欠妥,也会使治疗效果不好。因此,诊断、治疗和疗效的关系具有一定的复杂性,有四种模式八种情况。第一种模式可称之为常模,有三种情况:(1)诊断正确,治疗方法正确,有疗效;(2)诊断正确,治疗方法正确,无疗效;(3)诊断不正确,治疗方法不正确,没有疗效。第二种模式可称之为病人状况主导模式,有两种情况:(1)诊断正确,治疗方法正确,没有疗效;(2)诊断不正确,治疗方法正确,没有疗效。第三种模式可称之为病人自愈模式,有两种情况:(1)诊断正确,治疗方法不正确,有疗效;(2)诊断不正确,治疗方法不正确,有疗效。第四种模式是治疗手段通用模式。

三、疾病复杂性原理的认识论意义

(一)医学哲学意义

疾病复杂性原理的医学哲学意义在于使我们走出对疾病复杂性认识的误区,深化对疾病复杂性的认识:第一,一些已经为我们认识的疾病,可以用还原的方法、线性的方法、理化的方法予以简化处理,不作简化处理,就无法抓住疾病的本质。这一点对复杂性疾病依然有效。第二,一些没有为我们认识的疾病,更要重视其复杂性的研究。因为生命与人体的复杂性特征,复杂性是疾病的固有属性。认为世界本质上是简单的,复杂性只是表面现象,科学的任务是透过表面的复杂性去发现内在的简单性的观点,是不符合疾病的本质的。

(二)临床医学意义

对疾病复杂性的误读,是误诊误治的主要原因。疾病的复杂性既表现在疾病的过程中致病因素(包括生物的、心理的、社会的致病因素)的性质及其作用方式、病理变化等方面的多样性,又表现在机体功能状态、结构状态和受损害的部位、性质、程度及其抗病能力等个体方面的差异性。这些因素相互作用,就构成了临床千姿百态、形形色色的疾病表现及其多种多样的演变形式。对这些复杂性认识的偏差,常常是临床医生误诊的原因。

第十一章　医学语言

医学语言是用以把握人的生命的特殊语言系统。我们对医学语言的认识,不能仅仅停留在医学语言是医学认识工具的层次上。罗素说:"如果没有语言或者某种先于语言而近似语言的东西,我们对于环境的知识就会局限于我们自己感官所告诉我们的知识。"[①]如果没有语言和医学语言,我们的医学知识,将仍然停留在"动物自救"的水平上。医学语言是医学产生、医学思维存在、医学发展的本质要件。

第一节　医学语言的属性、特征和意义

一、医学语言的含义和属性

(一)医学语言的含义

1. 医学语言的内涵

语言,是人与人之间传递信息、表达思想的媒介,也是人类思维的工具。医学思维活动,是医学语言的操作过程,是医学认识主体加工处理医学信息的过程。加工处理医学信息必须借助于医学语言;经过医学思维活动加工处理过的医学信息又成为医学思维的材料,其储存、传递同样必须借助于医学语言。因此,医学语言是医学认识主体加工处理、储存、传递医学信息的载体,是医学认识主体进行医学思维活动的工具。

如果广义地理解医学语言,则是指医学活动中与医学有关的所有语言现象,即医学语言是医学实践活动中医学工作者之间、医学工作者与患者之间的语言活动现象。患者具有临床意义的语言,也构成医学语言的一部分。

2. 医学语言的外延

在医学实践过程中,临床医护人员和医学研究人员为诊治疾病、从事医学研究所运用的言语,都属于医学语言。其具体内容可分为以下三类:

医学口语,包括医学口语语言和医学口语副语言。医学口语可具体分为:询问性口语、诊断性口语、指令性口语、抚慰性口语、交际性口语、说明性口语、阐发性口语等。医学口语副语言是与医学口语语言相伴随的特殊语音现象,对有声语言的表情达意起着辅助的增效

---

① 罗素著,张金言译:《人类的知识》,北京:商务印书馆,1983年,第71页。

作用,其基本形式有语调、重音、语速等。

医学书面语,是指医学工作中以书面文字的形式,记载患者病情及诊治过程的病历和医嘱,或用于记载医学科研的文字资料、科研成果。前者具体可分为记述性、结论性和处置性等三种类型;后者可分为论文、论著、专著等形式。

医学体态语,是医护人员在医疗实践中,以面部表情、眼神、目光、手势、动作、体姿等无声体态传递信息、表情达意的语言形式,是口语的伴随性语言和辅助手段,它虽然不如口语那么直接明确,但往往流露出的是真情实感。依据人们体态交流的主要器官和部位,可将医疗体态语分为目光语、微笑语、手势语和体姿语等。

(二)医学语言的属性

1. 医学语言的科学属性

医学的自然学科的属性,决定了医学语言的科学属性,即具有准确性、客观性的特征。

准确性是医学语言科学性的首要之点。它要求医学工作者的语言运用不仅符合医学的规律,还应体现语言学的语音、语义和语法规律。在语言表达上做到音准、意准、语法准,避免歧义;在说明问题上,做到描述恰当、确切而有针对性;在掌握运用知识上,要全面、准确、措辞严谨。

医学语言是建立在医学理论知识、医学实验和实践经验的基础上的语言活动。医学临床、科研的实验是医学语言客观性的保证。如在影像学检查的帮助下,临床医生手术前对患者体内肿瘤的形状、大小、与周围脏器的关系甚至性质的描述分析,客观性征明显。在某些医学语言的研究中,还可以通过外科方法、神经病理方法、失语症的分析等医学实验方法,这些方法重复性、可操作性好。医学语言是国际性语言,对同一对象的医学科学描述,总是为不同国度、不同语言系统的医学家所认同。

对医学语言的科学属性应该有一个辩证的认识。医学在很大程度上还是一门经验学科,医学语言本身也还有许多问题需要进一步研究。因此,医学语言中仍然存在一些模糊性、不确定性的因素。

2. 医学语言的人文属性

医学的人文社会本质,决定了医学语言的人文属性,即医学语言具有特殊的情感功能,这种特殊的情感功能的指向,是医学人文本质的显现。因此,在与患者互动中,医学语言从专业角度体现出来的人文情感的力量,是其他语言所无法比拟的。

医学语言负载着医学人文关怀。医学是最富人性化的学科,它的服务对象是活生生的、具有丰富情感和多种心理社会需求的人,医患双方围绕医疗活动进行的各种语言交流和沟通,不论是口语、还是体语;不论是有声的言语,还是副语言,都始终蕴含着情感的意识,只是这种情感意识有些通过言语明明白白地表述出来,而有些则处于只可意会不能言传的朦胧状态,蕴含在无声的体态语之中。但不管形式如何,情感因素都不会隐而不露,不被对方所感受或察觉。

在临床实践中,要增强患者的信任感和安全感,积极地配合治疗,医护人员的语言表达必须遵循情感性原则,充分体现医学人文关怀,为患者所理解和欣然接受。一方面,不可将自身生活中不愉快的情感状态带到工作中,做到忧在心而不形于色,悲在内而不形于声;另一方面,语言的表达要富有情感,发自内心,不要言不由衷,假情假意,口是心非。只有对病人确实抱有真情实感,同情病人,视病人为亲人;设身处地地为病人着想,满腔热情地关心、体贴他们的疾苦；尊重病人的人格、感情和自尊心等等，才能使其言语的字里行间、体态语的举止动作都体现出情感，并使患者确实感受到情感的温暖。

二、医学语言的特征

医学语言是一个特殊的语言系统。下面从医学语言的语形、语义、语用的特征讨论医学语言的特征。

（一）医学语言的语形特征

医学语言的语形是指医学语言符号之间的关系。以医学自然语言和医学人工语言的关系、医学基本词汇和医学一般词汇的关系为例。

1. 医学自然语言和医学人工语言

实践中的医学语言包括自然语言和人工语言两种成分。由于医学活动的社会性质，医学语言以自然语言为主，负载着沟通医患关系、体现人文关怀的职能。和其他科学语言一样，医学语言无法完全采用人工符号语言。医学人工语言具有客观、准确、简洁的特点，在病历和医学论文等医学文体中经常使用。医学人工语言对提高医学语言的准确性和客观性有重要意义。医学人工语言以代码和记号为单位，一部分来自其他学科如数学、物理学、化学中的人工语言，如 $NaCl$、K^+ 等，一部分是在医学自然语言的基础上形成的，如 BP150/98mmHg，WBC7.8×10^9/L 等等。医学人工语言是医学自然语言的有效补充，它使医学语言思维简化和精确，不但提高了接受、处理、储存、传递的效率，而且避免了由于主观因素的干扰而失真的现象，在现代医学中得到广泛的运用。计算机语言渗入医学，对医学语言产生的影响正在日益明显地显现出来。数字化的医学语言以其准确、客观、简洁、便捷、图像和文字易于交流、便于处理等优点，展示了医学人工语言发展的未来。

2. 医学基本词汇和医学一般词汇

医学词汇是医学语言中全部词语的总和，主要有医学基本词汇和医学一般词汇两种类型。医学基本词汇是医学词汇中使用频率高、稳定性好、构词力强的词汇，如心、肺、肠、胃等。医学基本词汇的构成方式主要是核心词＋扩展词，如心室、肺动脉、肠瘘、胃下垂等。这样，医学基本词汇即保证了稳定，又能够不断更新。医学一般词汇是专业性明显、成分复杂、变动较快的词汇，如λ刀、蛋白质组学、冠状病毒等。医学一般词汇是以医学基本词汇为材料构成的，但又集中反映了医学的发展。

（二）医学语言的语义特征

医学语言的一般语义，由于鲜明的专业特色而具有显著特征，不仅如此，医学语言中还有其他语言现象中所没有的特殊的语义表现。

1. 医学语言一般语义的特征

医学语言的语义是指符号和实在之间的关系。医学语言的一般语义，都具有限定严格、专业性强的特征。医学语言符号的形式、指称的内容及其相互之间的关系，体现了医学语言中词的专业内涵。如"白细胞"，并不是"白颜色的细胞"，而是包括粒细胞、淋巴细胞和单核细胞在内的一种血细胞，不能望文生义，也不是语言基本词汇的机械相加。

2. 医学语言中的特殊语义

显示症状的语义。在广义的医学语言的定义下，患者具有临床意义的语言，也是医学语言的一部分。某些患者的语言本身就是症状，这是其他任何语言所没有的语义内涵和语言现象。如患者的谵妄、精神病人思维飘逸时的语义错乱、肿瘤患者的失语现象等等，都是重要的临床表现。

包含风险的语义。医学活动未知因素多、风险性高，因此带有很大的不确定性。在临床上，即使是比较有把握的病例，由于个体差异的原因而出现意外的情况并不意外。因此，无论是与患者交流语言时的语义中（如术前谈话）还是书面语言的语义中（如病历），均包含一定的风险。有的时候，这种语义风险还相当大。在某种场合下，医学语言将承担法律责任，其语义中还具有一定的法律风险。

充满差异的语义。在语义方面的个体差异，是值得重视的问题。描述同一疾病的同一语言的语义，在不同的患者那里往往南辕北辙。无论是口头语言、书面语言还是体态语言都程度不同地存在这种现象。患者的生理心理社会各方面的差异，是其赋予语义独特内涵的根源。

（三）医学语言的语用特征

语用是在语义考虑中增加运用的因素。

1. 医学语言表达方式的特殊性

医学职业的特殊性决定着医学语言表达方式的特殊性。医学文体包容着专业独立的特有的要求。如"主诉"是病历文体中的一个部分，包括患者就诊的主要症状、体征和患病时限。要求用简练的书面语言形式（一般不超过20个汉字）准确表达所患疾病的特征。为了建立主诉的语言符号和疾病之间的指称关系，主诉书写有着严格的规范。

疾病的性质和预后，涉及到患者的生命和幸福。医患双方怎样通过医学语言这座桥梁实现沟通，需要针对具体病人的具体情况选择表达方式。如在表达时是委婉的还是直白的（如涉及患者隐私），是告之还是不告之（如肿瘤患者），是对话还是独白（如语言障碍患者），是通过口头语言交流获得信息还是通过体态语言进行推测（如儿科患者）等等。没有普遍适用的表达方式，对于某一个患者而言，最适合他的就是最好的表达方式。

2. 医学语言的治病和致病作用

医学语言往往发生在一个特殊的语境之中，如在医院里。医院对于病人来说是一个特殊的场合，这里的语言所附载生命状态的信息，常是悲喜难料，给病人及其全家罩上挥之难去的沉重；这里的话题关乎个人此刻的健康，涉及社会、经济问题和家庭未来的幸福。在这样语境之中的语言交流，产生了语言治病和语言致病的独特的语用现象。

在人的生理和心理相互作用的过程中，医学语言发挥着奇妙的作用。医学语言治病作用是医学语言最显著的语用特征。临床医生的语言显然不能直接杀死病原体或切除肿瘤组织，但其中蕴含着的科学力量和人文关爱却可以改变病人凄凉的心境，激励病人生存的勇气，增强战胜病魔的自信。医学语言的力量透过病人的心理精神层面在生理层面产生效应：病人的免疫水平可能提升，抗病能力可能增强，病情峰回路转甚至可能出现奇迹。

即使是富有临床经验的医生，也很难体验到病人，特别是重症患者所承受的心理压力。因此，病人对医务人员的语言十分敏感。不恰当的医学语言往往会产生医学语言应激，也就是医学语言的致病作用。医学语言失当导致医源性疾病是应予认真防范的语用现象。

三、医学语言的临床意义

（一）医学语言是临床思维内化活动和外化活动的统一

临床思维是一种内在的过程，医学语言保持了这种内在的过程与医学实践过程的一致性，因为医学语言是临床思维外化活动和内化活动的统一。就临床思维活动的过程而言，有一个外化—内化—外化的过程。

在医学语言的第一个外化活动过程中，临床认识主体获取诊断信息。正确的诊断来自医生对病人病情相关信息资料收集获取的真实性、全面性。病人是疾病症状的亲身体验者，有关病情的第一手资料大多来自病人的诉说，诊断的信息就隐藏在患者传递出来的或医师发掘出来的医学语言中。

通过医学语言的内化活动，临床认识主体分析信息、作出诊断、制定治疗方案。在收集患者病情信息资料的基础上，医生通过对这些资料的去粗取精、去伪存真、由此及彼、由表及里地分析加工，最终做出对疾病本质的诊断结果。而这一过程，始终也离不开医学语言。其中，医生分析病情信息资料，进行临床理论思维的过程，就是运用医学语言的过程。制定治疗方案是医生临床理论思维的重要部分，它要求医生必须从患者病情的实际情况出发，运用所掌握的医学知识和临床经验，具体问题具体分析，借助科学、恰当的医学语言，制定出切合实际、体现个体差异、针对性较强的治疗方案。

经过由外而内的过程之后，医学语言还有第二个外化过程：下达医嘱。医学诊断形成后，还需借助医学语言的书面语将诊断结果表达、记录下来；同时，围绕着疾病的诊断，医生要尊重患者知情同意的权利，更需借助医学语言对疾病本质、机理、预后等问题，进行必要的解释和说明。根据诊断结果"对症下药"地制定治疗方案、下达医嘱，是医疗活动的重要组成部分，而随着治疗方案的制定、医嘱的下达、医学语言的第二次外化的完成，临床思维的一个单元步骤才能宣告形成；而且，这个单元步骤在更高的层次上重复和递进的过程，也是医学认识主体通过医学语言把握认识客体的过程。

（二）医学语言是实施心理治疗的处方

医学语言不仅具有实施躯体疾病诊断、治疗方面的意义，而且也是进行心理治疗的有效处方。希波克拉底指出：医生有两件东西能治病，一是药物，一是语言。心理治疗，是医务人员在与患者的诊疗交际过程中，以言行对患者产生良性影响，使患者阻塞的心理状态得以疏通、引导，达到预防和治疗疾病、促进身心健康的目的的治疗方法。医学语言的心理治疗作用，一方面体现在：通过良好的语言，解决、满足临床生理疾患病人的心理问题和需求，是配合药物治疗的辅助手段；另一方面，由于心理疾患的主要症结，是对自身或外界事物的认知偏差，属于思维学的范畴，它需要医生以正常的思维去疏导、影响患者，使其排除认知障碍、理顺思维。这就使医学语言在心理治疗中发挥着直接、有力的效用，成为治疗心理疾患的主要手段。

医学语言的心理治疗，主要表现在医疗口语的运用方面。心理医生用语言将治疗信息传输给医疗对象，一方面对患者的认知进行有益的调整、矫正，改善其变态的思想和行为，达到治愈心理疾患的目的；另一方面，用医疗口语解决处于亚健康状态的人们所遇到的各种心理问题，指导健康人的学习、工作和家庭生活等。

在心理治疗中，医疗体态语的作用也不可低估。医疗体态语通常包括：脸面朝向、目光注视、表情、身体动作、声音特质、空间距离、衣着步态等等,它伴随医疗口语的内容出现,既有辅助、补充口语内容的作用,又能独立地表情达意、产生语言交流的明显效果。在心理治疗过程中,医患双方除言语交流外,体态语的使用也很频繁。一方面,医生需要密切观察对方的体态语言,在区分患者体态语和内心活动是否一致的基础上,了解患者的体态语言的真正涵义,从中把握患者的内心世界;另一方面,还需要妥善地运用自己的体态语言,以恰当、自然的体态语配合口语共同发挥心理治疗的作用。

(三)医学语言是进行健康教育的媒介

人类社会进入信息时代,健康卫生知识主要通过大众传播媒介得以广泛传播,其形式、方法多种多样,包括口头、报纸、杂志、书籍、电视、广播、电影、戏剧、网络等等。各种宣传媒介,都离不开人类语言。健康教育知识的内容蕴含在医学语言之中,通过词语的科学性、针对性、通俗性、趣味性等特征表现出来。医学语言,包括口语、书面语、体态语等,作为健康教育内容的实际载体,与各种宣传媒介融为一体,以其声形并茂的生动形象,在健康教育中发挥着重要的作用。如果没有相应的医学语言,宣传媒介会失去传播的内容,大众的健康教育也将无从体现。

(四)医学语言是人性化服务的必要手段

医学为人学,即爱人之学、人道之学。它的精髓是对人的生命本体的同情、尊重、仁爱与体恤,是对人的生命健康的维护,是对人各种生理、心理和社会需求的满足。它关注人的康寿,关注人的生活、生命的质量,是最具人文性的学科。这就使得与之相应的医学语言,也具有了浓厚的人文性,成为临床医学人性化服务的必要手段,贯穿于了解与满足患者需求的人性化服务过程中。

患有各种身心疾病的患者,对医护人员的语言、态度极为敏感,需要得到同情和安慰。如果患者的各种身心需求得不到满足,就会出现焦虑、不安、恐惧、愤怒等不良的负性情绪,并导致病情恶化,出现并发症等。这就要求医护人员在临床实践中,首先需要借助各种医学语言,如通过对患者富有情感、耐心细致的询问;根据对患者姿势、动作、表情、目光、声调等体态语和口语副语言的密切观察等,了解患者各种社会需求,并采取相应的措施和手段,满足患者的需求。而满足患者需求的过程本身,就伴随着医学语言。医学语言融入医护人员一言一行替病人着想、时时处处急病人所急、视病人如亲人的言谈举止之中。

在医学的口语中,礼貌性语言、解释性语言,使病人感到亲切和信任,满足了患者被尊重的需求;安慰性语言使病人感到温暖、体贴和欣慰,满足了患者爱与被关心的需求;鼓励性语言唤起患者生活的希望和激情,满足了患者对自身生命、生活价值的追求;咨询性语言对患者进行住院规章制度及注意事项的主动介绍,满足了初到医院的患者迫切了解周围环境、消除孤独感、增加情感交流和安全感的需要。

在医疗体语中,医护人员通过仪表气质、行为举止、身体动作、面部表情、目光眼神等无声语言表现出的专心致志、机智敏锐、豁达大度、温文尔雅、情绪稳定、富有活力的精神风貌,可满足病人信赖感、安全感的需要;庄重、素雅、合体、规范、洁白、干净的服装仪表,与医院幽静的治疗、修养环境浑然一体,可满足患者高雅、纯洁、明快的愉悦感之需要;医护人员动作规范、力度适中的检查、治疗操作行为,可满足患者对医护人员良好业务素质和关爱思想情感的需求;在与患者交往中面部表情的微笑所表示的礼貌、关心,能激发、满足患者对乐观精神的需求;在手术台或抢救中的庄重、严肃,能满足患者及家属对医疗工作仔细认真、高度负责态度的要求;注视、凝视、正视等目光眼神在不同场合、不同气氛的恰当运用,也可满足患者在无声信息交流中对同情关心、认真细致、理解信任等方面的需求,如此等等。

第二节 医学语言的哲学分析

一、语言是医学产生和发展的本质要件

（一）重新认识医学语言的价值

在传统哲学的视野中,语言仅仅是科学活动的工具和科学知识的载体。随着20世纪哲学向语言的转向,人们对语言的认识深化了。一些哲学家认为语言是人类拥有世界的方式,世界的一切如本原、实体、本质、理念、上帝等全部浮现在语言之中。海德格尔说,语言是存在的家园;伽达默尔说:"语言是我们在世界之中存在的基本活动方式,而且是世界之构成的无所不包的形式"[①]。

后现代主义哲学语言转向的思潮在20世纪末已趋于平缓,世界除了语言和本文之外别无他物的后现代主义断言也受到一些哲学家的质疑。透过支离破碎的本文现象,人们注意到,后现代主义哲学对语言在人类文明中的无与伦比的意义的揭示,对语言的某些属性的研究如语言的不稳定性、语言在表意状物时的不确切性,乃至语言结构中的某些成分对自己所述本意的颠覆等等,给世界留下了深刻的启迪。在人类认识世界、把握世界的时候,在人们形而上地思考医学的产生、思维存在和发展过程的时候,医学语言究竟具有怎样的性质和价值的问题,更加明显地凸现在我们眼前。

（二）医学语言不仅只是具有工具和载体的外在功能

将医学语言只看成是医学认识活动的工具和载体,只是看到了语言的外在的功能。医学语言是建构医学的本质要件。作为工具和载体的医学语言和作为本质要件的医学语言,本身并不是两种不同的语言,而是人们对其内涵深度认识的不同的价值认定。工具和载体是可以替换的和非本质意义上的;本质要件则是构成一事物不可替换的和本质意义上的。语言对医学的这种本质意义首先就体现在语言对医学的产生具有的价值。

在影响、决定古猿向人类进化的多因素（自然环境的变迁、直立行走和手的解放、自觉的劳动和制造工具、火的运用、语言的产生等）集合中,语言是使"人猿相揖别"的本质因素之一,"语言改变了人的感知、思维方式和人在世界的存在方式"[②],使劳动成为社会性的自觉活动。在影响和决定医学起源和发展的多因素（劳动、本能自救、巫术等）集合中,语言占据着重要的地位。"人类医学是人用语言理解和把握生命与疾病世界的产物",医学的诞生是一个文化事件,"只能起源于有文字对人体器官和疾病的命名之时"[③]。离开了语言,自救行为只是动物层次的本能,而不可能成为真正意义上的医学。医学是对人的特殊生命状态的认识,它通过语言展现人类认识生命的能力所在,从特殊的视角把握生命。如果把语言仅仅当作医学科学的符号、工具,而忽视其在医疗实践和医学发展中对认识生命、把握疾病本质,形成、建构医学思维方式和理论体系,积累、传承医学经验和医学文化过程中的作用,就不可

---

① 伽达默尔著,张志扬等译:《美的现实性》,北京:三联书店,1991年,第161页。
②③ 邱鸿钟:《再论医学文化的根——人是符号动物》,《医学与哲学》,2003年第2期,第22、23页。

能真正、深刻地理解医学的本质。德国哲学家恩斯特·卡西尔认为:"我们应当把人定义为符号动物。"这里的符号主要是指语言、神话、宗教、艺术等"文化形式"①。语言对于人、文化、医学,是个内在的本质要件,有了语言,才有文化,人才成为真正的人;有了语言特别是医学语言,才有医学文化,医学也才成为真正意义上的医学,因此,语言是决定医学产生和发展的本质要件。

二、医学语言是医学思维存在的本质要件

(一)医学语言体现了医学思维的社会性

1. 医学语言包容着医学思维的价值判断

恩格尔哈特认为,人们运用语言表达的概念进行思维、认知实在,并将思维认知的结果再通过语言表达出来。所有的知识系统包括医学概念和知识,都具有历史、文化的条件,对健康、疾病思考、判断的核心,是涉及人的形态、仪表、状态、功能、疼痛等等的价值判断,是人们在所期望的自由度、体型、仪表和生命长度等人生欲望、生活目标需求的基础上,结合环境状况而形成的。

患病后不适的反常经验,使个体尝试按照社会化习得的有关疾病的评价、解释观点去理解、构造其意义并考虑所患疾病对生活的影响。此时,病患的体验由活生生的肉体感觉,变为被意识所注视的心理客体,变为包含负价值判断的、文化意义阐释的疾病。之所以视某种形态为异常,某种状态为不健康,某种功能为不当,把疼痛看作坏事,乃是因为它们同人类所珍视的生活价值(优美、身体自由、舒适、长寿等等)相抵触,总是同对人具有的痛苦、无能联系在一起。当然,强调临床思维及其语言的社会性并非否认内含其中的生物学因素,而是反对将生物学因素视为其中的唯一内容,社会文化因素、社会的价值判断应是医学思维及其医学语言的核心。

2. 医学语言反映了医学思维的道德选择

医学语言以本质限定的形式,首先赋予病人特殊的社会角色并把同疾病相关的生理事件置于特殊的社会反应和事变之中,引发人们与此相关的道德判断。恩格尔哈特指出,成为病人角色的人,可以被免除或部分免除本应承担的社会责任和义务;引起其亲属、朋友、雇主、单位、保险公司、福利机构的干预、回避和道德评价等一系列社会反应;对患者疾病状况给予病名的诊断语言,好似法官宣判一样可能给患者个体生活世界带来根本性的变化;无论是医学诊断,还是疾病分类方面的临床思维及其医学语言,因常常涉及医生和病人的利益,决定医生对治疗方案的选择和病人对此相应的社会行为反应。正是在这种意义上,恩格尔哈特称"诊断是一种复杂的社会标记手段,……这种标记形成了争取实现治疗目标的社会现实"②。

3. 文化背景的不同决定医患双方思维方式及其医学语言变体、语义的差异

医学面对的是现实社会生活状况中的人,由于医患双方社会文化背景的不同,对健康和疾病的理解认知及其使用的语言变体与语义都存在着很大的差异。病人对疾患性质、过程的体验多用生动、具体、富有情感和文化意义的日常生活语言来思考和描述,而医者的医学文化教育背景,使他采用科学意义上的理性、抽象、精确的医学专业术语进行思考和描述,两

---

① 恩斯特·卡西尔著,甘阳译:《人论》,上海:上海译文出版社,1985年,第34页。
② 恩格尔哈特著,范瑞平译:《生命伦理学基础》,长沙:湖南科技出版社,1996年,第199~243页。

者的区别常常引发临床上的伦理冲突。而且不同民族、个体的文化价值判断标准不同,对病患意义的看法及相应的语言表达方式也千差万别。中西方医学自产生起就运用本民族的语言来命名、分类、描述,说明和解释所观察的世界,其思维方式、学术范式及其语言系统截然不同,中医学形象思维的特点与汉语的表象主义和文言的诗意性是一致的,从而形成与西医学迥然不同的主体精神世界。

4. 医学语言折射出医学思维的哲学品质

在当代临床医学中,虽然人们一刻也未停止使用语言,但却在不知不觉地用科学语言取代人文语言的过程中,倒向了只见科学抽象的病,不见具体生活存在的人的科学至上主义,在符号抽象的层次上将人类医学降为兽医学。因此,医学要真正把握健康和疾病,有效地防病、治病,最大限度地消除或减轻患者的身心痛苦,就必须关注、考虑社会因素对健康的影响,采用人文语言及其解释方法,去揭示其健康、疾病现象背后的社会价值、目的和意义。

(二) 医学语言蕴含着医学思维的辩证性

1. 医学语言的共性与个性

(1) 世界上绝对相同与绝对不同的事物都不存在,任何事物都是共性与个性的统一,医学语言的运用也如此。在医患交往中,由于患者年龄、性别、疾病类型、病程、敏感性、耐受程度、语境等方面的差异,以及职业、地位、经历、经济状况、民族、信仰、人生价值观等社会性特点的不同,其身心的临床表现常常是异中有同、同中有异,由此决定了医学语言运用的共性与个性。

(2) 医学语言在不同患者、疾病中运用的共性与个性。人无论患何种疾病,都会因躯体的病痛产生程度不同的紧张、焦虑、悲观、孤独等消极情绪,自我调节控制能力也相对减弱,为此临床语言对所有病人都应注意亲切、温和、诚挚、耐心、鼓励、简明、通俗、和缓,切忌使用伤害性语言,这是个性中的共性。同时,针对患者个体及疾病性质程度的差异,临床语言又应有所不同。例如,对听力缺陷者,应注重使用体语,通过轻轻抚摸让其得知你的到来,借助面部表情、口形、手势加强表达;对视力不佳者,应尽量避免非语言性信息,接触病人先通报姓名,并对发出的声响做出解释,以补偿病人因看不见而遗漏的内容;对生性多疑者,解释不宜过多,否则可能会增加他们的疑虑。在年龄上,老年人喜欢唠叨,爱听吉利话,若直言不讳可能会使其反感;青年人则喜欢活泼。在性格上,性格急躁者喜欢直截了当;性格沉静者则喜欢慢条斯理。在疾病状况上,对痛苦难耐的病人,语言要少而深沉,带有很大的同情感;对长期卧床悲观消沉的病人,语言要充满信心、带有鼓励性,以增强其战胜疾病的毅力和勇气,如此等等。总之,要因患施语,这是医学语言共性中的个性。

(3) 医学语言在不同语境中运用的共性与个性。所谓语境,指交谈双方身处的语言环境,包括双方躯体、心境、情绪及周围环境状况等。医患之间的语言交流在语境的选择上,也是共性和个性的统一。在共性上,医学语言沟通的语境应选择整洁、安静的环境,交流者(尤其是患者)自我感觉良好、情绪稳定的状态;在个性上,针对不同的医疗场合和患者性格、情绪等语境的差异,选择不同的交流时间、内容和声调、语速。例如,患者午休期间不宜进行语言交流,情绪低落时不宜进行批评性谈话。在语速上,快节奏适用于抢救、手术等危急场合,慢节奏适用于悲痛场合,而门诊接诊与病房交谈则应采用中等语速进行。

2. 医学语言的精确与模糊

任何事物都包含一定的量,是质和量的统一,这使其具有了精确性的特征;而事物特定质所包含的量不是一一对应的关系,而有一个数量的范围、幅度并总是相比较而存在,这又造成了事物的模糊性特征。例如高与矮、胖与瘦、美与丑等,都没有统一的定量标准,评论者无需测量,仅凭以往的价值观和眼前比较,用模糊语言就可描述出来,并能得到公认和理解。因此,精确与模糊,是现实事物内在本质的两个既相反又相成的方面,医学语言亦然。

医学语言精确性在于,医学是科学,是在医疗实践的基础上,对人体生命运动、疾病机制和演变过程以及防治规律的科学认识和总结,其生理、生化指标具有量化的精确性,从而使得表达生命本质和防治规律的医学语言,有着很强的科学性、权威性,语言表达的内容必须符合实际、客观准确,用词必须严谨、明确,经得起推敲。对于能确诊的病情,语言表达力求准确无误;对于不能明确诊断的病情,也要准确地加以说明,并提出随诊或请其他专家会诊的建议,决不能模棱两可、含糊其辞。

而医学语言的模糊性则在于:语意概念在内涵上虽有一定的指向性,但在外延上没有明确的界限,语意较为宽泛含蓄。由于疾病本身的复杂性、不确定性,人们对疾病认识的局限性,以及词语意义对现实事物、现象反映的抽象性、概括性,这就决定了医学语言的指向常常不具体、不明确,词义带有一定的歧义性和模糊性。例如,受病因、发病机理、治疗手段等方面复杂性和认识上的限制,目前对肿瘤的诊断,常以"良性"、"恶性"表示其性质,以"早期"、"晚期"表示其病变程度。这里所使用的"良性"、"恶性"、"早期"、"晚期"等词汇,均具有一定的模糊性。医学实验报告的数据,不少为模糊语言表达的模糊变量。如化验报告中常见的"未见 Ca"的检验结论即是如此。它回避了"有"与"没有"的准确提法,仅表明在所提取的标本中,在现有条件下,没有发现而已。

因此,医学语言的模糊性也是其客观性、科学性的基本要求之一,是医务人员根据现场语境和表达策略的实际需要,在思路清晰、目的明确的情况下,主动应用模糊语言,使自己留有一定回旋余地而产生的特殊交际效果和对疾病本质认识的客观性、科学性表述。医学语言的模糊性与精确性是辩证的统一,二者相互依赖、相互作用。精确性是模糊性的前提和目的,模糊性是达到精确性的手段。这就是说,模糊性的语言并非糊涂不清,而是从精确客观地反映疾病本质的要求出发,对某些疾病的客观模糊状态和对疾病本身认识上的不确定性的实际,通过相应的模糊性语言的描述,达到对其疾病认识状态客观准确的揭示。

在医学哲学的视野中,医学语言的属性,是科学属性和人文属性的有机结合。语形特征是现代化人工语言和人文化自然语言的珠联璧合;语义特征是一般语义和特殊语义的相互补充;语用特征是专业表达方式和专业语用功能的互为表里。医学语言不仅负载着专业信息还饱含着人文意蕴;不仅具有语言学意义上的医学表达功能还具有哲学意义上的医学建构功能。

第十二章 临床认识的基本范畴

范畴是反映事物一般的、本质的、深刻的概念,是人类认识之网上的基本纽结和工具。在临床认识活动中,反映医学认识对象一般的、本质的、深刻的基本概念诸如正常和异常、典型和非典型、个体与群体、原发和并发、特异和非特异等概念,正是临床认识的基本范畴。

第一节 正常与异常

一、正常与异常涵义的一般界定

(一)正常和异常的概念

1. 正常

《现代汉语词典》对正常的解释是:"符合一般规律和情况。"一般说来,正常定义是以两种标准为依据的:一个是符合一般规律,另一个是符合一般情况。前者通过对对象进行质的界定来判断,后者通过对对象是否在同类事物中占据大多数来判断。在实践中,特别是对比较复杂的对象,对正常的界定要受到许多条件的制约。

2. 异常

作为和正常相对的概念,异常一般是指"不同寻常"的事物或状态。这种不同寻常,应理解为不符合一般规律或不符合一般情况。这是一个很宽泛的限定,在一些情况下,不同寻常的事物或状态,并不是异常。离开了一定的语境,对比较复杂的事物而言,异常的界定并不容易。

(二)正常和异常的标准

正常和异常的一般界定通常有四个标准:经验标准、价值标准、文化标准和数值标准。

1. 经验标准

在日常的生活和工作中,人们对正常和异常的区分,常常是凭借自己的生活经验或工作经验。运用经验标准判定正常或异常时,主要是通过感觉、直觉、记忆、类比推理、思维定势等方法,而不是通过严格的程序去论证或实验。因此,经验标准的或然性比较明显。

2. 价值标准

人们的认识过程,总是有意无意地在自己的价值系统内操作,用某种价值尺度来评判对象的好坏优劣、正常异常。随着价值观念的不同,对同一事物正常和异常的界定有差异,甚至会得出截然不同的结论。

3. 文化标准

人们对正常和异常的认识,受到文化环境的制约,在某一文化环境中被认为是正常的,在另一个文化环境中可能被认为是异常的。在同一个社会中,主流文化在区分正常和异常的时候往往占据主导地位。

4. 数值标准

价值标准和文化标准是对对象正常和异常质的描述,也可以称之为质的标准。数值标准是对对象正常和异常量的描述,也可以称之为量的标准。数值标准的方法很多,通常情况下,运用得比较多的是统计学方法。

(三)正常和异常的判定

1. 正常和异常判定的三种情况

以上标准可以独立操作,也可以相互组合,其一般结果有三种情况:

第一,广义的正常和异常。采用量的标准判断,正常指同类群体中的大多数;异常是与正常相比较,指同类群体中的少数,且只指同类群体中所占数量的多少,没有好坏优劣的价值判断。

第二,次广义的正常和异常。采用质的标准和量的标准相结合判断。正常指同类群体中的大多数;异常指同类群体中的少数,且不仅仅指同类群体中所占数量的多少,还有好坏优劣的价值判断。

第三,狭义的正常和异常。正常指同类群体中的大多数;异常指同类群体中的少数。不仅指同类群体中所占数量的多少,还有好坏优劣的价值判断;且隐含着这样的价值判断作为前提:正常的大多数是好的和优的,异常的少数是坏的和劣的。

2. 判定正常和异常的语境

界定正常和异常遇到的困难,主要来自于个别事物和整体关系的复杂性。讨论正常和异常这个话语,需要将正常和异常放在一个适当的语境之中,即不能离开结构、功能、环境的语境。要素(个别事物)是否正常,可以通过其在系统(整体)中是否发挥了使系统(整体)有序协调的作用来判定;判定其功能的正常与异常正常与否,可通过系统与环境、个别事物与整体之间相互联结的秩序和约束关系是否协调统一来进行。系统的环境指系统(整体)周围所存在的一切与系统(整体)发生作用的相关因素的总和,是系统(整体)产生、存在与演化的土壤,而且通常包含着众多复杂多变的环境因子。环境的正常与异常,集中表现在能否为系统功能的发挥提供充足的条件。

二、正常和异常的医学界定

在生物—心理—社会医学模式看来,正常和异常的医学界定包括三个方面,即躯体的正常和异常、心理的正常和异常和社会适应的正常和异常。

(一)躯体的正常和异常

1. 对躯体正常和异常的认识是生物医学的主要内容

在新医学模式问世之前,医学关于正常与异常的研究,主要体现在对躯体正常和异常的研究。从希波克拉底和盖伦开始,一代又一代的医学家为了解和研究正常人体和异常变化付出了极大的心血甚至生命,一部生物医学史可以说是对正常和异常的认识演进史。

文艺复兴时期解剖学的复兴,对人体正常结构的认识完成了一次飞跃。达·芬奇在解剖学上不受权威的羁绊,描出了整个骨骼系统,是一幅全部神经肌腱有秩序地与之相连结、肌肉覆盖其上的正常解剖图。维萨利1543年发表的《人体的构造》是对正常结构研究的划时代的杰作。

血液循环这一正常生理现象的发现,是医学史上最有意义的一页。塞尔维特在1553年出版的《基督教的复兴》一书中提出肺循环的假说。哈维差不多经历了20年的实验,确立了血液循环的理论。他用归纳法安排了一系列的物理示范,证明了血经过静脉回到心脏,并说明那是数学上的必然。

18世纪病理解剖学由于莫尔干尼的贡献而建立了符合逻辑的体系,使病理学不再是一些孤立的个别的观察的集合体。比沙提出一个重要观点,即在任何器官中,同一种组织的病变本质上相同。魏尔啸杰出的工作,使正常和异常的结构功能观深入到了细胞的层次。

现在,人们的认识已经进入分子医学时代,分子病理学、免疫病理学、分子生物学的飞速发展,人们对正常与异常、健康和疾病的认识的更加深入,正在逐渐摆脱旧的静态病理学的缺陷,走向结构、功能和环境三维相联系,静态和动态相结合的研究道路。

2. 躯体正常和异常的标准

(1)卫生统计学标准。现代医学标记躯体正常与异常的功能参数大多是统计学意义上的阈值范围。依据对特定的人群中某个性状或情况发生的频率的测定,在均数两个标准差以外的,往往被认为是异常的。由于大多数生物学测量不呈正态分布,所以人们常用实际分布中的某个分数表示异常。统计学标准适用于如高血压一类的疾病,如舒张压大于90毫米汞柱便可诊断高血压。

(2)医学价值标准。临床医生对躯体正常和异常评判,往往依据医学价值标准。这个标准往往同与是否有疾病相联系。也就是说,把那些有临床意义的、偏离健康的,和疾病甚至死亡相联系的情况叫做异常;反之,即为正常或云"未见异常"。医学价值标准还同是否需要治疗、是否能够治疗相联系。需要且能够治疗的属于异常,不需要治疗的,属于正常。

(3)文化价值标准。在不同的文化和历史条件下,人们断定正常与异常、健康与疾病的标准是不同的。有些问题成为医学问题是由于他们被判断为具有文化意义上的负价值。恩格尔哈特教授认为"健康和疾病判断的核心是价值判断"。当人们所持有的文化价值观念和目标不同时,正常和异常、健康与疾病的判断就会出现问题。如关于同性恋是否是异常和疾病的问题,不同文化价值的人群观点差异很大。某小岛上全是白化病人,日出而息,日落而作,被称为"月光人"。在他们的观念里,显然这是正常的。

(二)心理的正常和异常

1. 正常心理是一种能力

美国人本主义心理学家马斯洛认为,人的正常心理是人对环境应答的能力,表现为十个方面:一是要有充分的适应能力,能够适应自己工作、生活、学习的环境;二是要有充分了解自己的能力;三是设置切合实际的生活目标的能力,不要好高骛远,也不要妄自菲薄;四是能与现实环境保持接触的能力,不要逃避不利于自己的环境,要积极参与各种活动,与社会多接触、多融合;五是能保持人格的完整和谐的能力,不断完善自己;六是要具有从经验中学习的能力;七是能保持良好的人际关系的能力;八是建立适度的情绪发泄机制与控制的能力;九是能在不违背集体意志的前提下有限度地发挥个性的能力;十是在社会规范的情况下,满足个人的基本需要的能力。

2.异常心理是一种偏离

第一,从统计学意义上讲,心理异常是指与某个确定的常模的偏离。许多研究者都把统计上的偏离作为判断心理异常的依据。

第二,心理异常也被理解为是对某一文化常模的偏离。以文化常模为范型要注意以下两点:在某一文化下是"正常"的,但却不一定是好的;某一文化下是不正常的,但却不一定是有害的。科学发展史上不乏这样的例子。

第三,把心理异常看成是对某种行为准则的偏离,对社会构成了威胁;或是一种古怪的行为或无效的行为。

3.判断正常心理与异常心理的标准

区别正常心理和异常心理的标准有四种,即:个人经验标准、统计学标准、医学标准和社会适应标准。

第一,个人经验标准。个人经验标准可以从病人和医生两个方面来看。病人通过自己的主观感觉、主观体验,对自己心理的情况会有一个主观评价。从医生的角度来看,医生根据自己的医学经验作为判断被观察者心理正常还是异常的标准。

第二,统计学标准。判断一个人心理正常还是异常,可以以其心理特征偏离均数值的程度来决定。心理异常是一个连续的变量,偏离均数值程度越大,则越不正常。统计学标准是一个量化的标准,大多数人的行为都在这个范围之内。

第三,医学标准。心理异常的表现可以是严重的,也可以是轻微的。据WHO的估计,20%～30%的人有不同程度的心理异常。第29届世界卫生会议通过的精神障碍分类法,对心理异常标准做了严格的规定。非精神病性心理异常按其严重程度分为:心理问题、心理障碍和心理疾患。所谓"心理问题"是指那些在时间方面具有近期发生而不持久的特点;问题的内容尚未泛化而只局限在引发事件自身;其反应强度不甚剧烈并未严重影响思维逻辑性的心理异常。所谓"心理障碍"是指那些初始反应剧烈、持续时间长久、内容充分泛化和自身有难以克服的精神负担的心理异常。有时由于长期的精神折磨,有人伴有人格缺陷。心理疾病的特点是:蒙受的精神刺激和相对应做出的反应比较强烈,其强度严重干扰了正常思维逻辑,所以往往呈现偏执或人格与行为的偏离。

第四,社会适应标准。人的心理活动与社会环境是密切相关的,人的心理活动的内容也反映了社会的特征,不同时代、不同地区、不同社会文化环境中有着不同的行为规则,人们对心理变态会有不同的判断。在正常情况下,大多数人能够按照社会生活的需要适应环境和改造环境,因此,正常人的行为符合社会准则,并能按照社会的要求和道德规范行事,即其行为符合社会常模,是适应性行为。但由于某种原因而使机体受损,就可能出现不适应社会的行为。如,游泳衣是游泳的时候才穿的,穿到大街上,或者上班的时候也穿,则被认为是精神异常。

(三)社会适应的正常或异常

个体的社会适应正常不仅受到个体躯体、心理状况的制约,还受到社会化过程中多种因素制约,诸如家庭教育、群体关系、社区环境、社会文化、社会风气、婚姻和家庭状况、个人事业的成功、处理人际关系的技术、对社会变迁的适应能力、处理角色冲突和角色脱离的能力等等。正常或异常的社会适应表现在:(1)人际关系协调/人际关系恶劣;(2)有社会责任心/

无社会责任心;(3)社会角色扮演尽职/社会角色扮演失败;(4)行为合乎社会规范/行为与社会规范相背。

三、正常和异常的医学哲学分析

在医学实践中,正常和异常的区分往往被认为是医学思维活动展开的第一步。在许多情况下,这种区分是很重要的。但是,我们要注意到,区分正常与异常的思维,是一种两极化的思维,用非此即彼的方式将观察对象一分为二,这对有些对象是适合的,而对另一些对象则不一定适合。这种带有人类思维极端化痕迹的方法应用于性质和表现多元化、复杂化、可以从不同的角度去认识的事物,往往有悖于其本来面目。为了减少人类极端思维方式狭隘所造成的弊端,医学认识主体对区分正常和异常方法的相对性应有充分的了解。如统计学的方法标界定正常和异常的相对性表现在:第一,用统计学界限(如95%)划分正常和异常,得到的结果之一是所有疾病的患病率都是一样的,显然,这不是事实本来的面目。第二,统计学意义上的异常的程度和临床疾病的严重程度之间的关系并不稳定,如有的病人所测得的数值是在正常值范围内,但他们确实是患者;还有一些"实验室检查,其数值的整个范围(从低到高)都和疾病的危险有关系,如对血清胆固醇来说,从'正常低值'到'正常高值'的范围,发生冠心病的危险几乎增加了3倍"①。第三,统计学的正常和异常的划分,对于某些具有个体差异的病人,很难正确揭示其真实状态。

第二节 典型与非典型

一、典型与非典型的涵义

(一)典型和非典型的一般含义

所谓典型,《现代汉语词典》的解释为具有代表性的,或具有代表性的人或事件。强调的是代表性和显明性。相应地,非典型为不具有代表性的,特征不显明的,或不具代表性、特征不显明的人或事件。

(二)典型和非典型的医学概念

典型和非典型作为医学认知活动的结果,表现为具有严谨的逻辑性、系统性和层次性的特点,一般具体化为典型症状、非典型症状;典型体征、非典型体征;典型疾病、非典型疾病;典型病例、非典型病例等等。

二、典型症状与非典型症状

(一)典型症状

在临床实践中,人们把在一定条件下表现比较普遍、特征比较明显的症状加以集中和概括,称之为典型症状,典型症状是疾病症状一般的表现形式。② 例如,心绞痛的典型症状有以下表现:疼痛部位最常见在胸骨体上段或中段之后,亦可能波及大部分心前区;疼痛性质

---

① 罗伯特、H.弗莱彻著,周惠民主译:《医学的证据》,青岛:青岛出版社,2000年,第45页。
② 刘虹:《论典型症状的相对性》,《医学与哲学》,1995年第1期,第12页。

常为压榨性、闷胀性或窒息性疼痛;疼痛时间往往历时 1～5min;疼痛程度大多较剧烈,可伴有濒死的恐惧感,往往迫使病人立即停止活动;放射部位最常见放射到左侧肩背部、左侧前臂和尺侧手指;诱发因素常有劳累、饱餐、情绪激动(发怒、焦急、过度兴奋)、着凉、用力排便等。

(二)非典型症状

在临床实践中,人们把在一定条件下那些不具有常模表现,不反映疾病鲜明的具有代表性特征的症状称之为非典型症状。非典型症状是疾病症状特殊的表现形式。[①] 心绞痛的非典型症状,疼痛可位于胸骨下段、左心前区或上腹部,放射至颈、下颌、左肩胛部或右前胸,疼痛可很轻或仅有左前胸不适等。

三、典型疾病与非典型疾病

(一)典型疾病

典型疾病通常是指人们对其病因、病理、传播途径、症状表现、发病机制、治疗手段以及预后等因素的认识比较明确,并得到临床实践验证的一组疾病。以典型肺炎为例。1880 年巴斯德首次分离出肺炎链球菌,此后 50 年,肺炎即指肺炎链球菌感染的肺炎。其病变常开始于肺的外围,叶间分界清楚,且容易累及胸膜,肺炎链球菌不产生内、外毒素,故不致原发性组织坏死形成空洞。充血期、红色肝变期、灰色肝变期、消散期四个阶段为其典型的病理形态发展程序。

(二)非典型疾病

非典型疾病是其要素中诸如病因、病理、传播途径、症状表现、发病机制、治疗手段以及预后等,有一部分是人们目前认识还不明确、临床诊治困难比较大的一组疾病。以非典型肺炎为例。非典型肺炎的病原体、传播途径、症状表现均不同于典型肺炎。"非典型肺炎"概念,最早由 Reimann 于 1938 年提出,乃是与肺炎链球菌感染的肺炎相比较而诞生。而鹦鹉热衣原体、立克次体和所谓 Eaton 因子的相继发现,促成了"原发性非典型肺炎"的正式命名。20 世纪 60 年代中期,Eaton 因子正式确定和命名为肺炎支原体,非典型肺炎即肺炎支原体肺炎。2002 年 11 月起,我国局部地区发生的、社会上所称的"非典型肺炎",以近距离空气飞沫和密切接触传播为主,临床主要表现为肺炎,与已知的非典型肺炎不同,其传染性强,病情较重,进展快,危害大。世界卫生组织将此病称为严重急性呼吸道综合征(Severe Acute Respiratory Syndromes, SARS),已证实一种新的冠状病毒是引起该次传染性非典型肺炎流行的病原体。

四、典型病例与非典型病例

典型病例与非典型病例往往和具体病人相联系,包括其病因、发病机制、病理解剖、病理生理、症状体征、诊断依据、治疗方案、疗效、预后、流行病学特点、个体差异、好发年龄、地理特征等等方面。与该疾病现有医学理论的吻合度高,这样的病人称为该疾病的典型病例。狭义的典型病例也可特指具有该疾病比较明显的几个特征、符合该疾病现有医学理论的病例。相应地,疾病特征与现有医学理论吻合度低的病人称为非典型病例。

[①] 刘虹:《论典型症状的相对性》,《医学与哲学》,1995 年第 1 期,第 12 页。

五、典型症状、疾病和病例的相对性①

(一)典型症状、疾病和病例相对性的表现

1.存在的条件性

(1)受人民生活质量的制约。物质生活水平和医疗保健条件的不断提高和改善,使人们身体素质不断提高,人体抗御疾病的能力增强,许多疾病发生发展及其程度产生了变化,从而使疾病、症状、病例偏离典型。如大叶性肺炎的基本病变是肺大叶的急性渗出性炎症,其典型症状为寒战高热、胸痛咳嗽、咯铁锈色痰,病变范围累及整个肺大叶。X线显示为大片致密阴影。随着人们生活质量的提高,大叶性肺炎的典型症状发生了转变,病变范围明显缩小,侵袭整个大叶者少见,基本上局限于肺段或更小范围,表现为局灶性肺实变,X线检查为小片状阴影。这曾经是大叶性肺炎的不典型表现,而随着条件的变化成为大叶性肺炎的基本表现。

(2)受不正规用药状况的制约。医药卫生知识的普及,有利于提高人民群众的健康水平,但同时也出现了患者不正规用药的问题。由于不正规用药,疾病的典型表现受到干扰,呈现不典型状态。某卫生单位曾对448例伤寒病人就诊前不规则用药进行统计,发现51.3%的患者用过激素,88.6%的患者用过解热药,致使症状和病例偏离典型状态。

(3)受生态环境的制约。生态环境的恶化,多种污染的相互作用,出现非典型疾病。据报道,1953年日本水俣镇水源污染造成的水俣病,患者开始口齿不清,步态不稳,面部痴呆,进而耳聋眼瞎,全身麻木,最后精神失常,身体弯躬,高叫而死。这种复杂而怪异的疾病,使医学界一时不知所措。直至1959年,对水俣病才有了明确的认识。

(4)受致病因子的制约。由于各种原因,致病微生物发生变异或变迁,致使疾病发生非典型化的改变。

(5)受并发症出现的制约。并发症出现后,原有的症状会受到干扰而失去其典型表现。如肺炎球菌性肺炎的典型临床过程可由于以下的并发症而发生改变:肺不张、肺脓肿、感染性休克、肺炎球菌性脑膜炎、肺炎球菌性心内膜炎、肺炎球菌性腹膜炎、肺炎球菌性关节炎等等。

(6)受疾病本身特征的制约。有些疾病在其发病机制、病因病理或发病部位等因素的影响下,没有典型症状。如原发性胃肠道恶性淋巴瘤因肿瘤分布的位置和范围不同,临床表现多种多样,无特异性体征,无典型的临床症状。临床诊断困难,易误诊为胃癌、溃疡病、肠系淋巴结核、溃疡性结肠炎、肠结核等多种疾病,误诊率高。

2.典型要素的不完全具备性

疾病的典型症状往往是由一组症状组成的症候群,或者说是由几个要素构成的症状复合体,由于患者的个体差异,典型症状的各种要素常常出现不完全具备状态。由 Carl Wernick 于1887年报道的多由酒精中毒引起的 Wernick 脑病的典型症状为精神或意识障碍、眼球运动障碍和共济失调三联症。但临床上只有少部分病例具有典型的三联症。Riggs 曾尸检 Wernick 脑病42例,生前无一例有三联症表现。老人和婴儿由于生理特征而常常成为非典型病例。老年病人由于年龄增长与衰老引起了生理和病理变化,内脏功能和神经、内分泌

---

① 参见刘虹:《论典型症状的相对性》,《医学与哲学》,1995年第1期,第12页。

机能下降,同时合并多种疾病的机会增多,但其危害最严重的疾病却往往缺乏典型症状或典型症状要素不全。在急腹症的诊断中,可见老年病人绞窄性肠梗阻患者却无腹痛,腹膜炎患者可无腹肌防御体征,消化道穿孔无严重腹痛的情况存在。婴儿肠套叠的典型症状为阵发性腹痛、呕吐、便血、腹部包块四联症。有文献报道 11 例肠套叠误诊的病例中,阵发性腹痛 9 例、呕吐 6 例、便血 6 例、腹部包块 1 例。无一例同时具有四联症。

3. 典型要素出现的过程性

任何事物都有其产生、存在、发展、灭亡的过程性。典型要素的出现有一个过程。急性疾病的这个过程急而短,相对集中;而在慢性进行性疾病中,典型症状的出现过程具有时间上的差异。有的疾病的典型症状在疾病发展的过程中相当一段时间后才陆续呈现,使典型症状的过程具有间隔性。有文献报道 1 例 Wernick 脑病的典型症状如共济失调、精神障碍等,在长达三年的病程中才先后出现。有的疾病的典型症状在疾病中期方才露面,使典型症状的表现过程具有迟延性。有人在分析了 62 例强直性脊柱炎误诊病例后认为,强直性脊柱炎早期症状轻微,临床表现不典型。有 6 例新生儿颅内出血尸检报告分析,新生儿颅内出血早期常缺乏典型特征,出血轻微者可无典型症状。

4. 典型概念的变动性

随着医疗实践和医学理论的不断进展,某些疾病或症状的典型概念也随之变化。例如支气管哮喘的典型症状为气喘发作,听诊有哮鸣音。但临床上以咳嗽为主要症状而不闻哮鸣音的病例有一定数量的比例。国内《内科学》教材给支气管哮喘的定义一般都是:支气管哮喘是一种由于变态反应、植物神经功能失调引起的广泛性、可逆性小支气管痉挛。临床主要表现为发作性呼气性呼吸困难伴有哮鸣音。有的学者提出,这一定义已落后于医学实践,建议予以修改。他提出的关于支气管哮喘的新定义为:支气管哮喘是一种在支气管高反应性的基础上由变应原或其他因素引起的广泛性气道缩窄性疾病。临床特点为发作性胸闷、咳嗽或以呼气为主的呼吸困难。支气管哮喘的定义及典型症状的界定发生了变化,因此,哮喘的诊断标准和典型症状的范围也就不再拘泥于哮鸣音的有无了。

(二) 学习典型与非典型范畴的意义

1. 注重典型症状、疾病和病例的揭示对于确诊和治疗极有价值

典型是绝对性和相对性的统一。我们强调典型的相对性,并不意味着否定典型的绝对性。典型症状、疾病和病例概括而又集中地反映了疾病的内在矛盾,反映了疾病的本质,因此,诊断学中各种疾病的诊断标准均参照这些典型要素症状而制定,同时,典型症状还是建立诊断假说的基本途径。因此,在临床实践中,注重典型要素的揭示,对于确诊和治疗极有价值。

2. 重视对疾病的不典型表现方式的研究,对于减少误诊,提高医疗质量具有重要意义

我们注意到,统计资料和文献报道显示:非典型症状、疾病和病例有明显增多的趋势。有学者分析 2 108 例伤寒病例,其中 845 例误诊。其主要原因是伤寒病的典型症状"发生频度和强度有所改变",有临床症状轻化和不典型的趋向。

我们强调典型要素相对性,是因为在诊断思维过程中存在着忽视非典型现象的倾向,从而导致误诊误治。作者曾分析了 9 913 例误诊的认识论原因。其中以症状不典型为误诊的首要原因的有 2 599 例,占近万例误诊总数的 26.0%,据各种误诊认识论原因之首。这说明,临床实践中,在疾病典型、症状典型和病例典型的情况下,作出正确的诊断并非很难,但

在与之相反的情况下,不误诊却不容易。

第三节 原发症和并发症

一、原发和并发的涵义

(一)原发、合并、并发、继发的概念辨析

原发、并发、继发概念,是医学理论和实践中具有普遍性和无法回避的问题,但在使用上存在混淆不清之处。"原发"指最初的、原有的或基础的疾病或症状;"并发"指正在患某种疾病或症状的同时又发生另一种疾病或症状;"继发"指由正在患的某种疾病或症状引起另一种疾病或症状。在临床医学中,存在原发病、原发症;合并病、合并症;并发病、并发症;继发病、继发症、综合征等概念。在这里,首先要探讨病和症的概念。

(二)病和症的概念辨析

病一般作为一个独立的单元,有自己的发生原因,统一的病理生理机制,发生、发展、转归的全过程。症具有广义和狭义之分。狭义的症指病人所描述的异常或不适感。广义的症泛指病的一切外在表现,包括病人描述的异常或不适感(狭义的症)和临床客观检查到的病态表现(体征)。有些表现既可称之为症,也可称之为征,如桶状胸。狭义的症与征的根本区别,当在发现和描述的主体不同。在医学理论和临床实践观察中,归纳一些有一定内在联系的,由多病因或不明病因引起的临床征候群,常被称为综合征或某种特发性疾病、特异性疾病。在这里,病和症的区别变得模糊起来。有些综合征随着病因、病理生理机制、发生—发展—转归的进程、诊断标准、治疗方案、预后判断、预防措施等等规律的揭示和明确而获得独立,因而不再称之为综合征,成为一个独立的病种。

(三)原发病、合并病、继发症、并发症的概念辨析

一般认为,原发病指有自己特定的病因,同一的病理生理机制贯穿整个病程。

合并病针对原发病而言,与原发病没有因果关系,各有自己的病因,独立的病理生理机制,发生、发展与转归的病程。虽然由于机体的同一性而可能会相互影响,但相互之间独立性较强。谁是谁的合并病没有定规,取决于临床诊断治疗上的需要和约定俗成。如糖尿病合并高血压,互相无因果关系。

继发症指并非由原发病的病因所导致,而是由原发病作为病因所导致,常是原发病的蔓延或扩展累及其他脏器而出现的症状。如慢性支气管炎—阻塞性肺气肿—肺心病。

并发症指在原发病的基础上,由另外的病因引起的新的病症。并发症常可成为一个独立的疾病单元,可有自己的并发症或继发症。常因其相对独立性和合并病等同。如慢性支气管炎—阻塞性肺气肿—肺心病,一旦有新的病因介入,将诱发心衰,此时称肺心病并发心衰,而不称肺心病继发心衰。

这里所述"原发"和"并发",指广义的原发症和并发症的概念;这里的"症"也是广义的概念,不严格区分症和征。

二、并发的制约因素[①]

(一)生物性制约因素

原发症制约并发病症,是生物性制约因素的典型表征,集中体现了生物性制约因素的基本特征。具体常有如下形式:

1. 原发症导致机体结构损伤,引发或诱发并发症

如支气管哮喘并发气胸。支气管哮喘急性发作,气道平滑肌痉挛黏膜水肿分泌物增多等多种因素引起气道通气功能障碍,肺泡内气体不易排出,因压力增高过度膨胀而破裂,气体经此进入胸膜腔,并发气胸。

2. 原发症导致机体机能失常,引发或诱发并发症

如尘肺并发肺结核。尘肺病人以矽肺最为严重。含 SiO_2 颗粒的粉尘吸入肺组织,破坏大量巨噬细胞,并形成大量肺结节,肺间质广泛纤维化,血流、淋巴循环障碍,降低了肺组织对结核菌的抵抗力,极易并发肺结核。

3. 原发症成为并发症的诱发因素,激活并发症发生的中介诱因,诱发并发症的发生

有作者认为结核可通过如下机制诱发原发性支气管肺癌:(1)肺结核瘢痕及坏死组织中含较多的可能为致癌物质的胆固醇。(2)与肺结核空洞相连的支气管上皮细胞受慢性炎症刺激增殖化生。(3)结核钙化灶作为异物的机械性刺激作用可致癌。(4)肺纤维组织内及瘢痕内的上皮增生性改变致瘢痕癌。

(二)医源性制约因素

1. 医生的主观原因所致

由于医生的主观原因延误治疗,是医源性并发症发生常见的原因。Simons 等报道的 19 例哮喘并发呼吸衰竭中,12 例为治疗不及时所延误。

2. 药物治疗不当引发或诱发并发症

这种情况包括误用、过量或不足,忽视年龄或其他个体差异等。甲低合并糖尿病,甲状腺激素替代治疗甲低,若用量不当,可使糖尿病加重或由隐性糖尿病诱发为显性糖尿病。老年糖尿病病人使用降糖药过量或因其他疾病应用有降糖作用的药物如扑热息痛、心得安、保泰松等并发低血糖,甚至导致低血糖昏迷。

3. 对原发病(症)的外科手术治疗因素

这种情况包括术式和入路的选择、手术水平、手术设备等。国外有学者统计分析 450 例肾切除术后 86 例并发病(症),肋缘下切口并发症 15%,切除一根肋骨并发症为 30%,切除两根肋骨的并发症为 50%,经腹切口的并发症为 10%。切口自身并发症的多少不是决定手术入路的惟一标准,但术式的选择制约并发病症的发生非常明显。

(三)心理制约因素

原发病症导致的心理应激是引发或诱发并发病症的重要因素,甚至包括社会生活事件导致的种种心理压力,与原发病症的相互作用,都会制约并发病症的发生。如输精管绝育术后常并发性功能障碍。输精管结扎术后,不影响曲细精管内精子的形成和睾丸间质细胞性激素的分泌,不会导致性功能障碍。但国内有学者随访山东省 343 位被施行此术的医生,无

[①] 参见刘虹:《论并发症的制约因素》,《医学与哲学》,2001 年第 1 期,第 19 页。

一例完全丧失性功能，60例有性交次数减少和性欲降低等性功能变化。精神心理因素制约着这一并发病症的发生。

三、并发症制约因素的类型和作用①

（一）并发病症制约因素的类型

1. 主导性制约因素和相关因素

并发症的发生是一个多种因素相互作用的过程，不同制约因素的地位是不同的。有些制约因素直接影响着并发症是否发生和并发症的性质，可称之为主导性制约因素。在术后并发肺炎的发生发展过程中，一般说来，院内感染、手术部位是主导性的。据研究，术后肺炎的发生率分别为：胸部手术40%，上腹部手术17%，下腹部手术5%，说明手术部位在术后并发肺炎中是主导性制约因素。有些制约因素对并发症发病率高低、病情程度有影响，可称之为相关性制约因素。术后并发肺炎的相关性制约因素有诸如手术时间、手术前住院时间、麻醉方式、患者年龄、是否吸烟等。例如，手术时间在4小时以上与在2小时以内并发肺炎的发病率之比为5:1；每日吸烟10支者比不吸烟者高6倍等等。

就并发症的发生而言，其主导性制约因素和相关性制约因素的定位是相对的。针对不同的患者、不同的并发症、同一原发症的不同阶段出现的并发症，其主导性制约因素和相关因素是不同的，并且在一定条件下是可以相互转化的；就并发症的发展而言，其主导因素和相关性制约因素的作用是协同的。重点抓好主导性制约因素的处理和妥善解决相关性制约因素的问题，对于减少或避免并发症的发生，降低其损害程度，无疑缺一不可。

2. 可干预性和不可干预性制约因素

根据并发症制约因素的性质分为可干预性和不可干预性制约因素。在引发或诱发并发症的种种制约因素中，有些是可以避免、可以改变的，称之为可干预性制约因素。并发症可干预性因素诸如患者的病情轻重、心理状态、医生工作粗疏、误诊误治、护理操作不当等等。例如，并发症的诱发因素往往是可以预防、可以避免、可以降低其效用的，是可干预性的。对并发症的诱因进行干预，可以降低其发病率。例如，糖尿病酮症酸中毒（DKA）是糖尿病最常见的急性并发症。找到每一次具体诱发因素对于DKA的防治是极为重要的。在以往已经确诊的糖尿病病人中，80%以上的DKA发作存在能够确定的诱因。据统计，各种诱因中以感染最多，占37%，治疗不当次之，占21%，滥用药物占10%，等等。在引发或诱发并发症的种种制约因素中，有些是不可避免、不可改变的，称之为不可干预性制约因素，诸如解剖异常、个体免疫功能、遗传、年龄、性别、病史、机体防御功能、原发症的性质、类型、临床分期等等。如在解剖上除肝总管外，还可遇到直径为总肝管1/2~1/3的肝门内的异常肝管，如果它被意外切断，必将致使胆汁这种碱性液体漏入腹腔引发严重的并发症——胆汁性腹膜炎，常常会造成严重后果，甚至导致死亡。

并发症的可干预性制约因素和不可干预性制约因素的性质差异是明显的。但任何并发症的制约因素都是可干预性与不可干预性的统一。对并发症的可干预性制约因素，能消除的要尽量消除（工作粗疏、操作不当等），能避免的要尽量避免（误诊误治等），一时不能消除和不能避免的要做好促进转化工作（患者的病情轻重和心理状态等）；对并发症的不可干预

---

① 参见刘虹：《论并发症的制约因素》，《医学与哲学》，2001年第1期，第19页。

性制约因素,应尽可能地了解、控制,采取有效措施将损害降低至最低水平。

(二)并发病症制约因素的作用

并发症具有各种变量,诸如并发症的数量、发生的时间先后、病变程度、发病率的高低和危险因素簇等等。并发症的制约因素对这些变量有不同程度的影响作用。

(1)对并发症的数量的影响。从原发症和并发症联系的角度看并发症的数量,是一和多的关系。同一患者、同一原发症可以同时出现多种并发症。有文献报道,23例糖尿病患者,同时发生3种以上并发症12例,占52%。同一原因导致的并发症可以是多方面的。如肾移植手术的并发症涉及到泌尿系统、血液系统、消化系统、骨骼系统、内分泌系统、排异反应等各个方面和手术引起的多种并发症。仅仅排异反应就可分为超急性排异反应、加速性排异反应、急性排异反应和慢性排异反应等等。

(2)对并发症发生的时间的影响。受到原发症、患者自身种种因素的制约,不同的并发症发生的时间有先后之别。伤寒的并发症中,肠出血和肠穿孔多见于病程的2~3周,中毒性肝炎多见于病程的1~3周,支气管炎多见于病程的发病初期,肺炎多见于病程的极期及病程后期,溶血性尿毒综合征约半数发生于第1周,精神神经系统疾病多见于发热期等。

(3)对并发症的病变程度的影响。绝大多数的并发症的严重程度与原发症的病变程度呈正相关。一般说来,血压高度与并发症发生、发展和不良预后程度呈正相关。有资料表明,收缩压≥160mmHg高血压患者,脑卒中发生率相对危险性是收缩压<160mmHg的2.26倍,心血管病死亡率增加3倍,预期寿命减少约15年。

(4)对并发症的发病率的影响。国内外研究成果已证实,高血压病程越长,其并发症的发病率越高,心、脑和肾脏等靶器官的损害程度也就越重。病程大于10年的高血压患者眼底的动脉硬化、脑梗塞、左心室肥厚、心率失常、心力衰竭、尿蛋白和尿素氮增高等并发症的发生率均明显地高于病程小于10年者。其中脑梗塞、左心室肥厚和肾功能损害的发生率增高更为明显。值得注意的是,同一原发症的不同的并发症,其发生率差异可以很大。伤寒并发症中,发病率有明显差异:肠出血2.4%~15%、肠穿孔1.4%~4%、中毒性心肌炎3.5%~5%、中毒性肝炎10%~68.5%等等。

(5)并发症的危险因素簇。当原发症与其他危险因素合并时,对并发症的影响力就会增大。高血压的危险因素簇包括高胆固醇血症、糖尿病或耐糖量低下、吸烟、左心室心电图异常等等。有报告指出,在同一水平的高血压患者,合并危险因素越多,心血管系统并发症的发病率越高。

此外,不仅原发症对并发症有着上述的影响,而且一种并发症也可能引发另一种并发症,并与之相互作用。例如,支气管哮喘的并发症如张力性气胸、急性肺水肿、广泛性肺不张等又可加重呼吸困难,引发新的并发症——呼吸衰竭。

四、并发症防治的思维方法

(一)并发症的临床意义

并发症的发生是常见的临床事件。从理论上讲,任何疾病只要具备一定条件都可能发生并发症。因此,并发症的临床意义是显著的,举要如下:

1. 导致误诊

并发症的症状往往与原发症的症状相互掩盖,相互干扰,是临床误诊误治的重要原因之一。临床分析表明,伤寒伴有呼吸系统并发症的患者,其伤寒五大主症不突出,易误诊。

2. 影响疗效

在有并发症存在的情况下,病情复杂,病程迁延,疗效受到严重影响。HBV 与 HCV 合并感染病情严重,病程较长,疗效不佳。有报道 HBV 组与 HBV、HCV 合并组进行对照,治疗用药完全相同,但治疗效果有显著差异(经 X^2 检验,$P<0.05$)。

3. 导致病情恶化

并发症的出现,是病情进一步发展的标志,预示在原发症与并发症相互作用下有症状加重、病情恶化的趋势。感染是糖尿病的一个重要并发症。感染促使糖尿病症状加重,引起血糖升高,病情不易被控制,导致酮症发生,以至病情迅速恶化。如不采取有效措施,病人很可能死于酮症酸中毒或败血症。

4. 影响预后

并发症与原发症的同时存在和相互作用,对机体无疑是双重甚至是多重打击。严重的并发症致残率高,甚至危及生命。急性心肌梗塞的重症患者,在发生进行性肺水肿、心源性休克以及各种致命性的心率失常等并发症时,临床过程险恶,即使度过急性期,心脏功能明显受损或壁室瘤形成,影响长期预后。

5. 影响病死率

并发症导致病情恶化,必然对病死率产生影响。不仅并发症和原发症相互作用将导致高病死率,而且相当一部分并发症本身的病死率就很高。

(二)并发症防治的思维方法

并发症的发生是重要的临床事件。如果不能够主动预防,及时控制,相当一部分并发症会引起严重后果。但是,任何疾病只要明了并消除并发症产生的制约因素或条件,都可能不发生并发症。要做到这一点,除了需要医学科学的理论和技术之外,正确的思维方法必不可少。例如,并发症的制约因素是多元的,并发症的防治思路也应该是发散性的:可以是针对并发症本身的,可以是针对并发症制约因素的;解决并发症的主导因素的问题是直接的方法,但从并发症的相关因素着手虽然是间接的,有时不失为是一种途径;分清并发症的制约因素是可干预性的还是不可干预性的,在可干预因素上下工夫,对并发症的防治来说是事半功倍之举,等等。除此之外,还可以参考下面两种思维方法。

1. 主动性和整体性辩证统一的预防思维

对付并发症,需要构筑防治一体的整体防线,这个防线有三道。第一道防线是防止并发症的发生,即是指在原发症的诊治过程中,主动采取预防措施,控制或减少并发症的危险因素,使可能发生的并发症不发生或降低发病机率。例如,在制定原发病治疗方案时要有预防观念、整体观念和防护意识,针对易导致并发症产生的各个环节进行预防。在对鼻腔或鼻窦恶性肿瘤予以放射治疗时,因放射线对眼球的直接损伤以及对泪腺损害,会引发眼部的种种并发症,甚至引发全眼球炎导致失明。根据美国 MD Anderson 肿瘤中心的经验,放疗中要尽可能妥善保护眼球和泪腺,保护得越好,眼部并发症发生得越低,甚至仅保护眼眶外上方的大泪腺也能减少局部并发症。第二道防线是迅速控制已发生的并发症。及时发现、及时诊断、及时治疗是关键。对于手术损伤并发症,如果在手术中能仔细观察及时发现损伤,当即修复,是治疗手术并发症的最好时期。因为这时损伤组织尚无水肿和粘连,手术修复简单易行,术后恢复良好。第三道防线是防止并发症的恶化。采取有效有力的治疗措施,减少并发症对机体的严重损伤,将并发症对原发症、对患者健康的不良影响降低到最低限度。三道防线是一个有机整体,层层递进,相互联系。

2. 重点论和两点论辩证统一的临床思维

面对原发症和并发症同时存在,或并发症的不同制约因素同时存在的情况,重点论和两点论统一的思维方法对治疗的指导显得尤为重要。这一方法的要旨是:在多个矛盾同时存在的情况下,应首先分清主次,重点解决主要矛盾;同时妥善处理次要矛盾,防止次要矛盾向主要矛盾转化。例如,相对于并发症而言,针对原发症的治疗是对因治疗。在一般情况下,重点治疗原发症是重要的,因为原发症制约着并发症的发展和转归。例如,当糖尿病并发脑血管病的时候,针对糖尿病的治疗是关键。因为糖尿病并发脑血管病,其病情和预后主要与血糖水平有关。当然,对并发症——脑血管病亦应积极妥善对待,不可忽视。在并发症已经严重危及患者生命体征,成为治疗中主要矛盾的时候,必须当机立断,重点处理并发症。高渗性非酮症性糖尿病昏迷是糖尿病的严重的急性并发症,又是内科急症,死亡率很高,必须抓住关键迅速抢救,尽快补液以恢复血容量,纠正脱水及高渗状态。总之,原发症和并发症之间,并发症的不同制约因素之间是相互制约、相互作用的,处理时要有重有轻,有急有缓,有主有次,有条有理,有章有法,既要抓住当时的主要矛盾,又不忽视其他矛盾的解决,统筹兼顾,全盘考虑,才能取得制服并发症的主动权。

第四节 特殊病征和一般病征[①]

一、特殊病征和一般病征的概念和关系

(一)特殊病征和一般病征的基本概念

临床医生收集到的各种临床资料,概括地说来有两类:即特殊病征和一般病征。例如,尿路结石的症状有疼痛、血尿、排尿异常(中断、闭尿)、排出尿石或尿沙、尿路感染、触痛等。X线、B超可见结石数目和大小。在以上症状中,排出尿石或尿沙、X线、B超所见尿石数目和大小等是尿路结石所特有的临床表现,我们可称之为特殊病征。所谓特殊病征是指某一种疾病所特有或多见的临床表现,反映该疾病性质的特殊性。以上症状中,疼痛、血尿、尿路感染等是某类疾病或几种疾病共有的临床表现,我们可称之为一般病征。一般病征是指某类疾病或几种疾病共有的临床表现,体现了疾病性质的普遍性。

(二)特殊病征和一般病征的关系

特殊病征和一般病征都是疾病的外部表现形式,都由疾病的本质所决定。两者在一定的参照系上相比较而存在。作为疾病的症征,从逻辑上判断,特殊病征的出现意味着该疾病的必然性。只要该症状出现,必然肯定该疾病的存在,而该疾病的存在并不意味着该症状必然出现。即该症状的出现是该疾病存在的充分而非必要条件。从病因上分析,在单一病因或特异性病因所致疾病此种特殊病征出现的可能性较大。从疾病的机制上,特殊病征多表现在单一机制上。特殊病征多表现在病变机体的局部,而非整体。相应地,一般病征,在逻辑上对于判断是否为某种疾病无特殊意义;在多病因因果网络模式中出现的机会多;在疾病

[①] 参见刘虹:《医学辩证法概论》,南京:南京出版社,2000年,第320~324页。

的机制上,往往是两种或两种以上的疾病机制共同作用,因而往往表现为多器官、多系统的、整体的或全身性的症状。病因、机制、部位往往相互交融、相互联系,并与病程有关,这也是一般病征的存在更为普遍的原因。

特殊病征和一般病征的对立统一关系表现在:第一,疾病的特殊病征和一般病征是相互区别、相互对立的。一般病征中概括地体现了疾病过程中共同的、本质的东西,而舍弃了特殊病征中具体特性;特殊病征作为疾病特殊矛盾的反映而表现各异,千差万别。第二,疾病的一般病征和特殊病征又是统一的。一方面,一般病征存在于特殊病征之中,通过特殊病征表现出来,而特殊病征也总是与一般病征相联系而存在的;另一方面,一般病征和特殊病征在一定条件下相互转化。一般病征和特殊病征的联系和区别还体现在其诊断意义的差异上。一般说来,特殊病征由于比较直接地反映"这一个"病变的本质特点,从而可以直接构成诊断依据。一般病征反映的是共性的东西,故不能直接作为诊断依据。

二、特殊病征和一般病征的临床意义

(一)特殊病征诊断意义的绝对性

1. 具体分析特殊病征,对于疾病的本质有揭示作用

特殊病征往往提供了判断病变性质的依据。例如,患者有明显的肌肉症状(疼痛、无力),究竟是进行性肌营养不良,还是重症肌无力,或是皮肌炎? 这就要对特殊病征进行具体分析。若患者有皮疹、肌酸尿、休息后无缓解,而且不是从幼年开始,这些特点提示,不是进行性肌营养不良,也不是重症肌无力,而是皮肌炎。离开了对特殊病征的具体分析,将难以判定鉴别的本质。

2. 具体分析特殊病征,对于把握疾病的病变部位有提示作用

有高血压病史的老年患者突然昏倒,血压很高,并出现左侧偏瘫体征,检查脑脊液呈血性且压力增高,说明患者为高压动脉硬化性脑出血。如果患者右侧瞳孔较大,头和两眼偏向右侧,这个特点提示病变在右侧内囊。若患者昏倒后四肢瘫痪,两眼瞳孔高度缩小,且不久就发烧,这个特点说明病变是桥脑出血。如果患者瞳孔无特殊变化,偏瘫不明显,昏迷后有剧烈头痛,这个特点反映病变为蛛网膜下腔出血。

3. 具体分析不同的特殊病征,对临床表现相似的不同疾病有鉴别作用

在错综复杂的疾病现象中鉴别症状表现相似的疾病,尤其要具体分析不同的特殊病征。例如,咳嗽、胸痛、呼吸困难是呼吸系统疾病最典型的一般病征,在以下十种呼吸系统疾病中几乎都可见到这些一般病征:哮喘、肺炎、肺脓肿、肺不张、慢性支气管炎、慢性阻塞性肺炎、支气管扩张、肺栓塞、肺癌、肺结核。要想准确地作出鉴别诊断,只有仔细寻找特殊病征,如是否有哮鸣音、气道高反应性,是否咯铁锈色痰,X线所见是否有液气平面空腔等等。

(二)特殊病征诊断意义的相对性

1. 特殊病征有时要在病情发展到一定阶段才出现,具有滞后性

许多疾病当特殊病征出现时,往往是疾病的晚期,预后效果不好。例如勾端螺旋体病早期同一般传染病一样,只有感染的一般症象,待到黄疸出血型、肺出血型、脑膜炎出血型或肾功能衰竭型等的特殊病征出现时,则已接近晚期,治疗已很被动。

2. 由于某种原因未见特殊病征,具有缺损性

如发热、白细胞总数增加与中性分类比例升高,核左移同时出现,是一般感染的特殊病

征。然而可因年老体衰的原因缺乏这些特殊病征的表现。麦氏点压痛、反跳痛通常是急性阑尾炎的重要体征,但某些个体感觉迟钝、反应性低,此体征可不明显。

3. 由于某种原因特殊病征发生变化,具有变异性

预防用药、免疫注射、抗生素的使用等原因,使许多人的疾病过程发生了变化。如伤寒由典型变为不典型,主症轻化,并发症突出且多样化等。合并症的存在,可使疾病的特殊病征产生变异。如间日疟原虫和三日疟原虫同时感染时,其临床周期发作的体温曲线就不典型了。

4. 由于某种原因特殊病征被误认,具有易混淆性

由于某种原因,临床医生会将本来不是特殊病征误认为是具有决定意义的特殊病征。例如对脑膜炎的特殊病征脑膜刺激症状——颈项拮抗,如不仔细检查和全面分析就会做出错误的判断。某医院接诊医生在无流行病学根据的情况下为一感冒发热伴落枕的患者行腰椎穿刺检查脑脊液就是一例。

因此,对特殊病征的诊断意义不能绝对化。如果在诊断中拘泥于特殊病征,往往贻误病情,甚至得不到正确诊断,为了把握病变的本质,需要做全面的综合分析,这就必须在重视疾病表现中的特殊病征的同时,也重视一般病征。

(三)一般病征的诊断意义的辩证分析

1. 一般病征作为诊断依据的条件性

一般病征在进行单独评价时,通常不作为诊断的依据,但当一个或几个一般病征(A)同特殊病征(B)结合出现的时候($A_1+\cdots\cdots A_n+B$),或多个一般病征结合出现的时候($A_1+A_2+A_3\cdots\cdots+A_n$),则可具有诊断意义。

2. 一般病征在诊断过程中的作用

一般病征具有前提作用,有利于明确诊断方向。以一般病征为前提,才能对疾病诊断作出初步归类,才能可靠地根据特殊病征作出诊断。在某种意义上,一般病征甚至可以帮助医生明确诊断方向。如果一患者的脑膜刺激症状明显,尤其以剧烈头痛为特殊病征诊断为蛛网膜下腔出血,那么,首先要检查一般病征,明确患者的疾病是在脑血管方面。离开了一般病征的前提条件,仅以特殊病征为诊断依据,有时难免以偏概全,造成漏诊或误诊。心电图出现异常 Q 波,为急性心肌梗塞的特殊病征,若仅以此特点做出诊断,就往往会同陈旧性心肌梗塞、某些严重的心绞痛相混淆。因此,临床上要求将一般病征同特殊病征结合起来思考,以避免片面性。

一般病征具有综合作用,有利于对疾病资料的总体把握。临床上有许多疾病缺乏特殊病征,诊断只能依靠对一般病征的综合。例如散发性的黄疸型病毒性肝炎,常无明显的流行病学资料,而黄疸、肝大、发热、消化道症状、血清谷丙转氨酶增高等主要表现都不是此病特有的,可以说都是一般病征。对这种缺乏特殊病征的疾病,必须注意它的一般病征及其相互联系,从总体上来把握。不少疾病的诊断,正是依据对一般病征的综合,来排除其他疾病,认识其特殊本质的。尤其是不典型病例的鉴别诊断,对特异性不强的一般病征的综合分析,就显得更为重要了。例如,S-T 段上升,T 波倒置和 Q 波异常,是急性心肌梗塞的特征性心电图的表现。但临床上约有 15% 的心肌梗塞病例,由于梗塞发生在心内膜下或心外膜下或室壁内,即非穿壁性梗塞,心电图仅出现 T 波的改变。而 T 波的变化可见于多种病变。在这种不确定的具体情况下,综合临床所见的一般病征,即心前区持续疼痛、白细胞增高、血沉增快、血清谷丙转氨酶升高以及冠心病史,那么,急性心肌梗塞的诊断可以成立。所以忽略一般病征,将使我们在很多情况

下，失去诊断线索。

一般病征具有提示作用，有利于疾病的早期诊断。一般病征的综合分析，是疾病的早期诊断的重要条件之一。在出现特殊病征时，疾病往往已不是早期。为了做到早期诊断，常常需要注意对一般病征的综合分析。对胰头癌的诊断依据，是根据无痛性进行性加重的阻塞性黄疸作判断的。这当然是胰头癌的特殊病征。但作为一般病征的胆道内压增高和因代偿性加强排空而逐渐扩张，要比黄疸的出现早3～22个月。实际上胆道内压系统扩张的一般病征如肝脏和胆囊肿大、腹胀和腹痛，在能排除其他原因存在时，就已提示胰头癌的可能性了。再结合逆行胆道造影等必要的检查，是可以早期做出诊断的。可见一般病征能够为进一步认识病变的性质、部位和原因，提供深入思考的基础和方向。若不注意具体分析一般病征的临床意义，拘泥于某一两个特殊病征，有时会使我们失去早期诊断的时机，造成治疗上的困难。

总之，在诊断认识中要对特殊病征和一般病征"具体情况具体分析"，切忌绝对化和片面性。

第五节 治疗目的与治疗手段

在美国纽约东北部的撒拉纳克湖畔，镌刻着西方一位医生特鲁多的铭言：有时去治愈，经常去帮助，总是去安慰。在特鲁多看来，治疗目的的指向，不仅是医治病患，控制症状，更重要的是传递对生命的呵护和关爱；医生们眼界中能够实施治疗目的的，不仅有生物医学的治疗手段，也包括帮助、安慰等精神性的治疗手段。

一、治疗目的与治疗手段的内涵与维度

（一）基本内涵的限定

1. 基本的要件

目的、手段是一对以研究"人是什么"为中心的哲学范畴①，目的和手段，是反映人们在认识世界、改造世界的过程中主观与客观之间关系的一对哲学范畴。② 在医学哲学视野中，治疗目的与治疗手段是反映医疗实践过程中主观与客观关系的医学哲学范畴。所谓治疗目的，是医患双方根据疾病的实际情况和诊疗需要而提出的治疗目标。所谓治疗手段，是为了实现治疗目的而采用的方法、途径、措施和方式。

诚如目的和手段是任何实践活动的基本条件一样，③治疗目的与治疗手段是医疗活动的基本要件，仅有主观治疗目的而没有达到治疗目的的客观治疗手段，医疗过程无法"合目的性"地实现；治疗目的合理设置与治疗手段的合理选择是治疗效果的基本保证，没有合理的治疗目的，或治疗手段选择不当，难以获得满意的治疗效果。

2. 共同的愿景

治疗目的是医患双方控制或治愈疾病的理想和愿望的抽象。治疗目的的主体不仅包括

---

① 林伟：《关于哲学目的—手段范畴的探讨》，《马克思主义与现实》（双月刊），2005年第5期，第153页。
② 聂凤峻：《论目的与手段的相互关系》，《文史哲》，1998年第6期，第75页。
③ 钟克钊：《论目的与手段》，《江海学刊》，1996年第5期，第108页。

医疗技术人员,也包括患者。治疗目的是医患双方共同的主观愿景,是医患双方对治疗活动可能达到结果的共同设计。治疗手段是医患双方在知情同意的语境下,双方共同选择的结果。由医方独控话语权,单方面裁定治疗目的和治疗手段的做法,从根本上说,不利于维护患者的根本权益,也不利于治疗目的的实现;放弃医生在治疗目的设定和治疗手段选择中的主导地位,同样不符合患者的切身利益。

(二)研究维度的划分

1. 不同的维度

治疗目的和治疗手段可以从不同角度划分为不同的研究维度。从层次度维度,可分为现实的、可能的、理想的治疗目的和治疗手段。从时间维度,可以分为当前的、近期的、远期治疗目的和治疗手段。从空间维度,可以分为局部的、整体的治疗目的和治疗手段。从难度维度,可以分为简单的、复杂的治疗目的和治疗手段。从性质维度,可以分为合理的、不合理的治疗目的和治疗手段。从方式维度,可以分为对因的、对症的治疗目的与治疗手段。从属性维度,可分为一般的、特殊的治疗目的与治疗手段。从数量维度,可分为单一的、综合的治疗目的与治疗手段。从效果维度,可以分为姑息的、根治的治疗目的与治疗手段,等等。

2. 多面的视角

人为地划分以上不同的界定,为临床思维制定适宜的治疗目的,选择适宜的治疗手段提供检索途径和选择的思路;为研究治疗目的和治疗手段提供了相互勾连交叉的思维视角,使探讨的目光从不同的角度扫描治疗目的与治疗手段在不同状态下的区别和联系。如在时间维度和性质维度交集的状态下,可以分析当下实现不了的治疗目的是否一定为不合理?反之,可以追问,当下实现了的治疗目的,是否一定为合理的?在某种特殊条件下,不合理的治疗目的也可能暂时达到。同一维度内部也可以进行深入研究。在治疗目的的时间维度中,有些治疗目的能够在当前很快实现,有些只能在未来才能实现,远期治疗目的虽然对当前治疗目的来说,还是理想,还是未来,但未来可以向导现实,因此,远期治疗目的的经过努力可以转化为现阶段的近期治疗目的。

(三)治疗手段的思考

1. 不可忽视的精神手段

治疗手段有着自己的独特的研究维度。从疗效维度,可以分为特效的、高效的、有效的、低效的和无效的治疗手段;从结构维度,可以分为精神的、物质的和制度的治疗手段。

精神性治疗手段如医学人文知识、关爱生命的情感、临床工作的经验、临床决策的意志等要素,物质性治疗手段如药物、手术、治疗器械等,制度性治疗手段如治疗方案、手术方法、治疗资源组织管理等要素。

美国医生特鲁多认为,医学治愈疾病只是有时的情况,而更多的情况是帮助和安慰病人。帮助、安慰也是重要的治疗手段,尽管它们不都是生物学的,却是不可缺少的。偏执地把生物学治疗且仅仅是追求"治愈",当成了实用医学的全部,这至少犯了两个严重的错误:一是把治疗手段错当成了治疗目的,治疗成了医学的治疗目的和全部;二是把生物学等的科学治疗手段无限拔高,而舍弃包括心理安慰、社会帮助等的其他许多同样具有呵护生命、促进健康作用的治疗手段和方法。

人们很容易将治疗手段局限在物质性治疗手段的范围内,忽视精神性治疗手段和制度性治疗手段的存在和作用。临床医生只有综合运用自己的知识、经验,在情感、意志的参与下,在管理治疗手段的支持下,才能顺利实施医疗实践过程。没有管理治疗手段的统筹安排和组织协调,治疗过程无法开展;没有医学人文精神的指导,没有果断的决策意志,治疗目的难以实现。治疗过程就是以主观治疗手段为驱动,管理治疗手段为中枢,客观治疗手段为依托的主观与客观协调一致的过程。

对于肿瘤的根治性治疗,应考虑对患者的机体和精神上的影响,尽可能保留患者器官。很多肿瘤中心已愈来愈少做乳腺癌根治术,直肠癌保肛术也日渐增多,头颈部毁容的手术也逐渐为小手术加放疗取代。在采取姑息治疗的同时,宜充分衡量治疗给病人带来的得失,科学评估大面积放疗和大剂量化疗给病人带来相反效果的程度。

2. 不可忽视的制约因素

治疗手段的发现、发明和创造有众多制约因素,其中,病因和发病机制和科学发明创造是三个关键因素。一般说来,病因清楚、发病机制明确,则治疗手段的研究和开发方向明确,在临床实践中往往具有较好的效果;病因不清,发病机制不明,则治疗手段的研究和开发无的放矢,在临床实践中往往处于摸索状态。

阿尔茨海默病(AD)可能的病因和发病机制目前存在多种假说:基因学说、胆碱能假说、雌激素水平下降说、铝中毒学说、炎症学说、神经营养因子缺乏说等等,这就导致了目前对AD的治疗手段多样化,仅药物治疗手段就有胆碱酯酶抑制剂、抗 Aβ 治疗、激素类药物、影响自由基代谢的药物、钙离子拮抗剂、非甾体类抗炎药、神经营养因子类药物。其他治疗手段还有中医治疗、康复治疗等。诚如有学者指出的:AD 病因和发病机制非常复杂,目前虽有多种假说,但没有任何一种能够完全解释 AD 的发病机制。同时由于 AD 发病机制的复杂性,导致 AD 的治疗手段虽然多样,但迄今为止没有任何一种手段单独使用能够有效治疗 AD。①

现实的治疗目的提出来之后,就会运用和改造原有的治疗手段,以期实现治疗目的。当原有的治疗目的实现之后,人们又会在实现原有治疗目的之治疗手段的基础上提出新的需要和治疗目的。新治疗目的又推动人们发明创造更新的治疗手段。

多马克发现的"百浪多息"(1939 年多马克因此获得诺贝尔医学奖)使医学进入化学疗法的新时代;弗莱明发现的青霉素(1945 年弗莱明因此获得诺贝尔医学奖)挽救了成千上万的生命;卡雷尔三线缝合技术和血管吻合法的成功(1912 年卡雷尔因此获得诺贝尔医学奖),使得器官移植不只是奢望;科马克和亨斯菲尔德发明的电脑辅助 X 线断层摄影(1979 年科马克和亨斯菲尔德因此获得诺贝尔医学奖),已经是临床最重要的医疗手段之一。

医学发展的历史就是:治疗手段—治疗目的—治疗手段,相互连接、相互推动、相互促进而不断发展的过程。一部医学发展史,就是这样循环往复以致无穷的递进发展史。

3. 不可忽视的不良作用

无论治疗手段如何进步,无论选择何种治疗手段,都必须理性评估其对患者可能带来的伤害。现代化的医疗手段即使没有对机体产生严重的不良作用,也会在医治疾病的同时借助或消耗机体自身的健康指数,甚至还会损害机体的健康能力,不同程度地会缩减人的自然寿命。对此,必须有清醒的认识并予以高度重视。

---

① 武美娜等:《阿尔茨海默病发病机制及治疗手段多样性研究》,《医学与哲学》(临床决策论坛版),2007 年 3 月第 28 卷第 3 期总第 329 期。

根据WHO(世界卫生组织)的调查数据显示:在人类健康长寿因素的影响中,现代的这些医疗手段对健康和长寿的贡献,现代医疗手段只占8%,而其余92%的分别是:父母生育遗传的因素占15%、气候因素占7%、社会因素占10%、保健(养生)占60%。这就是说,一流的现代化医疗设备,一流的医疗水平,100%的努力,还有因针对疾病的对抗治疗而使机体所付出的如此巨大的健康能力作代价,可最后的结果却只有8%的成效或贡献之于健康和长寿。

二、治疗目的与治疗手段的关联

(一)规定、制约

1. 相互规定

治疗目的规定治疗手段,治疗手段服从治疗目的。所谓治疗目的决定治疗手段,是指当某种治疗目的决定之后,要求按治疗目的选择或创造治疗手段,并服务于此治疗目的。治疗手段是作为实现治疗目的的治疗手段,正是治疗目的使之成为治疗手段,具有治疗手段的性质;脱离一定治疗目的,不为一定治疗目的服务的治疗手段,是不具有生命力的、非现实的治疗手段。

治疗手段规定治疗目的,一定的治疗目的,要凭借一定的治疗手段来实现。治疗手段决定治疗目的的制定规格和实现程度。人们所确定的治疗目的计划,虽然有主观需要的成分,但它决不是主观想象的东西。一定的治疗手段,是一定治疗目的制定的前提,治疗目的总是建立在客观治疗手段所允许的范围内。确立治疗目的只是提出任务,选择治疗手段才能实现任务。在这个意义上说,治疗手段,特别是高效治疗手段的有无和选择决定着治疗目的的确立。

艾滋病的治疗目的直接受制于目前已有的治疗手段。目前没有直接杀灭艾滋病病毒的特异手段,所有具体治疗的总目标都是延长患者生命,提高生活质量。机会性感染和肿瘤的治疗,是为了降低因机会性感染而造成的死亡;机会性感染的预防性治疗,是为了防止机会性感染的出现;抗病毒治疗,是为了提高机体免疫力,从根本上防止机会性感染的出现;支持性治疗,如营养支持和免疫调节等,是为了帮助提高病人一般身体状况。

2. 相互制约

治疗目的与治疗手段相互制约。二者各以对方的存在作为自己存在的前提。双方共处于医学实践之中。治疗目的的实现,不是凭想象解决的。治疗目的的现实性依赖于治疗手段的现实性。没有治疗手段的发展和提高,就没有治疗目的的发展和提高。就是说,现有何种治疗手段或从现实的条件出发能创造出何种治疗手段,决定着人们确定治疗活动将达到何种治疗目的。如果有很高的治疗目的,而没有达到治疗目的的足够治疗手段,治疗目的再高也只是幻想。人们不能实现治疗目的的通常原因,是脱离了现有条件可提供的治疗手段主观地决定治疗目的,在这种情况下,就要仔细审查现有治疗手段的情况,适当调整追求的目标。

(二)渗透、转化

1. 相互渗透

治疗目的与治疗手段的相互渗透表现在观念性的选择之中。任何治疗目的的确立,都包含着对治疗目的的实现的预计,从具体的条件上说,主要就是以是否具备可以利用的治疗手段,至少是是否具备创造某种必要的治疗手段所需要的成熟条件为根据。因此,人们提出或设立某种具有现实意义的治疗目的,就包含了对获得现实的治疗手段的观念性选择或创造。正因为治疗目的中观念地包含了治疗手段的因素,所以人才能按照一定治疗目的自觉地选择或创造一定的治疗手段。

2. 相互转化

治疗目的和治疗手段的相互转化表现在实践性的创造之中。由于治疗目的和治疗手段相互渗透,所以它们能在一定条件下相互转化。这表现在多方面,比如现实中治疗手段性因素的成熟和齐备,导致治疗目的的确立,这是治疗手段向治疗目的的转化;现阶段的治疗目的一旦实现,它就转化为实现长远治疗目的的治疗手段,而长远治疗目的虽然对当下来说,还是理想,还是未来,但未来可以导向现实,因此,长远治疗目的也可以转化为实现现阶段治疗目的的治疗手段。局部治疗目的与整体治疗目的的关系也是如此。局部治疗目的一旦实现可以作为实现整体治疗目的的治疗手段,同时整体治疗目的又可以对局部治疗目的的实现提供宏观支持,作为实现局部治疗目的的治疗手段。

三、治疗目的与治疗手段的思考

(一)类别与过程

1. 区分类别

有些简单的治疗目的之实现,可能不需要区分多少步骤、不需要选择特殊的治疗手段就能达到;有些复杂的治疗目的之实现,可能需要经历许多个阶段,需要经过复杂的步骤、选择复杂的治疗手段才能达到;有些治疗目的在目前的条件下选择适当治疗手段可以部分或全部达到,有些治疗目的在目前的条件下无论选择什么治疗手段也无法达到。

2. 分析过程

有的治疗目的的实现是可区分若干阶段的过程。通常将治疗目的实现的过程中的某一阶段内,治疗目的某种程度的实现,称之为阶段性治疗目的。科学地区分这一过程的若干阶段,认识每一阶段的特殊性,分析不同阶段的阶段性治疗目的,处理好阶段性治疗目标和终极治疗目标的关系,对选择适宜的治疗手段是十分必要的。

可以这样认识和处理肿瘤治疗过程中阶段性治疗目标及其关系。第一阶段尽可能祛除肿瘤;第二阶段使患者体力各方面得到恢复,特别重视重建患者的免疫和骨髓功能;以后视情况再行强化治疗;治疗后同样还是需要不断提高患者的机体免疫状况。

阶段性治疗目的源自于最终治疗目的,符合最终治疗目的的内涵,是最终治疗目的的组成部分,是实现最终治疗目的的步骤性环节。各阶段治疗目的的整合效果等效于最终治疗目的。

治疗青光眼的目的,一般认为是"降低眼压"。这并没有说错,但实际上这只是阶段性治疗目标。尽管药物和手术治疗都是直接针对降低眼压的,但由于眼压不是导致功能损害的唯一危险因素,不同青光眼患者或同一青光眼患者的不同病程阶段,其视神经对眼压的耐受力也不同,所以,降低眼压只是保护视神经不受损害的首选最重要的手段,青光眼治疗的最终目的是为了保护视功能,推迟或阻止视功能特别是视野的继续损害。

(二)比较与选择

1. 一种和多种

同一个治疗目的,可以有多个治疗手段;同一治疗手段,也可能适用多种治疗目的。特别是随着科学技术的日益发达,能达到同一治疗目的的治疗手段越来越多,这就有一个确定某种治疗手段或对多种治疗手段进行选择的问题。一般来说,能最准确、迅速地实现治疗目的而又最经济的治疗手段,是被优先选择的对象。但是。每项都要求达到"最佳"的水平是很困难的。相对的"较佳"水平才是现实可行的。

在很多情况下,综合治疗手段因具有明显的优势往往会收到较好的疗效。综合治疗手段符合生物—心理—社会医学模式的精神,摆脱了将治疗手段仅仅局限于生物医学手段的窠臼。"一些疾病多是社会、环境、心理和遗传等多因素共同作用的结果,并成为人类的主要死亡原因,如恶性肿瘤、心脑血管疾病、糖尿病等。用对单因素致病的疾病的传统研究方法已经无法满足目前的诊疗和预防。对此,需要在生物—心理—社会医学模式基础上,多学科协作实现临床疾病综合治疗,注入更多的人文关怀。"① 综合治疗手段不仅是一种治疗方式的变换,更是一种治疗理念的更新:它不是各种方法的简单叠加和无序随意组合,而应根据病人机体状况、疾病类型、侵犯范围、临床病理分期和预后,有计划、合理地应用现有各种治疗手段,以期较大幅度地提高治愈率,并尽可能改善病人生活质量。② 综合治疗手段整合了不同治疗方法的优势,整合相关科室的技术力量,提高了临床救治的能力和水平以及治愈率。

胃癌病人就诊往往较晚,以至诊断时疾病已处于晚期状态。胃癌病人的最重要的治疗方式是根治性手术切除,其重点是将并发症发生率和病死率降到最低。由于单纯手术治疗的局部、区域和全身的复发率较高,化疗和放疗已经成为这一肿瘤综合治疗的一部分。手术前和围手术期使用化疗、放疗最近已经获得多个临床试验的验证。虽然各地的标准治疗方案有所不同,但资料显示,多学科的综合治疗是胃癌病人改善结局的最好的模式。③

2. 积极和消极

同一个治疗手段往往不仅具有正面的积极效应,也具有一定的负面效应。仅仅有正面效应的治疗手段是罕见的。特别是实现复杂治疗目的的治疗手段是如此。治疗主体只能从实现治疗目的出发,选择利大于弊的治疗手段,并在运用这种治疗手段时,尽量采取措施消弱该治疗手段可能发生的弊端,如果因为有某种负面效应而否认它的主要的治疗价值,并弃之不用,是一种片面性,反之,如果只看到治疗手段的积极价值而否认或忽视它的消极作用,同样也是一种片面性。

3. 参照和选择

由于治疗目的和治疗手段的相互制约性,因此在现实生活中,确定治疗目的和治疗手段,总是相互参照地进行研究和选择,即从治疗目的出发选择治疗手段,研究治疗手段是否具备;从现有治疗手段出发,研究追求的治疗目的是否能够达到。经过治疗目的和治疗手段之间的反复参照,最后才能找到合理的治疗目的和达到治疗目的的治疗手段,从而最终达到治疗目的和治疗手段的统一。

---

① 王家祥、郭立华:《临床疾病多学科协作综合治疗的思考》,《医学与哲学》(人文社会医学版),2009年7月第30卷第7期总第384期。

② 陈绍勤、高骥:《现代医学模式下的肿瘤综合治疗》,《医学与哲学》(临床决策论坛版),2008年1月第29卷第1期总第349期。

③ 詹文华:《胃癌多学科综合治疗模式》,《中国实用外科杂志》,2009年9月第29卷第9期,第722页。

(三)一致与背离

1. 坚持同一

一般说来,治疗目的与治疗手段具有一致性,治疗目的决定治疗手段,治疗手段为治疗目的服务,没有治疗目的的治疗手段是没有意义的。同时,治疗目的又不能脱离相应的治疗手段,一定的治疗目的总要通过一定的治疗手段才能实现。因此,坚持治疗目的与治疗手段的一致性,是医德行为选择的出发点和要求。在评价医务人员的行为是否符合医德要求时,不但要看其是否有正确的治疗目的,而且要看其是否选择了恰当的治疗手段,使正确的治疗目的能够得以实现。就治疗目的而言,绝大多数医务人员是希望把病人的病治好,使之早日康复的,这是一种符合道德要求的医学治疗目的。但是也不排除极少数医务人员在医疗实践中会产生不符合道德要求的非医学治疗目的。

2. 纠正背离

医学治疗手段与治疗目的背离主要表现为治疗手段选择不妥当。不该用的治疗手段用了,或者该用甲种治疗手段而用了乙种,或者治疗手段使用过度。出现这种情况有着复杂的原因。有的是因为病情变化迅速,短时间内难以诊断;有的是因为临床经验和诊断水平的局限,有的是因为临床思维方式的因素,有的是顺应患者对检查的主动要求,有的是担心医患纠纷,为举证倒置而为之。治疗手段背离不仅治疗效果不理想,甚至导致医疗偏差和事故。

医学治疗手段与治疗目的严重背离主要表现为治疗手段完全背离治疗目的,出于个人私利,为了获得不道德的经济收入而动用不必要的治疗手段。可用一般检查完成的项目弃之不用而刻意安排费用高昂的检查,可用一般药物治疗弃之不用而刻意用价格高贵或者有回扣的药品,可以保守治疗而放弃保守治疗安排手术治疗,价格低廉安全有效的国产医疗器材弃之不用而推荐甚至指定昂贵的进口器材以图丰厚的回报等等,均属于医学治疗手段与治疗目的严重背离。医学治疗手段与治疗目的严重背离直接损害患者的利益,损伤患者的健康,是恶化医患关系、导致医疗差错和医疗事故的重要诱因或原因。

3. 追求合理

符合患者最大利益的治疗目的,是合理的治疗目的。具有如下特征治疗手段是合理的治疗手段:第一,合目的性,符合并能够使合理治疗目的的实现。第二,低伤害性,无伤害至少伤害小,副作用低。第三,可承受性,经济支出超过一般人承受限度的治疗手段,其使用价值和适用范围也会受到限制。

在追求合理的治疗目的的时候,要注意其复杂性的方面。合理的治疗目的,并非都是现实的。因为即使是合理的治疗目的,也要经过实践才能实现,变为现实。在头脑中是合理的治疗目的,并不等于现实。如人们的治疗目的有当下的、近期的、远期的几种情况。有些是能够在当下很快实现,有些只能在未来才能实现。但不能在当下实现的治疗目的,并不就是不合理的,反之,就是在当下实现了,却未必就是合理的。在某种特殊条件下,不合理的治疗目的也可能暂时达到。

第六节　过度医疗

如果适度医疗是跨越沟壑的栈桥,那么,过度医疗是走进困境的歧途。过度医疗将医患关系引进泥沼,将患者的希望推入深邃的冰谷,将医学的初衷导入功利的黑洞,将医疗演变为资本获利的工具,将关爱生命的医学推向千夫所指的绝地!

一、过度医疗的概念和流行状况

(一)过度医疗的概念

过度医疗是超过疾病实际需求的诊断和治疗的行为,包括过度检查、过度治疗(包括药物治疗、手术治疗)。过度医疗的行为表现在:不该住院治疗的住院治疗,不该做的检查做了检查,不该手术治疗的手术治疗,不该用贵重药品的用贵重药品,不该用贵重耗材的用贵重耗材。在诊断方面,做 X 光检查可以解决的问题,却做了 CT;而 CT 能解决的问题,却做了核磁共振。在治疗方面,一是不合理的高价用药,二是手术过度耗材,药物剂量用得过大,药物品种用得过多,治疗"档次"超标,治疗时间延长等。

过度医疗成医患经济对立的焦点,人们忧虑的是,医学正在淡忘使命。过度医疗祸害至深,直接导致深为公众诟病的"看病贵、看病难",毒化原已紧张的医患关系,颠覆医学人文的本质属性。[①] 学者们亦开始反思:技术、设备是不是正在使医学背离自己的初衷?

(二)过度医疗的流行

过度医疗已成流行之势:病患不分轻重,轻至普通感冒,重至晚期肿瘤;医院不分大小,大至三甲医院,小至卫生服务站;机构不分公私,公有国家举办的医院,私有个人经营的诊所,都程度不同地存在着过度医疗的行为。

目前,发达国家癌症的治愈率为 45%—50%,我国部分省市肿瘤医院的治愈率接近国际先进水平,但全国癌症平均治愈率只有 20% 左右。几乎 80% 的晚期癌症患者无休止地手术、放疗、化疗。由于每一种疗法在杀灭癌细胞的同时,也对人体有较大损伤,因此每一种疗法都有其适应症和禁忌症。但在现实中这些原则并未被广泛重视和认真执行,无论是癌症手术的扩大化或是放疗适应症的扩大、剂量的增加,还是化疗药物滥用等,不仅造成卫生资源的浪费,还加重了患者的经济负担,并损害了患者健康,甚至危及他们的生命。晚期癌症仍属不治之症,患者"病急乱投医",有些医疗单位便理所当然地大行过度治疗之术。只要癌症患者上门,无论是否有治疗价值,治疗不止:先外科手术治疗,再到化疗科化疗,再转到放疗科放疗,最后还有中医科的中医治疗。有学者说,肿瘤病人三分之一是病死的,三分之一是吓死的,三分之一是过度治疗死的。有数据显示,目前我国有 80% 的癌症晚期患者在有意或被迫接受着超过疾病治疗需要的"过度治疗",最终仍然痛苦地走完了人生最后一程。全球肿瘤患者也有三分之一死于不合理治疗。因为"过度治疗"盛行,癌症患者的死亡率上升了 17 个百分点。

相当一部分肝病患者往往成为过度医疗的受害者。肝炎病毒检测项目多达 10 余项,其中乙肝病毒指标 20 多种,肝纤维化指标 5 项以上,肝功系列 10 余项,免疫功能指标 10 余项,还有蛋白电泳、B 超及 CT 等影像学检查,甚至包括艾滋病、性病等指标。这些项目全做一遍需要几千元人民币。有的患者曾一年被要求化验十多次,还有的病人一年里多次做 CT,光检查费就上万元……有专家指出,很多患者根本不需要做如此多检查。对于无症状乙肝病毒携带者,无需吃药,每年只需花费 200—400 元人民币,主要包括 4 次肝功能检查,约 200 元;一次二对半检查,约 45 元;一次 B 超检查,约 90 元。对于乙肝患者,做抗病毒治

---

① 张冉燃:《医疗之"度"》,《瞭望新闻周刊》,2009 年第 48 期(2009 - 11 - 30)。

疗每年需 7 000—10 000 元；做国产干扰素治疗，一个疗程（半年到一年）大约需要 1 万—2 万元。

过度医疗的阴影不仅笼罩在肿瘤等难治性疾病治疗上空，也时常波及感冒、咽炎之类的常见病。在南宁市一家金融单位工作的严小姐一两个星期前感觉咽喉有点疼，于是到东葛路上的一家医院检查，拍了 X 光后，医生说她得了轻微的咽喉炎，一次就开了 600 多元钱的药物。某副省长在北京工作时曾有一次因患感冒到当地医院看病，医生一下子开出了 600 多元的药。[①]

（三）过度医疗在美国

哪里有医疗市场化哪里就有过度医疗流行。医学科技高度发达，医学市场化程度较高的美国，患者备受过度医疗之苦：太多的癌症筛查，太多的心脏测试，太多的剖宫产申请。有报告认为，很多美国人，甚至包括奥巴马总统在内，是被过度治疗了。美国《新英格兰医学》杂志刊文指出：上至总统下到百姓，美国人都被过度医疗了，心脏支架手术就是典型代表。数据显示，在接受心脏造影检查的美国人中，有 1/5 "非必须"。而且近一半的冠心病患者，都被放了不该放的支架，也就是说做了本不必要的手术。正如一位医学记者针对奥巴马的体检所作的评论，包括总统在内的美国人需要认识到"更多的治疗并不一定是更好的治疗"。奥巴马的检查包括了前列腺癌症筛查和虚拟结肠镜检查。检查前列腺癌症的 PSA 测试并不是对所有年龄段都推荐的常规测试，而结肠检查对于 50 岁以下的人来说是不推荐的，而奥巴马今年是 48 岁。美国《内科档案》的主编里塔·雷德伯格在一篇网上评论中说，结肠检查将会把总统暴露在辐射中，"而可能会对他的治疗没有任何好处"。奥巴马的经历凸显了这种大量增加社会的财政成本的行为，而且这种行为将病人暴露于潜在的危害而不是好处之中。他还提到了奥巴马接受另一项使用辐射的检查——一项心脏扫描来检测其动脉中的钙含量。他说这项测试对于像奥巴马这样低风险人群来说，是并不推荐的。

美国的前列腺癌筛检中普遍地存在着过度诊断和过度治疗现象。为了发现前列腺癌，医疗机构多年来一直例行公事般地对中老年男性做 PSA 筛检。一旦发现 PSA 升高，患者就要接受一系列前列腺癌治疗，如前列腺切除术、放射治疗术等。1988 年接受过 PSA 筛检的年龄在 60 岁到 84 岁之间的美国白人中有 29% 属于"过度诊断"，黑人则高达 44%。[②]

二、过度医疗现象存在的原因

过度医疗的存在是复杂现象，是医学认知水平、趋利行为、社会伦理观念、法律法规、医疗体制、医院管理、医务人员的医学人文素质等众多因素交相作用的产物。要彻底根治过度医疗行为，厘清其根由是必须的。

（一）认知局限

1. 宫颈糜烂不是病

医学对许多疾患及其医疗决策的认识由一个渐进的过程；同一时期的医生们对于同一疾病的治疗也会存在不同的意见。只要不是出于商业目的进行诱导医疗消费，针对同一疾病是否需要治疗、怎样治疗、治疗到怎样的程度确实有不同见解。

---

① 严珑等：《湖北副省长呼吁降药价，曾在北京花 600 多治感冒》，《楚天都市报》，2010 年 1 月 25 日。
② 杨莉藜：《前列腺癌：过度诊断也"要命"》，《华盛顿观察》，2005 年第 37 期。

"宫颈糜烂"这个医学名词大概已经有100多年历史。在妇产科学教科书中,包括2005年出版的第六版的五年制《妇产科学》,宫颈糜烂是慢性宫颈炎的一种病理表现,需要治疗消除糜烂面。有的专业文献认为宫颈糜烂的危害很大,会引发盆腔炎等更多妇科炎症,导致不孕、癌变、流产等一系列严重后果。轻度宫颈糜烂可采用抗生素进行药物治疗;中度和重度宫颈糜烂可采用物理治疗或采用手术治疗或微波治疗。医学已经认识到,宫颈糜烂是由激素引起的正常的生理现象,正常女性都会有。刚出生的小女婴当中也大约有1/3会出现"宫颈糜烂"。这是母亲在怀孕时体内激素水平增高而影响到了女婴的子宫颈。出生离开了母体以后,新生女婴的这种糜烂也就自行消退了。而绝经以后的女性也不存在宫颈糜烂。

欧美国家的妇产科教科书早在十几年前已经废弃"宫颈糜烂"这一术语,改称为"宫颈柱状上皮异位",认为它不是病理改变,而属于宫颈生理变化。2008年,最新的第七版五年制的《妇产科学》出版,在宫颈炎症一章中第一次采用了新的概念,取消"宫颈糜烂"病名,以"宫颈柱状上皮异位"取代;取消宫颈炎的急性、慢性之分,也不再将宫颈糜烂、宫颈肥大、宫颈息肉等现象都归纳为慢性宫颈炎的病理类型。既然宫颈糜烂是一种正常的生理现象,对宫颈糜烂的治疗、尤其是手术切除的治疗就属于过度医疗。但是,从90年代开始,对宫颈糜烂的手术治疗越来越多。除了趋利的因素,还有一个医学背景:HPV(人乳头状病毒)感染。HPV感染是发生宫颈癌的主要原因,对于这个问题,也存在着认识的分歧。宫颈的鳞柱上皮交界处是容易受到HPV感染的温床,但并非HPV感染了就罹患宫颈癌。还存在根本没有检查是否存在HPV感染的情况下,便把针对HPV的各种治疗方法用在了治疗宫颈糜烂上,这就难避过度医疗之嫌。

2. 过度医疗难以界定

"过度医疗"定义不复杂,但在现实中的界定却不容易。针对具体的疾病、具体的患者,医学也不是都能够说清楚什么样的医疗是适度的,什么样的治疗是过度的。哪些检查是正确诊断所必需的、哪些是多余的,用药的选择如何,并没有一个明确的界定,主要由医生根据自己的经验和水平而定。在这样的情况下,为了患者的利益,有时医生会采取"大包围"的诊疗手段。由于对过度医疗的判断没有一个可操作性的量化指标,过度医疗难以规避。

过度医疗本身也是一个变动的过程。即使是同一疾病,某种治疗方式对一个患者可能是适宜治疗,但对另一位患者可能是过度医疗,而对第3位患者则可能是不足治疗;在某个时间这种治疗手段对该患者是过度医疗,但几年后可能就是适宜治疗。

在乳腺癌的治疗过程中,对于雌激素和孕激素均阴性的患者来说,芳香化酶抑制剂只有不到10%的有效率,一般不作为辅助用药,对受体阴性的患者使用芳香化酶抑制剂一般可以认为是过度治疗。但是有些远处转移的晚期乳腺癌病人,如果身体情况不允许化疗放疗,经济上不能承受或者不适合赫赛丁等生物治疗,只能把芳香化酶抑制剂当作最后一线希望,如果是有效的10%中的一员,就可以延长生命,即使无效,对身体的损伤也不大。

判定是否过度医疗虽然有些问题需要考虑,但"过度医疗"判定有一个基本准则,就是是否符合病人的最大利益,在总体上是有利于患者还是不利于患者。具体的衡量要点是:是诊疗需要还是创收手段?检查和治疗是减轻了病人的痛苦还是增加了病人的苦难?是延长病人的寿命还是减损了病人的寿命?是否考虑病人的经济承受能力?是否照顾到病人的心理感受?是否能体现病人知情同意等权利?

（二）利益诱惑

医疗行业的趋利性质是过度医疗行为的内驱力。在利益诱惑面前，医院和员工结成利益共同体，冷面对待等待救治的患者，这种情况并非个别。公立医院需要过度医疗带来的丰厚利润填平国家财政补贴的数额与支撑医院生存和发展的需要之间的较大空缺。医院通过管理机制使过度医疗成为"合法行为"，如按科室收入完成情况来分配奖金和工资，科室和医生增加诊疗的项目、次数、提高用药档次、实行"大检查"，可以"名正言顺"地获得较多的经济收益。医生的过度医疗行为获得的不仅是直接的回扣，因为科室业务收入和个人收入是"捆绑"在一起的；以积极为医院"创收"的面目诱导过度医疗，从而间接地实现个人利益，既无责任且无风险。

过度医疗的根本原因被认定为是医学市场化导致的趋利性。英国纽菲尔德生物伦理委员会（一个由13位哲学家、医生和科学家集团组成的精英团体）认为我们的生命被医疗化已成了超级趋势。在一份2002年出版的报告中，这个国际著名的智库预言："一个问题是，诊疗行为被扩大，或者疾病被扩大定义，越来越多的个人陷入诊疗的网中。"这群有先见之明的英国人认为，追求获利是其中的动力。①

医疗趋利行为必然伴随着诱导过度医疗。严谨地说，在信息严重不对称的情况下，医院、医生诱导过度治疗在本质上是具有欺诈性质的非法行为。由于医学的专业性质，在求医心切、救命要紧的特殊情况之下，面对医生的诱导甚至是直接"医嘱"，患者却几乎丧失鉴别能力。这时候，医学的人文本质惨遭涂炭，医学的道德良知全线崩盘！

（三）市场化机制

医学的市场化机制是过度医疗的根源。在市场经济的背景下，政府曾经对于公立医院是否是公益性质发生认识偏差，不仅对公立医院投入少，还出台一系列政策措施鼓励医院的经营行为，客观上推动了医疗进入市场化。以药养医，医务人员的收入与经济效益挂钩等现象，就是在这样的环境中成为医院管理的基本方略。至于拿取"红包"、吃药品"回扣"，借开单拿提成等违规违法行为，在理论上从来没有得到认同，各级卫生行政部门一直在"行风建设"的旗帜下进行着整肃，但病根未去，"疗效"可想而知。

医院管理陷入了市场化的怪圈：发展→营利→扩大规模→需要资金→贷款→追逐经济利益→卖药、卖检查。医疗市场化机制把医患双方推到经济利益对立的地位，迫使医生扮演着双重角色：救死扶伤的天使和卖药、卖检查的生意人。《瞭望》载文指出，在现行体制机制下，医院要赚钱，赚钱就要扩大规模，扩大规模要有资金，资金靠贷款，还贷款就逼迫医生进一步赚钱，而医院、医生赚钱的办法就是卖药、卖检查。换言之，是体制、机制把医患推入冲突。②

在市场化的医疗体制下，所有的公立医疗机构成了自负盈亏的经济实体，追逐经济利润成了主要动力，医疗服务沦为获得经济利益的手段。救死扶伤的医疗行业成为利润率最高的行业之一。几乎没有一家三级大医院不抱怨政府投入的卫生经费不足，但没有一家三级医院不是以超常规的速度，完成了从豪华的高楼建筑到先进医疗设备的更新换代。

---

① Nuffield Council on Bioethies. Genetics and human behaviour: the ethical context. London, 2002.
② 张冉燃：《医疗之"度"》，《瞭望新闻周刊》，2009年第48期（2009-11-30）。

(四)举证倒置

"举证倒置"是过度医疗行为产生的机缘。2002年4月1日正式实施的最高人民法院《关于民事诉讼证据的若干规定》中规定:因医疗行为引起的侵权诉讼,由医疗机构就医疗行为与损害结果之间不存在因果关系及不存在医疗过错承担举证责任。"举证倒置"就是说当发生医疗事故,患者状告医生的时候,不必由患者出示医生有罪的证据,而要求医生提供自己无罪的证明,否则即判定医生有罪。于是,医生为了避免漏诊或者误诊,减少不必要的医疗纠纷或医疗事故,便会要求患者做所谓的全面检查,使自己的诊断有更多方面的充足的依据。因此,"举证倒置"成为促进过度医疗行为的机缘,成为医生手中的保护性医疗手段。

医疗事故鉴定法规定了医生在鉴定过程的举症倒置制度,可能导致医生对病人的过度检查;一项调查显示,在300名全科医生中,有98%的人承认自己在医疗过程中有增加各种化验检查、院内院外会诊,多为病人开具药物等自卫性或者称之为"防御性"的项目。而医生自卫性医疗的目的很明确,就是"避免吃官司"。

医生为自己诊断的准确性负责,就难免会扩大检查范围,造成过度医疗。误诊、处置不当乃至重大医疗事故,难免受追究;而过度医疗和过度开支,医生却几乎用不着承担任何责任。"举证倒置"设置的初衷肯定不是让患者加重负担;但借用"举证倒置"规避风险却是医患关系紧张背景下发生的事实。医学、医院、医生实现了"收益最大化、风险和成本最小化",患者却承受了"过度医疗"带来的健康、经济、心理等多重伤害。

医学是一个高风险的职业,规避风险无可厚非。但无论采用什么方式转移风险,都不能以牺牲患者的利益为前提。面对患者,防范之心多了,关爱之心就少了;医疗甫始,提防在先,以举证倒置为机缘,以损害患者利益为代价,这既不是医学之道,更不是避免医患纠纷之策。

(五)患方期望

患者(家属)对医疗的非理性观念和行为产生的作用,是过度医疗行为发生和存在的背景。一些患者(家属)不理解某些疾病在目前无法根治,对治疗效果抱有较高的期望值;不知道某些检查本身也是有害的,要求上不必要的检查;甚至不知道治疗目标在哪里,盲目认为贵的就是好的,急于求成,要求医生用好药;也有患者病急乱投医,听信广告或者道听途说,不惜巨额花费购买过度医疗。部分患者缺乏医学知识,将正常的生理现象误认为是疾病,对医生的告知将信将疑,忧心忡忡,辗转不同医院,甚至寻求不必要的治疗。

在临床中,很多妇女做超声检查,发现在直肠子宫窝(直立时人体盆腔最低处)有少许积液。过去超声检查仪器不灵敏,以至误以为腹腔内是没有液体的。现在的超声仪器非常灵敏,腹腔或盆腔内的几十毫升液体可以查出。这种生理现象没有任何治疗的必要。这类患者多数会转而寻求其他医生的帮助。公立医院的医生不给开药,就去民营医院。

患者家属的孝道观念也是过度治疗行为得以实施的背景之一。有些病人家属认为,无论亲人是什么疾病,不给予积极治疗是有违人道、孝道的,或者担心舆论压力或日后后悔,虽然明白治疗没有价值,还是选择过度医疗。即使是晚期癌症这样的疾病,有些患者家属不但不言放弃,而且抱有过高期望值。其实恶性肿瘤的治疗并不以是否治愈来评价疗效,而是以5年生存率和生活质量来评价。晚期恶性肿瘤各类方式疗效都差,花再多的钱,也难以获得满意效果。从医学角度来看,一般晚期恶性肿瘤合并转移后就属于无明显治疗价值的病人。而现实中由于患者家属的坚持,一部分恶性肿瘤病人陷入过度治疗的误区。统计显示,我国癌症病人从治疗到死亡的平均治疗费用在20万～30万元,而晚期恶性肿瘤的生存时间平均不到3个月。治疗成本过高往往使家庭因病致贫,企业拖垮。

(六)监管失能

2005年6月,在上海崇明务工的叶某夫妇,被上海某医院分别诊断为"女性原发性不孕"和"男性不育",治疗5天,医药费用共达3.5万余元。但随后叶某在另外一家医院检查时发现,她在5月17日已经怀孕。卫生行政主管部门已认定此事为过度检查和过度治疗。临床思维是一个缜密的过程,临床思维有着严格的程序。医师面对结婚一年半未孕的求诊者做出"原发性不孕"的诊断,十分露骨地诱导过度医疗。如果说上海某医院的民营性质使之属于市场化前沿的利益主体,其生存与发展与市场化操作难以分割,那么,制造哈尔滨天价医药费事件的公立医院的所作所为,只能说明一个问题,这就是医疗规范的监管严重失能。是医疗行业缺乏监管的依据规章吗?与其他行业相比,医疗行业的规章制度是最为健全的之一;是医疗单位隐蔽操作,监管部门没有获得相关信息吗?显然不是。医疗卫生领域的信息传播和发布是有着严格审查规定,但这一程序监管措施往往流于形式,铺天盖地的医疗虚假广告充斥媒体,监管的眼睛已经熟视无睹。

决策和管理的失误是根本的失误。过度医疗行为的预防、控制和治理,关键就在于有效的监管是否到位。

三、遏制过度医疗现象的对策

企图通过过度医疗来发展医学、壮大医院,从根本上来说是饮鸩止渴,也为文明社会所不齿。

(一)坚持公益性质

医学从过度医疗的歧途重回医学人文的轨道,必须远离市场。我国公立医疗机构为非营利性的公益机构,基本医疗卫生服务是公共产品。政府进行足够的卫生投入,建立有效补偿机制,逐步降低医院盈利幅度,将公立医院定位在不营利的医疗机构上,这是彻底解决过度医疗的根本之策。公立医院分配制度需进行改革,使得医生收入与服务数量脱钩,建立以服务质量、岗位责任与绩效为基础的考核和激励制度。

(二)转变治疗观念

生命无价,健康可贵,求生的渴望难以抑制,医疗需求具有无限趋高的性质。虽然医疗的无效投入是全球共同面对的问题,无法完全避免,但面对无法扭转、没有治疗价值的病例,是否要坚持无谓的浪费性治疗?转变治疗观念,对于无治疗价值的疾病由"根治性治疗"转向"姑息治疗",是减少过度医疗的新观念。

世界卫生组织对姑息治疗的定义是:对所患疾病已治疗无效的患者积极地、全面地医疗照顾,目的是使患者和家属获得最佳生活质量。针对一位被诊断为不可逆转的重绝症病人,目前国外医疗机构的通常做法是对其进行"姑息治疗",尽量让患者以较小的伤痛,怀着愉悦的心情有尊严地走完人生最后历程。"姑息疗法"虽无"回天之力",但通过综合的、合理的治疗,可缓解疾病造成的各种症状和疼痛,并能最大限度地延长无症状生存期,提高生活质量。

(三)学会与病共存

对疾病的治疗应"以人为本"而不是"以病为本"。治疗只是手段,最大限度地延长患者的生命,提高生存质量才是目的。不能根除的疾病,不妨引导和教育患者在医学的帮助下与病共存。例如对于晚期肿瘤,盲目地认为肿块没有了,病就好了,过于强调晚期肿瘤的消除和癌细胞的杀灭,其结果往往是"瘤还在,钱没了,人也没了"。有的晚期癌症癌细胞已多处扩散,根本无法手术,如果没有出现危及生命的合并症,则手术有害无益;有的患者反复化疗,造成白细胞低,身体虚弱,此时再化疗只会增加痛苦、加速死亡;有的放疗过度引起的后遗症比肿瘤还难治且痛苦万分。所以,对晚期癌症患者应针对病情,采用不同的对症治疗方法,以改善症状,减轻痛苦,让癌症患者与癌"和平共处",从而提高他们的生存质量。

（四）加强政府监管

过度医疗行为存在的原因是多方面的,防范和控制有难度。但加强监管是可以减少或控制的。

组建医疗服务监督机构,对过度医疗行为进行长效监控。出台相应的管理法规,严禁医护人员为了避免医疗纠纷而对患者进行包括过度用药、过度检查等在内的过度医疗。将落实防范和处置过度医疗行为纳入院长责任制范围,公立医院院长对此负全责。

制定严格评定标准,定期对公立医院进行考评。有过度医疗行为的医院,院长承担相应责任直至撤职查办;有过度医疗行为的医生要予以行政和经济处罚直至吊销其从医资格;并追查其上级主管部门是否失职。

（五）回归医学人文

过度医疗行为的存在,说到底是对医学公益性质和人文属性的认同问题,是各级卫生决策者和医务人员的医学人文素质水平如何的问题。这个问题不解决,即使政府资金投入到位,将医疗作为盈利手段的行为仍然会存在。医学是关爱生命的阳光事业,不是可以经营的资本形态。一个文明的社会必须具有这样的理念:通过过度医疗在患者身上谋取利润是可耻的。

1936年4月17日,面对蒙特利尔内外科学会的诸位同道,白求恩医生疾呼:让我们把盈利、私人经济利益从医疗事业中清除出去,使我们的职业因清除了贪得无厌的个人主义而变得纯洁起来。让我们把建筑在同胞们苦难之上的致富之道,看作是一种耻辱。

白求恩医生用生命履行了他的誓言,用生命书写了医学人文的内涵,他的精神是穿透遮蔽的射线,透视着医学、医学人和医学行为内在的阴影,他的灵魂是巡回大地的幽灵,时刻在拷问着医学:你是制造灾难的贪婪资本还是减轻灾难的天籁之音?

第十三章 医学价值概述

讨论医学价值问题,首先应该明确以下问题:医学的价值是什么?它有哪些特点、属性和功能?医学价值与医学的存在、医学的本质和医学的目的之间的关系是什么?怎样实现医学价值等等。

第一节 医学价值的概念

一、价值的释义

价值首先是一个用以揭示商品基本属性的经济学范畴,如商品的价值被定义为"凝结在商品中的无差别的人类劳动"。哲学的价值定义是:价值是客体满足主体需要的关系,或者说价值是客体对主体的有用性。其他两种从不同的角度对价值予以界定的定义是:

1. 实体说

价值就是有价值的事物本身,或者说价值就是价值客体中的某种东西,是某种客观存在的实体,与人的主观意识无关。

2. 观念说

价值是人类的一种精神或心理现象,是与人的兴趣、欲望、情感、态度、意向或规定等相关的东西。

二、医学价值的释义

价值与医学价值是有着紧密联系的两个范畴,价值是一般,医学价值是特殊,由于价值的含义有多种学说如观念说、关系说、实体说等等,因此,对于什么是医学价值也有着不同的观点。

(一)构成医学价值的条件

要给医学价值下定义,我们首先必须明确构成医学价值的条件,即医学价值包含了哪些内容。医学价值包含了以下三方面的内容:第一,医学内在机制的状况。医学内在机制就是指医学的内在要素、结构、功能和相互关系。从某种意义上说,医学价值是医学内在机制的要素、结构和功能的反映。第二,人对医学的要求。人对医学的要求就是指作为主体的人对医学提出具体的愿望和条件,并希望得到满足和实现。愿望和条件是人对医学要求的基本形式。由于愿望和条件不是一成不变的,因此,医学价值的特性具有时代性、历史性和客观社会性。第三,医学实践。医学的内在机制是形成医学价值的客体条件,它自己是不能自发地去调整社会关系并展现其潜在价值的,而仅仅具有一种满足人的需要或不满足人的需要的可能性。要使可能过渡到现实,就必须将其置入医学实践。总之,医学价值包含着以上三个不可分割的方面,任何一个方面都不能单独构成医学价值。

(二)医学价值的定义及其特点

医学价值是标志人的健康需要和医学的效用相统一的医学哲学范畴,是医学的内在机制在实践中对维系人的生命健康,促进人的自由发展等医学需要的某种适合、接近或一致。这个定义有如下特点:第一,它把医学的内在机制作为医学价值的形成基础。医学的内在要素、结构、功能、属性、作用等,是医学价值形成的前提,没有医学的这些要素,就根本谈不上医学价值。第二,它把人对医学的需要作为医学价值形成的主体要件,没有人对医学的要求,就不会存在医学,更谈不上医学价值。第三,强调在医学实践中使医学与人的需要相一致,是医学价值的核心所在。实现医学价值的途径,只能是人的医学实践。医学有没有价值的关键,在于医学是否与人的需要相适合、接近或一致。如果两者是一致的,我们说它是有价值的;如果两者是不一致的,我们说它是没有价值的。

(三)医学价值的主体和客体

医学价值的主体是人,包括人类整体、人类群体和人类个体。作为价值的客体一般是指人的主观事物之外的客观实在。它既可以是物质形态的,也可以是意识形态的,还可以是既包括物质形态又包括意识形态的情况。医学作为医学价值的客体,就属于第三种情况:医学价值的客体是既包括物质形态又包括意识形态的医学。

医学价值的主客体在医学价值的关系中统一起来。从主体的层次分析,体现在医学对人类整体的价值、对人类群体的价值和对人类个体的价值;从主体和客体的关系分析,体现在主体和客体相互影响和相互作用,医学价值不仅仅是功利地为主体所利用,医学也对主体产生文化意义上的影响和作用。

第二节 医学价值的属性、关系和功能

一、医学价值的属性

(一)医学价值的主观属性和客观属性

医学价值具有主观属性。医学价值是人为满足对健康的需要而对医学的功能和性质的一种评价,因此,医学价值总是与人的情感、需求、认知、思想等主观因素相联系。在医学价值体系中,人始终处于中心地位,人既是医学价值选择的主体,医学价值评价的尺度,又是医学价值的最高体现。医学是为人服务的,医学价值本身是一个手段价值,人的健康存在和发展才是真正的目的价值和终极价值。

医学价值具有客观属性。体现维系人的生命健康、促进人自由发展健康的医学价值,其性质和量度,不能由人的主观随意定夺,而要取决于医学自身发展的水平和状况。也就是说,人们不能随心所欲地创造医学价值,而只能在医学实践活动中,不断发展医学,为人的健康服务。

（二）医学价值的功利属性和非功利属性

人们对医学价值的界定，往往是经验的、功利的。这是人们处于生存层次，受经济条件左右，仅仅从健康需要的角度对医学的价值加以确定时无法避免的。因为健康地生存是人的第一需要，现实的人不能不追求这一医学的功利价值。从这个意义上说，眼下的医学实践是一种功利性的实践。功利的医学只是人达到自我肯定的手段而非自我超越的目的。由功利的医学目的向非功利的医学目的升越，是医学本质的升越。医学的非功利价值在于，它体现了医学为人的生命自我超越、自我完善服务的意义，具有自成目的的性质。医学对"真"、"善"、"美"、"圣"非功利的价值追求不是"属物"的价值，而是"属人"的价值。非功利的医学价值观和功利的价值观，反映了现代社会中不同医学价值观念的冲突，折射出当代人迷失于世俗生存和精神升华的二律背反中的困顿。

二、医学价值的关系

（一）医学价值和医学存在的关系

人类视野中的事物有两种，一种是自然产物，一种是人工产物。在人类的话语中，无论是自然产物还是人工产物，如果能够直接或间接地满足人的某种需要，其价值就能为人类利用或创造。价值，是任何事物存在的根由。没有价值，事物至少是所有人工产物就不会存在。医学活动在产生之初出于本能的驱使，与人的生存需要紧密相连；现代意义上的医学，完全是人们有意识、有目的、有计划实践的人工产物，是满足人的不同层次的需要的产物。医学价值的实现不但满足了人类生存和发展的需要，而且成为医学存在的根由。

（二）医学价值和医学异化的关系

因为具有能够满足人们的某种需要的价值，医学成为存在和发展着的医学。但是，医学的发展难逃事物发展的规律，即在其发展过程中出现异化的过程。医学的异化是指医学背离了其本质，走向了自己的反面。医学在本质上应该是襄助人类走向健康、走向人文、走向永恒的。在某种情况下，医学却出现了人文本质失重的异化现象。异化了的医学，向人类展现的不是其善，而是其恶。医学的负价值就是医学异化的结果。正确认识医学的价值，坚持并实现一定的医学的价值，是对医学本质的最好捍卫、对医学异化的最好抵制。因此，医学价值是医学异化的屏障。

（三）医学价值和医学反思的关系

医学伦理学、医学哲学等医学人文学科对于某种具体的医学行为或医学实践可能引发的社会的、伦理的、人文的危象予以讨论、评说，如某种高新技术的应用，究竟是合理的还是不合理的，是善的还是恶的，是有利于社会发展还是不利于社会发展的，最终是有利于人类进步还是不利于人类进步的，都属于医学反思的范畴。这些争论往往莫衷一是，难以一致，其根本原因是缺乏一个医学反思的准绳，而其实质是医学价值的取向问题。用不同的医学价值去分析同一医学问题必然是大相径庭。

（四）医学价值和医学本质的关系

医学价值和医学本质之间的区别在于：医学的价值是体现医学主体和客体关系的范畴，回应的是医学对人的意义的问题，包括医学对人健康需要的满足和自由发展需要的满足。医学的本质是医学内在的、稳定的、深刻的联系，它是通过医学活动表现出来的，是与医学现象相对应的范畴。医学本质回应的问题是医学固有的本质限定是什么，也就是要揭示医学内在的质的规定性。简而言之,医学的价值回答的是医学"为什么",即医学的意义是什么的问题,而医学的本质回答的是医学"是什么",即医学与其他学科的质的区别问题。

医学价值和医学本质之间的联系在于:医学的价值取决于医学的本质,一定的医学本质,表现为一定的医学价值。医学价值中蕴涵着医学本质,医学价值是医学本质的外化形式。

(五)医学价值和医学目的的关系

医学价值和医学目的的关系相当密切。医学价值解决医学具有什么意义问题,医学目的解决的是医学所要达到什么境界问题,两个范畴是逻辑交叉关系。如医学目的阐述医学所要达到的境界或所要得到的结果,如医学的直接目的和长远目的,这些内容在医学价值中从意义的角度,表现为医学的基本价值和非基本价值;两者视角不同,侧重不同,结果不同。重要的是,医学的目的不是医学的价值的全部,医学价值的内涵不可以归结为医学目的。医学可以有经济价值、人文价值等,但医学目的一般不说经济目的或人文目的。

三、医学价值的功能

(一)医学价值的支配功能

一切医学活动都是医学主体在某种价值观念支配下的行为过程,任何医学活动都必须以一定的医学价值观念为依据并以追求一定的医学价值作为动因。无论是医学课题的选择、诊断思维的推演、治疗方案的取舍、医患关系的处理,还是医院管理、卫生行政、重大公共卫生事件的决策,医学价值是起着支配作用的内核。因此,医学价值是人们从事医学实践活动的支配力量。

(二)医学价值的尺度功能

某种医学行为、某种医学现象,是否符合现代健康观念,是否符合医学人文精神,是否有利于人的自由发展,是否有利于社会历史的进步,这些都是人们根据已有的价值尺度对这种医学实践的价值判断。对同一个医学实践作出不同的、甚至对立的价值评价,其根本原因就是由于人们具有不同价值取向,并用这种价值观念作为评价的尺度。人们对某种医学活动或赞成或反对的分歧,从表面上看有各种不同的缘由,但其实质就是人们价值尺度的分歧。

(三)医学价值的教育功能

人们对医学价值的认知、认同、接受、实现的过程,既是一个主体选择的过程,也是一个对人的生命内涵的颖悟过程、一个提升自我层次境界的过程。医学对病痛的抗击和对生命的救护,是最具有震撼力的贵生教育;医学使人重新获得健康和自由,获得进一步发展的机会,是沁人肺腑的爱的教育,医学超功利的、对人彻底的、终极意义上关怀的价值,是对人类趋向永恒的圣洁教育。

第三节 医学价值的实现

一、医学价值实现的含义

医学价值的实现,是指医学价值观念的形成、医学价值的选择、医学价值目标的确定、医学价值评价的开展和医学实践的实施过程。

医学价值的实现首先要解决的是医学价值观念问题。人之所以区别于动物,根本的就在于人是理性的生存者。人类的医学实践活动总是受一定的医学价值观念支配的。也就是说,人们对医学价值的追求、医学价值的存在首先是观念形态的。这一认定不仅体现了人所特有的主观能动性,而且说明了医学实践活动在一定意义上不过是医学价值观念的展开和实现。

医学价值的选择是医学价值主体在医学价值观念的支配和医学价值客体的影响下能动的思维活动。选择什么样的医学价值目标,选择什么样的医学价值实现方式,对医学价值的层次、性质和最终实现意义重大。因此,医学价值的选择,是医学价值实现的关键。在现实中,医学价值的选择是多元化、多层次的。同样的条件下的医学价值选择取决于医学价值主体的精神境界和医学客体的实体状况。医学价值主体的精神境界是制约医学价值选择的主观条件,不同素质的医学价值主体对医学价值的选择会截然不同;医学价值客体的实体状况是制约医学价值实现的客观条件,医学价值的选择总是具体的、历史的统一。

医学价值目标是指引医学发展的指南,是确定某一历史时代医学身份的标记,是衡量某一阶段医学发展层次的尺度。医学价值的目标,是人们对于医学价值的期望和理想,是一代又一代医学人汗水、心血甚至生命的结晶。医学价值目标的实现往往呈阶段性发展、螺旋式上升的样式,某些条件下还会出现暂时的回落。但是,医学从救助生命、关爱生命的基本目标开始,最终抵达真、善、美、圣的终极目标,其中要经历的一个又一个阶段性的医学价值目标,构成了医学价值实现的历史链条,成为医学价值不可逆转的历史走向。

医学价值评价是个人或社会对医学价值的评说和估量。医学价值评价的一般标准是一个多元的组合,既包括经济的、社会的、现实的要求,也包括文化的、人文的、前瞻的期盼;医学价值评价的终极标准是真、善、美、圣。医学的价值评价的形式有两种:一是以病人、媒体、社会对医学服务的认同程度为形式,这往往是感性的、外在的、表象层面的医学价值评价;二是以医学伦理学、医学哲学等学科对医学使命的深入反思为形式,这往往是理性的、内涵式的、本质层面的医学价值评价。医学价值评价是医学价值实现的逻辑终点,又是新一轮医学价值实现的起点。周而复始、不断攀升的医学价值实现过程,也就是医学不断趋向真、善、美、圣的过程。

医学实践的实施是医学价值实现的关键。一方面,医学价值观念的产生是以一定医学实践条件为基础的,另一方面,医学价值观念又具有应然性、理想性、目的性、批判性的特征,体现为对现实的超越和对理想的追求。超越—实现—新的超越是价值发展的辩证本性。医学观念当然不会实现任何东西,医学价值观念要超越现实,实现自身,还必须向现实的价值形式转化,取得医学实践的形式。

价值的实践形式也不是任意的,它直接受着当下医学价值观念的制约。当医学价值作为一种观念存在时,它本身的特质就内在地包含了对医学实践形式的质的规定。就是说,人不仅为自己营造了某种形而上的医学价值境界,同时还进一步营造着这种境界的实践形式。

二、医学价值实现的制约因素

医学价值的实现不仅是价值主体能动的实践创造过程,而且是受到一定的条件制约的必然过程。这些条件包括:

(1)物质基础。医学价值实现的物质基础包括经济发展水平、科学技术水平、社会物质生活条件等等。医学价值的实现在任何时候都不能超越现实物质基础对它的制约,医学价值的实现总是依赖于社会物质生活条件的发展,社会物质生活条件本身也可构成医学价值体系的基础部分。但是,社会物质生活条件和医学价值的实现之间具有一定的不平衡关系,即使在社会物质生活条件发展到很高水平的条件下,医学价值也不一定就会在总体上或者是在真、善、美、圣的层次上得以实现,特别是在某种制度中和地域中。

(2)国家政策。政府对医学价值的态度和定位在很大程度上影响着医学价值的实现。国家往往运用行政、经济、政治、舆论等等手段左右医学价值的实现,或者有目的有计划地将医学价值的实现向着国家或政府所期望的方向推进。国家和政府对医学价值的实现负有重大的责任。

(3)价值意识。这里的价值意识是指全社会成员的价值意识,主要是医务人员的价值意识。价值意识是由价值目标、价值观念、价值取向、价值理想和价值信仰等观念形式所构成的总和。社会的全体成员尤其是医学人的医学价值意识对医学价值存在的作用是巨大的。在物质基础条件给定的情况下,人们的价值意识对医学价值实现具有决定性作用。

(4)经济体制。不同的经济体制对不同层次的医学价值实现的推进程度是不同的。市场经济将医学作为一种经营手段,其偏爱经营性医学经济价值的实现,忽视非经营性医学经济价值、冷落医学人文价值的倾向是显而易见的。怎样在市场经济的大气候条件下,全面实现医学的价值特别是医学的人文价值,守住医学的疆界,是一个重要的问题。

(5)管理机制。医疗卫生系统、医院内部的管理机制直接制约着医学价值的实现过程。在全面深刻地理解医学价值内涵的基础上拟订并实施的管理制度,是医学价值实现的必要条件。管理制度的决策人应该理性评估市场经济条件下医学价值实现的有利条件和不利条件,谨慎避免这样一种组织行为的存在:将医学视为创造利润的工具,使管理机制沦为这种工具的工具。有远见的管理机制不仅着重于收获医学的今天,更重要的是播种医学的明天;不仅促进医学基本价值、经济价值的实现,更重要的是促进医学的人文价值、终极价值的实现;不仅有利于人性的眼前满足,更有利于人性的发展和升华。

(6)人性教化。医学价值的实现说到底是要通过人来完成,人性的教化是医学价值实现的深层次的问题。医学非功利价值的实现与人性中美好的成分相连;人性的自私和功利是将医学价值功利化的根源。良性的人性教化压抑人性中恶劣的成分,培育人性中优良的成分;肯定人性有利于人的存在的成分,弘扬人性中有利于人的发展的成分。真、善、美、圣的医学人文价值需要良好的人性教化。恶性的人性教化是人性的恶欲膨胀,受到践踏的不仅是医学的人文价值和终极价值,而是整个人类的文化。

三、医学价值实现中的价值冲突

在医学价值的实现过程中,必然遭遇医学价值冲突。医学价值冲突的根源在于主体多元化及其需要、利益、目标的差异和医学价值的多元化。医学价值冲突既表征着人、医学和社会的发展,又促进着人、医学和社会的发展。社会和人愈是发展,其需要就愈是丰富,就愈能与各种对象建立起更多样、更深刻的医学价值关系,医学价值冲突的机会就愈多。从某种意义上讲,医学价值冲突是医学发展的动力因素。当前,医学价值实现中两种主要冲突是生命原则和经济原则的冲突、科学主义和人文精神的冲突。

(1)生命原则和经济原则的冲突。"重义轻利"、以生命为重的生命原则是医学的传统,西医学和中医学都是这样。但是，随着经济体制改革的不断深入，这种价值取向受到了挑战。市场经济是一种以市场为契机、以经济主体为本位的经济体制，这就使原有价值观依存的基础受到严重冲击。在市场机制作用下，生存竞争、等价交换、利益原则、公平效率已成为经济生活的基本原则。因此，医学的价值观念面临着是"重德"还是"重利"的选择。功利主义、拜金主义、利己主义与传统伦理道德价值观的冲突，表现在医学价值观念上就是经济原则与生命价值原则的对立和冲突。

(2)科学主义和人文精神的冲突。在医学领域中，科学主义盛行，人文精神失落的实质，就是科学主义和人文精神的价值冲突。特别是又适逢经济体制转轨，在内在与外在双重建构的态势中，这种冲突就显得尤为突出。

第十四章　医学的基本价值

医学价值是多元的，其中体现医学本质存在的价值是医学的基本价值。本章阐述医学基本价值的概念、特征、表现和意义，揭示医学基本价值的核心和本质；对背离医学基本价值，将人作为手段的倾向进行了学术批判。

第一节　展现人的生命价值是医学的基本价值

一、医学基本价值的界定

医学的价值是多元的。根据不同的标准，可以分为手段价值和目的价值、功利价值和非功利价值、现实价值和理想价值、经济价值和文化价值、科学价值和人文价值等等。但无论怎样划分，无法回避医学的基本价值是什么的问题。

所谓医学的基本价值，是指医学特有的、不可替代的、体现医学基本任务和基本目的的价值。离开了基本价值，医学价值的命题就无法成立。医学的其他价值都有其存在的合理性，但却不具有医学基本价值的这种刚性规定。

人的生命价值的逻辑前提是一定的生命质量和健康；人的生命价值展现过程中，自始至终离不开医学的维护。而对于医学而言，离开了对人的生命价值的维护和展现，医学就失去了本质的存在，医学就没有价值可言。因此，医学基本价值是医学价值的实体性、基础性的要件。毫无疑问，从医学的本质、目的和使命而言，通过维护和保证人的一定的生命质量和健康水平、展现人的生命价值是医学的基本价值。

二、医学基本价值的特征、表现和意义

（一）医学基本价值的特征

人是有生命的存在物，生命是人之为人的重要特征之一。人的生命不仅具有生理上的内涵，还具有社会和精神的内涵。人的生命这种特征是人的生命具有价值的前提，也是医学基本价值特征的逻辑根据。

医学的基本价值具有绝对性特征。这是因为，人的生命价值在于人的生命的存在和延续本身。人的生命价值的绝对性表现在生命价值优先于或高于非生命价值，每个人的生命存在价值是平等的。

(二)医学基本价值的表现

医学基本价值表现为对人的生命价值的展现,即展现生命健康存在的价值和生命正常延续的价值。生命健康存在的价值是指人的生命健康存在本身是有价值的,因为生命的存在是人的存在的根基,健康又是生命存在的保证。人的生命正常延续的价值从社会角度看是人的生产对社会发展的意义,从个人角度看是寿命的延长对于个人创造和发展的意义。

(三)医学基本价值的意义

医学基本价值是医学价值体系中的基石,离开了医学的基本价值,无法讨论医学的其他价值。医学基本价值的这种根本性意义根源于人的生命价值的根本性。人的生命价值作为人的价值的一种特殊形态,其意义在于人的生命价值具有不可替代的根本性。人的生命存在和延续是人类根本的目的性存在。与人的生命价值相比,人类文明的一切形式,都是为之服务的手段;若离开了人的生命价值,政治、经济、科学、教育的价值将无所附丽;人的生命价值的淡化,是人类文明终极意义的淡化;人的生命价值的失重,是人的世界的失重。

第二节 医学基本价值的核心和本质

一、救护生命是医学基本价值的核心

人的生命是一纸随时可能中断的契约,它太脆弱,它需要医学的救护。使行将熄灭的生命烛光重新点燃,替趋近枯萎的生命之叶注入绿色的生机,向在死亡的沼泽地挣扎的生命伸出援救之手,为受创的躯体和痛苦的心灵铺设一条通往希望的小径……,医学基本价值此时甚至就是个体生命的全部。

群体的生命健康是个体生命健康的集合,又与个体生命健康息息相关;健康的群体是社会存续和社会发展的前提和必要条件,也是每个个体生命健康的摇篮。医学通过诊疗疾病的方式,救护个体生命健康,保护每一个家庭的完美;医学通过社会防治的方式,救护群体生命健康,保护人群的生命安全,使恶性传染病危及整个人类生命成为历史事件。

现代主流文化在赞美科学的价值时,称道科学怎样极大地推动了生产力的发展,怎样极大地改善了人们的物质生活条件,怎样促进了文化教育事业的发展等等,但是,科学这些价值的体现的第一个前提是人的生命的健康存在。医学对生命的救护直接维系着人类的安危,是科学辉煌的卫士,支撑着社会的发展。救护生命是医学基本价值的核心理念。

二、生命至上是医学基本价值的本质

曾经在中国两院会议中,一位中国社会科学院的学者向所有的中国院士们提出一个问题:我们医务人员能否杀死一名年仅20岁智商为20的年轻人,来为救治三名中国院士的生命提供器官移植?如果可以,从经济效用的角度看,经济价值很高,因为院士创造的社会和经济效用远远高于这位年轻人。但所有的院士们都认为不可以,为什么?那是因为无论是院士还是普通年轻人都是人,只要是人就拥有同样的生命权利,拥有同样的生命尊严,其生命就应该得到同样的尊重。他们的生命都是至上的。所以,我们必须反对将市场经济的功

利原则来替代生命价值原则,在医学领域中,必须是生命价值至上,在此基础上考虑功利原则,而不能本末倒置。原因如下:

其一,人的生命与世界上其他万物相比较,是最为珍贵的,表现出终极价值。人的生命存在是一切价值产生的基础。人是万物的尺度,在世界万物中,只有人是具有意识的理性动物,只有人会产生对价值问题的思考。一个事物有无价值及价值的大小都是相对于一定的人的生命主体来说的,人的生命存在是价值产生的载体。

其二,人的生命价值是其效用价值产生的基础。人的生命的效用价值强调的是某一生命个体对他人和社会的有用性,产生效用价值的基础首先必须是有人的生命存在。只有有了人的生命存在,才谈得上某一生命对他人和社会的意义。显然,效用价值是建立在对人的生命存在本体论意义肯定的基础上的。

其三,医学发展本身内在地包含着对生命至上观念的确认。在古代,我国战国时期的《黄帝内经》中就有"天覆地载,万物悉备,莫贵于人"的思想。隋唐名医孙思邈所著的《千金要方》医书,也以"人命至重,有贵千金,一方济之,德逾于此"而命名。1975年第29届世界医学大会通过的《东京宣言》中也指出:"实行人道主义而行医,一视同仁地保护和恢复躯体和精神的健康,去除病人的痛苦是医师特有的权利,即使在受到威胁的情况下,也对人的生命给予最大的尊重,并决不应用医学知识作相反于人道法律的事。"

其四,人的生命价值是医学伦理规范建立的前提。医学人道主义要求医务人员对病人要一视同仁,不论病人生理、社会地位、经济状况等有何差别,都须平等对待。医学的公正和公益也要求医务人员公平合理地对待每一个社会成员。这些规定,其中也包含了对人的价值的肯定。因为这些表述暗含一个假定,即个体与个体是等值的、平等的,要求合理地支配和使用卫生资源。

其五,人的生命价值是医学发展的终极判断的依据。医学所做的一切,都是为了促进人的生命健康和幸福,从归根结蒂的意义上来讲,是为了促进人的生存和发展。很明显,医学是以人为目的的,医学的发展最终还是以是否促进了人的发展来衡量。当医学的发展与人的发展出现不和谐时,则必须要求医学做出相应的调整,医学模式的转变就是一个典型的例证。

三、反对将人作为手段

医学作为一门直接为人的生命服务的科学,是将病人作为手段特别是作为获得经济利益的手段,还是作为目的,关系着病人生命质量的高低、好坏。作为掌握医学知识和医学技术的医务人员,在提供医疗服务和帮助的过程中,就尊重人的生命而言,为善可以成为天使的化身,为恶会将天使演变为魔鬼。所以,医务人员认识和把握医学基本价值的内涵非常重要,要恪守生命价值至上原则,在此基础上来考虑生命的质量和效果。我们不能够将功利原则片面地引进医学领域,更不能将功利原则代替生命价值原则,把人仅仅作为手段。

把人仅仅当作工具的做法,在历史上就曾受到过德国哲学家康德的尖锐批判。康德认为,人是应当受到尊重的对象,不应当把人当作东西。我们把有理性者称为人,因为他的本性就证明他是目的,不能当作工具。诚然,人是社会的人。在社会生活中,人与人之间是相互依存、不可分割的,人应当是目的和手段的统一体,即人既作为手段而存在(满足他人和社会的需要),又作为目的存在,具有本体论上的价值。若无视人的本体论上的存在,仅仅把人看作是满足他人和社会需要的工具,这样势必大大贬低或丧失人的生命价值。因为手段和工具都是可以有选择取舍的,没有用时就可以丢弃,对人也能这样吗?

在医学领域中,将人作为手段的倾向体现为:将病人当成工具意义上的对象,漠视人的痛苦、尊严;将病人视为展现医术水平的载体,将医治疾病的过程视为"纯科学"过程,淡化人的目的、性质,等等。离开了对人的生命价值的尊重,何谈医学?因此,医学要高举生命至上的旗帜,反对将人作为手段。

第十五章 医学的非基本价值

除了基本价值之外,医学还具有许多非基本价值,如医学的文化价值、人文价值、经济价值、教育价值等等。医学的基本价值能否实现,决定着医学能否成其为医学;而医学非基本价值的选择,则决定着医学将成其为怎样的医学。

本章讨论医学的人文价值和医学的经济价值。两者均是涉及医学本质、医学的层次、医学的未来的重要问题。

第一节 医学的人文价值

一、医学人文价值存在的必然性

（一）医学人文价值的内涵

医学人文价值是指医学对人、文化和社会的全面发展,特别是对人的生存、发展、自由和解放等需要的一定程度的适合、接近或一致。

现实生活中的人是经历着生老病死的人,维护他们的健康生存,始终是医学最基本的使命。医学不仅保持生命生生不已、生机勃发,医学更解读生命的奥秘,促进人和文化的全面发展,给人的生存、发展、自由和解放以更广阔的空间。医学为人类生命之舟保驾护航,使地球文明之花灿如朝霞。在人类知识形态之林中,医学以其独特的声音,述说着自己对人类文明的情愫;以其不可替代的方式,描画着自己对人文世界的憧憬。因此,医学的人文价值是人对医学价值的不断递进,指向终极的追求。这种非功利的价值是医学实践永远追求、不断完善的动力;同时,医学的人文价值蕴涵着对人类文化的意义,是人们关于生命的崇高、神圣的精神支柱和信念依托。

（二）医学人文价值的必然存在

医学人文价值的必然存在是时代进步的客观要求。通过文化生活和精神生活的创造来实现价值,是时代的特征。生命的意义不仅仅在于无病地活着,医学的价值不仅仅局限于防病治病。医学的价值也应该具有更加丰富的内涵:追随时代发展,紧跟人类的进步,从医学基本价值走向提升人的文化、思想和精神的医学人文价值。

医学人文价值的必然存在是文化发展的客观趋势。医学人文价值是医学亚文化的灵魂和存在的根基,是医学这个时代骄子得以生机勃发的精神源泉。高度重视医学的人文价值,不仅对人的生存、发展、自由和解放有着重要的意义,而且对于促进文化的全面进步与发展也有着不可低估的意义。医学亚文化是人类文化的重要组成部分,要促进人类文化的全面进步与发展,有必要首先促进科学文化包括医学亚文化的进步与发展。

医学人文价值的必然存在是医学反思的逻辑归宿。胡塞尔说过:"现代人让自己的整个世界观受到实证主义的支配,并迷惑于实证科学所造就的'繁荣'。这种独特现象意味着,现代人漫不经心地抹去了那些对于真正的人来说至关重要的问题。……科学的危机表现为科学丧失生活的意义。"[①]医学的全面发展近百年来一直受到实证主义、科学主义的禁锢,被漫不经心地抹去的正是医学的人文价值,丧失的正是医学对人全面发展的意义。医学技术主义将技术方法绝对化,医学对活生生的躯体和心灵的救助成为一个由技术控制的机械过程,科学技术程序成为医学思维的中心,医学技术成为医学实践的主宰,控制医学、处置病人、充当医学全部价值的代表。对医学人文价值必然存在的反思使人类惊醒:医学是关于人的生命的科学,对人的全面关怀是医学的应有之义。丧失了医学人文价值的医学不是真正的人的医学。

医学人文价值的必然存在是现代医学发展的精神动力。科学发展史告诉我们,人类的各种文化有着不可分割的整体性,科学的产生、发展和成长需要深刻的人文背景。医学更不例外。医学人文价值的必然存在,在于现代医学发展需要将之作为促动医学走出技术主义迷惘的精神动力。医学人文价值的存在和阐扬,促使人们正确认识医学的人文意义,包括医学的认识意义、思想意义、精神意义、智力意义和审美意义等等。也只有在深刻理解医学的人文价值后,我们对医学科学精神和医学基本价值的认识才会跃升到一个新的层次。

二、关爱生命是医学人文价值的核心

医学的人文价值是关爱生命。这是医学必有的、体现医学本质和终极目的的内在规定。求真、崇善、尚美、达圣是医学人文价值的本质。离开了医学的人文价值,医学就不成其为人的医学。

宗教、哲学和医学最早将关爱的触角伸向人的生命圣地,从不同的角度和层面展现了对人的生命的关爱。

宗教对生命的关爱集中体现在各宗教的共同的普世原则——黄金法则的信念之中。人类的生命法则包括四个层次,一是黑铁法则:"以眼还眼,以牙还牙",这是最低层次的复仇原则;二是青铜法则:"像别人应受到一样对待别人",这是较高层次的互惠原则;三是"白银法则":"己所不欲,勿施于人",这是更高层次的爱的原则;四是"黄金法则":"你愿意别人怎样对待你,你就那样对待别人",这是最高层次的爱的原则。

哲学对生命的关爱集中体现在不同的人本主义哲学流派共同的基本原则——人本法则的信念之中,包括三个方面内容,一是认识法则:认识你自己;二是尺度法则:人是万物的尺度;三是贵生法则:悠悠万物,莫贵于生。

医学对生命的关爱集中体现在不同医学体系共同的终极原则——终极关怀的信念之中,包括三个观念,一是敬畏观念:医学敬畏生命,而不是生命乞灵于医学,如基督所说,"非

---

① 埃德蒙德·胡塞尔著,张庆熊译:《欧洲科学危机和超验现象学》,上海:上海译文出版社,1988年,第5~6页。

以役人,乃役于人",医学是生命的仆人,而不是健康的主宰;二是终极观念:弘扬生命的价值为医学的最终目的,医学本身退为手段,通过拯救人的肉体拯救人的灵魂,通过关爱人的身躯关爱人的心灵,让陷于肉体和心灵双重痛苦的人获得自由和解放;三是感化观念:医学在救护人的生命的同时,通过对生命的终极关怀,感化每一个个体生命,唤醒人们对生命真谛的觉悟,从生命的自为走向生命的自由。

三、求真、崇善、尚美、达圣是医学人文价值的本质

(一)医学求真的人文价值

医学求真,是从医学认识的角度反映的人文价值,表现为医学对客观事物及其规律的正确反映。之所以强调医学求真是医学的人文价值而非科学价值,主要是因为:医学求真不仅仅间接地通过医学科学技术中介来实现对人们身心健康需要的满足,而且直接地通过渴求知识、追求真理满足人们的精神需要;奥妙无限的人体、疾病的复杂性质、生命现象的瑰丽多彩是医学永远的认识对象。求真欲是人类,也是医学内在的精神力量。自由地探求真知是最高的价值,是精神的紧迫的需要,其程度就像身体对食物的需要一样紧迫。文明人类的精神生活的本性和方式之一,就是有"求真求知"的理性需要和能力,医学人文价值的真谛之一就在于,医学的"真"对人类健康的躯体和健康的精神的意义。

(二)医学崇善的人文价值

医学崇善,是从医学道德的角度反映的人文价值,表现为医学行为和结果与道德律令的一致性。医学崇善的旗帜在古代各国医学中已高高举起。"医乃仁术"是医学崇善的古代中国版本,《大医精诚》是医学求善的经典名篇。《希波克拉底誓言》是医学求善的道德准则。医学求善的人文价值取向在历代医学中受到过淡漠但更得到了传承:毫不利己、专门利人的白求恩精神,是医学求善的人格典范,"以病人为中心"已成为医学崇善的国际文本。今日医学人,对医学崇善的人文价值的认识不断加深:相对于求真而言,医学崇善的人文价值更为重要,因为医学求真的目的就是为了施善于人。当代医学将医学崇善的人文价值,体现在以病人为中心的信念中,弥漫在诊断、检查、治疗、护理的过程中,渗透在医学高新技术的应用中。杨振宁认为科学研究的最终价值不会取决于为了科学的科学,而是取决于科学是否对人类有益。杜治政教授指出,当今的时代是科学、技术、经济、社会与人的一体化时代,"像基因工程、克隆人、胚胎干细胞研究这样影响千秋万代的事,人们怎能不再三斟酌呢?"[①]

(三)医学尚美的人文价值

医学尚美,是从医学艺术的角度反映的医学人文价值,表现为医学对人的审美需要的满足,使人感到生命自由的创造的喜悦。美是能够唤起人们喜悦和愉快的特定的情感反映。希波克拉底说过,医学是一门艺术。医学艺术的丹青,通过维护和改善个体和社会人群的健美状况,勾勒出医学美;通过对健康长寿、体态优美矫健、精神安宁愉悦等方面的实践活动,描绘出医学美,激发人们对生命的由衷欢悦的情感体验。从人的体形美、容貌美,到人的心理和灵魂进入至善至美境界,是医学不懈的追求,也是医学最美的价值。

---

① 杜治政:《守住医学的疆界——关于医学中的科学主义与金钱至上主义》,《医学与哲学》,2002年第9期,第9页。

（四）医学达圣的人文价值

医学求真、崇善、尚美具有内在的统一性，医学真善美和谐统一的境界，就是医学达圣的境界。医学达圣，是从医学哲学的角度反映的医学人文价值，表现为医学对于人的全面发展和自我超越的最高境界。医学原本是一种世俗的职业，但医学既有幸与人的生命结缘，便具有了以世上最圣洁的品格来升华自己的机会。这就是为什么别的学科若能实现真善美的境界便为极致，而医学在真善美之后又要提出"达圣"的原因。诚然，医学无法远离世俗生活，医生无法不食人间烟火，从医作为一种职业无法抹除谋生手段的烙印。但是，医学可以成为圣洁的职业。医学必须有自己的达圣的人文价值追求，世俗的生活可以躲避崇高、淡化理想、抛弃人文、远离圣洁，医学不可以；人类对生命的热望不允许医学随波逐流、走下圣洁的殿堂。有的职业可以以利润为第一要义，以金钱为第一动力，医学不可以；人的生命价值至上的性征不允许医学抛弃责任，混迹于喧嚣的市场。选择了医学就选择了责任、义务和奉献，选择了圣洁。中国有两句话用来说明医学达圣最为贴切："厚德载物"、"止于至善"。同样，医者可以进入达圣境界。中国古代"悬壶济世"的故事说："市中有老翁卖药，悬一壶于肆头，及市罢，辄跳入壶中，市人莫之见。"我们可以把那老人的药理解为他自己的生命，老人正是以自己生命的全部为奉献，用来拯救生灵！《淮南子》上说，神农"尝百草之滋味，水泉之甘苦，令民知所辟就，当此之时，一日而遇七十毒"。神农以自己的血肉之躯为代价，用以维系病人的安危！老翁和神农都是医之圣。今天的医者追求达圣的人文价值，当然不必跳入悬壶之中，也不必一日而遇七十毒，而恰如台湾作家张晓风所说，他们常忙于处理一片恶臭的脓血，常低俯下来察看一个卑微的贫民的病容。达到圣洁境界的医者，对医学科学精神和医学人文精神的关系有着深刻的感悟，对人的生命有着由衷的敬畏，在对病人奉献终极关怀的过程中，守护他人身心健康，守望自己的精神家园。

第二节　医学的经济价值

一、医学经济价值的双重内涵

（一）两种医学经济价值并存

医学经济价值的一般定义可以这样表述：医学经济价值是医学能够为人们带来经济收益的有用性。由于可以将这个定义中的"人们"的身份、经济收益的性质等问题置于不同的语境中来解释，因此，医学经济价值有双重含义。

医学经济价值从学理上讲是医学作为社会事业为社会和人类带来的经济利益，受人文价值的支配。医学的这种经济价值，并非是通过刻意经营而获得的，所以可以称之为非经营性的医学经济价值。这种含义下医学的经济价值具有显著的独特性质。从根本内涵上讲，商品属性不是医学服务的本质属性，因此，非经营性医学经济价值不是医学的显要价值；从表现形式上讲，非经营性的医学经济价值以间接的而非直接的、突出社会群体化效益而非突出个体化的个人效益、重在远期的而非急功近利的形式表现出来；从医学本质上讲，非经营性的医学经济价值属于"柔性"价值而非"刚性"价值，在其实现过程中，遇到关乎生命攸关的时刻，它主动退位，为生命让路，不允许"钱—医"交易或"钱—命"交易。"堂堂院门八字开，有病无钱莫进来"是医学的悲哀，是人类文明的无奈，有的时候是耻辱。

在实践中,人们理解这样的观念:认同医学的基本价值,对人的生命健康负责是一个社会文明程度的标志。世界各国都在一定程度上、一定范围里努力将其成为现实。如20世纪中叶,英国提出的穷人看病不付账、中国20世纪60年代的农村合作医疗、联合国世界卫生组织的人人享有卫生保健的计划等。但是,在现实的历史条件下,医学无法彻底做到"不言利"。非经营性的医学经济价值受到市场浪潮潮起潮落的冲刷,另一种含义的医学经济价值渐渐露出了水面。相对非经营性的医学经济价值而言,医学的这种经济价值,是通过市场手段的经营获得的,所以可以称之为经营性的医学经济价值。其内涵为将医学作为一种经济运作方式,以获得利润为动因,受价值规律支配。在经营性医学经济价值的概念里,经济价值成为医学的显要价值、直接价值和根本目的。

归根到底,经营性医学经济价值的存在是社会经济水平发展到一定阶段的产物,是人性进化到一定阶段的产物。非经营性医学经济价值和经营性医学经济价值并存是医学发展的一定历史阶段中,必须面对的现实。

(二)经营性医学经济价值的现实存在

1.医学被纳入市场运行的轨道

当代社会,市场经济的浪潮铺天盖地,商品意识似乎要席卷和裹挟一切。医学、教育等与人的生命本质直接相关的领域已经被纳入价值规律的触角所至的范围。医学的经济价值从后台转至前台亮相成为人们不得不面对的现实。随着医药卫生体制改革的进行,医学身不由己地被染上越来越多的经济色彩,一系列体现医学经济价值的新概念应运而生:股份制医院、私有制医院、民营医院、外资医院、议价医院、医疗集团、医疗市场、卫生资源配置等等。医学披上经济化的婚纱,嫁给了追逐利润的市场。婆家看重的并不是医学"新娘"本身,而是被"优化"了的嫁妆——直接的、个体化的、急功近利的经营性医学经济价值。

2.市场经济体制换发了医学的身份证

经营性医学经济价值的凸现,与医学作为社会事业的身份发生改变直接相关。医学的天使身份正发生着转变。医学由不直接创造经济价值的事业部门向直接创造经济价值的产业部门转化。卫生已经成为第三产业的重要部分,通过提供公共的和私人的服务,获得直接的经济价值。卫生机构所有制的变更将医学的身份置于微妙的境地。卫生机构单一国有制已成为明日黄花,大量非公有制医院从事医学活动的驱动力除了利润还是利润,它们在经营性医学经济价值和非经营性医学经济价值之间的选择不言自明。

3.理性看待经营性医学经济价值

毋庸置疑,经营性医学经济价值是功利的。医学必须根置于社会,根置于人的基本需要。为人类健康服务,这是时下社会对医学的最大期盼以及医学享有特殊的社会地位的重要根源。从某种意义上讲,撇开医学价值的功利性质,医学就不可能产生、存在和走向未来。在经营性医学经济价值的天空中,并不是灰暗一片,理性的阳光仍然可以穿透云层,给医学以热量,给患者以安慰。医学在市场经济的时空中运作既然是一种现实,那么就将这个过程看成是医学发展中的砺石。在经营性医学经济价值的实现过程中,经济规律的作用使医学的运行和发展在合理地筹集、分配、使用卫生资源方面加强自律,兼顾公平和效益,争取以有限的投入覆盖更多的服务对象;医疗机构作为独立经营、独立核算的法人组织,具有更大的自主经营权,通过加强内部管理,积极开拓医疗市场,运用经济手段参与市场竞争;在非赢利性医疗机构保证人人享有基本的医疗权利的前提下,患者将医疗服务过程看作持币消费的过程,运用价格的调控作用,按照个人经济条件去选择医院、医生,购买不同质量层次的医学服务,这对在一定层次存在的医学可以起到有限的、短暂的然而不乏效力的刺激作用。

但是,片面注重医学的经济价值将会导致医学的畸形发展,最终妨碍医学的前进。默顿不无担忧地说:"当前对于科学功利性的迫切要求,也许预兆着一个新的限制科学研究范围的时代。"① 从理性层次上看,将医学的价值在本质上完全限定为功利的,是对医学在社会文化中的地位和作用的忽视或轻视,最终不利于医学的发展。

二、非经营性医学经济价值的表象和本质

(一)非经营性医学经济价值的表象

毫无疑问,医学具有巨大的经济效益,这就是医学作为社会事业为社会和人类带来的经济利益,受人文价值支配的非经营性医学经济价值。非经营性医学经济价值具有可估量性和不可估量性两种属性。

医学防病治病,救护生命,维护社会生产力的健康,抵御传染病对人群乃至人类的虐杀,其经济价值十分可观。中国疾病控制中心一项研究表明,通过控制儿童营养不良可获得显著的健康收益和经济收益。如控制碘缺乏症每年可减少经济损失 128 亿元,控制缺铁性贫血,消除营养不良可以减少经济损失 88 亿元,减少身材矮小可获得 80 亿元的收益,三项合计高达 296 亿元。② 中国一个国家的一个单项医学经济价值尚且如此,全世界整个非经营性医学经济价值又该是怎样!

令人心痛而又不得不接受的现实是,非经营性医学经济价值往往通过负价值的形式表达,即因为某种疾病而造成的经济价值的损失。"现患与乙肝病毒感染有关的患者每年造成 260 多亿的直接费用损失……丙肝的经济负担为 117.26~215.59 亿元。"③ 2003 年的"非典"从反面向世人展示了,有效的医疗卫生工作能够为社会增加经济价值,相反则会给社会带来巨大的经济损失。截止 2003 年 5 月 20 日,国家防治"非典"支出经费 100 亿;广东"非典"病例 1 151 例,每例治疗费用 1.97 万元。以此标准计算,全国 5 328 例"非典"患者的治疗费用逾亿元。"非典"造成的直接经济损失如外贸成交额、运输、旅游、农民返乡等等,保守的估计有几千亿元,仅旅游一项,就达 1 400 亿元。④

这些数据还可以列出许多,包括非经营性医学经济正价值和医学经济负价值。但它们说明的只是医学可以为社会创造经济价值或者已损失了的经济价值。这些可以估量的医学经济价值,恰恰只是医学经济价值的表象而非本质。

(二)非经营性医学经济价值的本质

医学的价值体系是一个整体,医学的基本价值、人文价值和经济价值是互为表里、相互制约的。服务于、隶属于医学的基本价值,以医学的人文价值为灵魂则是非经营性医学经济价值的本质。

人的生命是无价的,生命的康寿是无价的。因此,守卫生命和健康的医学,其经济价值在本质上是不可估量的。医学经济价值的不可估量性,是其本质属性。

---

① R. K. 默顿著,范岱年译:《17 世纪英国的科学、技术与社会》,成都:四川人民出版社,1986 年。
②③ 卫经人:《增加卫生投入,保障全民健康》,《中国卫生经济》,2003 年第 1 期,第 2 页。
④ 杜乐勋:《"非典"爆发流行的经济影响和机遇》,《中国卫生经济》,2003 年第 8 期,第 2 页。

有人这样计算过:"截止 2003 年 5 月 30 日,'非典'夺去宝贵生命的人数全国累计为 328 人。假设按每个死者平均折寿 15 年,每人年创造的社会财富为 1.5 万元计算,折寿的损失额达到 7 380 万元。"①这样估算人的生命的价值和医学的经济价值,可能从卫生经济学的角度上看不无道理,但从医学哲学价值论的观点来判定,无疑违反了医学经济价值的不可估量性,错在了根本上。

三、唯经济价值论批判

医学领域中的唯经济价值论是指在医学实践活动中,淡化医学救护生命的基本价值,漠视医学关爱生命的人文价值,而将医学经营性经济价值作为医学唯一追求,将医疗卫生保健服务视为一般商品,使医患关系沦落至买卖关系的倾向。

唯经济价值论在医学领域的泛滥,其后果是涉及一部分贫困人群的基本人权是否受到损害的严重问题;是妨碍医学公益性质发挥,削弱医学社会防治功能,甚至导致传染病、流行病蔓延,从而危害社会、危害人群健康的严重问题;是诱使重复治疗、过度治疗出现甚至以种种非法手段谋财害命的严重问题;是毒化医学人的心灵、污染社会空气、恶化医患关系的严重问题。医学在一定的历史条件下显现出经营性经济价值并不是坏事情。但医学混迹于不规范的市场之中,出卖医学的灵魂,迷失了医学的本性,穿的是天使的工作服,举起的是索财的手术刀,这才是万劫不复的恶行!

---

① 叶煜荣、黄亦祥:《"非典"劫后的经济学思考》,《中国卫生经济》,2003 年第 9 期,第 3 页。

第十六章 医学发现的一般方法

医学发现的一般方法,指适用于医学各个学科的一般层次上的方法,包括医学问题和医学假说;医学发现中的比较、分类、类比、归纳与演绎、分析与综合等逻辑方法;医学发现中的想象、直觉与灵感等非逻辑方法;医学发现中的机遇等。

第一节 医学问题与医学假说

一、医学问题的实质

医学科学研究是探索人的生命运动、疾病与健康及其转化的规律,寻求防治疾病的手段与方法的创造性活动。由于人的生命运动、疾病与健康及其发生、发展机制的高度复杂性以及人类对医学需求的变化,医学发展要解决许许多多的重大问题。在医学科学研究中,发现并提出医学问题,并按照一定原则选择和确定医学科学研究的课题,就成为医学发现特别是医学理论提出的首要任务。

(一)医学问题是医学研究的真正起点

医学科学研究从何入手?在历史上,亚里士多德曾提出过"归纳—演绎"的程序理论,牛顿则总结出"分析—综合"的程序观,他们都以为科学研究的真正起点是人们的观察、实验活动或经验活动,也就是通过观察、实验来获取事实材料,揭示出科学规律。这个观点并不能合理地说明科学研究的真正起点。比如,面对同样一张 X 光片,医学专家能很快发现问题,而刚入学的医学生看到的却是一些亮、暗点。

奥地利科学哲学家波普尔提出了他的科学发展动态模式,图式化为:

$$P_1 \longrightarrow TT \longrightarrow EE \longrightarrow P_2 \cdots\cdots$$

(问题1)　(试探性理论)　(批判性检验　(问题2)
　　　　　　　　　　　　　消除错误)

科学研究首先从问题开始。有了问题,科学家提出一些假说进行试探性的解决(猜测),然后对这些假说进行证伪,排除错误(反驳),进而提出新的问题,从而推动科学发展。波普尔的这一观点对医学科学研究来说确实具有充分的理由。

1. 提出医学问题才能引起医学研究

毫无疑问,观察与实验是医学科学研究的基本手段。但是,如果仅仅是观察到事实,并没有提出问题,不可能引起医学研究。很多情况下只有提出问题,才会把观察到的某些异常事实当作新事实对待。伦琴1895年发现X射线之前,美国的古德斯比德和英国的克鲁克斯都曾经发现过照相底版上有异常现象,但他们都没有把它作为新事实,而把它看作实验的失败。医学上有不少理论的发现与机遇有关,但它们也是为了解答问题的。只有问题,才会导致探索过程,才能选准研究方向。

2. 提出医学问题能推动、引导研究的深入发展

问题的提出,激发人们去学习,去观察、实验,去积累知识,去寻求问题答案。一门学科在某个时期提出的问题愈多,这门学科就愈有生命力;一个科学家愈能提出有价值的问题,他的科学创造力就愈旺盛。综观整个医学发现的历史,就是一个不断提出医学问题并不断解决这些问题、又提出新的医学问题的历史。

3. 提出医学问题比解决医学问题更重要

解决医学问题主要是通过观察、实验去发现新事实,证实或证伪假说,有既定的方向和目标。而提出医学问题则要能够突破传统理论和观念的束缚,改变生命科学工作者的研究思维,从一个全新的角度看问题,因而,需要有挑战传统的勇气和创造性的想象能力。正是在这个意义上,爱因斯坦说:"提出一个问题往往比解决一个问题更重要。"①

医学问题是从怀疑产生的。无论在学习中,还是在医学研究中,都要"善疑"。不仅应当怀疑医学科学中已成的假说或理论,而且应当怀疑医学中某些经验事实以及我们自己或别人的研究程序中的每一个实际步骤及其所采取的方法。怀疑精神是包括医学家在内的一切科学工作者最重要的精神。

(二)医学问题的实质和类型

1. 医学问题的实质

医学问题,就是医学领域中的矛盾,是医学研究者在当时的知识背景下提出的关于医学认识与医学实践中需要解决而又未解决的矛盾。一般由问题的陈述(陈述问题的语句)、问题的指向(问题所指研究方向和研究对象)、问题的应答域(问题解的存在范围、域限的预设)三个方面构成。

医学问题产生于对医学背景知识的掌握和分析。医学中某种新的事实和现象被发现了,能不能提出问题,取决于对相关背景知识的思考和分析。细胞死亡曾被认为是一个被动的、消极的自然现象,没有几个生物学家对细胞死亡感兴趣。2002年诺贝尔生理学和医学奖获得者英国科学家苏尔斯顿却意识到,特定的细胞死亡方式可能在个体的发育中扮演重要角色。由此引出了现代生命科学研究的一个重要问题:生命体这种内在的自杀程序在生命活动中起到什么样的作用?其作用和调控机制是什么?此后,细胞凋亡成为生命科学领域的研究热点。

背景知识决定着一个问题是否能够成为医学问题。事实上,并不是所有有关医学领域的问题都是医学问题,只有那些当时的背景知识不能说明或不能完全说明的有关人的生命、疾病和健康的问题而人们又迫切想了解,这样,在背景知识与人的求解理想之间有差距,激起医学研究者进一步探索和创造的欲望,这些问题才是医学问题。

背景知识决定着医学问题的解答途径。医学问题是一定时代的产物。背景知识不同,

---

① 爱因斯坦著,周肇威译:《物理的进化》,上海:上海科技出版社,1962年,第66页。

即使是同一个医学问题,解答的途径和方式也不同。探索遗传的奥秘是一个古老的问题,19世纪末魏斯曼提出的是"种质"问题,20世纪初摩尔根提出的是"基因"问题,20世纪50年代沃森和克里克提出的则是生物大分子DNA的结构问题。显然,背景知识不同,医学问题的内涵和解答途径都发生了变化。

2.医学问题的分类

医学研究会产生多种多样的问题,其中有两类问题尤其要注意:

(1)真问题、伪问题、错问题。真问题,是指真实的问题,可以在实践中检验真假的问题。伪问题,是相对真问题而言,指不能证实、又不能证伪、答案不可检验的问题。错问题,指问题的答案范围内不存在正确答案的问题。由于背景知识比较复杂,随着时代变化而不断变化,同时,也由于医学研究者对背景知识的掌握和理解也不同,真问题、伪问题、错问题的划分是相对的。

(2)常规问题、反常问题。常规问题,是指在不动摇现有医学理论框架前提下所提出的问题,它的解决与已有医学理论不冲突,而使原有医学理论更充实、完善和系统化,发展原有理论。为检验已有医学理论而提出的问题,应用已有医学理论去解释相关事实而提出的问题,都属于常规问题。反常问题,是指在拒斥原有医学理论框架下提出的问题,它的解决是修正或完全推翻原有医学理论,发现新的理论。医学常规问题与反常问题的划分也是相对的。当一个医学理论在经验事实的检验之下面临着反例或反常时,医学研究者不要急于把它当成反常问题而否定原有理论,而应该首先作为常规问题,补充某些辅助性假设,对原有理论框架进行适当的修正,使之与经验事实相符合。但是,当新事实与原有理论不相容时,就不能囿于旧观念的束缚,把新事实塞进旧理论的框框。在这种情况下,医学研究者应当立即把它当成反常问题看待,把自己的研究活动调向既有医学理论之外的领域,实现突破。免疫过程中出现血清病、组织坏死等病理反应现象曾被许多医学研究者观察到,法国科学家里歇在早年也曾观察到类似现象,但是,囿于当时免疫是抗感染、有益于机体的观念,而把免疫中的病理反应看作偶然的、个别的常规问题。经反复实验,结果相同。里歇才醒悟过来:免疫不只有保护作用,也可包含病理反应,最终发现了过敏反应及其形成机理,荣获1913年诺贝尔医学奖。

二、医学问题提出的途径

医学研究者不仅要敢于提出问题,正确面对问题,而且要善于提出问题。医学问题常常通过下列途径被提出或发现:

(一)为寻求新领域医学经验事实间的联系并作出统一说明而提出问题

社会的发展、新疾病的出现,使医学经常要进入新的研究领域。当新领域的医学经验事实一个个被揭示出来后,如何解释这些新现象,揭示其内在的规律性,就成为发现和提出医学问题的重要途径。

(二)为说明已有医学理论与新的医学经验事实的矛盾而提出问题

医学中某种新的事实和现象被发现了,原有医学理论解释不了这种新的事实和现象,就会使原有医学理论面临难题。究竟是运用原有医学理论还是变革原有医学理论来解释这个事实?从中提出问题深入研究常常能导致原有医学理论的发展或新的医学理论的重大发现。

(三)从相互并存的多种医学假说间的差别与对立中提出问题

在医学研究中,对同一现象范围内的许多事实,常常可以建立起多种医学理论(假说)对它们进行解释,它们都有一定的事实根据和理论依据,从中可以引出孰是孰非的问题。遗传学家摩尔根就是从"遗传因子论"和"遗传突变论"的争论中提出了发生遗传学。

(四)从医学理论内部的逻辑矛盾中引出问题

医学上某种理论表面上的"严格性"可能掩盖其内部的逻辑矛盾。如果能从中推出逻辑矛盾,那就表明有值得研究的问题。哈维用定量分析方法,以人的每一次心搏约射出 2 英两血液,若每分钟心搏 72 次,则每小时可射血 8 640 英两,约 245 公斤,相当于 4 个普通人的体重,揭示出盖伦医学理论的矛盾,提出了"这么多血液流到哪儿去了"的问题。

(五)从医学学科与其他学科理论体系间的矛盾中提出问题

如生物进化论和热力学理论在各自范围内都解释了大量现象,但在物质系统发展的时间箭头却完全相反。普列高津正是为了解决这一矛盾而建立了耗散结构理论。

(六)从科学的空白区和结合部中提出问题

医学科学中有许多空白区或处女地,从中提出有意义的问题常常带来开创性研究。英国神经生理学家谢灵顿发现神经解剖学知识存在着一大空白,即现有理论不能满意地解释神经的功能问题,便潜心十年研究,全面论述了脊椎神经的分布。学科与学科的结合点往往是医学问题的生长点,医学大量交叉学科的出现正是从结合点中产生的。

(七)从新的社会需要与满足这种需要的理论和技术手段间的矛盾中提出问题

许多医学应用研究和发展研究的课题甚至某些医学基础理论问题的提出都是为了解决这一矛盾的。社会的发展会产生一些新的需要和新的问题。如老年化社会的到来,老年群体的健康问题凸显出来,需要医学解决这个矛盾。

三、医学科研选题

医学研究者在医学研究中会提出许许多多的问题,不可能都加以研究。医学科研选题,就是对医学问题的选择和确定,形成带有实质性的医学研究课题。它是医学科学研究的起点和首要环节。

(一)医学科研选题的程序

医学科研选题一般可分为问题调研、课题选择、课题论证和课题确定四个步骤。

(1)问题调研。对所提出的医学问题的历史、现状和进展情况进行全面的调查,以保证科研的高起点。

(2)课题选择。根据问题调研的结果,运用选题的原则,从调研的问题中优选出备选课题,并据此写出课题的可行性报告,以供审批。

(3)课题论证。同行专家与管理部门相结合对备选课题从立题依据、实施条件、社会与经济价值和医学潜在价值等方面逐项剖析、审议。

(4)课题确定。经过课题论证与评议,课题通过即被确定为研究课题。

(二)医学科研选题的原则

课题选择制约着整个研究过程,决定课题研究的成败。课题选择必须遵循以下原则:

(1)需要性原则。所选课题必须满足社会需要、防病治病需要和医学自身发展需要。必须考虑医学课题的价值,注意将医学课题的近期需要与医学长期需要结合起来。

(2)创新性原则。所选课题必须具有超前性、新颖性和突破性。医学理论课题,要有新见解、新发现和新结论;医学应用研究课题,要发明疾病预防、诊断和治疗的新方法、新技术、新手段、新材料或新设备。

(3)科学性原则。所选课题要有医学事实根据和医学理论根据。既尊重医学事实根据和医学理论根据,又不拘泥于现有的医学事实和医学理论,做到医学探索与患者安全的统一。

(4)可行性原则。所选课题具有或经过努力有能力完成的主客观条件。包括课题组的知识结构、研究能力和必要的资料、实验设备、实验动物和经费等。

(5)低耗高效性原则。着眼人的生命价值,综合社会效益、经济效益和生态效益,用最少的人力、物力、财力和最短时间,取得最优效果。

(三)医学科研课题设计

医学科研课题设计,是医学课题被确定后、正式开题研究前对医学课题研究的具体内容、材料、方法、途径、步骤等进行周密设想,合理安排,拟订实施计划。合理而又巧妙的科研设计,是医学科研课题得以实现的重要关键。医学科研课题设计主要包括:(1)医学专业设计。如疾病的诊断标准、治疗方法、疗效观察指标和疗效标准等。(2)医学统计学设计。应用统计学知识和方法来保证研究结果的精确性和可重复性。医学科研课题设计重点要设计好受试对象(如选择恰当的实验材料或实验模型)、处理因素、方法、指标、分组与对照、干扰因素的排除及误差的控制、统计学处理等,并通过开题报告、同行专家评议进一步完善。

四、医学假说

医学研究的目的是要揭示人的生命运动、健康与疾病的本质及其转化的机制。为此,人们必须在医学事实和既有医学理论基础上,对所要解决的医学问题提出假设和猜想,这就是医学假说。医学假说是医学理论和临床诊断的确立与发展的重要环节,是进行医学研究和临床诊断的基本方法,又是进行医学科研课题设计的重要依据,在医学发现中具有重要意义。

(一)医学假说及其特点

医学假说,是指在医学研究中根据已知的医学事实和已有的医学理论,对研究对象的未知问题作出的一种假定性的推测和说明。在临床诊断中,根据初步掌握的病史、体检资料和已有的医学理论知识,对患者作出的拟诊或初步诊断,即为临床假说。一般由论题(要解答的问题)、理论陈述(问题的解答和解释)、推论(推测出的结论或预言)三要素构成。医学假说的基本特点是:

1. 具有一定的科学性

医学假说是在一定的医学事实和已有医学理论基础上建立的。它必须在收集了大量、充分、可靠的医学事实基础上,依据一定的医学理论才提出来的,同主观臆测和缺乏科学论证的简单猜测不同。它一要有医学理论依据,二要有观察、实验获得的医学事实依据(临床表现为根据问诊、体格检查、实验室检查而得到的客观临床表现)。当然,临床工作是救死扶伤的工作,临床诊断时间上的紧迫性和临床资料的不完备性,是其显著特点。因此,临床诊断假说并不是等到掌握了大量资料后才提出的,特别对急重症病人要求在短时间内作出诊断,有时候就不能等待"充分而全面"的临床资料,不可避免"假说先行"。但这需要丰富的理论知识和临床经验为依据。对于一般病人,必须避免"假说先行"的办法。

2. 具有推测性、假定性和或然性

任何医学假说都是对问题的一种推测,是建立在有限的医学事实上,在观察和实验材料不足的情况下,凭借思维活动作出的,需要通过进一步的实践来检验,证实或证伪它。其结果是或然的,或是被愈来愈多的实验事实证明而发展为医学理论,或是被否认、被淘汰,其内容具有不确定性和易变性。

(二)医学假说的建立

1. 医学假说建立的契机

在临床诊断中,病人的资料不完备,疾病的临床表现十分复杂,临床资料的不标准,使诊断问题的解决带有很大的试探性,假说成为诊断思维的基本形式。在医学科学研究中,医学假说的提出有一定的契机。(1)运用现有的医学事实和医学理论推出可能的新事实和新理论。这是根据已经掌握的事实材料和理论知识向未知领域前进,通过提出种种假说,拓展理论的应用范围。人类对许多新的疾病就是通过这样提出假说深入研究的。(2)实践中发现了新的医学事实,开拓了新的医学研究领域。这时,已有的医学理论无法对新的事实加以解释和说明,通过提出种种假说对新的医学事实进行猜想性的说明和合理的解释与推断。(3)原有医学理论自身存在缺陷。通过建立假说,消除理论内部、理论与理论之间的矛盾或完善原有理论。

2. 医学假说建立的方法

医学假说的提出依赖多种具体的方法,有的是在一定医学理论指导下,从大量观察和实验的医学事实中应用归纳、分析、比较、类比等逻辑方法,发现现象之间的联系,再外推看它是否具有普遍性,提出假说;有的是从观察、实验中发现的偶然事实中,溯因推理,提出医学假说,然后进一步搜集更多事实来支持和印证;有的是从直觉和灵感等非逻辑方法中直接把握医学现象之间的联系和本质,提出假说;还有的是把其他领域、学科中的新知识移植到医学领域,提出假说。在医学假说的实际建立过程中,各种方法往往是综合起作用的。

3. 医学假说建立的原则

建立好的医学假说,必须遵循的原则是:第一,解释性原则。提出的假说不能与经过检验的医学事实相冲突,不仅能解释已有医学理论能说明的医学事实和现象,而且能说明一些新的医学事实和现象。对经过检验的医学事实解释越广泛、越精确越好。第二,相容性原则。一般来说,提出的医学假说不应与经过实践检验的医学理论相冲突。但是,如果新的医学事实经过检验不断支持这一与原有医学理论相冲突的假说,则预示着新假说对旧理论局限性的突破。这时,要把经过实践检验过的旧理论作为特例包含在新的医学假说之中。第三,预见性原则。提出的医学假说能够推演出预期要加以证实或证伪的结论。第四,简单性原则。提出的医学假说所包含的原理和基本假设要尽可能地简单,能由几个原理或基本假设来解释一定领域内所有的已知医学事实,这样,可以减少医学假说的错误。第五,可检验性原则。提出的医学假说必须能用观察、实验加以检验,以判定其真假。无法检验的医学假说很难成立。

(三)医学假说的验证

医学假说的检验包括逻辑分析和实践检验两个步骤。

1. 逻辑分析

逻辑分析或逻辑检验主要是检验医学假说与已有医学理论和医学事实是不是相矛盾，医学假说的概念是不是精确，自身逻辑是不是严谨等。逻辑检验主要看医学假说的解释性、相容性、预见性、简单性。

2. 实践检验

对医学假说的检验主要是实践检验。一种是直接检验法，即通过医学观察和医学实验直接观察医学假说的实质内容，以直接证实或证伪假说。如果假说推出的结论或预见与事实相符，假说被证实或其正确性提高了。如果推出的结论和预见与事实不相符，假说被否定或可疑度增大。病理、药理方面许多假说就是通过直接检验法验证。另一种是间接检验法，即根据医学假说作出一定的预言或推理，设计相应的实验或观察，从实验或观察的结果中来验证这些预言或推理。如巴斯德曾提出接种炭疽杆菌的动物对炭疽杆菌会获得免疫力的假说。由这一假说他设计了羊的种痘实验，预言种牛痘的将全部成活，不种牛痘的将全部死亡。实验结果证实了他的预言。临床诊断假说的检验通常采用实验检验（对人体血、体液、分泌物的化验，对人体组织的病理检查，通过各种仪器对人体的观察等）和试验性治疗两种。

需强调一点的是，医学假说的检验是一个复杂的过程。这是因为人的生命运动、疾病和健康本身是非常复杂的，而实验的设计、仪器的精度、仪器的操作、相关的辅助性假设及其他未知因素都可能使实验室检查出现假阴性和假阳性，使医学假说的检验只具有相对意义。因此，实践检验必须同逻辑分析结合起来，尤其对临床诊断假说的检验，必须同病史、体征结合起来综合分析。

第二节 医学发现及其基本类型

一、医学发现

(一) 医学发现的涵义

医学发现，是指在医学科学研究和疾病预防、诊断、治疗等活动中对人的生命运动、健康与疾病现象及其规律的揭示。因此，医学发现的本质是了解生命现象，掌握人体构造、生理功能、病理变化以及疾病防治和增进健康的规律，是发现新事实、揭示新规律；医学发现的出发点是人的生命现象、疾病与健康及其相关因素的客观事实；医学发现的目的是要获得有关人类生命活动与外界环境的相互关系以及人类疾病的发生、发展及其防治、控制的规律性知识；医学发现的方法主要采用观察、实验、调查与抽象、概括、分析等方法；医学发现的成果是有关人类生命、疾病、健康等新的医学事实以及在医学事实基础上抽象出来的新的医学概念、原理、学说、理论等无形的医学知识。

医学发现是一切医学科学研究活动的直接目标和医学科学进步的主要标志。如维萨里通过对尸体解剖并进行详细的观察研究，于1543年发表了《人体之结构》一书，书中提供了详细正确的人体结构知识，创立并奠定了人体解剖学的基础；17世纪哈维利用各种动物反复进行实验研究，确定血液是在一个封闭的管道系统内循环，1628年他发表的《论动物心脏与血液运动的解剖学研究》的名著，标志着近代生理学的诞生等等。

(二)医学发现与医学技术发明

医学发现和医学技术发明是医学创造活动的两种基本形式。医学技术发明是在医学科学研究和疾病预防、诊断、治疗过程中创造出的新的物质产品、技术手段和方法,包括疾病的预防、诊断、治疗方法,以及用于实施疾病诊断治疗和预防保健的仪器、设备、医疗器械、人工脏器、药剂以及物质材料等。

医学既是科学又是技术。同其他科学相比,医学发现与医学技术发明表现出明显的相互依存、相互促进、共同发展的关系。一方面,医学发现为医学技术发明提供了理论基础和知识的准备。医学技术发明都是建立在对人的生命活动、疾病与健康规律的发现性认识基础上的。如人类基因组测序,不仅能通过揭示人类生命活动的遗传学基础而带动整个生命科学的发展,而且为基因诊断、基因治疗和基因工程产品开发奠定了基础。另一方面,医学技术发明又为医学发现提供了新工具、新设备、新工艺、新方法,导致新的发现。没有显微镜的发明和制造,就谈不到在细胞水平上对生命与疾病进行研究,也就无从建立组织胚胎学与细胞病理学这样重要的学科。随着科学技术的发展,新的诊断手段不断出现,CT 扫描、核磁共振成像、超声诊断仪等影像诊断技术和激光技术、人工心脏、起搏装置等广泛应用于诊断和治疗疾病,使人类对疾病和健康的规律的把握更加精确。

二、医学发现的类型

(一)医学事实发现

医学事实,是指观察、实验所获得的经验事实。医学事实发现,是对医学观察和实验中观察到的人的生命运动、疾病和健康状态的真实的记述和描述。如 1661 年意大利人马尔皮基用显微镜观察到动脉是经毛细血管流入静脉的,1677 年荷兰人雷文虎克把一滴阴沟污水放在他的一块小透镜下焦点的位置,看到了一些肉眼无法看见的微小生物等。医学事实发现就是对医学观察、实验中获取的成为医学科学理论依据的事实的发现,它必须用特定理论的术语来陈述。

从医学发现的角度来看,医学事实发现有如下特点:

医学事实发现必须是对个别性存在的陈述和判断。医学事实发现是对医学观察和医学实验本身所作的一种记述和描述,具有个别经验性,而不是普遍陈述。

医学事实发现具有可重复性。医学事实发现必须是对医学观察和实验中观察到的人的生命运动、疾病和健康状态的真实的记述和描述,在同样条件下能够重复其过程与结果。当然,由于医学研究对象——人的个体差异性、疾病与健康的复杂性,要完全重复相同结果是不可能的,但必须符合统计学的要求。

(二)医学理论发现

医学理论的提出,就是提出了新的概念、新的定律或原理,创建了新的理论。它是人们在医学事实发现的基础上按照某种理论设想或根据某一科学理论进行创造性思维推断而来的一种理论发现。这种理论发现是人类对生命运动、疾病与健康本质规律的新认识。如 1953 年,美国遗传学家沃森和英国物理学家克里克提出了 DNA 分子双螺旋结构的理论模型,科学地解释了遗传物质的生物化学、结构学和遗传学的主要特征,阐述了 DNA 功能活动的规律,被许多科学家认为是 20 世纪医学科学中最重要的发现。

从医学发现的角度看,医学理论发现具有如下特点:

(1)客观真理性。医学理论必须是在医学科学研究和疾病预防、诊断、治疗过程中经过反复检验得到证实的具有真理性的东西。

(2)逻辑完备性。构成医学理论中的概念、范畴、定律和原理存在着依次推导和前后一贯的内在联系,它的概念是明确的,判断是恰当的,推理是合乎逻辑规则的。

(3)全面系统性。医学理论是从各领域、层次、过程或方面的普遍现象中抽象、概括出来的,反映了人类生命运动及疾病、健康的本质,因而,它必须能够说明原有医学理论已经说明的人类生命与疾病、健康现象,也能够说明原有医学理论不能说明的新现象,比较全面地说明各领域、层次、过程或方面的所有现象。

(4)科学预见性。医学理论不但能对人类生命与疾病、健康现象的现状加以说明,而且能够预见人的生命活动与疾病、健康的变化、发展趋势,指导医学实践。

医学事实发现总是离不开理论的,或者是依赖于已有的理论,或者是借助于新理论。因此,从整个医学发展过程来看,医学理论的发现往往能开辟对某类未知医学事实的发现,带动整个学科甚至是多门学科的发展,意义极为重大。

三、医学发现的模式

医学发现是个积极探索的过程。有的重大的医学发现往往是偶然发现的,靠机遇而发现;有的医学发现是科学家对某一问题有兴趣而进行探索或有意识地进攻某一难题而获得成功,为有意的发现;也有的医学发现是科学家冥思苦想而不得其解时,却在睡梦中、在散步时得到顿悟而解决,靠灵感或想象而发现。医学发现特别是医学理论是如何获得的呢?科学史上有许多影响重大的科学发现模式同样适用于医学发现。

(一)归纳上升、逐步概括的科学发现模式

对于科学理论的发现,培根反对从特殊的事例一下跳到和飞到遥远的公理的方法,认为科学理论的发现是从特殊的事例上升到较低的公理,然后上升到一个比一个高的中间公理,最后上升到最普遍的公理。对于用什么方法帮助我们由特殊的事例上升到较低的公理,再上升到中间公理,最后上升到最普遍的公理呢?培根认为就是他提出的新工具——排除归纳法,通过归纳上升。见下图[①]:

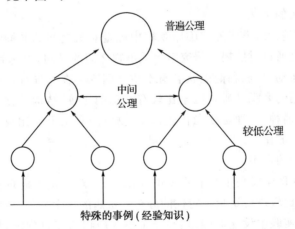

---

① 张巨青:《科学研究的艺术——科学方法导论》,武汉:湖北人民出版社,1988年,第69页。

（二）直觉飞跃、猜想（假说）的科学发现模式

爱因斯坦认为，高层次科学理论最初是作为科学假说而存在的，科学家不是依靠一步一步的归纳上升，而是依靠直觉（创造性的想象力）去猜想的。在公理体系（A）同已知的直接经验（ε）之间不存在任何必然的逻辑联系，而只有一个不是必然的直觉的（心理的）联系。由公理体系（A）通过逻辑道路推导出各个个别的结论（S）。这种科学发现模式，图示如下①：

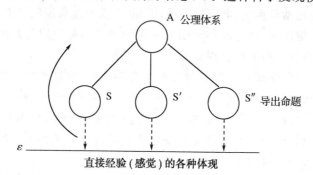

医学发展的历史表明，医学发现并不在于是否有适用的发现模式，能否有所发现的更为深刻的原因在于探索者的素质。这些素质包括：具有医学科学、技术科学、人文科学和社会科学等合理的知识结构；具有积极独立地获取新知识、掌握与应用新技术的意识和能力；具有综合运用各种知识、技术、技巧和创造性地发现、提出与解决问题的能力；具有从事社会工作，特别是团结协作能力；具有良好的精神、道德和心理品质等。

第三节 医学发现中的逻辑方法

逻辑方法是医学发现中最基本、最普遍的思维方法。正确掌握和运用医学比较、类比、归纳、演绎、分析和综合等逻辑方法，可以防止医学发现中由于逻辑错误而导致的错误论断。

一、比较与类比

（一）医学比较方法

1.医学比较方法的定义

医学比较方法，是指医学研究和临床观察中确定对象之间的共同点和差异点的逻辑方法。它的基本特点是通过对照揭示研究对象或事物之间的异同，以达到区分对象、鉴定事物的目的。人的生命运动、疾病和健康状态与本质之间既存在差异性，又存在同一性，这是进行医学比较方法运用的客观基础。医学比较有状态的比较、结构的比较、性质的比较、历史的比较等，一般分为两种：一种是横向比较，即事物空间联系上的比较；一种是纵向比较，即事物时间先后顺序上的比较。

2.医学比较方法的作用

医学比较方法在医学发现中具有重要的作用。（1）对大量疾病现象或医学事实进行确认和鉴别，需要通过比较进行定量或定性的分析。疾病的科学分类、各种临床检测结果是否异常的确定、观察和实验中设立对照组、治疗手段或药物的疗效判定，都要通过质或量的比

---

① 张巨青：《科学研究的艺术——科学方法导论》，武汉：湖北人民出版社，1988年，第71页。

较进行评价与断定。(2)通过比较可以揭示人的生命、疾病与健康从现象到本质的规律。通过比较——求同法认识典型征象,有利于抓住疾病的主要特征。通过比较——求异法认识非典型征象,可以较快地将一种疾病同另一种疾病区别开来。(3)通过比较,鉴别差异,可以发现新的医学事实、提出新的医学理论,建立新的医学学科。科赫通过染色与不染色结核节的比较,发现了结核杆菌。比较胚胎学、比较解剖学等是用比较方法建立的学科。

3.医学比较方法的原则

医学比较方法也有其局限性,必须遵循一定的原则进行。(1)要有可比性,即比较内容必须在同一层次、同一关系、同一属性或同一角度下进行。对同一病症的不同治疗方法或对同一病人使用不同药物对其药效进行比较,组与组之间病人病情性质要一致,治疗程度、处理步骤等实验条件要一致。在不同关系下进行比较,就无法得到正确结论。(2)要用同一标准进行比较。如对治疗方法和药效比较,病变程度、疗效的判断标准以及用药时间、剂量、剂型、规格要统一标准,才能排除不确定因素的干扰。(3)要抓住被研究对象的本质属性进行比较。医学上,各种疾病的属性是多种多样的,多种属性的关系往往也不是单一的。只有抓住典型的、特异性的症状、体征或指标进行比较,结论才可靠。

(二)医学类比方法

1.医学类比方法的定义

医学类比方法,是指在医学中根据两个或两类对象之间在某些属性上的相同或相似,推出在别的属性上也可能相同或相似的一种逻辑方法。它的基本特点是由特殊到特殊、由此物到彼物、由此类到彼类,跨度大,联系广。类比方法首先要对两类对象进行比较,然后通过联想来实现的。所以,比较和联想是类比的基本环节。它有简单类比、综合类比、因果类比、模拟类比等不同类型。

2.医学类比方法的作用

由于任何两个或两类对象之间的任何一点相似或相同,都可以成为类比方法的条件。这决定了类比方法在医学发现中具有启发思路、指引方向、举一反三、触类旁通的作用,探索性、创造性强。(1)它是提供医学发明创造线索、建立医学假说的重要方法。叩诊法的创立(来自叩啤酒桶听音)、听诊器的发明、遗传密码学说的建立(伽莫夫将其与三联电报码类比)都得助于类比方法。(2)它是医学动物模拟实验的逻辑基础。医学科研设计中,把动物与人之间的生理、病理过程相类比,通过动物生理或疾病模型实验所得到的结论,经过分析,再外推应用于人。(3)它能帮助建立临床诊断,具有触类旁通的作用。一是通过现实模型(眼前就医者的具体临床表现)与经验模型(过去诊断过的病人的相似或相同临床表现)类比,作出诊断;二是通过现实模型与理论模型(医学中有关疾病的一般图景)类比,作出诊断。

3.医学类比方法的原则

由于前提与类比得出的结论不是必然的,医学类比方法具有明显的局限性。要提高类比的可靠程度,必须注意:(1)尽量增加类比对象相同属性的数量。类比方法是根据两个对象间属性相同,进而推出其他属性相同。因此,相同属性越多,类比结论越可靠。(2)尽量根据对象的本质属性进行类比,注意已知属性与推出结论之间的必然联系。只有已知属性与推出属性之间具有本质联系或有紧密的联系,类比的结论才有把握。所以,要注意选择具有典型性、普遍性特征进行类比。(3)注意不要推出与被类比对象不相容的属性。否则不管有多少属性相同,推出的结论都不可靠。

需强调一点的是,医学关系到人的生命与健康,在运用类比方法建立临床诊断时应特别慎重。医学类比方法要同其他逻辑方法结合起来使用,而且结论的正确性最终必须由临床实践来检验。

二、归纳与演绎

(一)医学归纳方法

1. 医学归纳方法的特点

医学中的归纳方法,是指从观察和实验得到的个别、特殊的医学现象或医学事实中概括出医学的共同本质或医学的一般原理的逻辑方法。它的基本特点是通过归纳由个别上升到一般,得出同类医学现象或医学事实的概括性结论和原理,起到启发思想、提出假说或猜想、带来医学发现的作用。

2. 医学归纳方法的类型

归纳方法按其概括对象是否完全,分为完全归纳法和不完全归纳法。不完全归纳法又分为简单枚举法、判明因果联系归纳法和统计归纳法等。

完全归纳法,是考察了一类事物中每一对象都有某一属性,从而推出该类事物都有此属性的一般性结论的推理方法。完全归纳法结论可靠,但在医学领域,人的生命、疾病和健康现象非常复杂,对它们的研究一般无法穷尽所有对象,因而其适用范围非常有限。

简单枚举法,是根据某一属性在一些同类对象中不断重复,而且没有遇到与之矛盾的情况,从而对该类对象做出一般结论的方法。在医学研究的初始阶段或进入一个医学研究的新领域,不可能一下子就找到充分的概括根据,有时不得不通过简单枚举法提出一个医学假说,再逐步深入研究。由于没有考察全部对象,容易以偏概全,推出的结论不一定可靠。

判明因果联系归纳法,是引进因果关系作为推理依据,根据对某类中部分对象及其属性间的必然的因果联系的认识推出有关该类对象的一般性结论的方法。它包括求同法、求异法、求同差异并用法、共变法、剩余法五种具体推理方法,称为"穆勒五法"。这些方法在医学研究和医学临床中广为应用。医学中对照实验和分析实验的实验设计、观察与实验结果的推定、临床的诊断、流行病学的调查等都要使用它。维生素的发现就是借用差异法而成功的。由于判明因果联系归纳法建立在事物间单一因果联系基础上,对于多因素相互作用、相互联系的人的生命、疾病和健康等复杂问题来说,许多情况下该方法就无能为力。

统计归纳法,是通过对大数量的对象抽样来进行研究,从其中若干样本具有某属性而推出该类对象总体具有某属性的一般性结论的方法。统计归纳方法所推出结论的可靠程度取决于所选取样本代表性的大小。在医学研究中,统计归纳法应用广泛,特别在医学对照实验和分析实验、流行病学调查中经常使用该方法。

在扩大医学归纳方法的内容和应用方面,美国数学家波利亚提出的"合情推理"模式也是医学发现新知识不可缺少的,其模式为:

A 蕴含 B	A 与 B 不相容	A 与 B 不相容
B 真	B 假	B 较不可靠
A 真可靠	A 更可靠	A 稍更可靠

3. 医学归纳方法的局限

医学中的归纳方法有其本身所具有的缺陷。它是从个别或特殊的经验知识通过归纳上升为普遍性理论知识,其结论难免出现误差。特别是在医学领域,由于人的生命、疾病和健康等问题复杂,个体差异性大,仅用归纳法得出的结论难免具有或然性。科学的归纳方法需要分析、演绎等逻辑方法来补充,结合病史、体征进行具体分析,通过"解剖一只麻雀"得出必然性的结论。

(二)医学演绎方法

1. 医学演绎方法的特点

医学演绎方法,是从医学的一般原理、结论出发,推出对某一个别医学现象、医学事实的新认识的逻辑方法。它的基本特点是通过演绎由一般性前提到个别性结论,推导出事实命题,或者解释已知的事实,或者预见未知的事实,起到开辟医学新领域、做出医学新发现的作用。

2. 医学演绎方法的结构

演绎方法通常由大小前提和结论构成。前提是已知的判断,是推理的依据和理由;结论是由大小前提按一定的逻辑规则推导出来的结果。如大前提:疾病在科学认识的基础上是可以治愈的;小前提:癌症是一种疾病;推出结论:癌症在科学认识的基础上是可以治愈的。演绎方法大小前提必须真实,同时遵守一定的逻辑规则,得出的结论才可靠。

3. 医学演绎方法的局限

医学科研和临床经常应用演绎方法。建立假说、检验假说、揭示事实、作出发现要应用演绎方法。临床医师根据一定的诊断标准、患者的临床症状和病理、生化等改变而作出诊断结论,用的也是演绎方法。但是,演绎方法有其本身无法克服的缺陷。由于前提是否真实决定结论是否正确,而前提是否真实演绎方法本身无法解决。对于个别统一于一般的属性,它具有助发现作用,但对于一般之外属性的发现却无能为力。特别是在医学上,疾病与健康情况复杂,临床表现有差异,应用演绎方法要特别慎重。医学中有些问题的出现,如误诊时对疾病病因、病理与症状表现的错误判断,除了观察实验本身的漏洞外,很大程度上是由于演绎推理不当。因此,演绎方法必须与归纳、分析方法结合使用,才能成为科学的思维方法。

(三)医学归纳与医学演绎的关系

归纳与演绎是相互补充、相互依存的,其辩证关系的客观基础是一般与个别的关系。人的认识是一个从个别到一般,又从一般到个别,不断循环、不断深化的过程。因此,归纳离不开演绎,要演绎为它确定研究的目的、方向和方法;演绎也离不开归纳,演绎必须以归纳为基础,要归纳为它提供推理的前提;归纳与演绎互为前提,相互转化,缺一不可。夸大任何一种方法都是不妥的。

三、分析与综合

(一)医学分析方法

1. 医学中分析方法的定义和类型

医学中的分析方法,是把医学研究对象的整体分解为若干部分、单元、环节、层次、要素、阶段并加以认识的思维方法。在解剖学和生理学中,把人分成运动、呼吸、循环、消化、泌尿、生殖、内分泌、神经、免疫等系统,然后分别研究各个系统的结构和功能,就是分析方法的应用。分析方法有定量分析、定性分析、功能分析等类型。

2.医学分析方法的作用

分析方法在医学研究和临床中具有重要作用。它使人们能分解和简化医学研究的对象,以便进行研究和使认识深化,揭示人的生命、疾病和健康的各方面的本质规律。因此,它是医学认识的显微镜和解剖刀。人体是一个多层次、多结构的整体,疾病与健康也是多因素作用的整体表现。在对人的生命、疾病和健康的认识中,既要进行解剖学的分析,又要进行生理学的分析,还要进行细胞学、组织学、生物化学、病理学、心理学、伦理学等方面的分析。没有分别对其各自结构、功能的考察,就没有现代医学科学;没有对患者的问诊、体检和各种实验室的分析检查,就无法对病人进行诊断,也就没有临床医学。

3.医学分析方法的局限性

医学分析方法也有它的局限性。长期下去容易形成一种习惯:只看到医学研究对象的部分、单元、环节、层次、要素、阶段,忘记了整体本身,忽视了人是一个具有生物、心理、社会多重属性的整体,疾病与健康也是这些多因素作用的整体反映。

要正确地应用医学分析方法,必须注意分析的有效条件。一方面,分析应当具有系统的整体观点。要把医学研究对象看作是一个系统,从部分与整体以及外部环境的相互联系、相互作用、相互制约的关系中进行动态的分析。分析到一定阶段要跳回来整体地审视一下这种分析对不对。另一方面,分析应当从特定的课题出发,根据人们研究的课题来分析。

(二)医学综合方法

1.医学综合方法的定义和类型

医学中的综合方法,是在医学分析基础上把对医学研究对象若干部分、单元、环节、层次、要素、阶段的认识联结起来加以研究,形成对医学研究对象统一整体认识的思维方法。

综合不是把各个部分的认识简单地进行加法运算,它是在探讨各个部分、各个方面、各个要素或各个层次相互之间是什么联系,是如何相互制约、影响基础上形成一种对医学研究对象的整体性认识。综合方法有结构的综合、机理的综合和动态模型的综合等类型。

2.医学综合方法的作用

综合方法在医学研究和临床中的作用表现在:在医学研究中,它把医学分析方法得到的片断、分散、杂乱的资料经过综合形成理论体系,更全面、深刻地揭示人的生命、疾病和健康的统一性规律;通过综合可以将已知的医学知识推广到未知的领域,从而做出新的医学发现和发明。人们在用分析方法分别研究了 DNA、mRNA、tRNA、rRNA 的结构以及在机体蛋白质生物合成中各自的作用与行为基础上,把它们与蛋白质、氨基酸的关系结合起来,从整体上认识机体蛋白质生物合成的机理与过程,从而基本搞清了生物遗传在分子水平上的基本机制。在医学临床中,病人病状、体征、有关化验和仪器检查结果都只是疾病某方面的反映或通过分析对某方面本质的认识。只有通过综合才能发现机体内的病理状况和相互联系,作出正确诊断。

3.运用医学综合方法的有效条件

要防止把各个部分简单相加导致综合错误,必须注意综合的有效条件。一方面,医学综合必须在医学分析的基础上进行。另一方面,综合必须借助于特定的理论框架(概念、范畴、原理、理论)等进行。许多时候,应用旧理论、旧概念、旧范畴进行综合解释无法说明或解释不通时,通过引入新的理论、新的概念或新的范畴能很好地加以解释,这就往往导致医学上的新发现。

(三)医学分析与医学综合的关系

医学分析与医学综合是相互依存、互为条件、相互补充又互相转化,其辩证关系的客观基础是整体与部分的关系。分析是综合的基础,离开分析的综合是空洞的、无依据的。综合给分析以指导,离开综合性认识的指导,分析是盲目的、零碎的。在实际的思维过程中,分析中有综合,综合中有分析,它们相互转化推动医学认识的发展。

第四节 医学发现中的非逻辑方法

医学发现中的非逻辑方法,是指医学发现中主要不是运用概念、判断、推理形式来逐步地、间接地反映人的生命、疾病和健康现象及本质、规律,不是严格遵循一定逻辑规则进行医学发现的思维活动,而是指采用联想、想象、直觉、灵感等思维形式进行医学发现的思维方法。它对于医学研究提出新课题、建立和验证假说、获得发现与发明、形成和发展医学科学理论可以起先导、桥梁和激励作用。它同医学发现中的逻辑方法相辅相成,综合发挥作用,构成了医学创造性思维的整个过程。

一、联想与想象

(一)医学发现中的联想

1. 联想的定义和类型

联想,是指因一种经验、事物的触发而想到另一种或多种经验、事物的思维活动和思维方法。人们把前一种经验、事物称为刺激物或触发物,后一种或多种经验、事物称为联想物。根据联想物与触发物间的关系,联想思维可分为相似联想(由一种经验、事物想到另一种或多种在性质和特征上相似的经验、事物)、对比联想(由一种经验、事物想到另一种或多种在性质和特征上相反或相对的经验、事物)、接近联想(由一种经验、事物想到在空间和时间上与之接近的另一种或多种经验、事物)、关系联想(由一种经验、事物想到与之存在某种因果、种属、并列等关系或联系的另一种或多种经验、事物)、自由联想(不局限于某种形式,自由地进行联想)、强制联想(把无关的经验、事物强制地联系起来进行创造性思考)等多种形式。

2. 联想的作用

联想可以把跨越性很强的经验与事物联系起来,触类旁通,举一反三,诱发灵感,从而使它成为医学发现和医学发明中重要的思维方法。在医学科研和临床中,人们往往借助联想把观察与实验中的某一医学现象或医学事实同其他现象或事物联系起来,得到原型启发和借鉴,引出医学发现或医学发明。英国人李斯特看了巴斯德"细菌是生物体腐烂的根源"的报告,联想到了伤口感染化脓,创立了"外科手术消毒法"。梅挈尼柯夫意外发现海星吞噬食物,创造性地联想到血细胞吞噬微生物,对此进行研究而获得1908年诺贝尔生理和医学奖。

联想必须以丰富的知识(不仅仅医学领域)和经验为基础,通过多次性、多方面联想,才能既具有创造性又符合医学事实。平时努力学习、善于积累知识与经验丰富的人,他的联想能力就强。联想范围越广阔、深度越深,触类旁通、举一反三的能力也就越强,对创造能力的开发就越有益处。

(二)医学发现中的想象

1. 想象的特点和类型

想象,指人们根据以往的经验,对原有的感性形象或作用机制进行新的组合和构思,创造出新的事物和形象的思维活动和思维方法。联想只是头脑中将已知的经验或事物同其他的经验或事物联系起来,并不创造新形象。想象则在联想基础上加工原有经验或感性形象,从而创造出新形象。

想象的特点是:(1)它是源于经验又超越经验的假想。想象不是凭空产生的,它是大脑对原有经验和表象的组合、构思而产生的。但是,想象作为一种心理活动,又往往超越现实,不按常规习俗、逻辑推理和事实去思考。(2)它的发生既有长期的酝酿,又有突发的沟通和引发。任何富有成效的想象都是研究者长期致力于解决某些疑难问题的深入思考为前提的。它的突发性是这种深入思考的一种飞跃。(3)它具有形象思维的浓厚色彩。想象的重要内容之一,是通过已有形象的巧妙组合,在头脑中形成新的形象,具有形象思维的具体性、直观性和生动性特征。

根据在想象中形成的新形象是否具有创造性,想象分为再造想象和创造想象。再造想象,是根据语言描述或图样示意(图像、图解、符号、模型等),在头脑中再现出相应的图像。如根据手术术式的语述在大脑中再现出手术的解剖结构图样等。创造想象,是根据一定的目的,在大脑中创造出现实中不存在或未认识的事物和形象。幻想与猜想是创造想象的两种主要形式。幻想,是一种与愿望相结合并指向未来的想象。猜想,是以一定的事实和知识为依据,从不尽充分的事实中进行推测的想象。在具体的思维过程中,幻想与猜想往往又相互交融。

2. 想象的作用

再造想象和创造想象都是医学创造性思维中不可缺少的。但是,创造想象在医学发现和医学技术发明与创新中占有更为重要的地位。因为它是人们在某些科学事实和已有知识经验的基础上,将大脑长期储存的相关信息唤醒,让思维自由驰骋,突破传统思路的束缚,进行新的组合,构思出新的设想,从而揭示人的生命、疾病和健康的本质和规律的过程。因此,想象是灵感产生的重要诱因,是产生假说的重要条件。医学史上许多重要发现和发明,都与创造者丰富的想象力密切相关。巴甫洛夫利用外科手术方法,从唾液腺、胃和胰腺接出导管(称为假食道),然后进行"想象喂食",来研究神经系统对消化液分泌的调节作用,发现了消化腺活动的规律。1953年,沃森和克里克在对DNA分子的研究过程中,就是借助想象巧妙地构想出DNA的双螺旋结构,并进而猜测出碱基互补遗传密码、DNA复制等对分子遗传至关重要的新见解。许多新的医疗手段和技术、新的医疗设备的设计与构思都离不开丰富的想象力。所以,"想象力是科学研究中的实在因素"[①]。

创造想象需要训练和培养。既要异想天开,又要实事求是;既要经验和知识丰富,又要敢于突破旧的传统和观念;要注意强化自己的好奇心和兴趣。

二、直觉与灵感

(一)医学发现中的直觉

1. 直觉的特点

直觉,是指人们对于突然出现在眼前的新事物、新现象迅速作出结论性判断的思维现

[①] 爱因斯坦著,许良英等编译:《爱因斯坦文集》(第1卷),北京:商务印书馆,1976年版,第284页。

象。在科学研究中,人们依靠头脑中长期的知识和经验积累,依靠科学思维和敏锐的洞察力,在没有经过按固定的逻辑规则进行推理情况下直接领悟事物的本质就是一种直觉思维。它包括直觉的判别、直觉的想象、直觉的启发等。

直觉思维的特点是:(1)整体性。直觉思维总是从整体上来把握研究对象。它不是像分析思维那样,把对象先分解为许多细节、部分,然后遵循由简到繁、由浅入深、由具体到抽象来进行的。(2)直接性。一旦遇到某一新事物出现,依靠融会贯通的知识、经验和敏锐的洞察力,就能直接判断、把握事物的本质和规律。从现象到本质,不通过常规的、严格的逻辑思维程序,而是以简化的形式出现,直接地陈述结果。(3)跳跃性。直觉思维的路线是跳跃式的,它不像分析思维那样有条不紊和循序渐进。(4)快速性。由于直觉思维无需思考也不用推理就能根据自己的知识经验和具体情况,立即作出判断,得出结论,因而具有快速性。(5)或然性。直觉思维发生的过程,无需主观意志的注意追求,而是不知不觉之中直接而迅速得到关于事物本质的洞察。由于缺少严密的逻辑推理,而是以个体的经验为前提的,直觉思维得出的结论有真也有假。

直觉思维是一种普遍的心理现象,它的形成是以知识经验为基础。知识经验的质量水平直接影响到直觉思维的正确程度。知识经验越丰富,直觉思维就越灵敏,正确程度就越高。由于人的知识经验的形成往往是逻辑思维活动的结果,因而,直觉思维离不开逻辑思维的支持。

2.直觉的作用

医学研究对象的复杂性、临床资料的不完备性、临床诊断时间上的紧迫性使得直觉思维成为医学研究和医学临床中常用的方法,它对医学发现起着某种启示和导向作用。在医学研究中,直觉思维可以一针见血,抓住重点予以突破,较快地把握人的生命、疾病和健康的本质或找到解决问题的出路,因而具有创造性。在临床疾病诊断、治疗、疗效估价、预见病情的变化和转归等过程中,医师借助直觉思维不需思考也不必推理,凭自己的经验和患者临床表现,在很短时间内就能迅速选择诊治方向,作出预测和判断,得出临床结论。

直觉思维的创造性大,盲目性也大。对医学发现中直觉思维得出的结论尤其要慎重对待。

(二)医学发现中的灵感

1.灵感的特点

灵感,是指人们对于曾经反复探索而不得其解的问题,因某种偶然因素的激发或潜意识思考而顿时醒悟,得出答案的思维现象。因此,灵感又称顿悟。灵感思维并不神秘。它是研究者对问题经过长期探索,思维达到白热化,处于应激状态,或因外界某一刺激而受到启发,或由于某种联想、想象,使思维活动触类旁通,导致创造者智力水平的充分发挥。同直觉思维相比,灵感思维研究对象常常不在眼前。而直觉思维一般是对眼前研究对象的一种有结论性的迅速而直接的判断。

灵感思维的特点是:(1)它是一种突发的、飞跃式的豁然开朗。灵感的产生是同人们对某一问题的长期探索相联系的。从长期探索到瞬间升华之间,是整个灵感的孕育过程。它往往是在自觉意识活动暂时停顿时,潜意识活动受某种条件的激发,将各种相关的信息重新组合、排列、匹配,突然沟通,涌现于显意识,成为灵感。(2)它多是在长期紧张思索后的轻松时产生的。这时外界无关信息干扰最小,对百思不得其解的问题本身也置之不顾,这时反而易于打开思路。(3)它的产生要有一定的触发因素。灵感出现时,无需直接面对研究对象、也不必正面思考问题本身,却往往因为某种触发因素的出现,诱导了灵感的产生。

2.灵感的作用

灵感作为创造性劳动过程中出现的功能达到高潮的心理状态,在医学科研和医学临床中发挥了很大作用。它是医学发现的激励因素,为医学发现提供了人脑以最优功能加工处理信息的最佳心理状态和解决医学问题的新思路、新突破、新课题。科赫为了研究不同细菌的特点、规律,致力于分离出单一纯种的细菌。虽然绞尽脑汁仍找不到办法。偶然一天他却从饭桌上的一盘琼脂胶中得到灵感:把细菌接种在凝固成胶冻状的平板上。实验成功了。在临床实践中,也经常出现对疾病现象、本质和规律的反复思考而不得其解的情况,医师抓住某一偶然契机(如细微的体征、简单的化验)产生的灵感,能迅速作出正确的很有预见性的诊断。

3.灵感产生的条件

医学发现中灵感思维的产生,需要一定的主客观条件:(1)头脑中要有一个待解决的中心问题,而且对该中心问题要进行长期思索,直至思想达到饱和状态。这是灵感产生的最主要的前提条件。(2)要有足够的知识储备或观察实验资料、信息资料的积累。医学发现中的灵感并不是凭空的胡思乱想和毫无根据的臆测,而是建立在扎实的医学理论、丰富的临床经验和广阔的信息资源上的,以此为依据而形成的观念、习惯和思维方法的综合体现和重新组合。(3)紧张工作后的松弛阶段,是产生灵感的良好时机。如散步、听音乐、洗澡、卧床休息等,这时大脑由抑制状态转向兴奋状态,促使大脑中的潜意识积极活动,产生神经性的突然性接通。

医学发现中的灵感毕竟只是一种未经理性证明和临床实践最终检验的瞬间意识,作为一种对人的生命、疾病及健康现象、本质、规律趋势和联系的预见,往往会失之偏颇,必须依赖医学发现中逻辑方法和医学实践的进一步检验。

第五节 医学发现中的机遇

医学研究中,经常会无意中遇到一些意外的新现象。透过这些意外现象把握其内在本质,由偶然深入到必然,便有可能在医学上获得新发现,这就是医学发现中的机遇。正确认识和掌握机遇的发生规律,及时准确地捕捉和利用机遇,这是医学发现的一个重要途径。

一、医学发现中的机遇及其类型

(一)医学发现中机遇的涵义

医学发现中的机遇,是指在医学研究过程中有利于医学上新突破的机会或境遇。这些机会或境遇的出现往往是偶然的。在医学观察和医学实验中,有时候会遇到一些与期望的结果不符的特殊或反常的现象;有时候找不到合适的实验材料而很偶然地采用了其他的材料代替或无意出现一些实验操作上的错误,却出现意想不到的结果,以此为线索深入研究就能导致医学上的新发现,这都是机遇。

机遇是相对于指导医学观察和医学实验的某种医学假说与理论或原来预定的研究计划和目的而言的,它是意外发生或出乎意料地获得成功的。由于触发机遇的因素是复杂的,是人们在事先难以预测的,因此,意外性是医学发现中机遇的最大特点。

(二)医学发现中机遇的类型

医学发现中的机遇按其与指导医学观察和医学实验的医学假说、理论或原定研究计划和目的的关系,分为目的内型和目的外型两种情况。

1. 目的内型机遇

是指意外的发现同观察实验的原定目的是一致的,但发现这一现象的方式和场合却十分意外。目的内型机遇又称部分意外的机遇。法国外科医生巴雷一天在治疗几名弹伤病人时,因找不到煮沸油剂,无奈之下便以鸡蛋黄、蔷薇油和松节油混合成软膏代替,意外地找到了外科创伤的新疗法。巴雷所遇到的机遇就是部分意外,因为他的目标就是要治疗弹伤病人。目的内型机遇加快了医学研究的进程,达到了预期的目的。

2. 目的外型机遇

是指意外的发现完全出乎观察实验的原定目的之外。本来所要寻找的是预期中的某一事物,结果却意外地发现了完全不同的另一种事物。目的外型机遇又称为完全意外的机遇。英国的柏琴在1856年试图提取一种抗疟疾的药——奎宁,却意外地发现了人工合成染料苯胺紫,就是完全意外的机遇。目的外型机遇离开了原来预定的医学研究方向和研究目的。

按照"意外"程度的差别来划分不同的机遇,把机遇与人们进行医学研究的目标相联系起来,这不失为一种有效的机遇分类方法,但不是惟一的方法。从不同的特定关系出发,人们可以对机遇进行不同的分类。

二、医学发现中机遇产生的客观原因和认识根源

医学发现中的机遇并不是什么神秘莫测的运气,虽然它是通过偶然事件获得的,但它的产生是有其内在根据的。这是因为:

(一)医学研究的对象是必然性与偶然性的辩证统一,机遇是必然性的表现形式

医学研究的对象是人的生命、疾病和健康现象及其规律。同自然界的其他事物一样,人的生命、疾病和健康是必然性与偶然性的辩证统一。任何偶然性的背后都隐藏着必然性,必然性正是通过大量的偶然现象表现出来的。医学发现中的机遇是一种偶然现象,它的出现是偶然的,但这种偶然性是人的生命、疾病和健康内部必然性规律的一种表现。1899年,德国内科医生冯·梅林和俄国病理学家明可夫斯基合作研究胰脏在消化过程中的功能时,给狗作了胰脏切除术。过后,一位助手偶然发现这只狗的尿引来成群的苍蝇。明可夫斯基化验、分析狗尿后,发现其中有糖,于是领悟到胰脏和糖尿病有密切关系。这里,狗的尿引来成群苍蝇的偶然因素背后存在着胰腺和糖尿病有关的必然性作用。所以,医学发现中不可避免地要碰到一些偶然现象。医学研究就是要在偶然现象出现的时候捕捉住它,并进一步揭示出其背后的必然性,作出医学发现。

(二)医学研究的目的是有限和无限的辩证统一,机遇是医学研究目的的意外发现

任何医学研究(包括观察、实验)都有思想指引,有明确的目的和计划,不可能也不允许进行广泛目的的课题研究,否则科研就无法进行。从这点讲,医学研究的目的是有限的。但是,医学发现的活动又是一个探索未知的活动。既然是"未知"的,就不可能完全遵循着一条预定的路程达到医学研究的目的,并且事先也就难以预料是谁在何时何地以何种方式得到何种特性的结果。1895年,法国物理学家伦琴在研究阴极射线管的放电现象时,无意中发

现了X射线。这一发现使X射线不仅成为研究物质结构的主要工具之一,而且成为医学研究的重要手段,推动了医学技术的发展。从这点讲,医学研究的目的又是无限的。对医学研究的预定目的来讲,目的外的意外发现就是机遇。

(三)医学研究过程是确定性与非确定性的辩证统一,机遇是非确定性因素作用的结果

医学观察和医学实验过程中有许多确定性的东西,如计划的制定、理论的指导、实验方案的设计、仪器设备的安排等等,在医学发现中起着重要的作用。但是,医学研究对象的高度复杂性和医学认识的无限性、具体研究者认知结构与方法的有限性、操作和分析中难免发生的失误(对机遇的产生来讲这种失误恰恰是必要的)、难免出现某种偶然事件引起的变化等,使医学研究具有许多不确定性因素,"意料之外"的事情时有发生。意大利解剖学家伽瓦尼在做青蛙的解剖实验时,助手拿起电机旁的一把解剖刀无意中刀尖碰上了青蛙腿上露出的神经,蛙腿突然发生了痉挛。伽瓦尼对此进行研究,发现了物理学的电流现象。可见,这些非确定性因素作用结果往往表现为医学发现中的机遇。

三、机遇在医学发现中的作用

人的生命、疾病和健康现象及其规律是相当复杂的,人们往往只能从观察现象入手来探索内部的复杂性规律。这种高度的复杂性决定了机遇在医学发现中的重要作用。正如英国剑桥大学动物病理学教授贝弗里奇所说:"也许绝大部分生理学和医学上的新发现都是意外做出的,或至少含有机遇的成分,特别是那些最重要的和最革命性的发现。"[①]机遇在医学发现中的作用表现为:

(一)机遇是导致医学新发现和新发明的线索,推动医学科学技术的重大发现与发明

医学上许多新发现、新发明都是意外作出的,或通过机遇的线索而诱导出来的。对切除的青蛙心脏进行实验时,生理学家通常使用生理盐水作为灌注液,用这种方法可使青蛙心脏继续保持约半小时的跳动。一次,伦敦大学医院医生林格发现他的青蛙心脏连续跳动了好几个小时。原来,这是他的实验助手在制作盐水溶液时偷懒,用自来水代替了蒸馏水。林格根据这个线索断定自来水中的那些盐分引起了生理活动的增加。就是这样发现了这种以他命名的溶液,对实验生理学的贡献颇大。

通过机遇提供的线索导致医学新发现、新发明的例子有许多。如丹麦医生革兰在对肾切片显现双染色过程中的偶然发现,发明了细菌的染色法——"革兰氏染色法";弗莱明的偶然发现,开创了抗生素生产的新技术等等。

(二)机遇是开拓新的医学研究领域和创建新的医学理论的起点,并为医学理论的发展提供先导

有些偶然发现因为它不在人们的预料中,所以,它的发现是旧理论体系不能说明的,而成为医学研究新领域的起点,医学理论发展的导火线。巴斯德偶然发明免疫法,导致医学免疫学理论的产生和发展。法国生理学家里基特在实验室以动物试验海葵触手的提取物,以测定其毒素剂量时,突然发现:与第一次相隔一段时间的第二次的微小剂量常使动物迅速死亡。戴尔在给豚鼠的几条不随意肌注射血清时,突然发现有一条肌肉对马血清反应特别强烈。原来这只豚鼠在不久前曾注射过马血清。这些偶然发现促使人们对免疫现象、变态反

[①] 贝弗里奇著,陈健译:《科学研究的艺术》,北京:科学出版社,1979年,第113页。

应类型及其机理、变态反应与细胞和体液免疫关系进行研究,推动了免疫学理论的发展。

需强调一点的是:承认医学发现中的机遇的作用,但不能夸大这种机遇的作用。

(1)机遇在医学发现中只能提供一个线索,不是医学发现和医学发明本身。从机遇提供的线索到医学发现和医学发明,这期间还要深入地研究和艰苦的努力,因为机遇没有也不可能产生解决医学发现的全部问题或提供现成的答案。大量的医学发现和医学发明是医学研究者多少年来辛勤探索的结果。把医学发现和医学发明完全寄托于偶然的机遇上是不行的。

(2)机遇的发现并不能决定医学发展的命运,只不过起加速或延缓的作用。人的生命、疾病和健康现象及其内部的必然性规律总是要被人类所认识的。抓住或失去医学发现的机遇,对这种必然性规律的认识而言只是一个时间上的早或迟的问题而已。

四、机遇的捕捉

医学研究中意外现象的出现能否及时捕捉住,以及能否判明意外现象的医学意义并加以应用,是影响医学发现和医学发明的重要因素之一。医学史上一些意外事件的发生并没有被人们所重视,失去了医学发现和医学发明的很好机会。所以,医学发现中的机遇是主客观相互作用而产生的。从客观上讲,这个意外事件必须出现。从主观方面讲,这个意外事件又必须被医学研究工作者所注意到。因此,要捕捉和利用机遇,使其成为医学发现和医学发明的生长点,就必须从客观条件和主观条件两方面努力。

(一)勤于观察实验,设法创造偶然现象出现的客观可能性

促使机遇产生的客观条件是多方面的,医学实验仪器和设备是一种客观条件,合作者也是一种客观条件。总之,除思想准备之外的一切能够促使机遇产生的因素,都可以说是促使机遇产生的客观条件。但是,仅仅这些是不够的。医学实验仪器和设备本身并不能产生机遇,偶然事件只能出自实验室和临床上。要使偶然事件出现,就要勤于实践,勤于医学观察和医学实验,勇于探索新问题,这样,捕捉机遇的机会就多。随着医学科学技术进步,医学学科越来越向纵深发展,学科间的交叉增多,在这些领域往往需要探索的问题也多。在一些边缘学科、交叉学科和新兴的幼年学科上,勤于实践,勤于观察实验,意外事件出现的场合就比较多。

(二)要有充分准备的头脑

意外事件出现后,并非每一个医学研究工作者都能认识和把握它。这里,还有一个捕捉和应用机遇的主观条件的问题。巴斯德说得好:"在观察的领域中,机遇只偏爱那种有准备的头脑。"[1]"有准备的头脑"概括了科学研究工作者必须具备的素质。

1. 要有广博的知识准备

有时,机遇带给我们线索的重要性十分明显,但有时只是微不足道的意外小事。只有发现者把这个意外事件和其他知识(包括理论知识、经验知识)联系起来,或利用它推衍出新的知识,才能赋予这个发现重要的意义。知识狭窄或只局限于自己的专业知识,就不能看到这些偶然小事的意义所在。1860年,德国著名的化学家维勒进行生物碱可卡因的提取工作。他将可卡因放在口内尝了一点,觉得舌头变得麻木了,几乎失去感觉。由于他是一位化学家,没有认识到这个观察在医学上的重要性。奥地利的卡尔·科勒在1884年偶然听说可卡

---

[1] 贝弗里奇著,陈健译:《科学研究的艺术》,北京:科学出版社,1979年版,第35页。

因有麻醉作用,便将其作为局麻药应用于眼疾手术而获得成功。可见,头脑作好丰富的知识准备,对于及时捕捉机遇并由此做出医学发现和医学发明,是一个十分重要的条件。

2. 要有敏锐的观察能力、丰富的想象能力、高度的判断能力

有了敏锐的观察能力,就能在注意预期事物的同时,保持对意外事物的警觉性和敏感性,就能在别人不注意的地方发现反常现象,所以,"留意意外之事"是研究工作者的座右铭;具有丰富的想象能力,才能把反常现象(哪怕是极其微小的)和他头脑中积累的各种知识联系起来,并利用这些联系引出新的知识;而拥有高度的判断能力,才能够及时判断这种新知识有没有医学价值,有没有必要进行深入的研究。弗莱明在进行葡萄球菌平皿培养时注意到:某个菌落周围的葡萄球菌菌落都死了。他由此意识到了这种现象可能具有的重大意义,予以深入研究,发现了青霉素。实际上在弗莱明之前,许多科学家都注意到霉菌抑制葡萄球菌菌落的现象,但对这种现象,他们只感到讨厌。可见,弗莱明的发现,并不是得力于机遇,而在于他具有敏锐的判断力,能够抓住别人放过的机会。

3. 要敢于冲破传统观念,有对问题热切求解的准备

必须要有批判的头脑,不受自己的假说和流行观念、传统见解的束缚,不把自己的研究活动局限于传统的步骤,而是去尝试新奇的步骤,才能随时留心意外之事。同时,对最初的偶然发现要深入追究,穷追不舍,对其加以开拓,才能真正认识和理解它的医学价值。

第六节 医学技术发明的方法

医学技术发明是为了人类疾病预防、诊断、治疗的需要而创造出的新的物质产品、技术手段和方法。医学技术发明活动中有许多特殊的具体方法。从一般方法论的高度,总结各种医学技术发明的共同方法及其特点,对指导临床医学实践、发展医学科学、推动医学技术的进步都有特殊的意义。

一、医学技术发明方法的特点

(一)医学技术发明方法具有更强的实践性

医学技术发明方法的实践性,并不仅仅在于医学是一门科学而且是一门实践性和应用性科学,更在于医学技术发明同医学发现在思路、程序等方面的不同。

医学发现的思路是从个别到一般,从实践上升到理论,其成果是知识形态的东西,即有关人类生命、疾病、健康等新的医学事实以及在医学事实基础上抽象出来的新的医学概念、原理、学说、理论等无形的医学知识。医学发现的一般程序是由医学临床实践和医学观察实验中得到的医学事实开始,经过逻辑思维或直觉思维的加工概括,形成医学假说,再经过医学实践检验,上升为医学理论。医学发现的许多方法就是为医学发现活动提供一般的思维操作规则或模式。

医学技术发明的思路则是从一般到个别,从医学理论回到医学实践。医学技术发明以医学理论或经验知识为背景,临床实践目的非常明确,而且发明本身具有创造性、新颖性和可行性。其成果主要是疾病的预防、诊断和治疗方法以及用于实施疾病诊断治疗和预防保健的仪器、设备、医疗器械、人工脏器、药剂、物质材料等物质形态的东西。医学技术发明的一般程序是从人们防病、治病及健康保健的社会需要同医学研究成果结合起来的某种医学

技术需要开始,经过规划、研究、设计,使医学理论和技术原理具体化为疾病的预防、诊断和治疗的方法以及直接服务于医疗保健目的的装备、仪器、人工脏器等。医学技术发明的许多方法就是在医学技术发明实践活动中产生的、指导医学技术发明活动的实践操作规则或模式,其目的无不是为了满足人们疾病预防、诊断、治疗和健康保健的实践需要。

(二)医学技术发明方法具有更强的社会性

医学技术由技术硬件和技术软件两部分组成。它既包括人们在医学实践中积累起来的各种知识、经验、技能、技巧、操作方法等观念的东西,又包括药物、医疗器械、实验设备等物质的东西。因此,医学技术具有某些自然属性,更具有社会属性,是社会的存在物,是社会中的人们在一定社会关系中医疗实践活动的结果。

人的健康与疾病都与人的社会属性和社会环境有直接或间接的联系。致病因素的社会性决定疾病防治技术的社会性。因此,医学技术活动不仅发生在人的自然层面,还涉及人的社会层面。从社会活动的范围研究疾病预防、诊断和治疗的方法和手段,是医学技术活动的重要内容。

因此,同医学发现方法只是阐明人的生命、疾病和健康的内在规律不同,医学技术发明的方法不仅包含着对自然规律的应用,而且包含着对社会规律的应用。它不仅要遵循自然规律,特别是遵循生命科学与医学的规律,而且受社会因素的制约,特别是受人的社会、心理因素的制约,尤其要注意满足生命科学研究与人类疾病预防、诊断、治疗和健康保健的社会需要。所以,不管在医学技术发明方法的选择上,还是在医学技术发明方法的应用上,不能不考虑到各种社会因素。

(三)医学技术发明方法具有更强的综合性

医学发现的方法往往是在纯化和理想化的条件下研究人的生命、疾病和健康问题的,通过撇开一些偶然的、表面的、个别的现象、因素和关系而从个别上升到一般,把握住人的生命、疾病和健康的内在规律。在医学技术发明活动中,由于研究对象是十分具体的疾病预防、诊断、治疗的技术手段和方法以及所需要的药物、医疗器械、实验设备等,直接关系人的生命,因而必须对关系人的疾病、健康的各种因素和关系加以综合考虑和运用。

医学技术发明方法常常是生命科学与其他自然科学以及社会学、心理学、行为科学方法的综合运用。它既有简单的钻、锯、刀、剪等机械,也有基因组工程、蛋白质组工程、细胞工程和组织工程等高科技;既有药物、器械等物质手段,也有心理暗示、精神分析等精神手段;既有针对个体的治疗,也有针对群体的社会预防。即使某一项医学技术发明,如人工心脏的设计、研制,也要运用生命科学与材料科学的多种知识。可见,医学技术发明的方法不能不具有更强的综合性。

二、医学技术发明方法的指导原则

(一)创造性与安全性相统一的原则

医学技术发明的本质在于创造,开创前人没有的技术手段、方法和设备。只有在创造中才能发明疾病预防、诊断和治疗的新的技术手段、新的物质设备,提高防病、治病的疗效,医学也才能进步。但是,医学技术发明活动总是有一定的风险。医学本身的复杂性更给这种创造发明活动增添了发生偏差的可能性。而医学技术发明活动对象是人。一旦发生意外就会给患者造成痛苦,甚至危及生命,引起医疗纠纷和冲突。因此,在创造发明过程中,医学技术发明方法首先必须保证技术的安全、舒适和有效,否则,最先进的医学技术发明都不能成立。在保证安全的基础上,还要尽量减轻患者创伤,将对机体的损害程度降低到尽可能低的水平之上。最理想的,当然是无损伤。

(二)技术的科学性与伦理的可行性相统一的原则

医学技术发明方法必须满足科学性要求,遵循被医学实践反复证明了的关于人的生命运动、疾病和健康规律,符合人体结构与适应生理功能,这是医学技术发明的科学根据和理论前提。但是,医学技术面临的伦理道德要求贯穿医学活动的各个层面。任何疾病预防、诊断、治疗的技术手段和方法以及所需要的药物、医疗器械、实验设备的发明与使用都必须具备伦理的可行性。生殖技术、器官移植技术、基因重组技术、克隆技术(无性生殖技术)等许多医学技术发明在许多方面技术上是可能的,但在伦理上并不一定是可行的。人们对哺乳动物克隆技术的成功,表明在技术的层面上完全可以克隆人。但由此却会带来诸如"遗传法则的异化"、"生育模式被打碎"等众多的伦理问题。因此,在指导医学技术发明活动过程中,引入伦理的原则,可以使医学技术发明建立起一种有伦理根据的道德判断机制和方法,从而使技术的科学性与伦理的可行性统一起来。

(三)技术需要与可持续发展相统一的原则

任何医学技术发明都有着明确的技术目的性,这种目的性是由医学研究和医学临床实践的需要决定的,直接来源于人类对疾病预防、诊断、治疗和健康保健的需要。正是这种需要,推动了医学科学技术的发展。但是,医学技术发明在不断满足人类对疾病预防、诊断、治疗和健康保健需要的同时,也有其副作用。如放射性手段除了可以帮助我们及时准确地发现疾病,可以帮助我们有效地治疗疾病如肿瘤的放疗,但与此同时,也带来放射性污染的问题;医药业的发展一方面拯救了许多人的生命,另一方面也带来了药物的滥用问题,有的引起了药物依赖,更有的嗜药如命;克隆人不仅涉及到伦理道德问题,还可能使人类基因单一化,关系到整个人类的生死存亡。

可持续发展提倡的就是既考虑当前发展的需要,又考虑未来发展的需要,不以牺牲后代人的利益为代价来满足当代人的需要的一种科学发展观。这种科学发展观在医学技术发明活动中的实现,就是:

(1)坚持以人为本。医学技术发明既要保证技术的高效能,又要满足病人的多种需要,更要有利患者心理情绪、心理需要。既适应社会文化环境,又适应病人个体特性。仪器设备的设计必须符合人的尺度,满足人的需要,适应于其生理的和心理的特性,达到人机协调。

(2)坚持经济性和适用性。经济性要求医学技术发明以尽可能低的投入成本换取尽可能大的经济效益,合理使用有限医疗卫生资源,降低技术费用,减轻病人及社会的经济负担。适用性要求不能忽视医学技术发明可能带来的危及生态、环境甚至人类自身等方面的社会后果,着眼于技术的实用价值和适宜程度,适用不同情况的医疗工作,而不宜盲目追求技术的先进性。

三、医学技术发明的一般方法

(一)科学原理推演法

科学原理推演法,是以科学发现为先导,利用新的科学原理形成技术原理,进而引出医学技术发明的方法。科学发现的新原理、新理论是普遍性规律,它在技术科学和工程技术中加以推广,就实现了科学原理向医学技术发明的转化。例如,1928年弗莱明发现青霉素,1935年英国病理学家弗洛里和德国生物化学家钱恩对此大感兴趣,重新研究了青霉素的性质,分析出青霉素不稳定的原因及其化学结构,解决了青霉素的浓缩问题,使大量生产青霉素成为可能。科学原理并不能直接导致医学技术发明,往往要经过一系列中间环节。其中,最重要的是把握和选择科学原理所反映的规律起作用的条件和它在特定条件下发挥作用的特殊表现形式。

(二)实验提升法

实验提升法,是由医学实验或临床实践经验导致医学技术发明的方法。医学实验或临床实践往往会带来新的发现,而新的发现常常是新的医学技术和医学发明的生长点。因为新的自然现象,隐含着新的科学技术原理,对其加以提炼,弄清新发现的机理和条件,再由人工设置这些条件,在人工系统中再现出来,就是一种医学技术发明。1924年,德国神经病理学家贝格尔用一套简单的电子管放大装置,在他儿子的头皮上记下了人脑的第一份脑电图。但他没有作出理论上的解释。当时许多科学家认为这根本不是人脑的电活动信号,直到细胞膜电位理论提出后,生物电的概念才被科学家普遍接受。到20世纪50年代,人们才构思发明了脑电图机并应用于临床。

(三)移植法

移植法,就是把其他领域成功的技术方法、成果、内容或材料等,经过选择,转移到医学领域中来,促进事物间的交叉,使医学产生突破而导致医学技术发明的方法。1977年诺贝尔生理学和医学奖获得者雅洛就是把核物理学应用于临床医学,把放射性同位素示踪技术和免疫学结合起来,发明了放射免疫分析法而获奖。

移植大多是以类比和联想为前提的。它包括:(1)方法的移植。如,德国药物学家埃利希最先利用化学方法治疗疾病。他观察到用苯胺染料染色时,许多细菌的着色能力比细胞强,因此他努力从染料中寻找杀菌剂。1909年,他终于成功地研制了一种叫"606"的新药物,有效地杀死了梅毒螺旋体,使长期流行的梅毒得到有效的治疗。埃利希开创了化学治疗的先声。在医学领域,大量物理学、化学和数学的方法被移植进来,医学逐步由定性描述走向定量科学。(2)成果移植。如1895年伦琴发现X射线后,很快就被用于诊断病人的骨折、尿道结石和体内异物的位置。随着医生和技术人员对X射线管、照片的清晰度和荧光屏显示技术的改进,X射线成为许多疾病特别是体内各种器官不可缺少的准确诊断手段。(3)材料的移植。如人们利用纳米材料制成极为灵敏的生物和化学传感器,可以对癌症、心血管疾病等进行早期诊断。另外,器官移植也是一种材料的移植。

把其他领域最新知识和技术成果移植到医学领域中并加以研究应用,是医学技术发明的一条行之有效的途径。随着科学技术的广泛而深入的发展,科学技术的方法、成果、内容和材料愈来愈多地被移植到医学领域。以微电子技术为先导,包括核技术、激光技术、超导技术、纳米技术、红外技术、光纤技术、新材料技术、电子计算机技术、生物工程技术等相继涌入医学领域,使医学的诊断、治疗、预防、检测、实验技术等实现电子化、自动化,并出现了一门新型的边缘学科——生物医学工程学,推动了医用高新技术的发展。

(四)组合法和综合法

组合法是指把已有的知识、成果、技术或按不同技术制成的不同物质进行适当的组合或重组,获得具有统一整体功能的新技术,导致医学技术发明的方法。现代科学技术的突出特点就是从单项突破走向多项组合,从而产生新的技术突破。最典型的是1979年生物学和医学诺贝尔奖获得者豪斯菲尔德,他是一位没有读过大学的普通技术工作者。他获奖的成果是把已有的X射线照相装置与电子计算机组合发明CT扫描仪。这种仪器在诊断脑内疾病及体内癌变方面具有良好的效能,被誉为20世纪医学界最重大的发明之一。

综合法与组合法不同。综合法不是将研究对象进行简单叠加或初级的组合,它是首先将欲综合的各个事物(因子)进行若干分解,然后再根据需要将分解出来的有用部分进行组合。中西医学的结合就是一种综合,它不是把中医学和西医学简单地叠加在一起,而是经过仔细分析后取中西医学中的合理和适用部分而加以组合的。生物医学工程也是通过综合现代理、工、医的技术、方法和成果而形成的。可见,综合是在科学分析基础上择优而进行的组合。它可以是一个技术领域中先进技术成果的综合,也可以是不同领域中技术的综合,还可以是传统技术与当前新技术的综合。

(五)仿生法

仿生法,就是以生物的结构、功能为原型进行模拟,构思出新的技术原理,引出新的技术发明的方法。如,蝙蝠发出超声波,然后借助物体反射回来的回声,就能判断出所接近的物体的大小、形状和运动方式。人们据此发明了超声波探测技术,并应用于医学,发明了A型超声波诊断仪、B型超声波诊断仪、超声心动图仪等各种超声类诊断器。

在医学上,仿生法的另外一个重要方面就是直接以人体某一器官、系统为原型,通过模拟其结构、功能,构思人造器官或设备。这种模拟的目的,不是用于其他人工物的创造,只是用于人体器官的人工代替物,即原型是人体某器官,模型则是这一器官的代替物。如人工假肢、电子耳、电子眼、人工肾、人工心脏、人工心肺机等。

仿生法的应用过程大致是:首先分解原型的功能要素,然后再寻求、创造出具有相同或相似功能的技术结构,完全或逼真地再现原型的功能。

医学技术发明的方法还有很多,如回采法,是指在相关技术已经发展的条件下,"回采"原来被搁置或否定的技术原理,使之在新条件下得以实现的方法;检核表法,是针对技术发明的目标或需要发明的对象,从多方面列出一系列的有关问题,从中引发思路,形成技术发明的设想,并变为实际的技术发明的方法;希望点列举法,就是从人们的愿望出发提出许多构想,产生出实用的技术发明的方法;缺点列举法,就是通过发现现有事物的缺陷,把各种缺点一一列举出来,然后提出改革或革新的一种方法。在医学技术发明的创造活动中,上述各种方法都可以灵活地加以运用。

第十七章　医学研究的一般方法

医学科学方法,是医学科学认识主体,为认识医学客体的规律性而在认识活动中表现出来的手段、途径和行为方式中可操作的规则和模式。所谓医学科学研究的一般方法,即指适用于医学各个学科的一般层次上的方法。本章仅就临床观察与医学实验方法、医学数学方法、系统科学方法和社会科学方法在医学中的应用、循证医学的方法论意义等几个方面展开讨论。

第一节　临床观察与医学实验方法

一、临床观察

(一)临床观察的定义和类型

1.临床观察的基本概念

临床观察是指人们为了认识人体生理病理的本质和规律,通过感官或同时借助一定的科学仪器,有目的、有计划地去考察生命现象的活动,是获得相关感性认识的重要手段。

2.临床观察的基本类型

临床观察隶属于科学观察范畴,它可分为直接观察和间接观察。临床观察的方法是随着医疗实践的发展而发展的。在古代,由于科学技术水平的限制,人们对疾病现象的观察,一般只能凭借自身的感觉器官直接进行,即人的感官直接作用于病人这一观察对象,获取各种信息。古代中医采用的就是典型的直接观察方法,它通过"望、闻、问、切"直接与病人接触,来了解疾病现象,判断病情,推测病变规律,从而指导治疗。由于这种观察直接作用于观察对象,因而可以避免因中间环节(仪器观测)所造成对观察对象认识的误差。但由于感官受到了本身生理条件的限制,其观测范围与观测精度又有其局限性。例如,人的眼睛望不到肺部的病变,人的手摸不出颅内肿瘤,人的耳朵不能直接听出心脏瓣膜杂音等。这种局限性使人们在观察中不能进行精确的测量,难以及时、准确地反映人体的客观生理病理信息。

随着生产和科学技术的发展,人们为了认识生命疾病现象,为了克服感觉器官的局限性,在观察者与被观察对象之间引进了一个中介物,这就是人体检测设备。这样,直接观察就发展成了通过仪器作中介的间接观察。随着科学技术的日益进步,人体检测设备的发展与完善,人们感官的生理局限性不断被克服,观察范围日益扩大。同时,利用人体检测设备观察,在一定程度上排除了感官的错觉与主观因素的干扰。随着仪器的不断改进和更新,更能提供比较可靠的计量标准和准确的记录手段,使人们在认识生命现象过程中的感性认识更加客观化、精确化。但同时我们也应看到,仪器观察也不是完美无缺的,它仍存在一定的局限性。例如,仪器的误差会导致错误的观察结果,仪器的使用也要受到环境、经济等条件的限制,它远不如直接观察那样简、便、廉。因此,不能因为有了仪器观察就忽视直接观察作用,在具体运用时,两者应互补互用。

(二)临床观察的特点和原则

1.临床观察的特点

(1)临床观察在一定意义上具有某些实验的性质。临床观察的对象是现实的病人与具体的病。因此,与其他自然科学的观察方法不同,在临床观察中,不可能与治疗分开,不可能完全排除人为的"干预"。我们之所以仍称之为"观察",这只不过是同严格意义上的模拟实验加以区别而已。

(2)临床观察不但要力求实现一般观察所要求的客观性、全面性,而且临床观察又是与医学领域中其他方法如动物实验方法、群体调查方法等相互联系、相辅相成。

医学科学研究中的临床观察,是历史悠久的一种基本认识方法,长期以来,一直是临床诊治、医学形成、发展和检验医学理论的主要实践基础。随着医学的发展,临床观察将发挥更加重要的作用。

2.临床观察方法的一般原则

(1)客观性原则。在临床观察中,要尊重事实,从实际出发,避免主观偏见。观察中固然需要思考,离开头脑思考的纯客观观察是不存在的,但必须把看到的和想到的严格地区别开来。为了防止不可避免的主观偏见,还可采取一定的防止办法,如生物学观察的"随机分组",医学中的"双盲法"等,都是非常必要的。其次,为了排除由于感官而带来的错觉,临床观察要求使用先进的观测技术和观测仪器,这是保证观察客观性的物质基础。再次,临床观察要求以正确反映客观事物本质的理论为指导。"观察渗透理论",由于理论可谬,因而可能影响观察的正确性,但理论的根本作用是在于它帮助分析和审察观察事实,纠正由主观和仪器干扰等造成的误差。

(2)全面性原则。全面性和系统性原则从根本上来说,都是为了保证观察的客观性。全面性原则对于临床观察有特殊的意义。由于病人所患疾病,不论在病因上还是在疾病过程中,不可避免地受到生物、心理、社会因素的影响,所以在临床观察中,必须全面顾及到这些因素,并且不仅注意疾病现实的表现,还要注意观察疾病过程中发生变化的各种表现,特别是能够把所获得的临床资料联系起来全面思考。中医学在临床诊断过程中的"四诊合参"原则就是临床观察全面性原则的具体体现。

(3)典型性原则。自然界的事物无限多样,生命及疾病现象复杂多变,而人的时间和精力有限,要穷尽对所有研究事物的观察是难于做到的。为了准确把握研究对象的内在规律,需要选择典型的观察对象及其典型表现。如果要对某一类客体进行观察,要选择自然现象表现过程较为纯粹、最少受干扰、易于进行观察的对象。其次,对单个客体的观察,要首先寻找其典型表现。在临床上常常会遇到一人多病、一种疾病多种表现或一种疾病多种伴随症状的情况,如果不遵循典型性原则,就很难从纷繁复杂的症状中理出头绪,当然也就无法认清疾病的本质。

二、医学实验

(一)医学实验方法的定义

医学实验是人们根据研究的目的,利用仪器、设备,人为地控制自然现象,排除干扰,突出主要因素,在有利条件下去研究生命活动及其规律的一种方法。医学实验是从医疗实践中分化出来,专为认识生命规律服务的一种实践活动。医学实验方法是继临床观察方法之后产生和发展起来的。实验与观察既有区别,又有联系。它们的区别表现在:实验是人工控制或模拟自然过程,而观察只是在自然发生的条件下进行的。因此,实验是从自然现象中提取所愿望的东西,而观察只限于搜集自然现象中所提供的东西。它们之间的联系表现在:实验必须有观察,没有不观察的实验,却有不实验的观察。

(二)医学实验方法的作用

1. 可以进一步纯化和简化对象

简化是科学研究的一个重要原则。生命现象十分复杂,各种因素互相联系、互相影响、互相作用,交织在一起,往往使人不易发现其中哪个因素同哪个因素发生联系,联系的方式如何等。为此,在观察中就要进行简化。这种简化,在自然观察中是通过观察对象的选择来实现的。因此,这种简化和纯化的作用是间接的,对许多现象来说还是很困难的。在实验中则不同,人们可以借助于仪器与装备所创造的条件,排除自然过程中各种偶然、次要因素的干扰,使我们需要认识的某种属性或联系以比较纯粹的形态呈现出来,人们就能获得被研究对象在自然状态下难以被观察到的特性。

2. 可以强化研究对象

机体有许多生理与病理现象,在常态下往往不易出现,当遇到一些极端的条件时,便能呈现出来。这种条件在自然状态下难以直接控制,而实验可以凭借各种手段,造成这类特殊条件。如临床诊断早期冠心病例时,对表现不典型者,可让病人在做心电图描记前加大运动量,从而增加心脏负荷,造成心肌的相对缺血状态,利于发现异常改变而明确诊断。又如,在糖尿病的诊断上,血糖检查虽在正常范围波动,但当大量口服葡萄糖而超过已病损的胰岛调节范围时,即出现高血糖状态,从而明确胰岛功能不全的诊断。

3. 取得比较确实的结果,利于重复,便于鉴定

在自然观察的情况下,由于生命现象复杂,各种因素难以控制,所以有的发现就难以重复。实验中各种条件可以控制,因此,一般来说,只要在相同的条件下,重复做此实验,就能够取得相同的实验结果。这样就有利于人们进行长期研究,反复比较,并对以往的实验结果加以核对,一个人的发现,也就可为别人重复证实。

4. 模拟研究对象的运动过程

医学实验还可以模拟生命的运动过程,对那些时过境迁的现象以及无法进行直接实验的对象,进行间接实验研究,从而认识对象的性质。例如,原发性高血压发病机理与病理变化,是一个十分复杂的过程,但主要发病机理与遗传有关。日本学者运用遗传学技术,培育出了十分相似于人的原发性高血压大鼠动物模型(SHR 系列),该大鼠的高血压病理过程与人体十分接近,随着鼠龄的增高,机体呈现血压升高,全身中小动脉硬化,心、脑、肾等生命实质脏器的损害,进而死于出血性中风等。借助该模型,人们对高血压的病理变化过程进行间接实验研究。

5. 缩短研究时间

动物实验研究工作取得成果所需要的时间较短。人类疾病的发生可缓可急,病程的延续有长有短,病因的潜在影响往往可以是隔代或数代,而一个科学家无论怎样长寿,也很难对三代以上的人作直接观察。如用动物模拟某种疾病或进行实验治疗,则时间可以大为缩短,费用也相应大大降低。在实验室里,观察动物几代、几十代的情况是很容易做到的;假若使用微生物,观察几百代的情况也完全可以做到。

6. 动物与人的"大同小异",使动物实验有着极重要的意义

对人体进行实验研究,受到了伦理与法律的限制。许多实验,甚至有些观察,往往不便、也不允许在人体上直接进行。用动物实验摸清规律,再用于人体就可以较大地保证人体的安全。科学研究的实践表明,人是由动物进化而来的,尽管人作为地球上最高级的动物,与其他动物之间确有很多的差异,然而许多科研资料表明,在生物学意义上人与动物是"大同"的。人与动物从生物学角度看是大同小异的,这就从根本上保证了动物实验的可靠性。动物实验和临床医学的关系十分密切。通过将动物置于为达到一定目的而设计的条件下,严密地观察动物的变化规律,参照动物研究结果,再在严密的控制下,有步骤地观察其在人体的效应及变化,用以阐明某些临床现象,已成为临床观察一种极为重要的辅助方法。但由于种属的差异,动物实验在临床医学中的价值仍有其一定的局限性。因动物实验结果和临床实践不尽相同,许多药物在各种动物和人类之间的作用是有差别的。如果片面地将在特定条件下得到的结论无限地推广到临床,显然是错误的。

第二节　医学研究中的数学方法

一、数学方法在医学研究中的应用

大约在一百多年前,恩格斯在《自然辩证法》一书中,曾指出当时数学方法在生物学中等于零,他说:"数学的应用:在刚体力学中是绝对的,在气体力学中是近似的,在液体力学中就已经比较困难了;在物理学中是试验性的和相对的;在化学中是最简单的一次方程式;在生物学中等于零"[①]。造成数学方法在医学中难以应用的原因主要有如下三种:其一,生物特性常以随机变量出现;其二,一个生物系统中特性的数量比较大;其三,生物系统中有无法用数值表示的特性,即非实数特性。

然而,一百多年过去了,随着整个科学的数学化和数学方法的不断进步,这三种困难逐渐获得了初步的解决。统计数学的发展和应用,解决了生物数学的第一种困难。因为统计方法的思想实质是把随机变量与实数中某一数值建立联系,以这个数值的变化来反应随机变量的内在规律性,达到对大量偶然现象组成的系统在整体上规律的认识。例如,用概率论我们认识了数理遗传规律。生物统计使用的数学理论主要有概率论、集合论和线性代数。系统数学的发展克服了生物多特性的第二种困难。系统数学的主要数学工具有:集合论、概率论、微分方程、信息论、对策论、网络理论等。例如,我们可用集合论来研究疾病的多症状特性。克服生物数学的第三个困难,关键在于能否将非实数特性改换成实数来表示。非实

---

① 恩格斯:《自然辩证法》,北京:人民出版社,1984年,第172页。

数特性主要包括有序多态特性、二元特性和无序多态特性三种情形。这个困难是随着数量分类学中的特性编码技术和分类分析法的建立而获得初步解决的。例如,我们可用数学编码技术解决中医病型—表象的非实数对应关系,建立中医电脑诊断模型和程序;还可用模糊聚类法解决染色体的分类辨认等问题。

生物数学上三大困难的解决,清除了数学方法在生物学和医学领域获得广泛应用的障碍,推动了生物学和医学领域的数学化过程。

回顾近、现代医学史,可以说,近、现代医学中的许多重大进展是伴随着数学方法之应用的,数学方法是医学走向现代化的必要条件。例如,1866年孟德尔在豌豆杂交试验中发现了著名的遗传分离律和自由组合律。就这样,孟德尔用数学方法第一次发现和表达了复杂的生物遗传规律,成为生物学史上具有重要意义的里程碑。1924年,英国荷尔登运用概率论又创立了数理遗传学。20世纪50年代,量子生物学创立,把生物数学的应用推向了一个新的高度。所谓量子生物学所用的方法基本上就是关于电子状态的方程计算,根据计算结果以得出能够说明关于一个微观体系的各种参量。现在量子生物学已深入核酸、蛋白质、酶、高能磷酸物、致癌剂和药物结构、作用机制等多个研究领域,取得了前所未有的一系列定量精确的科学成果。70年代以后,借助于电子计算机的应用,生物学和医学的数学化正在向纵深发展。现在生物数学已发展成为包括数理流行病学、数理诊断学、药物动力学、数量分类学、数学生理学、数学生物物理学等多个分支的新颖边缘科学体系。

一百多年过去了,生物数学已从零发展到如此庞大,然而,根据联合国教科文组织的调查预测,到21世纪,将是生物数学化的时代!生物学与数学的关系,将和百年来物理学与数学的密切关系那样,互相提携和促进。我们看到,医学和它赖以生存的生物学已从定性描述进入到定量研究的阶段,正大踏步地进入精密科学的行列。

二、数学方法在医学研究中的作用

(一)为医学科学技术研究提供简洁精确的形式化语言

在数学中,由于创立了一系列科学而又精确的符号体系,才使数学的高度发展成为可能。同时,符号化也是科学技术运用数学方法的一个前提。在科学研究中运用数学,对科学来说,实质上是一个抽象概括的过程。如果不运用数学所提供的符号语言,连简单的自然规律也难以说清,更不可能描述复杂现象的内在联系了。例如,我们不仅可以用一个变量符号表示生物的某个特性,而且可以用几个变量符号的集合或关系来反映一群多因素的相互作用。在计算诊断学中,我们就常用集合或矩阵来表示一种由多个症状和体征组合的疾病或综合征,并进行运算。一个本来很复杂的医学专家诊断思维过程,如经布尔代数和符号逻辑处理后,就能得到一个简洁、明了的电脑模型。

(二)为医学科研提供数量分析和计算方法

从定性描述进入定量分析和计算,是一门科学达到成熟的重要标志。数学方法在其中具有不可替代的作用。在医学研究中,同样也离不开这种数量分析和计算。例如,对于一个球型细胞,其表面积 S 是半径的二次函数($S=4\pi r^2$),体积 V 则是 r 的三次函数($S=4\pi r^3$)。所以它在体积上的增减比在表面积上的增减要大。因此,要保持代谢物质在通过细胞表面的流率与内部代谢速率之间的恰当平衡,就只有当细胞的半径保持在一定的临界内才有可能。在现代临床医学中,离不开数学方法,甚至连最基本的医疗工作,如各种临床数据的测定和度量、药量计算、超声波、心电图、X光片的分析都无法进行。

（三）提高了医学对随机现象和多因素现象分析、判别、决策的可靠性

生物活动和疾病的一个重要特点就是，通常出现某一现象和某一结果（即因变量 y），往往是多因素（即自变量 x_i, $i=1,2\cdots\cdots,m$）综合作用所致。过去我们对医学中这些多因素的相关分析（例如在中医学中）仅仅只是模糊定性的分析。而现在我们可用多元线性回归方程来揭示一事物或现象与其他多种事物或现象在数量上的相互联系和制约关系，这样就较之定性分析更为客观和可靠。

又如诊断疾病，在现代化的今天，对有关某种疾病的各种征候的诊断价值作出评价和对众多的临床诊断数据作出多元分析，就成为十分必要的了，自然这里就必须用到概率统计的数学方法，目前一般用 $X^{1/2}$ 法、参照单位分析法、条件概率法来评判各个征候的鉴别诊断价值。而用于计量诊断的数学模型有：贝叶斯条件概率模型、序贯分析模型和最大似然模型。

此外，还可以运用对策模型、决策树等方法帮助我们对临床随机决策过程进行定量的科学分析。

（四）为医学科研提供严密的逻辑推理工具

数学方法的一个突出特点是它逻辑的严密性。它的任何命题和关系式都须经严格的证明后才能确立，它的运算也都须按照一套约定的逻辑法则进行。因此，运用数学方法就可保证从已知的量和关系推求未知的量的关系时，在逻辑上的可靠性和确定性。20世纪60年代，新的一代临床医学家们认为，虽然生物学知识是重要的，但它总是不完全的。从这种理论的演绎来推断一种新的诊断或治疗方法的合理标准，应该是随机、双盲试验的"统计学意义"的结果。显然，这种方法论的转变，是引导医学走上精密科学行列的正确道路。

（五）有利于中西医学结合和中医学现代化研究

中医学虽然有很多精华思想，但由于它历来缺乏定量研究，不能不使中医学仍处于古老的经验性理论阶段。所以为了促进中医学的现代化和中西医学结合，让中医学走向世界，在中医学研究中引入数学方法是十分必要和迫切的。中医学数学化的关键在于用现代化技术手段把中医学指标转化成客观的数和形。如用脉图反映脉象；用唾液淀粉酶、胰酶等生化指标反映"脾"功能；用体表穴位微光测定反映经络气血运行等等。

三、医学数学模型方法

（一）医学数学模型的定义

数学方法的实际应用，最重要的是数学模型方法，即通过建立和研究客观对象的数学模型来揭示对象特征及其变化规律的方法。所谓数学模型就是用字母、数字及其他数学符号所建立起来的等式或不等式以及图表、图像、框图等描述客观事物的特征及其内在联系的数学表达式。作为数学模型，既要能够反映问题的本质，又要能使问题得到必要的简化，以利于展开数学推导，并由此能回到具体研究对象中去解决实际问题。

（二）医学数学模型的种类和特点

在科学研究中成功地应用数学方法的关键就在于针对所要研究的问题提炼出一个合适的数学模型。建立数学模型就是在客观世界的现实系统和数学符号系统之间建立一种对应关系，也就是在纯数学和各门具体科学之间架起桥梁。

在医学研究中大量应用数学模型方法。按不同标准,数学模型可作如下区分。

以变量的变化可分为:(1)研究变化服从因果联系的必然现象的确定型模型;(2)研究变化服从统计性规律的或然性现象的随机性模型。

以变量间的关系可分为:(1)研究变化服从比例和叠加性原理的线性模型;(2)状态变量模型(如疾病传播的模型);(3)时间模型(如生物钟模型);(4)费用模型(如卫生经济模型)等。

熟悉数学模型的各种类型和特点,是我们在研究工作中选择正确的数学模型和方法的先决条件。一般来说,对于各种各样的物质运动形式,往往可以提炼成几类典型的数学方程。如各种波动过程(机械振动、声波、电磁波等)可表示成双曲线型的波动方程;各种输运过程(热传导、分子扩散等)可表示成抛物型方程;各种稳定过程(温度、浓度、电场等)可表示成椭圆型方程;各种周期性过程(如生物节律等)可表示成三角函数方程;各种突变运动(如基因突变)可表示成拓扑方程。对于状态的描述,如具有方向和大小的空间状态(如生物群基因的距离的度量、心电向量),可用矢量代数方程;对于多因素交互作用的状态(如一个症候群空间),可表示成矩阵方程;对于正态分布的大数随机现象(如人群中某生理特性常数的分布),可表示成钟型曲线方程等。

(三)建立医学数学模型的一般方法

在研究工作中,建立数学模型的一般方法有:(1)类比移植法。立足于自己已有的、熟悉的知识基础,把研究对象中未知的东西和已知的东西相比较,就可能初步提出一个数学模型。例如,流行病中的催化模型就是从化学中催化反应机制的概念移植过来的;非线性药动力学中则引用了酶动力学中著名的 Michaelis 方程来进行药物消除过程的分析。(2)经验摸索法。在很多情况下,不能找到合适的、可移植的数学模型,可以依靠经验初步建立几个主因素间的定量关系,然后通过对数据的分布和变化情况进行分析,逐步摸索数量间的规律,建立粗模型,通过应用、修改,直到达到一定的精确度为止。例如血压(P)与年龄(A)的关系式:$P=1.4A+64$,婴儿体表面积 S^2 与体重(W)的关系式:$S=0.103W^{2/3}$等。(3)理论分析法。在对研究对象的运动过程做详细的专业理论分析时,可将对象作若干简化的假设,然后将因素或变量间的关系与数学理论和模型类别进行联系,从而选择和建立起相应的数学模型。例如,我们对细菌繁殖的生物学规律,诸如细菌的繁殖率、细菌的二分裂法等有比较详细的知识,所以,与指数方程相联系,我们很容易得到细菌繁殖的指数生长方程:$N_t=N_0e^u$。

(四)建立医学数学模型的一般程序

一般来说,建立数学模型的程序如下:(1)确定建立模型的目标和应用范围。(2)根据专业知识对研究对象作适当的简化、抽象和假设,做出对象系统的大致结构的模式图。(3)分析研究对象的特性,找出并设定主要和基本的组成因素、变量、参数和函数关系;进行数据的收集、积累和分析,确认数学模型的类型、研究对象与已有的数学法则、方程式、函数等的适用情况,建立初步的数学模型。(4)启动粗模型,推断模型的参数,求出模型的解,确定逻辑结构和函数关系,并确定模型的约束条件等是否恰当。(5)应用模型。将数学模型计算得出的理论预测值与实验或调查得到的实测值加以比较,检验其符合程度和模型是否达到既定的目标。(6)根据应用结果,针对原因,修正和完善模型,并应用最优化理论,对数学模型进行优化处理。

第三节 系统科学方法在医学研究中的应用

一、医学科学方法的发展

人体和疾病是地球上最复杂的物质过程。对人体和疾病的研究可以从不同的角度,通过不同的途径进行,因而,在历史上,形成了整体论、还原论、系统论三种不同思路。

(一)整体方法

注重整体性是我国传统医学的一大特色,其体系中包含有朴素的系统思想。它关于生命、人体、疾病的观念,是以整体动态观察为核心,并综合天人相应学说、脏腑经络学说、阴阳五行学说等来表达机体统一性和机体组织能力及其在各个层次上的相互作用。在治疗上,则从人体、疾病、生态环境的统一出发,运用自然药物,通过辨证施治,调节机体各层次的相互作用及其与环境的物质、能量、信息的交换,推动机体在整体上达到动态平衡。这些内容,与现代系统论在思路上不谋而合。但由于历史条件的限制,它与现代系统论之间存在着时代差距。它缺乏细致的解剖分析和严密的生理、病理实验,对人体的具体结构及功能作用没有在细节上得到说明。

(二)还原方法

还原方法是近代医学的主导方法。医学的还原方法,是将复杂的对象分解为简单的部分,以便于研究;再从部分的总和中来把握对象的性质。或利用对研究对象所包含的低级运动形式——如物理、化学过程的了解,来解释和说明有机体所表现的高级运动形式——生命现象。在具体的研究中,又总是把部分从整体中分解出来,舍去主要考察因素之外的其他联系,排除或固定其他变量,进行单因素、单变量的考察。这样,不断追根溯源,探讨其因果联系。这种思想与方法,使人们关于人体正常生理过程和病理机制的知识日益丰富和精确。但这种方法,使人们习惯于脱离整体联系,习惯于把整体理解为部分的简单加和,忽略或看不到整体的性质以及整体规律对部分的支配作用,而对人体进行相对孤立的研究。当对整体的生命现象及其复杂的联系作进一步的解释和说明时,就遇到了困难。正如贝塔朗菲讲的那样:因为活的东西的基本特征是组织,对各部分和各过程进行研究的传统方法不能完整地描述活的现象,这种研究没有包括协调各部分和过程的信息,因为生物学的主要任务应当是发展生物系统中(在组织的一切等级上)起作用的规律。当然,传统的还原方法仍然是医学研究的重要手段,但现代医学的发展需要有系统方法来补充。因为面对人体这样的大系统,孤立的因果系列和分离开来的机械模式,不足以解决其理论问题,难以揭示和描述生物分子、细胞之间的有机结合及在整体水平上产生和表现的过程。

(三)系统方法

系统方法是随着一般系统论的产生而发展起来的。20世纪二三十年代,奥地利理论生物学家贝塔朗菲等人,认为机械论不能科学地解释生命现象,主张将有机体作为一个整体系统来考察,提出了有机论思想。接着又提出用数学模型研究生物学的方法和机体系统的概念。第二次世界大战之后,贝塔朗菲等人进一步在有机论的基础上提出了一般系统理论。20世纪60年代以来,系统理论和方法得到丰富和发展,并和控制论、信息论结合,渗透到众多学科和工程技术的领域之中,取得了显著的成效。

贝塔朗菲把系统定义为：处在一定相互联系中的与环境发生关系的各组成部分的总体。钱学森等认为，系统是由相互作用和相互依赖的若干组成部分结合成的具有特定功能的有机整体，而且这个系统本身又是它们从属的更大系统的组成部分。这些解释和说明，都强调系统是一个整体，系统的特定功能主要是由组成部分的相互关系所决定，表现在系统与环境的联系和关系之中。即：系统是由若干要素通过相互联系组成的在与环境相互作用中具有确定性能的整体。

对于这个定义应作如下理解：

首先，系统是一个整体，具有只存在于整体水平的属性、功能、行为、规律，它原则上不同于组成这个系统的诸要素的属性、功能、行为、规律。

其次，系统的这种整体性并非凭空产生，是以诸要素为基础，通过要素之间的相互联系与相互作用而产生的。

再次，任何系统都不是孤立的，都是构成更大系统的"子系统"，其整体性的形成和发挥，受其"母系统"（环境）的控制和支配。

所谓系统方法，则是将所要研究的对象，作为一个系统来对待，着重从系统的整体与要素、要素与要素、系统与环境之间的相互作用、相互联系中，综合地考察对象，以达到全面、精确地了解对象，并对问题做最佳处理的方法。换言之，即综合地研究和处理有关对象整体联系的一般方法。

系统论思想在考察疾病时，要求进行系统辨识。其特点是，把注意的中心放在人的整体水平，把"人的健康与疾病"作为全部思考的立足点和着眼点；由此出发，运用分析、辨识方法，揭示与"人的健康与疾病"有关的所有因素，其基本线索是：要素（器官、细胞、分子等）是否正常，要素之间、要素与系统（人）之间的关系是否正常，人与环境之间的关系是否正常；考察这些关系的质量，不仅注意是否出现了结构性、器质性病变，而且要注意一般功能过程中有序性、稳定性、自组织性的异常状态；要全面衡量和评价所有这些因素在影响"人的健康与疾病"中的作用和地位；在某一特殊病人的特殊情况下，则要具体地分析由于具体条件所造成的各个因素所处的不同地位和所起的不同作用，为有针对性地、有区别地对各个因素进行调节提供全面而准确的认识前提。

系统论思想在治疗疾病时，要求运用系统工程的方法。其特点是，以追求整体最佳——人的健康为目标，全面分析与整体最佳有关的各个因素和环节，着重抓住对于实现整体最佳有决定意义的关键性因素和环节进行调节控制，不必对所有因素和环节都逐一作出直接的具体的调节控制；对所调节和控制的因素和环节所应达到的水平的要求，不是它各自在孤立状态下的"最佳"水平，而是为满足整体最佳所需要的"最佳适宜"状态；进行调节的途径是多样的，可以运用特异性治疗手段，直接作用于有关因素；也可以运用非特异性治疗手段，通过调动、扶护机体的自组织能力来进行自我调节；可以进行黑箱式调节，也可以进行白箱式调节。

二、系统科学方法在医学研究中的意义

系统方法是和现代科学技术整体化一起发展起来的，它的出现为科学研究方法增添了新的内容。应用于医学领域，它将给医学科学研究的发展带来巨大的影响，具有重大的意义。

(一)人体是一个有机系统

我们已经认识到人体是一个包含众多子系统的大系统。对于这样一个结构复杂、功能综合、规模大、因素多的大系统,从本体论来看,还原论是行不通的。因为,客观事物本身,当部分构成整体时,低级运动组织成高级运动时,非生命物质转化为生命物质时,都发生了质的飞跃,这是与还原方向相反的过程,还原恰恰否定了这一过程,因而也就否定了事物之间质的差别。整合性是从简单到复杂过渡时的特点,还原论则恰恰抹杀了这一特点。由一般物理、化学过程所"整合"起来的人体和疾病过程,不可能再由一般的物理、化学规律得到完全的说明。正因如此,尽管人们从不同角度、针对不同部分,对人体和疾病作了大量研究,发现了各种各样的因果关系,并积累了丰富的资料和数据,但在许多问题上,我们还不能在系统整体上得出一幅脉络清晰的画面。像对于肿瘤,人们从细胞形态、细胞免疫、遗传基因等方面进行了探查,并取得了相当多的实验资料和经验知识,可是直到今日还未能从总体上作出说明。这与缺乏将个别、分散的成果联系起来进行考察的工作和方法不无关系,说明我们的思考必须从"还原"转向"系统"。

人体在本身是一个包含众多子系统的大系统的同时,从自然角度来看,又是自然这个大系统中的一个子系统。随着生态学、环境医学等学科的发展和医学模式的转变,医学科学也在日益扩大到更广的范围。因此,尽管分子生物学的建立,使对人体和疾病的认识深入到分子和亚分子水平,弄清了一大批发生于分子水平上的病理机制,成就是伟大的。但在冷静地总结这些成就时,生物学家和医学家们却发现,这些成就远未解释清楚生命和疾病过程,沿着这个方向一直走下去,未必一定成功。对此,钱学森教授曾指出:我们可以说把生命的现象分解为分子与分子的相互作用,现在已经取得了伟大的、惊人的成就,建立了分子生物学这门有非常充实内容的科学。但在这一发现面前,也有许多生物学家感到失望,我们知道得越细、越多,反而失去全貌,感到对生命的理解仍然很渺茫,好象知道得越少了。造成这种状况的原因,主要不在生物学家和医学家们关于分子的知识不足,而在于他们的思路的局限,即传统的还原论思路束缚了他们的手脚和头脑,致使在生命和疾病过程中许多更重要的内容从眼皮底下漏掉了。二次大战以来,疾病谱和死亡谱发生了重大的改变,心血管病、脑血管病、癌症上升到突出的位置,对这些病做了大量还原性实验研究,不少微观机制得到了说明,但远未揭示发病的全部机制。因为,疾病不仅关系到人体的生物过程,而且与人的心理、生态、社会、经济问题和价值观念等等因素直接相关。为了攻克这些未解决的难题,迫切需要一种从还原性实验研究中"回过头来"的思考,需要一种超出于实验结论和临床应用细节的总概念,需要对疾病有一种能够把各方面的因素和关系全面地包括进去的广泛理解,这是从医学实践本身提出的改变和调整思维方式的客观要求。系统方法的发展和普及,将会促进现代医学研究的进展。

(二)医学的发展需要系统方法

随着医学的发展,专业化程度日益加强,如果没有一种方法,将各自所在的不同范围沟通起来,就不能适应整体性极强的生命科学的发展。仅以临床医学来说,目前分科不断分化,这同时又不利于对患者做综合协调和整体治疗。如果能用系统方法针对不同情况设计一定程序把各项治疗联系起来,使整体协调和局部深入都得到恰当的安排,必将推动临床治疗学和临床医学研究的发展。

与此同时,医学知识在急剧增长,名目繁多的诊断、治疗技术,大量的实验数据和检查数值不断涌来,如何消化和利用这些知识,如何安排医学教育以及如何对各种技术进行选择,也需要从总体上进行研究,以便作出优化处理,系统方法在这些方面可以给人们以帮助。

另外,值得一提的是,随着科学从分析时代向系统时代的转变和新的医学方法模式的形成,人们不得不重新认识曾经几度被否定甚至欲以消灭的传统医学——中医学。中医学虽然起源和发展于古代,带有古代整体论的某些特征,但它具有许多超过那个时代一般发展水平的惊人创造。现代系统论的几个基本原则,如整体性原则、联系性原则、有序性原则、动态性原则等,都可以在中医学找到相应的原始思想。中医学的系统论思想之丰富和深刻,堪称为系统论的一种"雏形"。这种系统论思想,与科学从分析时代向系统时代的转变相一致,与医学模式的转变相一致。因此,对中医学系统方法的总结与提高将对现代医学方法论的转变产生重要的影响。

三、医学系统方法的一般原则

(一)整体性原则

整体性原则是系统方法的核心。现代系统方法对整体的理解,不同于古代医学对整体笼统、模糊的认识,也不同于近代医学把整体看成是部分的简单加和。系统方法把整体理解为整体、部分、环境三者的辩证统一,并着重考虑由部分组成整体以及整体与环境联系中所出现的整体特性和新质。在认识过程中,也不同于传统方法的从部分到整体的顺序,强调从整体认识部分,为了了解整体的特性,也需要对组成整体的部分,作深入的解剖和分析。但系统方法的着眼点是整体与部分之间、部分与部分之间、整体与环境之间的相互联系和作用,并从这些关系中来把握整体。

现代系统论认为,一个大的系统,可以分解成为若干小系统,每一个小系统又可分为若干子系统,子系统再分为若干要素。在这里,整体和部分的对立是相对的。系统对其下一层次的要素来说是整体,而对其上一层次来说就成为要素,亦即部分。整体和部分分属于不同层次,因而分别具有不同的特点和规律。就细胞来看,它是由生物化学分子构成,但有着根本不同于生物化学分子的生命本质。这种生命本质,虽然是以生物化学分子为基础,但它不能归结为它的组成部分——生物化学分子的性质。另外,低层次的规律总是受高层次规律制约的,作为整体的部分,其性质也总是受着整体的支配。任何部分,不论是否能相对独立存在,都只能在整体之中方能体现其意义。所以,要提高整体的性能,必须注意对部分素质的提高,还要看到整体对部分的作用和部分对整体的依赖。

部分与部分的相互联系和相互作用,可以看成是要素与要素的关系。它们处在某种具有一定秩序的偶合关系和组合方式之中。这种在时间、空间方面的有机联系和相互作用的方式和顺序,就是系统的结构。系统的结构是保持系统整体性的内在根据。所以,要认识一个系统的性质,除了了解它的组成要素外,更重要的是要了解其组成要素之间的联系状况和作用方式,也就是说要了解系统的结构情况。在生命活动的许多情况下,只要系统的结构不发生变化,尽管构成系统的要素在更新和更替,系统依然可以保持其自身的稳定。而且,这种动态稳定还是非平衡系统能够自我保持并对环境发挥功能的一个必要条件。如果整体的组成部分改变引起系统的结构变化,那就要影响到整体的正常运转,造成疾病甚至死亡。环境的变化不管如何剧烈,只要没有破坏机体的结构,机体都可以适应。但外界的干扰超过一定限度,使机体的结构发生变化,机体就会变质甚至解体。

只有用系统方法着眼于整体组成部分的内在联系的分析,才能正确估计整体结构中某一部分变化的意义并作出预测。所以,我们要使人体系统健康地运行,就不能停留在提高单个要素的素质或只注意外部条件的改善,应当在一定要素质量的基础上,致力于改善系统的结构。因为只有结构合理,系统整体的机能才能最优,而且如果整体结构良好并能得到合理的调整,即使组成部分质量较差,也能产生较高的整体功能。

整体与环境的相互联系和相互作用,即系统与环境的关系。这一关系表现为系统整体对外界作用过程的秩序,这一过程的秩序就是我们所说的系统功能。系统功能体现了一个系统与外部环境之间的物质、能量、信息的输入和输出的交换关系。倘若系统整体在运动中与周围环境的物质、能量、信息的交换遭到部分或全部的破坏,系统就会部分地或完全地失去它原来的整体性。所以,协调系统与环境的相互作用的秩序、保持系统的正常功能,也是系统发展中保持其整体结构稳定的必要条件。人们从事体育锻炼来改善人体器官和组织的状况,就是整体结构通过功能活动接受环境作用,得到自身调整的结果。这种调整的结果,可以促成整体结构的进化,也可能使整体结构发生退化。一般说来,当系统的功能与环境相适应,功能得以很好地发挥,系统通过功能对环境的作用处于一种开放的状态,则系统结构间的相互作用会因之加强,使有序程度越来越高,从而促成结构的进化,甚至导致新功能的产生。婴儿出生后股骨的骨小梁呈不规则分布,一周岁后,由于站立和行走,使骨小梁按一定的压力和张力方向,呈有顺序、有层次的排列,形成坚韧的骨组织结构,有效地维持了人体的站立、行走和负重,这就是功能促进结构进化的例子。如果系统功能与环境不相适应,功能不能得到很好发挥,则功能就会发生退化,从而使系统结构间的作用减弱,有序程度越来越低。有序问题是决定整体结构质的一个参量,有序性降低,则意味着系统整体的功能越来越差,甚至演变到某一时刻会发生突然的变化。

(二)动态性原则

动态特点和原则是系统方法的历时性原则,即要在物质系统的动态过程中揭示其性质、规律和功能。系统科学方法不把系统看成是静态的"死系统"或"死结构",而是看成动态的"活系统"。因为客观世界实际存在的一切系统,无论内部组成它的各个要素之间,还是系统和环境之间,都存在着物质、能量和信息的交换,它们之间的相互联系、相互作用的关系也是在变化中发展。虽然在科学研究中,人们经常采用理想的"孤立系统"或"闭合系统"的抽象,但是客观的物质系统都是处于动态过程中的,而不是处于静态之中的。系统还会随着时间而演化,任何一个客观的物质系统都有一个产生和消亡的过程,所以任何系统都经历着实在的历史。因此,在研究系统时,应当把系统发展的各个阶段统一加以研究,以把握其过程和未来趋势。

人体是一个开放的动态系统,无时无刻不与外界进行着物质、能量和信息的交换。人的疾病也有一个发生、发展与转归的过程。也许,应用系统方法进行医学研究时,如实地把人体和疾病过程看作耗散结构,揭示其在内外环境的"涨落"中,通过耗散过程产生负熵,或通过子系统之间的协同作用形成"自组织能力",自动地实现减熵增序,"有目的"地把机体建立并维持在特定的有序稳态上;一旦偏离,它会通过自组织过程再予恢复。考察和控制疾病,必须把握并依靠这种自组织过程。

(三)优化原则

优化原则也叫整体优化原则,是使用系统方法的目的和要求。这一原则要求在运用系统方法解决实际问题时,统筹兼顾,大力协同,采用时间、空间、程序、主体、客体等方面的峰值佳点,从多个可能的方案中选择出最佳的方案,使系统的运行处于最优状态,达到最优的功能目标。运筹学的发展和系统工程的建立,为我们提供了许多具体的实现目标最优化的办法,如线性规划、非线性规划、动态规划、对策论、决策论、排队论、存贮论等等。按照最优化原则,系统内部各要素之间与系统和环境之间的联系或结构处于最优状态,以发挥它的特殊功能。这一原则着眼于事物或工程的有机整体的最优化,并且还要制定出相应的最优控制和进行最优化管理措施。

讲到优化,总是针对实现某种目的而言的。但这里所说的系统的目的,不是通常所理解的人类有意识的、预先想到自己行为结果的那种目的,更不是某种超自然力给系统设定的目的,而是系统进行反馈调节的一种方法论的表述。用维纳的话来说,目的一词仅是指"由反馈来控制的目的"。其意思就是说,一系列因素作用于系统,使系统产生出能够保持其稳定性的特定效应。这种特定效应,即系统的目的。例如,血糖浓度总是在机体内外因素影响下,发生程度不等的波动。当血糖上升到180mg/dl以上或下降到45mg/dl以下时,都会出现不良后果。而这种血糖浓度的升降,又能成为一种因素,通过交感—肾上腺作用或迷走—胰岛作用产生升糖或降糖效应,从而控制血糖浓度保持在一个适当的范围之内。这种调整人体系统内外各种因素的作用,使维护系统稳定性的效应达到最佳状态,就是医学中通常的优化目的。关于这一方面在数学上,即在一组约束条件下寻找函数的极值问题,目前已经形成了各种定量的理论和方法,如线性规划、非线性规划、运筹学等等,并借助于计算机处理复杂数据,来精确地确定系统的最优目标。同时,在动态中协调整体和部分的关系,使部分的功能服从系统的整体目的,以取得整体最优的结果。

(四)模型化原则

模型化特点和原则即是将客观的真实系统抽象为模型,通过简化的系统模型去研究、揭示和掌握客观真实系统的性质和规律。因为复杂系统的内部联系和周围环境影响因素众多,有的难以完全搞清楚,有的也没有必要完全搞清楚,而运用系统方法研究和处理问题往往要求定量化,需要建立数学模型,要求对复杂的研究对象及诸多数据进行简化,同时对造价高昂工程的质量好坏不允许建成之后对之进行直接试验,必须在建造之先就知道。这一切需要在系统分析的基础上,适当地采用模糊方法简化和理想化,设计和制作出与原型相似的模型,通过对模型的模拟试验和研究达到间接地认识原型的目的,并将研究的结果推论到原型上去,从而较好地解决实际问题。模型化原则是采用系统方法时求得最优化的保证。

在采用系统的模型化原则时,除遵循模型方法的一般原则以外,还应使模型的形式和尺度符合人的需要和可能,适合人的选择。

像人体系统,它的一项功能变化常包含着许多错综的关系和因素。以心力衰竭时心泵功能的变化为例,它关系到的因素就有前负荷、后负荷、心肌收缩性、心率、心脏收缩的协调性等等。而且,仅前负荷一项,又受着静脉回心血量、心室残余血量、有效心室充盈压、心室充盈时间、心肌收缩性和顺应性的影响。为要把这些众多的因素理出头序来,系统模型方法能把对象的复杂关系约简成数学的或物理的模型,把许多分散资料和离散数据组合起来,定量地描述系统的各种联系和规律。至于模型是否反映真实的情况,可对模型进行实验检验和仿真试验,以修改模型,直到能反映真实的情况为止。

第四节 社会科学方法在医学研究中的应用

一、社会科学方法在医学研究中的意义

人体不仅具有自然属性,而且也具有社会、心理属性。现代科学技术和医学的发展,揭示了人体的整体性以及人体与自然环境和社会环境的统一。因此,医学不仅需要研究人的生物属性,还需要研究人的社会、心理属性,研究社会、心理因素对人体心身健康的影响及其规律。各种社会心理应激对人类健康和疾病的影响,不仅需要应用自然科学的、还需要应用社会科学的方法进行探讨。社会科学方法在医学研究中的意义有以下几点:

(一)医学模式转变的需要

生物医学模式的研究方法主要针对的是生物的人,至于患者发病前后的社会环境、自然环境、个人的心理状态等变化少有过问,这种模式已经不能适应现代社会对医学的需要了。由于在竞争、紧张、生活和工作节奏明显加快的现代社会,社会心理应激对人类健康和疾病的影响大为增加,人们日益认识到生物医学模式研究方法的局限性。医学模式的转变,必将促进医学研究方法的变革。以冠心病为例,近年来开始将心理学、社会学和传统方法结合情况进行冠心病的研究,发现 A 型性格的人好发冠心病,冠心病患者中 A 型性格的分布占明显的优势。并通过医学与社会科学方法综合研究 A 型性格促使冠心病发生和发展的机制,发现心理致病因素是将社会致病因素转化为躯体疾病的一种中介因素,并据此设计出冠心病发病的生物—心理—社会医学模型图。可见,医学模式的转变,促进了社会科学方法在医学领域的渗透,促进了医学研究的发展。

(二)现代医学发展的需要

调查研究结果表明:与社会心理因素密切相关的脑、心血管病以及恶性肿瘤已上升至死亡率的前三位。而在 19 世纪曾占死亡原因第一、二位的传染病和营养缺乏病,目前已下降到第七、八位。社会心理发病因素与疾病的相关性越来越紧密。据统计至少 30% 躯体疾病的发生与社会心理因素有关。目前已经确认,与社会心理因素关系最密切的四种疾病是冠心病、原发性高血压、支气管哮喘和消化性溃疡。现代医学的发展要求克服生物医学模式研究方法的内在缺陷——偏离人的完整性。

近年来兴起的心身医学,即是一门研究社会心理应激与人体健康和疾病相关性的学科。据统计,在综合性医院就诊的初诊患者中有 1/3 属于心身医学研究的心身疾病。疾病谱的改变和现代医学的发展,需要运用心理学和社会学的研究方法进行更深入的探讨。

(三)实验医学与社会科学联系的需要

实验方法在医学研究中的广泛应用有助于从微观的层次探索医学理论的本质。现代医学在大量应用实验方法的同时,也需要研究社会和心理致病因素引起疾病的发生和发展的规律,把实验医学与社会科学方法的研究结合起来。例如,临床流行病学是从研究传染病的流行病学发展起来的,它的主要方法就是群体调查方法与实验方法相结合。医学发展的趋势之一,就是从"个体医学"发展到"群体医学"。因此,群体调查法在现代医学研究中的重要性日益突出。与实验方法相比,群体方法有助于从整体上,从宏观的层次论证、阐述、评价和发展实验方法的结果。

二、医学研究中常用的社会科学研究方法

(一)社会调查法

问卷法是社会调查中应用最广泛的一种方法。问卷法应用的是统一的问卷评测研究因素(包括原因因素、结果因素或相关因素)。根据研究内容、要求的不同,问卷可以是自评式的,也可是他评式的。前者问卷主要内容由研究对象填写,后者由研究者填写。问卷的条目可以设计为开放式的(对回答无限制)或闭合式的(答案在规定的范围内选择)。问卷法在医学研究中的应用范围主要包括:

1. 病因学研究

如研究生活事件、性格、生活方式、对健康与疾病的态度等社会心理因素与疾病特别是心身疾病的发生、发展与转归的关系。

2. 健康状况评估

根据世界卫生组织倡导的健康的定义,健康不仅是没有临床诊断明确的疾病,同时还要求心理和社会功能良好。显然,心理和社会功能是难以用传统的临床诊断方法来判断的。而问卷法,特别是自评式问卷可以作为一种较好的测量心理与社会功能的手段。实际上,心理与社会功能的良好与否,在很大程度上取决于人们的主观体验和自我认识,很难找到一个"客观的"标准。

3. 跨文化研究

比较不同文化之间健康与疾病的概念、求医方式、保健措施、行为和生活习惯,已经成为国际健康研究的一个非常重要的方面。使用统一的问卷是这方面研究的较为可靠的方法,因为问卷法至少部分地解决跨文化研究在齐同比较方面所遇到的困难。

由于研究对象经常是异源的,即研究对象来自不同的年龄、性别、职业、受教育程度和社会地位层次,自评法问卷存在一个固有的困难,即研究对象对问卷条目的理解不同,文化程度过低的研究对象因不能满意地填写问卷,只能排除在研究之外。他评式问卷在社会调查中适应范围有限,工作量大,且各评定者(研究人员)之间对问卷条目亦有出现不同理解的可能性。因此,问卷法在社会调查中的应用必然受到一定的限制。严格测试一个问卷的可信度和效度,是提高问卷法研究的科学性的重要途经。

社会调查中应用得较多的另一种方法是访谈法。临床医师在日常临床工作中所做的病史调查,即是一种半定式的访谈法,这种访谈法的特点是调查内容有一定的程序和方向,但调查者可根据自己的观点和习惯选择重点的访谈内容。定式访谈则对访谈的内容、方式甚至顺序作出严格的规定,并对调查人员进行标准化训练,以消除调查者个人观点的影响。一般而言,适用于问卷法的研究亦可采用访谈法,但医学研究中,由于访谈法工作量大,花费较高,一般只用于较细致的深入研究,大规模的医学调查较少采用。

(二)评价研究法

近年来,评价研究逐渐受到社会学家的重视而发展成为一项独立的、重要的社会研究方法,主要涉及对政策、社会运动等人为的社会干预措施的社会经济效益分析。在医学领域,特别是在预防医学领域中,对诸如卫生立法、戒烟、禁酒、反吸毒、自杀预防、爱国卫生运动和卫生宣传、公费医疗制度、卫生防疫以及计划生育等等社会卫生政策或社会卫生运动的及时而准确的评价,有利于选择较好的卫生政策,充分利用有限的卫生人力和物质资源,提高社

会的整体卫生水平。

（三）文献研究

任何医学研究均不可避免地要应用各种各样的文献资料，如参考前人的研究结果和经验教训。但这只是利用文献，与专门的文献研究不同。社会科学中文献研究是指分析已经存在的各种各样的文献资料，如日记、自传、信件、讲稿、会议记录、新闻报纸、地方志以及种种社会统计数据等，来产生与验证理论假设。在医学领域中，利用医院的病历资料，可以研究过去某段时间内该院的医疗技术水平和管理水平，结合医院其他资料研究医院设备设施与医疗水平的关系，并与目前的情况进行比较研究；利用社会卫生统计数据如某段时间内某地区居民人口死亡率、病种别、患病率和死亡率、婴儿死亡率，研究当时的社会卫生状况；上述卫生统计数据结合当时社会经济统计数据、卫生政策和社会卫生运动的开展和实施情况，研究社会经济状态、卫生政策和社会运动对社会状况的影响；利用一些个人的日记、自白、自传或书信，可以深入研究某些用常规方法难以了解的现象，如遗书对自杀动机的研究，如此等等。

除此之外，医学杂志上经常发表的文献综述，在总结一段时间内对某一专题的研究报告的基础上，作出概括性的结论，指出已有研究中存在的问题，提出今后研究中存在的问题，提出今后研究的发展方向，因而具有相当的科学价值。

诚然，文献研究存在一些重大的缺陷，如有些文献记录不完整；有些文献带有抽样倾向性（即资料的保存带有随意性，当时认为"不重要"的资料可能被舍弃）；有些文献如个人的日记、自传等带有作者个人的偏向性等。但文献研究能适合于纵向分析，有利于得出倾向性结论；文献研究抽样容量大，研究费用低；有些项目的研究只能通过文献资料才能完成，如有关人口情况的研究，除利用不同时期的人口普查记录外，并无别的选择。因此，文献研究不失为一种有益的研究方法，值得医学研究工作者的重视。

（四）个案研究

个案研究基本上属于定性研究的范畴，社会学和文化人类学广泛地采用这种方法研究特定社会，特别是少数民族社会的文化信仰和社会价值观念。在医学界，个案研究广泛地应用典型病例分析和罕见病种的报告。一般说来，个案研究的面比较窄，难以得出肯定性的结论，但它对研究一些独特的现象或罕见的病种具有特别重要的价值。例如，应用个案研究的方法研究某些特殊文化对疾病的认识，对患病和求医的态度以及保健措施等，可以为现代社会提高健康水平提供有益的借鉴，目前这一方法已得到了医学人类学的重视。

第五节　循证医学及其方法

一、循证医学及其基本特征

（一）循证医学的概念

循证医学是近十多年来才引入临床医学领域的新概念，现今已逐渐发展成为一种临床医学实践的新模式和医疗决策的新思维，成为国际临床学界倡导的学科发展方向，成为世界医学领域关注的热点。

循证医学是以证据为基础的医学：应用最佳的证据，通过谨慎、准确和明智的确认和评估,作出医学方面决策的实践活动。因此,遵循客观证据是循证医学的本质所在。循证医学强调以国际公认的大样本随机对照实验(Randornized—Controlled Trial,RCT)和RCT的系统评价作为医学决策的依据;将证据作为循证医学的基石,以医学文献检索数据库为循证医学证据收集的主要来源;依据所获得的循证医学证据,调整临床诊治原则,指导临床实践。

循证医学的方法不仅仅适用于临床决策而且适用于整个医学决策:包括医疗政策法规的制定、医疗区域规划的论证、治疗方案的选择、药物疗效的评估等等。

(二)循证医学的基本特征

循证医学与传统医学模式有着重大的区别,其主要特征表现为:

1. 循证医学对治疗方式的有效性和安全性的评价,是以患者的预后为终点指标的

循证医学评价各种治疗措施对预后的影响,包括了有效寿命、总死亡率、疾病重要事件、生活质量及成本—效益比等多方面的指标。而以经验为基础的医疗模式评价治疗方式的疗效如何,即治疗对病人预后的影响,观察的主要终点指标为不满意指标,如死亡率等。

2. 循证医学对临床药物的评价研究是大规模随机对照试验

大规模随机对照试验(RCT)需要对成千上万的病人进行长达几年的追踪观察,几十甚至上百家医院参与研究。通过RCT设计方案得到的研究结论更可靠、更具说服力,使临床医生有证可循。而传统医学模式对药物疗效的研究,注重动物试验的推论,而进入临床疗效观察时,其病例样本数往往有限。

3. 循证医学实质上是临床实践的新思维模式,是一门方法学

从学科内容上看,主要包括判定临床医学决策的方法,获取临床医学信息的方法和医学可靠评价的方法。从循证医学的实践结构来看,主要由以循证医学思想指导临床实践的医生、最佳的研究证据及体现病人自身价值和愿望的治疗方案构成。在循证医学实践中,医生既是证据的提供者,又是证据的使用者。这两个角色都要求医生必须掌握临床科研方法学。这样才能恰当地评价别人的研究成果,也才能为别人提供可靠的证据。

二、循证医学的基本方法

循证医学的基本方法可分为判定临床医学决策的方法、获取医学信息的方法和临床研究证据的方法[①]。

(一)判定临床医学决策的方法

1. 发现临床所面临的问题和了解解决问题所需要的信息

按照循证医学模式,临床医生既作为研究者去提供证据,又作为应用者去使用证据。无论是提供证据还是使用证据,首先都要提出需要回答的问题,这是实践循证医学的第一步,它关系到证据研究的质量和是否有重要的临床意义。用可靠的方法回答问题,如系统评价,它可以解决诸如病因学和危险因素研究、治疗手段的有效性研究、诊断方法评价、预后估计等问题。系统评价的结果就是循证医学的所谓证据。

2. 临床决策分析评价

这是根据国内外研究的最新进展,将提出的新方案与传统方案进行全面比较和系统评价,通过定量分析取其最优者进行实践的过程。它是减少临床不确定性的重要方法。临床

---

① 冯显威:《论循证医学的兴起及其思维模式与方法》,《医学与哲学》,2003年第4期,第20页。

决策过程中有三个最重要的阶段:一是循证阶段,包括收集资料信息和选择最佳证据;二是拟定决策方案的科研设计阶段;三是对决策方案进行评价的决策阶段。

3. 成本—效果分析

分析成本消耗得到的效果。如延长患者生命的具体时间,避免发病或死亡的数字等,一般用成本效果比和增量比两种方法表示。通过分析达到以尽可能少的投入来满足患者对医疗保健的需求,使有限的卫生资源得到合理的配置和利用。

(二)获取医学信息的方法

20世纪80年代以来,光盘数据库大量应用于带有光盘驱动器的单机或网络,使计算机信息检索的形式迅速丰富和发展。检索者只要较好地掌握了证据的计算机检索方法,就可以较方便地从互联网在线数据库、公开发行的CD、Cochrane中心数据库和Cochrane图书馆等获得所需信息。当然,循证医学的信息或研究证据的来源还包括杂志、指南和学术专著等。这些都是循证医学获取证据的基础。

(三)临床研究证据的评价方法

临床研究证据的严格评价,是指将搜集到的文献应用临床流行病学方法及循证医学的质量评价标准,对临床研究证据的质量进行科学的鉴别,分析其真实性程度,以判断是否真实可靠。如果其真实性得到肯定,则进一步评价对临床实践是否有重要价值,以确定能否应用于解决某一具体病人的实际问题。如果收集到的合格的文献有多篇,则应作系统评价或Meta分析。临床研究证据包括病因学及危险因素研究证据、诊断性试验证据、治疗性研究证据、药物不良反应研究证据、疾病预后研究证据及临床经济学证据等。就循证医学模式的实践方法来说,主要包括确定临床实践中的问题;针对临床问题检索有关文献;对收集到的文献进行严格评价;将得到的最佳证据应用于指导临床决策;通过循证医学的实践提高医生的临床学术水平和医疗质量,达到高质量地解决临床问题,更好地为病人服务的目的。

三、循证医学的方法论意义

(一)循证医学方法的创新意义

与传统方法相比,循证医学具有独特的创新意义。

(1)超越个人经验,使医学决策走向科学。传统的医学决策方法注重个人经验,重视专家意见。如临床决策,主要是以个人的临床经验作为选择诊疗方案、判断预后和疗效的依据;至于专家的意见,被置于重要的地位,甚至是权威的定论。经验决策最大限度地放大了个人经验的局限性,往往影响其科学性。循证医学方法使决策依据建立在多中心、大规模、双盲、对照、随机产生的大量样本之上,为医学决策提供了超越个人经验的有力证据,保证了医学决策的科学性。

(2)转换评价体系,为临床提供正确依据。传统方法对发病机制的解释是以动物实验为手段的,对临床疗效的评估体系主要是血压、生化指标、血流动力学等参数。掌握疾病的发病机制和各种临床参数是重要的,但单纯临床指标变化、实验结果和个人经验不能保证临床判断的正确。循证医学方法认为,要提高临床决策的正确性,需要转换评价体系,以死亡率和心脑血管事件为观察终点,获得RCT的最佳证据。

(3)更新教学理念,将能力培养落在实处。在传统的教学理念中,医学人才=医学理论+临床经验。医学生的医学理论主要从书本上习得,临床经验主要从临床上习得。实际上,教科书中的理论往往是落后的,临床经验带有个人局限性。通过阅读专业期刊可以获得较新的知识,但知识更新的速度太慢。每年全球发表的医学论文有 200 万篇以上,其中和自己专业相关应该阅读的大约 7 000 篇。这个阅读量是难以完成的。循证医学方法利用互联网和数据库的先进手段,提供了能使医生快速、高效获取医学信息的教学思路,给我们的启发是,对学生能力培养如何落到实处。

(二)循证医学方法的局限性

在看到循证医学独特的创新意义的同时,也应当注意其局限性。

1. 适用范围的局限

循证医学的病例选择虽然数量大,但仍然不可能穷尽全部对象。既然病例选择有一定范围,那么,其适用于研究结论的病例也就有一定范围,范围以外的病例显然无法将其作为证据。

2. 观察终点的局限

循证医学方法以死亡率、心脑血管病事件为观察的重点固然有其合理的一面,但却忽略了其他临床效益指标的观察如减少致残、延缓疾病进程等。

3. 方法手段的局限

RCT 的优点显著,但也存在着下列限制:设计要求严格,质量要求高,人力物力投入很大,RCT 观察周期长,实施便利程度低等等。

4. 条件限制的局限

循证医学方法所获得的结论并不是无条件的正确,也要受到种种条件的制约。如观察对象的个体差异如种族、地区、年龄等,药品的质量差异,指标选择的差异等。

因此,在运用循证医学方法进行医学决策的时候,一定不能搞新的教条主义。如临床医生在运用循证医学证据制定治疗方案时,不能忽视个体差异原则,应根据病人所患疾病的程度和危险度决定采取何种治疗方案;深入了解这一个病人是否具有独特的影响某种治疗的效果和安全性的因素;还要尊重每一个病人不同的意愿作出医疗决策。

第十八章　临床诊断思维的一般方法

临床诊断是一个由表及里、由浅入深的认识过程。它包括拟诊、进一步对病因进行探究、对临床认识进行检验与修正和形成确定诊断等基本环节。在这一系列过程中,思维方法具有重要意义。

第一节　拟诊的建立

临床医生在各种检查,如问诊、体格检查、化验和各种特殊检查的基础上提出一个或几个"初步诊断",即拟诊。严格来讲,拟诊属于一种假定性判断,从方法论的角度可以视之为假说。

一、建立临床拟诊的重要性和必要性

拟诊是临床诊断中运用最多、最普遍的思维形式。广义地说,凡是没有经过证实的一切印象诊断都可称为拟诊。狭义地说,因诊断资料不充分,且缺乏特异性资料,只能依据病人的某些临床表现而形成推测性诊断,即拟诊。拟诊既然不是确定诊断,那么它在诊断中又有什么意义呢?

(一)拟诊是认识主观能动性的表现

人和动物的区别之一,就是人有能动性,在认识世界的过程中,人可以通过已知推断未知,预见未来的发展。在诊断疾病的过程中,医生通过拟诊,来作为激发自己深入思考的动力。围绕这一假设主动思索,自觉进行判断推理,以尽快确立诊断。

(二)拟诊能够为医生的活动提供线索,指明方向

临床医生在拟诊的基础上,可以有的放矢地进行体检和辅助检查,临床诊断认识具有模糊性。首先,医生是在近乎"黑箱"状态下诊察病人的,很难对其体况、病况作出清晰明确的认识,只能进行一定程度的近似诊察。其次,在病人的疾患较为复杂时,医生很难立刻获得确切的诊断,必须建立合理的初步假定性的诊断。再次,生理指标和病理指征都在较大幅度之间,使健康与亚健康、健康与疾病、疾病与疾病之间有许多指征交叉的情况。这些原因使临床诊断处于较为模糊的、需要不断明晰的状态。

(三)临床诊断认识具有紧迫性

医生经常遇到时间紧迫与详尽诊察、深入思考的矛盾。在病人生命垂危的情况下,为抢

救病人生命不允许旷日持久地作有关检查,只好根据病人当时仅有的临床表现,作出几种可能性较大的"假设诊断",然后,以此为依据制定一个"大包围"的治疗方案,边抢救,边检查,在抢救过程中逐步明确诊断。这一矛盾的制约,使医生的某些应急诊断往往带有初步假定性。与其说是科学诊断,不如说是某种有待证明的假设或假说。

正是因为临床诊断认识活动的这些特征,使得拟诊这种假说方法在医疗活动中具有重要的意义,特别是在复杂的或未知疾病的诊断、研究过程中更是必不可少的。

二、拟诊建立的方法①

(一)拟诊择优法

在拟诊建立的过程中,所收集的临床资料可能既能说明诊断假说 H_1,又能说明诊断假说 H_2、H_3……,构成了众多临床假说竞争的局面。在这种情况下,可参照以下标准建立临床假说。

1. 可检验性标准

一般来说,具有科学价值的假说,都具有可检验性。诊断假说择优的可检验性标准可表述为:如果诊断假说 H_1 的命题比 H_2 更具有可检验性,即它的诊断标准更加确定而不模糊,那么,应首选 H_1。

由于目前医学对于各种疾病的认识程度不一,由此导致了临床诊断中的不同诊断标准,可依其可检验度分为四级。Ⅰ.确定性标准:指建立在有明确病因学和病理学基础上的标准。如疟疾的疟原虫血片诊断标准和消化性溃疡的溃疡病灶的胃镜诊断标准等。Ⅱ.基本确定标准:虽然缺乏明确的病因和病理依据,但临床医生从非特异的病征中总结出非特异性的组合,并为专业共同体所公认的标准。如风湿热诊断的 Jones 标准。Ⅲ.非确定性标准:疾病有明确的病理变化,但诊断依据缺乏特异性,必须在排除了Ⅰ、Ⅱ类疾病的基础上方可作出诊断。如高血压病、散发性脑炎、脑动脉硬化等。Ⅳ.功能性标准:疾病查不出病理组织学改变,仅表现为机能性障碍,诊断的成立必须以排除器质性疾病为前提。如神经衰弱、癔病和各类神经官能症等。依据以上四级诊断标准,相应假说的可检验性强度也就依次递减。Ⅰ级标准有直接可检验的蕴涵,Ⅱ级标准有间接可检验的蕴涵,Ⅲ级标准的可检验蕴涵是非特异性的,Ⅳ级标准几乎没有可检验蕴涵,只有就医者的主观症状。由此,可检验度的排列是:Ⅰ＞Ⅱ＞Ⅲ＞Ⅳ。当出现不同诊断标准级的假说竞争局面时,应优选可检验性强的假说,当特异性检查和试验性治疗将可检验性强的假说排除之后,才考虑可检验性相对较弱的假说。

2. 概率性标准

概率是表达可能性程度的指标。诊断假说的择优概率性标准可表述为:对于竞争假说,应视其在各种场合出现的可能性大小(概率)进行选择。这些场合包括时间、地点、人群、危险因素等。

时空概率:由于不同的疾病在一定的地区、一定的季节发病率不一样,所以,当多个假说进行竞争时,应选择在特定时空条件下发病率较高的假说,特别是在传染病、地方病流行地区,应优先考虑此类疾病,即使症状不典型的患者也不能轻易排除。

---

① 参见刘虹:《医学辩证法概论》,南京出版社,2000年,第337~344页。

人群概率：同一疾病在不同种族、性别、年龄人群的患病率不同。例如，65岁男性冠心病的患病率要比30岁的女性高14倍。播散性红斑狼疮女性的患病率为80%，而男性只有20%。因此，假说择优应优先考虑患者所属人群患病率高的疾病。

危险概率：人类生活在自然环境和社会环境之中，各种有害健康的危险因素（如生物、社会、行为、遗传等）包围着人类，某些危险因素可以成为某种疾病的病因或诱因。因此，在对竞争性诊断假说进行择优时，若病人接触危险因素的频率较高，则应优先考虑此危险因素所致的疾病。此外，还要考虑危险因素与疾病之间关系的强度。

3. 解释性标准

诊断择优的解释性标准可表述为：如果假说 H_1 比假说 H_2 能解释更多的临床事实，假说 H_1 统一并联结了在假说 H_2 看来是不相干的临床事实，那么，就应优先选择 H_1。对于某一诊断假说来说，阳性资料是诊断假说的支持证据，诊断假说对它的可解释性自不待言，需要进一步比较的是假说对阴性资料和中性资料的解释能力。

所谓阴性资料，是对某一诊断假说起削弱作用的资料。对于阴性资料能否作出合理的解释并予以消化，这是诊断假说解释力的一个重要标志。如果通过增加或修改具有可检验性的辅助性假说来解释阴性资料，就可以变其为阳性资料，从而加强这一假说的可能性。例如，风湿性心脏病的患者，预期应听到较强的病理性心脏杂音。当这一预期的体征没有出现，或仅出现较弱的杂音时，我们可以提出一个新的辅助性假说予以解释：患者可能合并心力衰竭，因心力收缩力衰弱致杂音减弱或消失。如果心力衰竭的判断成立，就反过来支持了风湿性心脏病的诊断。如果解释对于阴性资料不能作出解释，或者只是以"统计学例外"这一类没有可检验性的"特设性假说"予以解释，那么，都会削弱假说的支持度。

中性资料是对于诊断假说既没有支持也没有削弱的资料。对于中性资料的解释常见有两种方法：一是提出患者除本病外可能合并其他疾病的存在，二是认为这是某一疾病发展变化带来的结果。

由于有机体是一个紧密联系的统一体，一个疾病可以影响到人体的多个系统和功能的各个方面，因此在病人身上表现的各种症征很可能是内在关联的，机体同时伴发多种疾病的概率不高，一般不予优先考虑。能用一种诊断统一解释似乎不相干的临床事实，说明这样的假说解释力强，应予优选。

4. 效益性标准

临床判断凝结了认识与价值的双重属性，它追求的目标不仅是能真实反映病人的病情，而且必须能够指导治疗，对病人产生效益。诊断假说择优的效益标准可以表述为：当竞争诊断假说的任何一方如果经上述择优原则的权衡尚不能作出选择时，应考虑选择对病人利益相对有利的假说进行治疗。这些利益包括安全、疗效、社会心理等因素。

安全因素：对于个体安全而言，相对于治疗中危险性大的假说，要优选考虑治疗中危险性小的假说；相对于病情进展缓慢、预后好的假说，应优选考虑病情变化快、预后不良的假说；对于群体安全而言，相对于非传染性疾病，要优先考虑传染性疾病。

疗效因素：根据目前的医疗水平，有些疾病的疗效较好，有些较差；有些疾病可以治疗，有些疾病是不治之症。因此，当两个竞争性假说条件相当时，相对于无法治疗的疾病应优先考虑可以治疗的疾病，以争取可以治疗的机会，特别是对于有危险性，但尚有治疗办法者更是如此。此外，我们宁可对某些不需要治疗的患者给予治疗，也不要对治疗可能产生效果的患者放弃治疗。

社会心理因素：在实际生活中，有些病的诊断会给就医者带来一系列的社会、心理、法律、伦理问题甚至造成个人、家庭、社会生活的紊乱，如性病、不育症、残疾、绝症等。因此，除非有确凿的诊断依据，否则在竞争性假说选择时，不应优先考虑这些假说。

（二）拟诊外延适中法

怎样提出一个临床诊断假说，使它既不约束思路，又对临床有指导意义？这里有一个诊断假说的外延和应答域的问题。可比较下列假说的提法：

——甲病人可能是消化系统疾病；

——甲病人可能是胃病；

——甲病人可能是胃溃疡？胃炎？胃癌？

——甲病人可能是胃溃疡。

以上不同的诊断假说包含着不同的应答域，即在这个范围内可能作出的回答。如提法1是把应答域设置在系统水平；提法2是器官水平；提法3与提法4则是更深层次的具体疾病模型。诊断假说的提出是一个应答域逐步缩小、认识逐渐加深的过程。诊断假说所设定的应答域越大，风险小，然而对临床的指导意义也小；诊断假说所设定的应答域越小，风险大，然而对临床的指导意义也大。因此，合理设置诊断假说的外延，控制其应答域，是一个十分重要的问题。一方面，抱着一味求稳的心态，将诊断假说的外延和应答域放宽，提出一些永远是正确的，但又缺乏对临床有实际指导意义的初步诊断，如"发热待查"、"腹痛待查"等，不能使假说具体明确，对进一步检查缺乏指导意义，常常因此而延误了诊断。另一方面，求快心切，在条件不成熟的情况下提出应答域较小、潜藏着较大误诊危险性的假说，以致在所考虑的病种中恰恰遗漏掉了真正的"罪魁"。外延适中理论认为，对临床有指导意义的假说，外延应该适中，在临床资料条件允许的情况下，逐步缩小诊断假说的应答域，使认识逐渐加深。

（三）拟诊证实法

拟诊的检验的证实方法即从肯定的角度去证明拟诊的确立，可包括临床检验和逻辑评价两种。

1. 拟诊的临床检验

在现代临床医学中，诊断假说的检验通常是采用实验（广义）检验和试验性治疗检验两种方式进行的。所谓实验检验，是指通过实验手段对假说进行验证。如通过对人体血液、分泌物、脱落细胞的化验，通过对活体组织的病理检查，通过X线、心电图、超声波、纤维内窥镜等有关仪器对人体局部脏器的图像和物理指标进行观察等等。但有些诊断假说通过实验并不能检验，尤其是对于几种可能的假说的鉴别诊断，有时必须通过试验性治疗来完成。如初诊为阻塞性黄疸的患者，在使用激素后黄疸消退，就说明是病毒性肝炎而不是阻塞性黄疸，等等。

在临床工作中，诊断假说的检验是一个复杂的过程。常常不能因某项检验指标的验证确立一个诊断，而需要对各种临床资料进行综合分析和评价。许多疾病的诊断依据不能离开病史和体征。S. T. Bran 等 1967 年发表的一份研究报告指出，4 000 例患者中有诊断意义的阳性发现相对数如下：病史和体征 83%，实验室检查 18%，X 线检查 13%；再如英国出版的《临床医学大全》中关于心血管系统疾病的诊断依据的相对价值有如下数字：病史 40%，体格检查25%,心电图20%,X线10%,病理及其他特殊检查5%。虽然20世纪60年代以来,实验医学迅速发展,检测手段不断更新,但在评价检验结果时必须结合病史体征作全面考虑的原则并没有、也不会发生改变。

2. 拟诊的逻辑评价

从逻辑的角度可将拟诊的依据分为必要征、充足征、可能征、否定征四类。

第一,必要征。必要征对于诊断某种疾病来说是无之必不然、有之未必然的症征,又称恒见征。即要诊断该病,此征是不可缺少的,缺少它诊断则不能成立。如血压下降对于休克的诊断,血糖增高对于糖尿病的诊断。发热及嗜酸性细胞计数等于0对于伤寒的诊断等。但是,要诊断这些疾病,这些症征虽然是必要的,但未必是充分的。因为这些症状还有可能出现于其他疾病。如发热及嗜酸性细胞计数等于0也有可能出现于心肌梗塞等疾病;肥达氏反应也是伤寒的必要征,但也有可能出现假阳性。

第二,充分征。充分征对于诊断某种疾病来说是无之未必不然、有之必然的症征。即要诊断该病,有此征就可以"一锤定音",确定诊断。比较:心包磨擦音是心包炎的充分征但不是必要征(就是说有心包磨擦音肯定是心包炎,但心包炎不一定都有心包磨擦音);黄疸是黄疸性肝炎的必要征,但不是充分征(就是说黄疸性肝炎必有黄疸,没有黄疸者必不是黄疸肝炎,但有黄疸并不一定是黄疸性肝炎)。充分征可分为特异性的充分征(有之必然,无之必不然)和非特异的特异性组合的充分征。特异性的充分征亦称充要征,如末梢血液中疟原虫的被查出对于疟疾的诊断、狂犬病毒的检出和恐水等症状的出现对于狂犬病的诊断等等。临床上疾病具有明显的充要征的情况并不多见,这是临床诊断的特点和难点。非特异的特异性组合,是指就每一个症征来说,对该病并非特异征,但当它们同时出现形成的组合,则对诊断具有特异性。如消化道症状、肝大、黄疸、GPT增高、HBSAg阳性等征的组合对于乙型肝炎的诊断具有特异性。事实上,很多疾病的诊断标准,就是非特异性的特异性组合,仅靠特异的充分征来确立诊断的情况相对较少。

第三,可能征。可能征是常见于或可见于或偶见于某病的症征,这是临床上最常见的情况,也是临床诊断复杂性和概然性的一个重要来源。事实上,临床医生不得不从很多可能征来作出临床诊断。把可能征误认为充分征是导致误诊的一个重要原因。根据可能性的大小,可能征又分为高度可能征(常见征)、中度可能征(可见征)和低度可能征(偶见征)。

第四,否定征。否定征是决不会出现于某病的症征,若此征出现则可"一票否定",排除该病的可能。如低血糖为糖尿病高渗性昏迷的否定征,血压80/50mmHg是高血压脑病的否定征。因为某一(组)症征可能为多种疾病所共有,因此通过寻找和确定否定征的存在,就可以帮助我们迅速否定某一疾病,而加速其他疾病假说的建立。例如对放射治疗后可疑放射性骨炎的患者,如果发现患者有明显的骨膜增生,那么,即使患者的病史、体征、临床表现等再支持,我们也可以大胆否定"放射性骨炎"这一诊断。因为"明显的骨膜增生"是"放射性骨膜炎"的否定征。再如临床上对骨髓炎和骨肿瘤的鉴别困难的病例,如果在读片中发现大块死骨,那么我们也可以立刻否定骨肿瘤的拟诊。临床上许多症征都是相对存在的,既可以作为充分征、必要征或可能征而出现,也可以以否定征的面目出现,只是它所面对的疾病不同而已。可以这样说,对于甲病的诊断是充分征的一类症征,对于其他疾病可以是否定征。

鉴于以上的分析,拟诊依据的逻辑评价公式可以表述为:

充分征∧必要征∧$\overline{否定征}$——确定诊断

可能征∧必要征∧$\overline{否定征}$——可能诊断

否定征∧$\overline{必要征}$——除外诊断

在运用以上逻辑评价公式时有以下四点应予以注意：

首先，显然，在拟诊思维过程中，寻找充分征和否定征具有十分重要的意义，因为前者"一锤定音"用以确定诊断，后者"一票否决"用以排除拟诊。

其次，目前医学对"四征"表现尚未彻底认识的疾病，运用上述评价公式有困难。

再次，"四征"中的"无之……"、"有之……"是相辅相成的两个方面，不可割裂开来。

最后，以上逻辑评价公式中的"四征"，一般是指临床表现较典型的疾病而言。

（四）拟诊证伪法

1. 证伪方法

拟诊形成之后，诊断思维的程序不外乎两种：其中一种是囿于拟诊的"排他性证实"。一旦借助联想在经验基础上形成了初步印象，不少人往往就不由自主地习惯地带有倾向性地继续收集佐证资料对拟诊加以证实，有意无意地把所收集到的各种资料纳入拟诊的框架内予以自圆其说，以排除其他病变的可能性。这就很难摆脱思维惯性的束缚，所得出的结论易打上先入性的烙印，从而常常导致误诊。

诊断思维的途径还可以有另一种即证伪，从否定的角度去证明拟诊不能成立。或者说，不是以拟诊为中心努力加以排他性证实，而却是以此为线索进行"排已性证伪"。

奥地利裔英国哲学家波普尔认为，"可证伪性"是科学与非科学的分界标准。一个理论、假设、命题，如果在任何情况下也不可能被推翻，不可能被反驳，它就是不科学的；凡是科学的理论都应该是能够证伪的。

由于疾病表现的复杂性和临床认识主体临床经验、理论水平的有限性，基于经验的拟诊往往与事实之间有误差。因此这些初始印象本身不一定能对所有资料做出最理想的解释，因此就有必要抓住其中潜在的缺口，有意识地进一步收集和分析信息，从各种可能性出发，对占主导地位的拟诊试图予以否定推翻，而不是仅仅满足于拟诊的证实。

2. 证伪方法在拟诊过程中的认识论意义

证伪方法的认识论意义首先在于藉此常能较有效地摆脱思维惯性的束缚，使诊断思路不至于局限在经验联想所形成的拟诊框架之内。证伪的实质就是不承认原有认识的绝对正确性。对经验性联想的产物进行否证，亦即批判地对待经验。它有助于人们从各方面来审视和思考问题，辩证地对待各种资料之间的相互关系。

其次，证伪过程还促使临床认识主体自觉地尽可能广泛地收集各种相关信息，不仅包括支持拟诊的资料，更重要的是包括不支持拟诊的资料，并对之进行辩证综合的分析，从而在此基础上得出正确结论。

第三，证伪过程有利于促使医生提高自身素质和业务水平。要对经验印象进行证伪，其涉及面远较"证实"为广，故要求医生掌握更多的基础知识和间接、直接经验，这又驱使人们在诊断过程中必须重新学习，不断摄取以充实自己的知识储备。

在临床思维中，证实方法和证伪方法相辅相成、对立统一；证伪中包含着证实，证实中包含有证伪，证实证伪在一定条件下可以相互转化。

3. 证伪方法在拟诊中的运用

证伪方法在拟诊过程中的运作步骤如下：

首先,尽可能地收集不支持拟诊的阴性资料,分析其可能存在的合理因素;

其次,仔细分析支持拟诊的阳性资料,分析其可能存在的不合理因素;

第三,若不支持拟诊的阴性资料存在并具有合理性,拟诊可能不成立;

第四,若支持拟诊阳性资料的解释力和吻合率满意度不高,拟诊可能不成立;

第五,若不支持拟诊的阴性资料不存在或其存在但却无法形成一个新的拟诊意见,拟诊可能成立;

第六,若无法证明支持拟诊的阳性资料有误,拟诊可能成立。

4. 拟诊证伪法的受制约性

拟诊证伪法的临床运用要受到许多因素的制约。一般常见病、典型疾病采用拟诊证实法就可以,拟诊证伪在这种情况下显得没有必要;有些病例不适合采用此法,如病情进展很快的急性病人;有些情况无法采用拟诊证伪法,如医学本身还需要研究的问题;拟诊证伪法还受到技术检查条件和费用支出的限制。

第二节 病因的探究

一、疾病的因果联系

(一)病因解释模式的历史演进

病因探究的本质,是寻找和分析疾病的因果联系。在中医学和西医学发展的历史过程中,随着人们对疾病因果关系认识的不断深化,形成了各种不同的病因解释模式。

《黄帝内经》的病因解释模式建立在阴阳两个方面的协调关系之上,认为"阴平阳秘"是正常的生理过程,阴阳失调是基本病因。对于中医学而言,这一病因解释模式一直延续至今。

西医学的病因解释模式从希波克拉底开始,经历了一个发展过程。希波克拉底的病因解释模式是以他的"四体液学说"为基础的,他认为营养和环境因素导致体液失衡,体液失衡是疾病的原因。体液失衡病因解释模式是19世纪60年代以前西医学占主导地位的病因学说。在这之后,巴斯德等人在实验验证和临床验证的支持下,确立了针对感染性疾病的病菌学说,这一病因解释模式代替了"体液失调"的病因解释模式。20世纪上半叶,医学家们揭示了如维生素等营养物质的缺乏和疾病的因果关系,提出了针对营养性疾病的"营养物质缺乏"病因解释模式。50年代,医学家发现,当人体的免疫系统过度激活时,会攻击受它保护的机体。这类疾病被称之为自身免疫性疾病,由此而产生了一种新的疾病解释模式。80年代,分子遗传学的发展,提供了分子遗传学疾病解释模式,认为DNA的突变是单基因、多基因和肿瘤等疾病的病因。90年代以后,关于多因素相关性疾病的病因解释模式逐渐成熟起来用以解释如动脉粥样硬化、高血压、癌症、糖尿病等用单一病因难以解释的疾病。[①]

这些病因解释模式有的适用于一类疾病如自身免疫性病因解释模式;有的适用于一组具有某些共同特征的疾病,如多因素相关性疾病病因解释模式。这说明了疾病因果联系的复杂性,人们对它的认识需要一个过程。随着病因探究的深入,人们的病因解释模式的形式

---

① 罗·萨加德著,刘学礼译:《病因何在》,上海:上海科技教育出版社,2001年,第25~45页。

和内容还会不断发展。

(二)疾病因果联系的客观性与普遍性

病因与疾病之间的关系是因果关系。引起某病的原因是病因,疾病是被病因引起的结果。病因和疾病之间的关系是引起和被引起的关系。所以,病因总是在先,疾病过程总是在后。病因和疾病的联系是必然、客观、普遍的,是疾病发生发展的基本规律之一。如细菌感染引起炎症,肺炎球菌引起肺炎,肝炎病毒引起肝炎,腹膜炎症引起腹肌紧张,冠状动脉缺血引起心绞痛、心肌梗死,性格内向、受过精神创伤的人易患癌症等等。有成百上千种疾病的原因是基因异常改变的结果。

任何疾病都是由一定的原因引起的,没有病因的疾病是根本不存在的。由于目前科学水平的限制,对某些疾病的因果联系尚不清楚,但不等于没有病因。随着医学科学的发展,医疗实践的深入,对这些病因不明的疾病的认识会不断深化,从而探明其因果关系。

(三)疾病过程中的因果转化

在一定条件下,病因和疾病可以发生转化。一定的病因产生一定的疾病,这个疾病反过来又影响病因的发展变化。不能孤立地静止地看待病情发展变化中各因素之间的因果关系,而应看到各种因素之间的互为因果、互相影响的辩证关系。在疾病的发展变化和治疗过程中,因果关系的转化并不是简单的交替,而是一种螺旋式运动。其方式有两种,其一,循环加重,即恶性循环,使病情向着坏的方向发展,结果病情恶化,甚至死亡。以感染性休克为例:细菌的内毒素作用于机体,激活了交感—肾上腺髓质系统,引起微循环的障碍,造成组织及脏器的血流灌注不足;而后,各种潜在的反应系统相继被激活,血管活性物质的释放导致微循环前扩约肌的扩张,血液凝滞,激活凝血系统而引起弥漫性血管内凝血。感染性休克各环节间复杂的相互作用造成微循环障碍,使微循环障碍向纵深发展,直至导致病人的死亡。其二,循环减轻,即良性循环,病情向着好的方向发展。

掌握疾病发生发展规律,就得掌握因果转化规律,把握促进疾病因果转化的条件,这对于疾病的防治有着重要意义。如休克发展过程中,从微循环灌流不足发展至血液凝滞,需要毛细血管前扩约肌和微小静脉的持续痉挛这一条件。可以说,缺乏促使因果转化的条件,疾病的发生发展就谈不上什么因果交替、螺旋式发展。在临床实践中,有效阻断疾病的因果转化条件发挥作用,预防疾病向坏的方向发展,同时创造条件调动机体代偿机能,采取正确的医疗措施,促使机体向好的方向发展,这是治疗疾病的基本原则。

二、病因的一般类型

人体是一个远离平衡态的开放系统,时时刻刻要和环境发生能量交换,而人类生存基本条件中的各种要素,在一定条件下都可能转化为威胁健康的致病因子。

(一)无条件致病因子和条件致病因子

所谓无条件致病因子,是当致病因子作用机体时,不受机体感受性的影响,必然引起疾病的一类致病因子。其引发疾病的情况如高温引起烧伤、切断运动神经引起的麻痹、结扎肾血管引起的肾坏死。所谓条件性致病因子,是当致病因子和一定的条件相结合时才引起疾病的一类致病因子。例如变应原、致病微生物、过强过久的心理应激等。机体具有抵抗这类病因的防御机制,诱发或加强这些机制能消除或减弱它们的致病作用。条件性致病因子在致病因子的总数中占绝大多数。由条件性致病因子引起的疾病,其发生、发展过程比较复杂,是疾病内因和疾病外因综合作用的结果。

(二)特异性病因与非特异性病因

1. 特异性病因

所谓特异性病因,是指引发某种特定疾病、特定症候群和特定疾病过程的致病因子。自19世纪中叶以来,特异的细菌或微生物侵入人体导致疾病发生的现象,受到人们的高度注意。特异性病因观念,就是随着菌原说的确立而形成的。特异性病因观念在医学发展史上,产生了重要的作用。在诊断上,特异性病因观念促使病因诊断的概念得到了确立;病原菌的分离、特异性免疫学试验及变态反应等诊断方法得到了应用。在疾病的防治中,特异性病因观念改变了以前只是使用一般对症治疗的状况,推动了针对各种病原菌的特效药物的研究。到20世纪三四十年代,人们弄清了结核、伤寒、急性呼吸道感染等传染病的致病原因并发现了青霉素等特效抗生素,开创了对因治疗的新局面,从根本上改变了传染病死亡率极高的情况。特异性病因观念还促进了无菌术的发明和应用,降低了伤口的感染率,促进了外科手术的发展。特异性病因观念使人们认识到,由于致病菌的性质不同,疾病过程中病理损害和临床表现就不同,从而加深了对疾病的认识。

2. 非特异致病因子

在看到特异性病因观念积极意义的同时,还应该注意到这一观念存在的消极意义。特异性病因观念把机体看成是各种外因作用的被动场所,因此在治疗中过分强调消除病因,往往导致产生不良的副作用;特异性病因观念认为一种病原体只能引起机体产生特异性疾病,不能解释疾病发生过程中的许多复杂现象。由于特异性病因概念具有片面性和简单直线性的缺点,已不能指导对癌症、心血管病等疾病病因的研究,这就提出了更新原有的病因观念的要求。英国流行病学家弗里德曼提出了疾病因果网络模型,反映了疾病因果联系的复杂性(见第177页图)。病因因果网络模式的主要特点是:

第一,病因不是单因素而是多因素,包括人体和环境的各种因素。人体因素不仅有生物学因素,而且有精神因素;环境因素不仅有自然因素,而且有社会因素。疾病是由各种因素协同作用的最后结果,这就避免了单因论的片面性。

第二,因果网络中不同因素之间,不仅有纵向联系,而且有横向联系,表现出各因果链之间的互为因果关系;各种因素不仅有直接联系而且有间接联系。疾病是因果网络上各条因果链在发展过程中相互转化的最后结果,经历了较长的发展过程,中间有很多"中介"链。这就避免了简单直线式的因果决定论。

第三,最初的因果链和最后的结果之间,可以是必然联系,也可以是偶然联系。虽然有最初的因果链,但由于疾病在发展过程中可以和不同的因果链相互作用而引起不同的结果,这就避免了机械因果决定论。

疾病因果网络模式不仅是一种病因理论,更重要的是一种思维方法。它说明了还原论的疾病观念的局限,开始认识到疾病的复杂性,适应了疾病谱的发展变化,对许多现代疾病的发病机理的解释力比特异性病因观念要强。

3. 特异性病因观念和非特异性病因学说的关系分析

第一,适应不同的医学模式,肩负不同的历史使命。特异性病因观念是在特定的历史条件下,在生物医学模式的影响下形成的。特异性病因观念的形成,对人类控制传染病产生了重要的作用。可以说,特异性病因观念是第一次卫生革命取得胜利的理论基础。

非特异性病因学说的形成,是在特异性病因观念的基础上,随着疾病谱的变化而逐步形成的,它是人们对现代疾病发病机理认识的基本点,对生物、心理、社会医学模式的产生有一定的理论影响,对当前的临床实践具有指导意义。

第二,体现不同的基本倾向,渗透不同的思维方法。特异性病因观念的基本倾向是从特定的、一元的角度去解释和揭示病因,体现着分析的、还原的思维方法;非特异病因学说的基本倾向是从不定的、多元的角度去解释和揭示病因,渗透着综合的、系统的思维方法。

第三,承担共同的研究任务,发挥高效的互补作用。特异性病因观念和非特异性病因学说都是关于病因的理论,都以研究并阐发疾病的发生原因为己任。而且,在一定时间内,传染病等适应于特异性病因观念的病种和心脑血管疾病等适应于非特异性病因学说的病种将长期并存。因此,两种学说都有自己的适应对象,并且可以产生互补共进的效应。

(三)外部病因和内部病因

1. 外部致病因素的作用是疾病过程的条件

外部致病因素是疾病发生的条件,它对疾病的性质、范围大小、进程快慢及严重程度等均有重要影响。外部致病因素包括自然因素和社会因素两个方面。

致病的自然因素主要包括生物因素、物理因素、化学因素、饮食因素及其他因素。社会的致病因素,可来自经济、政治、思想、文化、教育、道德、宗教、职业、家庭等许多方面。经济上的贫困、失业、破产、受罚、被劫;政治上的受压、被诬、败诉、冤狱、动乱、战争;职业上过劳、高度紧张、受排挤;思想意识上的冲突,遭批判;文化落后、迷信、愚昧;社会风气腐败、道德水平低下、精神空虚、酗酒、吸毒;家庭不和、婚姻受挫、亲人死亡等等,都可以间接和直接在精神上、心理上、身体上造成创伤,损害健康,发生疾病。

社会致病因素对于疾病的发生发展有着很大影响。正日益受到人们重视,因为自然因素对人体的作用往往要受到社会因素的制约。

2. 外部致病因素在疾病过程中的作用和途径

外部致病因素在疾病过程中起着相当重要的作用,具体表现在:

第一,外部致病因素是决定疾病是否发生的条件之一,没有这些外部因素,相应疾病不会发生。如没有破伤风杆菌的存在,即使有皮肤破溃的情况,也不会患破伤风。

第二,外部致病因素是决定疾病的轻重缓急程度的条件之一。外部致病因素的数量和强度不同,疾病的程度和状态也往往不同。

第三,外部致病因素是决定疾病症状表现的条件之一。不同的外部致病因素,引起的症状、体征不少情况下是不同的,这也是探察病因的途径之一。

第四,外部致病因素在某种情况下,决定疾病的性质和结局。例如,在当前的情况下,狂犬病毒侵入导致发病,死亡率几乎为 100%。

外部致病因素发生作用的途径主要有:

第一,通过细胞膜发生作用。在致病因子的作用下,细胞内 cAMP/cGMP 比值异常,细胞膜或细胞浆受体的改变,终将破坏细胞的结构与功能。例如 X 线作用于人体细胞引起的放射病。

第二,通过体液成分的改变。在外部致病因素的作用下,人体体液成分如神经递质(去甲肾上腺素、乙酰胆碱等)和激素水平发生变化,从而导致疾病过程。

第三,通过精神神经反应。人体是一个统一的机体,必然对局部的致病因素发生反应。例如寒冷可以引起冠状动脉痉挛,诱导心绞痛发作。又例如,强烈的精神刺激能导致病人虚脱。

3. 机体内部因素的状况是疾病过程的根据

致病外部因素必须通过机体内部因素才能起作用。人体在一定质和量的致病因素的作用下是否发病,最根本的因素取决于人体内的抗病能力。这是疾病发生的内因。所谓机体的内部因素,可分为生理和心理两个方面,其中生理方面包括受遗传因素制约的人体对疾病的感受性、防御机能和遗传等因素。

第一,人体对致病因素的感受性是导致机体发病的内在根据之一。人体可被某些病原体感染却不为另一些可以使其他动物致病的病原微生物所感染,同样,可以使人感染的病原体却不一定能使其他病原体感染,这是有其遗传学依据的。人类对白喉毒素很敏感,而白喉毒素却不能使小白鼠患病。这是因为人类细胞内存在白喉毒素受体,形成这些受体的基因是在人的第五对染色体上。

第二,人体的防御功能与疾病过程有密切关系。人体有整套的抗病机能,包括非特异性免疫和特异性免疫机制。这是某些致病因素虽然可以使机体感染,但人却不一定生病的内在原因之一。非特异性免疫系统包括:(1)屏障结构。内外屏障功能受损或减弱时,有利于致病因子的侵入而引起疾病。(2)吞噬细胞的吞噬和杀菌作用。(3)其他正常体液及组织中的抗微生物物质,如补体、干扰素、溶酶菌碱性多肽等。特异性免疫系统包括细胞免疫和体液免疫。这是抗原刺激下人体产生的一种具有针对性的免疫应答。主要是通过T淋巴细胞、B淋巴细胞的活动来实现的。此外,人体还通过肝脏、肾脏的分解、转化或结合的方式,使毒物解毒。当这些功能受损时,机体易发生中毒。呼吸道的纤毛运动、胃和肾的排泄功能也参与构成人体的防御系统。

人体对疾病的防御功能还受到多种因素的影响:内分泌功能状态,如糖尿病病人因胰岛素不足,易发生严重的化脓感染和结核病;年龄性别和营养状态,如小儿易患呼吸道和消化道疾病,这是由其解剖生理特点和防御机制发育不完善所决定的,而老年人易患癌症,这可能与长期受到致癌剂的作用和免疫机能减退有关;植物性神经功能的协调性,如婴幼儿由于神经系统功能发育不完善,热调节能力较差,受发热影响时易出现高热惊厥。而一些妇女的更年期阶段,由于促性腺激素分泌增多,以及植物神经功能紊乱,可出现更年期综合征;畸形,如先天性多囊肾、先天性输卵管狭窄、先天性心脏病等等,由于脏器的解剖结构异常,使其不能执行正常的功能而致病。

4. 疾病过程是外部致病因素和机体内部因素相互作用的结果

致病外部因素通过机体内部因素起作用的方式是多样的。一种情况是,当致病因素数量多,强度大,而机体抵抗力衰弱,不能清除致病因素,机体内组织细胞不断遭到破坏而使功能发生障碍时,致病外因通过内因发生作用。如脓毒血症,因大量的病原菌及较强的毒素作用于机体,临床表现为高热、衰竭、休克等。另一种情况是,当致病因素作用强,而机体的免疫反应也过于强烈,导致组织的损害而致病,致病外因通过内因发生作用。例如肺炎双球菌在青年健康人身上可造成大叶性肺炎。双方势均力敌剧烈对抗,形成临床上高热、肺实变等临床实症表现。第三种情况是,外部的致病作用的力量小于机体内部抗病能力,疾病过程向痊愈的方向转归。以上分析说明,内因和外因之间的反应强度是十分重要的,不足或过度都会使机体失去平衡而导致疾病,并由于程度不同而使病症复杂多变。

三、病因探究的逻辑方法

(一)简单枚举法

由某类事物中已观察到的对象都有某种属性而推出该类事物有此属性的方法,是简单枚举法。其公式是:

$$S_1 是 P$$
$$S_2 是 P$$
$$\vdots$$

所以所有的 S 都是 P

简单枚举法的可靠性取决于所枚举的某类事物中事例的数量,且无相反事实。枚举的数量越少,就越容易犯"以偏概全"或"轻率概括"的错误。

(二)穆勒五法

穆勒五法包括求同法、求异法、求同求异并用法、共变法、剩余法。

(1)求同法。如果某一现象出现在几种不同的场合,而这些场合里只有一个条件是相同的,就可以推断这个相同的条件是产生这一现象的原因。所研究的疾病在不同条件下都具有某种相同的因素,那么,这种因素就可能是病因。求同法的临床应用及公式:

例	情况	结果
1	ABCD	e
2	ABC	e
3	ABEF	e
4	ADF	e

结论:因素 A 有可能是结果 e 的原因

误用求同法有两种情况:一种是将某种假象特别是多次出现的假象误认为是某些现象的原因;另一种是对多因一果的现象只注意到其中一种原因而贸然得出结论说是惟一原因。

(2)求异法。如果某种现象在第一个场合出现,在第二个场合不出现,在这两个场合只有某一个条件不同,那么,这个条件就是这种现象的原因。如果两组人群的发病率有明显差异,而两组人群在某种因素上也有差别,那么,这种因素就有可能是病因。求异法的临床应用及公式:

例	情况	结果
1	ABC	e
2	BC	—

结论:因素 A 有可能是结果 e 的原因

在临床医生认识疾病的思维过程中,无论是病因的推断、病机的揣测、病变程度、范围、部位等的诊断,诊断假说的提出等,都离不开求异法的运用。求异法的结论比求同法的结论可靠。因为求同法只考察被研究对象出现的场合,而求异法却把被研究对象出现的场合和不出现的场合结合起来考察。有某种情况就有某种现象,没有某种情况就没有某种现象,这

一点恰好反映了客观事物因果联系的特征。因此,结论相对可靠。但在实际运用中还要注意两点:

第一,要弄清楚两个场合的不同情况是否只有一个。如果还有其他情况未被发现,那么,这个不同情况可能就是被研究对象的真正原因。

第二,要弄清楚两个场合惟一不同的情况是被研究对象的部分原因还是整个原因。否则,同样会以偏概全,得出不符合实际或者是不确切的结论。

(3)求同求异并用法。如果在被研究的现象存在的几个场合中,都有一个共同的条件存在,而在被研究的现象不存在的几个场合中,都没有这个共同的条件存在,那么这个条件与被研究的现象之间就有因果联系。

这种方法一般由两组事例构成,其中一组是由被研究现象出现的场合组成,称为正事例组;另一组是由被研究现象不出现的场合组成,称为反事例组。如果正事例组各场合中只有惟一一种共同情况,而这种情况在反事例组各场合中均不存在,那么,这一种情况就有可能是所研究现象的原因。其公式如下:

例	情况	结果	
1	ABCD	e	
2	AEFG	e	正事例组
3	AHIJ	e	
.			
.			
.			
1	BCD	—	
2	EFG	—	反事例组
3	HIJ	—	

结论:因素 A 有可能是结果 e 的原因

应用求同求异并用法要注意以下两点:

第一,考察的正负事例越多,结论的可靠度就越高,这样可以避免偶然性;

第二,负事例中的事例与正事例中的事例越相近,结论的可靠性就越大,可信度越高。

(4)共变法。如果每当某一现象发生一定程度的变化时,另一现象也随之发生一定程度的变化,那么,这两个现象之间有共变的因果联系。人群中某种疾病的发病率发生变化,与此相关的环境中的某种因素也在发生变化,那么这种因素就有可能是病因。其公式如下:

例	情况	结果
1	A_1BC	e_1
2	A_2BC	e_2
3	A_3BC	e_3

结论:因素 A 有可能是结果 e 的原因

在这里 A_1、A_2、A_3 与 e_1、e_2、e_3 表示因素 A 与结果 e 在量上的变化。因素 A 出现的量不同(A_1、A_2、A_3),引起的结果 e 的严重程度就不同(e_1、e_2 或 e_3)。

与求同法、求异法、求同求异并用法相比较,共变法有其优点。前三种方法都是从现象出现或不出现来判明因果联系的,共变法却是从现象变化的数量上来判明因果联系的,可以得出一个函数关系,使结论的可靠性程度提高。但是,并不是所有共变现象都存在因果联系。

(5)剩余法。已知被研究的某一复杂现象是由复杂原因引起的,如果把各个可能起作用的因素一一加以排除,剩下的可能因素就是该现象的原因。其一般公式是:

A、B、C、D 是 a、b、c、d 的原因,其中

$$\begin{array}{c} A\ 是\ a\ 的原因 \\ B\ 是\ b\ 的原因 \\ \underline{C\ 是\ c\ 的原因} \\ 所以,D\ 与\ d\ 之间有因果联系 \end{array}$$

剩余法的临床运用称之为"排除法"或"除外诊断法"。排除法不是直接寻找所要肯定的某一疾病的因果联系,而是根据现有诊断资料的存在和缺失,通过否定其他疾病与现有诊断资料之间的因果联系,而间接地肯定某一疾病的存在。临床医生根据病人的临床表现,首先采用"大包围"的方式,提出一组与其表现相似的疾病,接着按照各个疾病的特征,与病人的临床表现逐一进行比较、分析,依次排除其中不具有因果联系的疾病,剩余下的无法排除的疾病即是对该病的初步诊断。其公式为:

$$\begin{array}{c} 现象\ a\ 的可能原因为\ A、B、C、D \\ A\ 不是\ a\ 的原因 \\ B\ 不是\ a\ 的原因 \\ \underline{C\ 不是\ a\ 的原因} \\ 所以,D(剩余的最后一种)是\ a\ 的原因 \end{array}$$

排除法一般作为某些病因尚不明确,本身又缺乏直接特异性疾病的诊断方法;或病情较复杂,临床表现不典型的疑难病、罕见病的诊断。这种诊断方法的优点是思路宽广,分析问题比较全面系统,有利于对临床资料的收集、发现。但由于这种诊断方法的采用需要一定逻辑学基础,所以这种方法在临床上的实际运用也受到了一定限制。

在运用排除法时,要注意以下两点:一是要尽量穷举所有相似的疾病,必须依据疾病连续划分的形式,逐级排除,对于间接得到肯定的疾病组,再进行二次划分,依次排除,逐步缩小疾病范围,从而得到比较正确的诊断。二是要严格遵循逻辑推理的基本规则,在排除某一疾病时,作为否定某疾病的资料依据应是某疾病的必要条件的缺失,如果缺失的是充分条件,则不一定;在肯定某一种疾病时,一定要找到它的充分条件,只找到它的必要条件则不一定。

(三)不完全归纳法的局限性

简单枚举法和穆勒五法都属于不完全归纳法。不完全归纳的方法是通过个性来认识共性的。但是,不完全归纳方法又无法穷尽所有的对象,所以结论并不总是必然的。而且归纳法依据的是感性材料,感性材料只能反映事物的表面特征,因此,不完全归纳法不能充分证明事物的必然规律。同时,事物的本质和规律总是和无限多的现象相联系的,特别是医学领域情况复杂,难免不带有或然性。因此,这种思维方法必须与其他逻辑思维方法结合起来,才能成为真正科学的思维方法。不完全归纳方法对临床思维可能产生的不良影响主要是可

能使拟诊或诊断带有或然性。由于疾病本身是一个不断变化的动态过程,是有时向性的。医生接触到病人时,疾病已经发展了一个阶段。医生所能搜集到的该病资料只能是通过亲自检查以了解现状,询问病史以了解前状。由于病人及其家属的知识背景不同,由主诉获得的资料总是有限的,而且往往带有主观成分。现时检查往往只能得到现时的情况,要由此了解未来的情况有较大的难度。况且,就是现时的情况,由于治疗和抢救的需要,各种检查不可避免地要受到时空上的很大限制,往往不可能等到应作的检查都做完再去作诊断结论并处理。有时在进行现时检查时疾病尚处于发生前期,代表其特征的资料尚未出现。这些都使医生初诊时获得的资料带有较大的局限性。根据这样残缺不全的资料进行归纳,所得到的诊断结论带有或然性就是显而易见的了。

(四)科学归纳法

在情况许可的条件下,可以采用科学归纳法包括科学归纳推理和概率归纳推理的方法克服不完全归纳法的局限性。

1. 科学归纳推理

科学归纳推理是根据某类事物部分对象的情况,并分析了制约这些情况的原因,从而推断出一般性结论的不完全归纳推理。

例如,动物实验和流行病学的调查表明,食用霉变的玉米有致癌作用;食用霉变的花生有致癌作用;食用霉变的大豆有致癌作用;食用霉变的芝麻有致癌作用。科学研究进一步表明,霉变的玉米、花生、大豆、芝麻中均含有黄曲霉素,而黄曲霉素是致癌物质。所以,凡食用霉变的东西都会致癌。

在上例中,不仅考察了霉变食物中部分对象能致癌,而且还分析了该部分对象与致癌这一属性的必然联系,其结论就是由这一必然联系推导获得的,所以这是一个科学归纳推理。它与简单枚举推理的区别在于:

第一,推出结论的依据不同。科学归纳推理得出的结论,是以分析事物之间的必然联系为根据的;简单枚举推理则以事物的同一情况的不断重复并没有遇到相反情况为根据。

第二,推出结论的性质不同。科学归纳推理得出结论是可靠的,而简单枚举推理得出的结论是或然的。

第三,对前提数量的要求不同。对科学归纳推理来说,前提的数量对结论的可靠程度不起重要作用,关键是对事物做科学的分析,找出因果联系;简单枚举推理则前提越多,结论越可靠。

2. 概率归纳推理

在科学认识活动中,人们常常遇到这种情况:对S类的部分对象的考察表明,既有个别S是P,也有个别S不是P,在这种情况下,人们就不能归纳出一个全称判断,而只能表示"百分之几的S是P",这就是概率归纳推理。

临床诊断过程中,不同病症常以不同频率见于某疾病,如跨栏步态出现于腓总神经麻痹,多发性神经炎的频率较大而出现于其他疾病的概率较小;典型的波状热多见于布氏杆菌病而少见于其他疾病。疾病的不同病理时期出现某些病症的概率也常常是较为恒定的,如骨髓炎急性期常以骨质破坏为主,而慢性期又常以骨质增生硬化为特征。

诊断过程中运用概率推理,应正确处理以下几方面的关系:

(1)病症与疾病之间的概率关系。病症见于某病的概率不同,它对疾病的诊断价值也不同。一般情况下,某病症与某病的概率关系,对病人总体而言,总具有一定的统计规律,如必要征见于某病的概率为100%,或接近100%。这种病症的概率特征告诉我们,要确立某病诊断,此征是必要的。再如否定征,见于某病的概率为零,即此征绝不会见于某病,故一旦此征出现,便可一票否决某病的可能。可能征见于某病的概率在1%~99%之间,其中既有概率很大的高度可能征,又有概率极小的低度可能征。如果我们对某病症见于某疾病的关系认识不深,把握不准,或作机械概括,就难免出现误诊。

(2)总体小概率和个体事实之间的关系。不难理解,在整个人群中,某病症见于某病的概率越大,诊查中检出率就越高;某病症见于某病的概率越小,诊查中检出率就越低。对于随机的任意病人而言,即使整个人群中某病症见于某病的概率为1%,但必定有一定数量的个体成为1%,而且对于这些个体而言就是100%的事实。同时,总体小概率与检出总数的大小也是不同的概念。在受检人数较大的情况下,即使总体小概率,检出的人数必然较大。有的学者将这一关系称为"小概率事件大数量必然原理"。所以临床医师应时刻提醒自己,某病征对于某疾病的处理即便把握较大,也要从相反的方向寻找其否定的因素,增加诊断的可靠性,切不可忽视1%甚至更少的例外情况。

(3)大概率病症和思维定式之间的关系。临床医师在长期的临床实践活动中,一定程度地掌握了某征见于某病概率大小的规律,就会在大脑中形成一条"某种病症——某种疾病"的直线连接模式。诊断中一旦发现某病症,大脑下意识地启动这种潜在思路,自动地把某病症与某病连接在一起,从而得出某一结论。在这种情况下,临床医师就容易落入思维定式的泥潭,"蹄声即斑马",势必误诊、漏诊。

(4)地区、环境因素和概率分布差异的关系。某征见于某病的概率在随机的人群中有一定的统计规律,但在不同地区、不同生活环境的病人中,这种概率大相径庭。如肺内球病灶,在西北牧区肺包虫囊肿有一定的统计概率,而在沿海内陆地区则绝少考虑此病;对于一个心脏扩大的病人,如无长期高原定居史,不考虑高原心脏病的可能;同是髋关节缺血坏死征象,在潜水员则考虑减压病,长期服用激素者考虑为医源性缺血坏死。这是环境差异造成的。

应用概率归纳推理应注意以下两点:第一,观察次数越多,考察越广,其概率就越接近事件的概率,其结论可靠性就越大。第二,概率并非是绝对的,对概率的估计也要具体问题具体分析,随着客观情形的变化而变化。

第三节 诊断的确定

一、拟诊有待于向确诊转化

拟诊是科学性和假定性的统一。拟诊向确诊转化的过程,就是综合运用各种获取临床信息的方法和技术手段,更加充分地占有与病人相关的医疗信息;在此基础上,充分发挥理性思维能力,对大量的感性材料进行综合加工,得出合理的判断;进而通过临床治疗实践等途径,进一步检验修正已有的判断,力求达到主观与客观相一致。在拟诊这一辨证发展过程中,拟诊的科学性不断增强,假定性不断减少,于是拟诊转化为确诊。

拟诊向确诊的转化的过程中,临床医生对自己的初步诊断不断进行反馈调节,将通过各种诊察手段获得的新资料和新经验作为反馈信息加入到对拟诊意见的综合校正中,使之朝完善方向发展。拟诊向确诊转化的前景,主要有三种情况:一种是拟诊在医生对疾病的不断认识和疾病自身的发展中得到肯定;一种是拟诊被新的临床资料的发现或病情的发展所否定而形成新的认识;还有一种是拟诊被部分修正、补充后发展成为更加完善的形态。

二、确诊的基本要求

确诊的逻辑结构类似拟诊,也包括背景知识、感性材料、推理过程和结论性意见等基本要素。但是它摆脱了拟诊的初步假定性,向着较为成熟的阶段发展。这种决定性的变化对基本要素有着远远高于拟诊的要求。如背景知识既要宽又要博,且能融会贯通、灵活运用;对感性材料的占有要更加充分,且应善于去粗取精、去伪存真、综合判断、具体分析;推理过程要求更为严谨、可靠,医学专业理论与病人的具体实际要联系得更为紧密,一般和个别的关系要处理得更为妥帖;确诊中的结论部分也更为完备,不仅有病名,而且有病因,不仅有治疗方案,还应有预后判断等指导性、预见性内容。要达到上述要求,医生要注重多方面的修养、锻炼,其中最重要的还是加强搜集感性材料和逻辑、理论思维的方法与能力。

要达到确诊的基本要求,应当注意详细询问病史,掌握问病史的技巧;全面系统查体,留心查体时的意外发现;据病史和体检结果,进行有目的的辅助检查等问题;还要注意确诊过程中的理性思维。

在形成确诊意见之前,医生要对获取的病史、体检和辅助检查等所有诊断资料进行辩证的分析,对全部资料逐一理解,恰如其分地进行分析判断。从中找出关键因素,作为确诊的主要线索;从中发现疑问,提出补充检查项目;从中检查拟诊中的合理因素和误诊因素并决定取舍。在确诊过程中,医生特别可贵的能力是独立思考、深入思索的能力,要力所能及地把有关方面都考虑到。比如,确定了病名之后,还要判断该病的发展程度、具体部位,以便在采取治疗措施时准备充分,不出意外。另外,对常见病、多发病绝不能因司空见惯而掉以轻心。临床实践中把阑尾炎误诊为急性胃炎、将流行性出血热误诊为感冒等情况屡见不鲜,其教训就在于因"熟悉"而放弃独立思维。

总之,在形成确诊意见的过程中,既要参考拟诊,又不能拘泥于拟诊,审视临床资料时,要注意其真实性、系统性和完善性,为正确的诊断提供可靠的"物质基础";认识疾病不能停留在感性阶段,要善于对已有材料进行分析、综合、推理、判断等思维加工,完成科学抽象,求得正确的诊断。

三、确诊在临床医学中的地位和作用

确诊意味着临床认识的深化和诊断意见的明朗化,这对于认识和治疗疾病无疑是十分重要的一环。与拟诊相比,它的科学性增强了,假定性减少了,科学逻辑推理更加严谨了,自身的逻辑结构更加完备了。这一切都决定了确诊在临床医学中占有重要的地位,能发挥巨大的作用。随着疾病的确诊,应基本完成明确病名、揭示病因、提出较为完备的临床治疗意见、预测愈后转归等临床步骤。在临床上则表现为由拟诊阶段的探索性治疗进入确定性治疗。这一过程标志着医生对某一具体病人的救治工作由被动转为主动。对整个医学事业而言,确诊也占有重要的地位,尤其是对那些未知疾患的确诊都是医学进步的表现,是医学发展中的阶梯。概括地讲,确诊具有指导临床实践、促进医学科研、锻炼临床认识能力、发展医学事业的作用。

确诊是由拟诊发展而来的,它并未穷尽对病人健康状况和所患疾病的认识;它不是认识的终结,而只能是整个临床认识中的一环;确诊并不意味着疾病会凝固,故必须随疾病的变化而发展。首先,确诊是绝对真理和相对真理的统一。古往今来,医务工作者诊治了无数的病人,研究过无数的疾病。那些已为实践证明是正确的诊断结论和处置方法经受了历史的考验,结晶为医学科学的核心内容,它代表了医学科学向绝对真理发展的总趋势。然而,任何确诊认识又都是在特定的历史条件和特定的环境条件下作出的,这种主、客观的局限性,决定着那些具体的确诊认识具有相对真理的属性,特别值得我们注意的是,由于时间、空间和手段的限制,医生只能看到病人和疾患的"横断面",最完善的确诊认识也难以百分之百地揭示与病人病理状况有关的全部内容。因此,作为一个医务工作者切忌将确诊绝对化。即使一项大体正确的诊断,也不可能穷尽相关的病理状况和各层次特别是深层次的病变。医学发展到今天,人们对一些已知疾病已经摸索到一些诊断、治疗的规律(主要见于传染病和外科疾病)。但是将这些规律用到具体病人身上,则是一个相当复杂和困难的事情,以至经常出现解剖探察或尸检结果否定确诊认识的情况。这就要求临床医生要谦虚谨慎、博采众长、精益求精。在确诊后仍要随时准备发现新情况、接受新考验,特别是及时掌握合并症、后遗症等情况,适时作出应有的科学预测,在动态中从总体上认识和把握疾病,使确诊得到补充修正和完善。

第四节　误诊的反思

误诊是医生对病人所患疾病判断的失误或延误,是临床认识中主客观相背离,是对疾病本质的歪曲反映。误诊必然导致误治,是临床医生应当力求减少或避免的。然而它的产生有哪些原因,能否减少和避免,这是临床认识方法中值得研究的一个重要问题。

一、误诊的基本原因

造成误诊的原因是多方面的。疾病本身的复杂性和多变性,诊断的技术设备和手段的完善与否,疾病发展过程中的不显著性,临床医生本身技术水平和经验多寡,都是影响诊断的重要原因。但是,不可否认,临床医生的思维方法,亦是造成误诊的一个重要因素。误诊的原因十分复杂。从横向来看,多种因素制约着主体的认识。就客体的疾病来讲,疾病既是自然过程,又是社会过程;既有生物学原因,又有社会和心理原因。病理机制更是复杂,且病人又有能动性,对医生的诊断既有帮助又造成干扰。就认识主体方面来讲,既有认识的方法问题,还有学识、经验、智力、技术问题;既有设备条件问题,又有道德情感、责任心和工作作风问题。医院的规章制度和管理方面的问题也是造成误诊的因素之一。从纵向来看,认识是个运动的过程,过程的每个步骤和每个环节上的毛病与缺陷都能影响认识的结果。因此导致误诊的因素是多方面的。

(一)疾病的复杂性与误诊

在疾病的发生、发展过程中,由于人体自身在结构和功能方面存在着错综复杂的联系,由于致病因子的多样性及其性质、特点和作用方式的千差万别,从而形成各种各样的复杂病征。据不完全统计,现代医学已经发现人类罹患的疾病多达10 000种以上,其中仅遗传病就有近3 000种。不仅不同种的疾病各有其不同的特征,而且,每种疾病本身又分出几种不同的类型。因此,医生在临床上遇到过去未曾接触过的病例是常有的事情,所以疾病的复杂性是导致临床医生误诊的最主要的客观原因,其中最易产生误诊的有以下几种。

1. 临床表现的多型性

同一种疾病,由于致病因素的强弱及机体反应能力的高低,症状不一;或者在不同个体身上病变累及脏器的不同,因而临床表现的差别很大。例如急性病毒性肝炎有的表现为流感型,有的表现为胆系感染型;大叶性肺炎,因细菌作用程度与部位的不同而表现出不同症状,可因此误诊为急性胆囊炎、肠炎、阑尾炎穿孔等多种疾病。

2. 临床表现的同型性

异病同症的情况在临床上是不少的,不同的疾病可以表现出类似的临床表现,有时很难区别其不同的内在本质,因而易导致误诊。例如,高血压型肾炎与并发肾小动脉硬化的高血压,均可有显著的血压升高、蛋白尿、管型尿、血尿、肾功能不全等临床征象。虽然疾病不同,但由于临床表现相似,很容易模糊医生的视线而造成误诊。

3. 临床表现的非典型性

典型病例一般不会误诊,但遇到非典型病例由于医生缺乏充分的思想准备,就有可能误诊。如胆石症缺乏胆绞痛、黄疸、发热等典型表现而易误诊为胃炎、溃疡病、肝炎等。与此相反,非典型体征也常常影响诊断思路而发生误诊。

4. 几种疾病并存或合并症的干扰

由于人体各脏器之间在功能与结构上有着密切的联系,某一系统、器官的病变可以累及其他的系统或器官,造成病情的复杂化。当有合并症或几种疾病同时存在时,原发病的表现常常受到某些继发病的掩盖,本末颠倒产生混淆。例如,一甲状腺机能亢进病人,并发周期性麻痹,经常出现下肢无力活动困难,在长期诊断不明的情况下,转入上级医院,获得明确诊断。此病例长期诊断不明的原因,主要就是作为疾病本质的甲状腺机能亢进这个原发病,被继发病周期性麻痹所掩盖所致。

此外,由于疾病处在早期,症状较轻,主要矛盾未充分暴露出来,有特征意义的症状未充分表现出来;或者致病因素发生了某种变异,导致临床症状的变化;或者疾病表现出某种假象,歪曲了本质;或者病人出于某种不正常的心态,提供了不真实的病史或自觉症状,等等,都可模糊和转移临床医生的视线和思路,导致误诊。

(二)诊断中的特殊矛盾与误诊

临床诊断中,有一个不同于其他认识领域的矛盾,即要求决断的紧迫性和临床资料的不完备性。疾病矛盾的展开及暴露有一个过程,其内部矛盾不经过一定阶段,激化到一定程度,其性质往往不能充分显现出来,因而也就不能为人们所认识;同时,由于人类机体和疾病的复杂性、检测手段的不完备性、疾病发展过程的动态性和职业道德规范的限制等原因,迅速取得系统、完备而又十分可靠的临床资料是困难的。而科学的认识方法要求感性资料充分而可靠,强调科学抽象不能以零碎的和具有或然性的资料为依据,否则不仅难以得出正确的认识,还有可能作出错误的结论。要做到这一点在临床上是相当困难的,有时甚至是不可能的。临床要求决断紧迫,要求早期诊断,以便及时抢救或早期治疗。这是摆在临床医生面前的一个尖锐矛盾,这也是发生误诊的一个重要客观原因。

(三)思维方法的弊病与误诊

临床医生的思维方法,是造成误诊的一个重要的主观因素。据学者分析统计,误诊病例

有70%以上主要是临床医生思维方法不当造成的。从思维方法的角度来看,造成临床误诊的主观原因主要表现为以下几种:

1. 主观性思维

诊断是医生对疾病的认识过程。临床医生通过详细地询问病史和全面的体格检查充分地占有资料,是形成正确诊断的前提和保证。感性材料收集得不全面、不详细,医生就无法在此基础上形成正确的诊断。临床上往往有这种情况,有的医生仅凭病人的某一症状就先入为主地断定为某种疾病,既不作全面体检,也不详细询问病史或作必要的实验室检查,就想当然地下诊断和处方治疗,以至造成误诊。

还有一种关于医生的诊断性思维是先入为主,主要是指医生不从病人的客观实际出发,而是从自己头脑里固有的框框出发,从成见出发,对客观事实视而不见、听而不闻,甚至凭自己头脑里早已形成的先入之见,对客观事实进行随心所欲的取舍。

2. 静止性思维

疾病都是一个发展变化的病理过程,因而,作为对于疾病认识的临床诊断也是一个发展变化的过程。要把握具体病例的矛盾特殊性和病程的演变规律,往往只有在疾病的运动中才能实现。有些疾病的特征病象并不表现在整个病程,只是在其发展的某一阶段才出现,或者在疾病发展的一定阶段才表现出来;有些疾病之间的相互区别,只有当疾病演进到一定程度时才能看得出来;有些疾病过程中出现的假象,只有反映疾病本质的主要征象出现时才能识别清楚。因此,临床医生应该在疾病发展的过程中始终对疾病进行动态观察,随时注意病情的变化,不断地对照、检查、修正自己原来的诊断,以逐步取得对疾病本质的认识,最后确定诊断。但有的医生,面对复杂多变的病情却思维僵化,停滞不前。常常有这样的情况,当原有的诊断不符合病情的新发展时,有的医生不能随变化了的情况改变自己的看法,而是固守原有结论,抱住初诊不放,这样势必导致误诊。

3. 片面性思维

人体是一个复杂的多层次的系统整体,任何一种疾病,都在不同程度或层次上涉及整体,是一个复杂的病理变化过程,它是通过形形色色的症状、体征表现出来的,完全局限于某一系统或器官的疾病是比较少见的。在临床诊断中,医生只有对这些复杂的症状、体征进行认真的、全面的分析,才有可能揭示出疾病的本质,做出正确的诊断。如果把疾病的某一表现夸大,以点代面、不及其余,轻率的肯定或否定都会导致误诊。由于专业分工的需要和限制,临床各科的医生各自都有收集和评价临床资料的特点,都有确定诊断和处理病人的习惯,但若对分科思维的局限性认识不足,则往往会把思维局限在所熟悉的部分疾病中,不自觉地设法以自己熟悉的病种对病人作出自圆其说的解释,就难免出现误诊。例如麻风病,它的临床表现和多种疾病相类似,在许多专科门诊都有可能遇到,如果对其认识不足,则内科将瘤型麻风急性麻风反应误诊为败血症;神经科将周围神经损害为主要表现的麻风误诊为多发性神经炎;外科将麻风所致的继发性溃疡误诊为慢性溃疡等。片面思维导致误诊还表现在偏信单项检查结果,由于现代检查手段日趋先进,医生往往可以直接得到有关疾病的某种现成的答案,然而辅助检查不能离开其他临床资料的支持,它只能反映局部的、一时的、某一层次的变化,只根据单项检查所提供的数据或图像来肯定或否定某种疾病的存在,往往会循其谬误导致错误结论。

4. 表面性思维

临床认识的任务在于透过疾病现象抓住疾病本质。但是,疾病现象是外在的、可见的、直观的,而疾病本质则是要靠抽象思维来把握的,有相当的难度。临床医生的认识如果停留在病象表面,不做深入的研究,就容易被现象所蒙蔽,则难免发生误诊和漏诊。例如急性心肌梗塞,由于引起血液循环的障碍,而直接或间接地影响到消化系统的功能,致使某些心肌梗塞的病人常常出现恶心、呕吐、腹泻等消化系统的症状,从而掩盖了心肌梗塞本身的症状,给临床诊断造成困难。

5. 习惯性思维

医生在临床工作中,长期接触或处理某些疾病,会形成一定的经验思维模式,心理学上称为思维定势。思维定势的形成最主要的原因是相似情景的反复呈现和我们用同一思路给以成功的处理。这种定势的形成使医生每遇到病人时只准备将其诊断为很小范围内的某个疾病,这种心理准备和思维倾向阻碍了医生思维的开拓,往往造成对一些病症的视而不见。医生的思维定势的形成还有一种近因作用。所谓近因作用指刚刚发生的事件,这些事件有足够的强度和新异性,这就说明了有时候医生好像忘记了长期经验而误诊的一个原因。近因定势在临床上表现突出的一点是因袭前诊,可以是门诊医生的诊断对住院医生诊断的影响,也可以是学术权威的诊断对一般医生诊断的影响。这种定势对医生下一步思维的影响是在无意识的情况下进行的,无形中规定了医生的思维方向。对于前人做出的"诊断",后来经治的医生不假思索习惯于照着葫芦画瓢,致使诊断一误再误,得不到纠正。

(四)经验和理论的不足与误诊

临床诊断是医生能动地运用已知的理论,去具体认识病人疾病的过程。正确的诊断,是理论和经验结合的结果。但两者的不足与分离则常常是错误诊断的根源。

1. 临床经验的不足易导致误诊

有的临床专家指出,从某种意义上来说,诊断水平的高低与个人临床经验成正比。此语实属经验之谈。许多高年资的医生往往能在关键时刻提供诊断治疗的指导性意见,一个重要原因是由于他们在实践中积累了丰富的经验。

当然经验有局限性,因为它主要是从个人经历的事实比较中形成的,这种经验有的只知其然而不完全知其所以然,带有或然性和狭隘性,如果把它绝对化,在诊断中只能以经验为引导,拘泥于老套套,不与理论结合,有时也可能发生误诊。这就是为什么有些经验丰富的老医生,根据经验作出诊断时也有失误的原因。

2. 理论结构有缺陷也难免误诊

医学理论具有普遍性。它高于经验,将它应用于临床与经验相结合,则可以克服经验的局限性,提高诊断的准确性。一般说来,在一定临床经验的基础上,医学理论基础越深厚的医生,其诊断的准确性也越高。医学是无止境的,而一个医生的知识则是有限的。理论知识不足,无疑在诊断中容易造成失误。例如类癌、隐性遗传病、许多内分泌疾病和免疫性疾病,因不少医生很不熟悉,缺少这方面的理论知识常被误诊。

当然医学理论也有相对性,也需要随实践不断发展,不能把它绝对化。对理论采取教条主义盲目迷信的态度,一切从本本出发,也难免失误。教条主义盲目迷信又分几种情况:(1)教条主义,死抠书本知识,不敢越雷池半步,无视客观实际,不做具体分析,不从发展的观点看待疾病,不兼顾问题的普遍性和特殊性;(2)过分地盲目地迷信专家、权威等,对他们已下的结论不敢有半点异议,结果导致误诊。

另外,如果医生在工作态度方面存在某些问题,也不可避免地要发生误诊。(1)工作不细心、粗枝大叶造成的误诊。如问诊不详,查体不细,本来完全当时就可下诊断的疾病,却因医生的粗心或不负责任而延误,严重者可致人于死地。虽然,有时医生的粗心事出有因,但严格来说,不能原谅。崇高的职业不允许我们有各种借口而误人。(2)医生骄傲自大心理造成的误诊。这是医生思想作风方面的问题。如主观臆断,过分自信,凭着自己的临床经验,听不进同事或下级的意见,甚至一错再错。(3)医生贪图方便偷懒造成的误诊。有时候,医生明知道诊断尚有疑问,还需自己亲自做一些检查或试验,但因费时间、怕麻烦,在"大概不会"的思想支配下省略了,结果造成误诊。

二、减少和避免误诊的基本方法

临床误诊有其难免性,但也不是绝对的,作为医务人员,在临床工作中应尽量减少误诊。这要求我们认真研究减少和避免误诊的方法,以下主要从临床方法论的角度对这一问题进行探讨。

(一)深入病房是减少和避免误诊的首要前提

正确的诊断要以丰富而可靠的临床资料作为基础,为此我们必须深入病房,接触病人,勤于对病人进行观察和检查,系统地掌握病人的各种信息和动态,这是减少和避免误诊的重要前提。病人是医生认识疾病的老师。临床的意义就在于亲临病床。张孝骞教授指出:一个临床医生,他的眼睛必须始终盯住病人,不能有任何松懈,一些同志发生医疗差错,原因往往就是放松了对病人的观察。现在有些临床医生只喜欢听课、看书,不愿意进病房,出门诊,舍不得花时间接触病人,这是很不好的。这句话正切中了当前我们许多临床医生的要害,近些年由于人才竞争的压力,每个人都有紧迫感,尤其是一些青年医生经常处于浮躁状态,他们忙于准备各种考试,而把医生的正业亲临病床观察病人给忽略了。

(二)广积知识是减少和避免误诊的基本途径

理论结构的缺陷,知识和经验的不足,既影响临床资料的收集,又影响临床资料的科学加工判断。为了防止和减少误诊,我们每个临床医师必须一方面十分重视积累和总结自己的经验,另一方面要不断充实和更新自己的理论知识,不仅要掌握医学基础理论、基本技术、基本方法,及时吸取最新知识,而且要吸收有关自然科学、哲学社会科学、思维科学和人文医学知识,更新观念,完善自己的理论结构。所谓临床经验也只能在临床实践中,边干边学,才能像滚雪球一样越滚越大。并把理论知识和实践经验密切结合起来,使经验得到提高,使理论灵活应用,变为分析问题、解决问题的思维能力和思维方法,只有不断提高自己的诊疗水平,才能有效防止和减少误诊。

(三)善于思考是减少和避免误诊的关键手段

临床诊断过程是一个复杂的思考过程,辩证、周密、深入、客观的思考,能有效地防止或减少误诊和漏诊。

从基础诊断方面来说,应当经常思考自己诊断的基础是否牢靠。例如病史有无遗漏和不准确之处,自己采集病史的方法是否妥当,有没有抓住重点,各种影响病史采集的因素是否都排除了?体检方面,自己的方法是否正确,检查是否细致和全面,有没有由于自己的疏忽而遗漏阳性体征,特别是哪些昙花一现很快消失的或者似乎无意义的微小阳性变化等?

是否对病人作了动态观察和检查,必要的又能作的实验室和器械检查是否作了?结果是否作过必要的反复验证等等。

从对临床资料的思维加工方面,应当经常思考自己的加工过程是否科学,结论是否正确?例如,病人的病象是局部病变引起的整体表现,还是全身性疾病的局部反应?是假象还是真象?是疾病好转的表现,还是恶化的象征?自己分析是否深入,综合概括是否科学,判断推理有无毛病,自己的诊断能否合理解释现有的临床资料,理论根据是否正确,有无牵强和想当然的地方,特别是有无矛盾的事实?等等。总之要多想病情上有无疑点,诊断根据上有无漏洞,逻辑上有无矛盾;要运用证伪方法对临床思维过程反思和检讨,慎之又慎,三思而定,则误诊和漏诊是可以大大防止或减少的。

(四)从善如流是减少和避免误诊的重要条件

在临床上,不管多么高明的医生都难免发生失误。但是,可怕的不在于会出现错误,而在于不认真去发现和改正错误。自持高明、矜持固执是一定要出差错的。因此,谦虚态度、民主精神、兼收并蓄的胸怀、自我批评的勇气,是获取真理、防止和减少误诊的重要条件。不仅遇到疑难病症要请人会诊,就是一般病的诊断也要多听取意见,因为人的认识是难免有局限性的,需要取长补短。听取意见还要不耻下问,下级医生、青年医生和护士的意见都值得重视,其中往往不乏真知灼见。在会诊和讨论时,除了说明自己的诊断根据外,还要指出根据不足之处,特别要指明不支持诊断的反证所在,公开暴露自己诊断的暗点,以引起批评。讨论中要十分重视反对自己诊断的意见和根据,不论其正确与否,均可促进思考,加深认识。兼听则明,有助于正确诊断的形成和错误的及时修正。

(五)尊重实践是减少和避免误诊的根本措施

一切诊断的正确与否,都只能由临床实践来检验。根据诊断或拟诊进行的治疗,即诊断性治疗和试验性治疗,一般来说,观察其疗效是检验的标准(诊断明确,无有效手段治疗者除外)。因此,临床医生应当密切观察病人病情的动态,仔细分析和正确评价疗效。只要判明诊断有误或拟诊不能成立,必须立即改变。并根据新的材料重新考虑诊断,而不掉以轻心。如此,则能以较快的速度修正错误,避免或减少误诊。

误诊虽然是不可避免的,但也不是绝对的,事在人为,只要按照科学认识论的要求,遵循正确的认识路线和科学的认识方法,充分发挥聪明才智和工作热情,在一定的物质条件和工作制度保证下,是可以大大减少和防止的。疾病的本质和规律可以逐步认识和掌握,因误诊难免而导致畏难情绪是不正确的。

第十九章 临床治疗思维的一般方法

在诊断明确之后,治疗决策就成为关键因素。从这种意义上说,治疗决策的成败是关系到整个诊治过程成败的重要问题。预后问题不仅仅是考虑治疗决策的重要影响因素。正如一位临床专家所说的那样,预后问题是每一位医生必须研究、每一位病人应该知道的问题。

第一节 治疗的决策

治疗决策是为了达到一定的治疗目标,从两个以上的可行治疗方案中选择一个最优治疗方案的分析判断过程。治疗决策属于非程序化决策,这种决策是复杂的、独特的,有大量的随机因素,而且严格说来是无先例可循的,它主要依靠决策者的经验、学识和创造力。

一、临床治疗决策的基本原则

尽管临床治疗决策非常复杂,但是,总有一些被实践证明的原则可作为临床决策的指导。诊断确定之后,可供选择的治疗方案很多,如何根据具体病人的情况进行具体分析,创造性地制定出具有特色和针对性的治疗方案,使治疗效果达到最佳?从认识论和决策论的角度来看,应注意以下原则:

(一)整体联系的目标治疗原则

人体是一个相互联系、制约的整体,是一个有机系统,各个组织、器官及其功能总是处于相互联系和运动之中,任何治疗手段的实施,都是对这个系统一种人为的"干扰"。如何使这种干扰产生最佳效应,在治疗决策时必须从整体着眼兼顾各种联系,治疗目标导向要全面把握好局部治疗和全身治疗、对因治疗和对症治疗、对抗治疗和调动治疗的关系。

既然人是一个完整的统一体,我们就应该从它的全部总和、从统一的整体机能的恢复着眼考虑治疗决策,增强机体的抗病能力,使机体内已经失调或遭到破坏的联系重新建立、协调起来。在疾病发生过程中,全身与局部是紧密联系的,所以在治疗疾病的过程中,要正确把握和处理整体与局部的关系,拟订综合的治疗方案。

(二)心身统一的综合治疗原则

在临床医学中,传统治疗疾病主要依靠药物和手术,这对于战胜疾病,保护健康起着决定性的作用。但是,随着生物医学模式向生物、心理、社会医学模式的转变,单一依靠药物、手术的手段来改变病人的生物状态已经不够了,必须辅之以心理、社会手段进行治疗。

人是一个生理与心理统一的整体,躯体损害与精神损害往往重叠发生,有的可能以躯体征状为主,有的可能以精神症状为主,和精神因素无关的所谓纯粹的器质性疾病,实际上是不存在的。心理治疗就是根据心理因素对疾病影响的原理,帮助病人正确运用心理因素的积极作用来战胜疾病。近代以来的医学研究发现,不仅大多数神经官能症和一部分精神病和心理因素存在密切关系,许多躯体疾病的发病,也和精神因素有关。例如支气管哮喘往往是在心情焦虑和困扰时发作。

人类生存离不开社会环境,但是社会环境的许多因素,又给人类的健康造成损害,引起疾病,特别是随着疾病谱的变化,心血管疾病、脑血管疾病、恶性肿瘤等成为威胁人类健康的主要疾病,在酿成这些疾病的各种因素中,社会因素(包括社会环境、生活方式等)占60%。因此,防治这些疾病就必须同时应用社会治疗措施。因此,作为一个现代医学所要求的临床医生,不能把病人看作一台任意装卸的"机器",不能"只见树木,不见森林",而应该树立系统性观念,坚持心身统一的原则,对病人实行综合治疗,使躯体治疗和精神治疗有机地结合起来,互相促进,提高疗效,以达到治愈疾病的目的。

(三) 个人具体化治疗原则

任何事物都是普遍性与特殊性、共性与个性的对立统一,既没有离开个性而独立存在的共性,也没有不包含共性的个性。临床诊断一旦确立,根据临床医学理论,便有相应的治疗原则及方案。但是,有同一诊断的不同病人,由于个人机体状态不同,发病的空间时间不一,致病因子的强弱以及侵入机体的途径各异,因此,具体病情就不可能完全一致,而要治愈疾病,在制定治疗决策时就必须坚持根据不同病人病情的个人具体化原则。

医生对病人具体情况的具体分析是认识疾病的基础。个人具体化原则,必须考虑病人的个体差异,尤其要注意不同年龄、性别病人的生理功能特点,在治疗时加以区别对待。

治疗的个人具体化原则,也必须考虑到不同个体可能存在和主病相关的其他病与并发症、病人所处的具体环境、空间和时间等问题。是否出现并发症或同一疾病在不同的地区、不同气候条件下,其治疗方法不完全一样。

(四) 治疗决策的效益原则

临床治疗的目的为解除病人的痛苦和康复,人们总是以最小的代价换取最大的效益。因此,临床治疗决策不光涉及到事实认识,而且与价值认识有密切的关系。在治疗方案的选择上,医生与病人的看法一般是一致的,但有时也会发生价值判断的冲突。

医生在进行治疗决策的时候,应从对病人整体效益诸方面考虑利弊,不可单凭"有效"的原则进行治疗,尤其是任何药物均有一定性质和频率的副作用,一般用药时需从病情危重程度、用药指征强度、预期显现药效的可信度以及在特定的情况下可能发生的危害性副作用等方面权衡用药利弊。对危重病症、急需解除威胁生命病象的病人,需用药性强、可预计较快出现效应的药物,即使有可能发生轻中度副作用,可采取保护措施者,亦应果断使用,以能"雪中送炭";对病情业已稳定,用防治性或促使康复的药物,已属"锦上添花",需慎重考虑,尽可能挑选无毒性、不出现过敏反应、且可出现预期药效的药物。此外,对于一些有效的治疗要在保证生命安全的前提下进行。

在临床决策中,会出现医生与病人的价值冲突。当医生的价值判断和病人的价值判断发生矛盾时,应充分尊重病人的选择。作为医生,他的职责是在治疗决策之前,对各种治疗方案的内容、代价、后果对病人进行说明,指导病人进行选择。对病人具有严重消极后果的决定尤为如此。如病人患严重心脏病,外科医生应该向他介绍三种可能选择:旁路手术、继续进行药物治疗不作手术、不作任何治疗,同时需要向病人说明每一种选择的可能效果。但在任何条件下,个人的价值判断必须符合国家的法规,如对社会人群有严重危害的传染病(例如梅毒或其他性病)一经发现,不管病人是否愿意,都要进行强制性治疗。

二、临床治疗决策中的一般问题

由于病人个体差异的绝对性质,临床治疗决策总是因人而异、因病而异。但这并不是说治疗决策没有共性的一般的规律可寻。以下讨论的是临床治疗决策中的一般问题。

(一)深究决策依据

决策的失误是根本的失误。治疗决策事关生命安全,不可不慎。最大的谨慎是对依据的深究:治疗决策的依据是什么?是主观意见?是个人经验?是否经得起检验?在循证医学发展的今天,医疗决策如果依旧停留在经验决策的水平上,是跟不上时代发展的。

(二)明确治疗目标

治疗目标是指治疗的目的。治疗目标是建立在对病人内部条件和治疗的环境充分考虑的基础上的,因此具有一定的客观性。明确治疗目标的意义在于,要根据治疗方案与治疗目标的贴近度,从治疗方案是否能够满足目标的要求决定治疗方案的取舍。只有能够较好地实现既定目标的治疗方案才是可行的,不利于目标实现的治疗方案应在首先淘汰之列。

(三)坚持疗效优化

疗效优化是对治疗效果而言的,既包括抑制或治愈疾病的各种近期效果,诸如控制感染、修补创伤、消除肿瘤、纠正休克、调整代谢、器官再造、避免复发等等;还包括远期后果,诸如延长生命和保留功能,防止感染和增进社会效益等多个方面。因此,最佳治疗方案的高效性,不只是对一项指征的考虑,而是对医疗效果的全面综合长期的考察。

(四)强调安全第一

临床治疗的对象是人,因而医疗差错和事故所造成的不良后果常常是不可挽回的,所以必须强调安全性。由于疾病及其演变的复杂性,医学发展水平和医生个人知识的局限性,治疗手段特别是药物的二重性以及医疗器械、仪器性能的不稳定性,就使治疗包含着不安全的因素。在制定治疗方案时,对这些因素应充分估计,并采取一定措施或安排一定条件,加以防止或避免。同时,防止医源性疾病,也是制定医疗方案时必须十分重视的问题。治疗方案中的安全性,是指在争取治疗高效前提下的安全保证,不是消极地为安全而安全。迟疑坐困,贻误时机,也会给病人带来不良后果。对安全性要素也必须辩证地看,例如,外科医生在考虑术式的时候,一方面要敢于扩大手术范围争取根治病变,另一方面又要掌握手术的限度以保留生理功能,特别要注意病人的生命安全。

(五)注意条件约束

制定治疗方案必须在约束性因素的限制下进行,要考虑到各方面条件的约束,包括疾病的性质、程度、病人机体的一般状况、心理状况、家庭状况、治疗水平和护理技术水平等等。对约束条件分析不足,会导致治疗方案的低效甚至失败。

(六)注重时效原则

疾病的发展,是一个不断转化的动态过程,在治疗中能否适时地把握时机,常常是成败的关键。有些疾患,虽然不像危急病种那样急迫,但治疗措施也有严格的时间要求,一般说来,病变在早期治疗常事半功倍。所以早期诊断,早期防治,迅速处理病人是时效原则的主要要求。但及时不等于一味求快,如需进一步明确诊断,或应做必要的准备,或者情况与病程发展的特殊要求,在采用一定治疗措施时,还需待机而行。在治疗中,要防止求稳等待以致坐失良机、贻误病人,但也要注意避免发生欲速则不达的情况。

(七)突出救治重点

抢救急重病人的决策,是治疗决策中最困难、最有特点的决策,它集中表现了一个医生的知识水平和思维能力。因为急重病的特点是起病急、病情重、进展快、变化多,这就要求医生必须在很短的时间里,能对病人的诊断和治疗作出决策,及时抢救,否则病情会进一步恶化,甚至危及病人生命。然而,危重病人就诊时多已失去自诉能力,难以提供足够的病史资料,加上此时对病人又不允许作过多的细致检查,因而影响了医生对病情的充分认识和对其发展变化的准确估计。在治疗中,由于病症常波及多个脏器和系统,甚至出现多系统功能衰竭,易发生顾此失彼的矛盾。尤其是危重病情往往表现复杂,易于混淆本质,使决策失误。鉴于急重病例的以上特点,治疗决策中要强调抓住病情的主要特点和决定全局的关键,分清先后缓急,处理好标与本的关系。同时注意按照病程发展过程中不同阶段的演变,作出恰当的对策。

(八)减损方案危害

通过对治疗方案可能带来的危害性进行分析,即分析研究实施治疗方案后可能给病人造成的危害,一方面要考虑哪一个治疗方案能够在同样的约束条件下,以最低代价、最短时间实现既定治疗目标,给病人带来更大效益;另一方面要考虑每一个治疗方案可能给病人带来的不良后果,以及实施该治疗方案所承受的风险大小。治疗决策不能仅仅考虑好的后果,而且要考虑不良后果。只有在权衡得失之后才能正确地判定该治疗方案的优劣。

要想有效地分析治疗方案的危害性,就应当培养自己对于可能发生的问题或差错的敏感性和觉察力。对于治疗方案做预后分析要求临床医生在模拟和追寻治疗方案实施的进程,并就其中的每一个环节提出问题和作出回答。这些问题依次为:(1)可能会出现什么问题?仔细地研究各种可能出差错的因素或场合,就容易预先找到可能发生的问题。类似以下情况容易出差错:试行一项新的、复杂或不熟悉的治疗方案,限期紧迫,事情涉及多方面或多部门,而责任不明确等等。(2)每个问题具体是什么?对问题的性质、内容、边界等尽可能作出准确的测定和分析。(3)每个问题可能的危害程度?如果能了解其严重程度则更有利于制定预防对策。(4)问题的可能原因是什么?临床医生必须运用自己的预见力和判断力去努力抓住可能导致问题的原因。(5)是否存在着一种或多种办法能够消除产生问题的原因,或将其影响或危害减至最低限度?

(九)分析失悔程度

分析治疗方案的不良后果,除了应考虑它可能造成的问题或差错外,还可以分析它的失悔度和机会损失。所谓失悔度,就是实施某一治疗方案可能出现的最坏结果给临床医生带来的失悔程度。机会损失是指实施某一治疗方案使病人可能丧失的其他治疗机会。

(十)了解敏感域值

所谓了解治疗方案的域值,即从分析治疗方案敏感度大小的角度,考虑一旦实施这项治疗方案后,是否能够适应意外事件的干扰。选择治疗方案应有一定的弹性以加强其适应性、灵活性。所谓敏感域值分析,即考察和确定治疗方案的实施过程中遇到意外或反常情况时所承受的震荡程度。临床医生应当注意这项治疗方案在什么情况下可能失效,在什么情况下还能予以调节。有的治疗方案敏感度较低,即使情况发生较大变化,影响强烈,也不会从根本上影响它的实施进程,无需变换决策,或只需稍作调整即可适应。有的治疗方案敏感度较高,情况稍有变化就易失效,需要变换决策或追踪决策。如果能够把握治疗方案的敏感度,可以在实施该治疗方案前作好修正治疗方案的准备。

第二节 预后的分析[①]

一、预后研究的意义和目的

(一)预后研究的意义

预后不良的疾病,一直威胁着人类的生命。在19世纪以前,预后不良的传染病曾经是人类的第一杀手。人类缺乏干预预后的有效手段,对传染病预后的控制处于无能状态。14世纪欧洲鼠疫大流行,2 500万人死亡,占当时欧洲人口的1/4。20世纪医学进入理论医学阶段,现代医疗体系基本形成,治疗学方面的新发现、新技术不断涌现,人类对预后的干预进入了一个新的纪元。磺胺类药物、抗生素类药物、维生素类药物的发明,是人类干预预后能力的革命性突破的最好例证。曾经极大地威胁人类生命的传染病的死亡率大大降低,第一次世界大战的时候,肺炎的死亡率为18%,青霉素应用于临床后,降低到1%以下。20世纪以来,癌症、心脑血管疾病等预后严重的疾病已成为正在威胁人类健康的凶顽。因此,对预后的系统研究具有重要的实践意义和紧迫性。

人类对预后的系统研究是随着现代医学的进步而发展起来的。20世纪中叶以来,对预后多角度、多层面的研究普遍开展。例如,从不同角度对预后进行了细致的划分,对预后进行定量的研究。从疾病演进过程的角度划分,有缓解率、复发率、病残率等;从疾病终极状态的角度划分,有治愈率、生存率、病死率等;从预后时间划分,包括近期病死率和远期病死率;从治疗场所划分,包括住院病死率和院外病死率;从治疗手段的角度,还有手术死亡率的划分。生活质量的新概念已经进入预后评估体系,标志着人类对预后干预的目标已跃升到了一个新层次。20世纪预后研究效绩已现,如肿瘤、心脑血管等慢性病的预后改善,取得了初步成果;癌症治愈率在发达国家已达到50%左右,心脑血管病死亡率在20年间下降了50%左右。

(二)预后研究的目的

研究预后的目的是为了认识疾病发展过程的规律,发现早期破译预后信息的方法,创设和运用有效治疗手段,掌握诊疗的制动权,干预不良的自然预后,改善不良的治疗预后,从根本上提高医疗质量。同时,预后研究的水平是现代科学技术水平、医学科学水平的真实反映,预后研究也是医学进步的动力之一。

二、预后的类型

预后是对于某种疾病发展过程和最后结果的预测。按照疾病发展过程中是否有医学行

---

① 参见刘虹:《论预后》,《医学与哲学》,2002年第1期,第4~8页。

为的干预,预后可分为自然预后和治疗预后。

（一）自然预后

自然预后是在未经治疗的情况下,对某种疾病发展过程及其最终后果的预测。在作者研究的627个病种中,自然预后良好的病种约占15.1%,自然预后不良的病种占55.6%,其余病种部分自然预后不定。自然预后良好主要原因有三:一是某种疾病本身是自限性疾病,机体在一般情况下能够复原。如诺沃克祥病毒性胃肠炎常呈自限性过程,无特效抗病毒治疗,病情较轻,病程较短,只要注意防止脱水,一般无不良预后。二是损害因子与抗损害因子处于相互制衡状态,无临床意义。如肝血管瘤如果稳定地小于4cm,不需治疗,预后良好。三是机体内在的抗损害因子战胜了损害因子。自然预后不良的原因可以从多元的角度进行分析,如疾病的性质类型、机体的免疫状态等等,根本原因是机体的抗损害因子靠自身的力量无法战胜内源性的或外源性的损害因子。自然预后不定是指同一种疾病对于不同的病人会产生不同的预后,主要原因是病人个体差异。

（二）治疗预后

治疗预后是在医学干预条件下,对某种疾病发展过程及其最终后果的预测。治疗预后可以从不同角度进行评估。从疾病发展过程的角度,治疗预后可分为近期预后和远期预后。某个病种或某位病人的治疗预后不仅受到治疗环节的制约,而是由多种因素决定的。例如疾病本身的性质、医学对该疾病的认识水平、病人的个体差异、就诊时间是否及时等等。因此,相当一部分病种的近期预后和远期预后的状况是不定的,而不是绝对的、固定不变的。近期预后和远期预后不定的病种约占50%以上。

（三）自然预后和治疗预后的关系

自然预后和治疗预后两者相互联系、相互影响、相互作用。首先表现在对某种疾病的自然进程认识不清楚,无法认识疾病发生发展的规律,必然影响确诊率,必然影响对治疗时机的把握,对治疗方法的选择和创新,无法在疾病发展尚未进入不可逆阶段之前进行有效干预,争取最佳的治疗预后。目前对于胆囊癌的自然演进过程知之甚少,胆囊癌术前确诊率小于5%,这又影响了对胆囊癌的治疗时机的把握及其治疗方法的研究。外科手术中可见,仅有10%的病人的癌肿局限于胆囊。而且,对胆囊癌的治疗方法中,包括外科手术、放疗、化疗,目前无论哪一种疗法其疗效都不能令人满意,治疗预后令人失望,5年生存率低于5%。自然预后和治疗预后的相互关联也表现在自然预后是治疗预后的参照系。对自然预后的研究,还有助于对治疗预后的研究和评估。自然预后和治疗预后的关联还有复杂性的方面。一般说来,疾病在医学行为的干预下预后会发生程度不同的改变,但这种改变是复杂的。分化良好的低级低期前列腺癌无论治疗与否预后都良好;与之相反,分化不良的高期前列腺癌无论何种治疗预后都不好;只有那些中等分化的癌,治疗对其预后有影响[①]。

三、治疗预后一般制约因子

制约治疗预后(以下简称预后)的因子有数十种,如临床类型、病因病机、病原性质、病理分期、症状表现、病情程度、病程缓急和病程是否自限、个体差异、年龄性别、治疗手段、受损部位、诊疗时机、遗传因子、疾病诱因、监护条件、并发症、机体免疫状态、病人精神状态等。

---

① 吴阶平,裘法祖:《黄家驷外科学》,北京:人民卫生出版社,2000年,第1693页。

不同病种预后的制约因子具有特殊性。大肠癌和感染性心内膜炎预后的制约因子是大相径庭的：大肠癌的癌细胞的恶性程度取决于癌细胞DNA含量、倍体的构成、增殖及染色体的畸变等内在规定；感染性心内膜炎的预后主要受制于病原菌类型，在其他条件大致相同的情况下，链球菌感染者治愈率为90%，葡萄球菌感染者治愈率约为50%。依循医学哲学从个别走向一般的方法，我们从多样性的感性具体中概括出三个具有普遍意义的预后的一般制约因子：医学发展成熟度、有效诊疗时间窗和内在制约因子集，它们相互联系，相互影响，对不同病种的治疗预后产生重要影响。

（一）医学发展成熟度

医学发展成熟度主要是由医务人员的综合素质、医学模式、医学理论、医疗技术和手段的发展水平等要素构成的综合指标，用以反映医学发展程度和解决健康问题的实际能力。在预后较好病种的客观条件中，两个最重要的都是与医学发展成熟度有关的：(1)病因和发病机制已研究清楚；(2)具备有效的治疗手段。传染性疾病和寄生虫疾病预后就属于这种情况。在作者研究的627个常见病种中，常见传染病及寄生虫病87个。其中，治疗预后良好40个，占87个传染病和寄生虫病的45.9%；治疗预后不定39个，占44.8%；治疗预后不良8个，占9.1%。但是，横亘在我们面前的诸多医学难题说明了医学的成熟度仍然是制约预后的重要因子。仅就"病因不明"和"无有效治疗手段"这两点对治疗预后的制约进行分析。现代医学中的医学基础理论还存在不少盲区，一部分疾病病因不明。病因明确，但如果没有得力的治疗方法，治疗预后不会好；病因不明，影响对疾病发生发展规律的认识，影响对特效治疗方法的研究和实施对因治疗，影响治疗预后是不争的事实。在作者研究的包括各个系统的627个常见病种中，病因不明的占41%，其中的73%治疗预后不良或不定。对于相当一部分疾病而言，临床是否具有有效治疗手段，是能否逆转预后向不利方向发展的关键。肺癌是威胁人类生命的恶性肿瘤，在包括中国在内的许多国家里，其发病率正在逐年上升。但近30年来，肺癌化疗、放疗的效果评价不一，手术疗效只是稍有增加而没有明显提高，而且是得益于手术病死率的下降。目前，在世界范围内，肺癌术后5年生存率没有超过10%的。根本原因就在于，到目前为止世界上对肺癌没有满意的治疗手段。但又岂止是肺癌，在627个病种中，无满意治疗方法的占56%，其中的81%治疗预后不满意。病因不明和缺乏有效治疗手段只是医学发展成熟度概念中的一部分内容。因此可以这样说，医学发展成熟度到位了，治疗预后不好的可以改善；医学发展成熟度不到位，预后往往只能听之任之。

（二）有效诊疗时间窗

疾病发展过程可分为可逆与不可逆两个阶段，其中的可逆阶段就是有效诊疗时间窗。疾病的发展和预后的一个规律性的结论是：在疾病整个发展过程中，只有在病程的可逆阶段进行医学干预才能奏效，治疗预后才可能满意，医生们才能演绎妙手回春的故事；在病程的不可逆阶段，医学的干预效果不佳，预后不会理想甚至极差，医生们面对回天无力的尴尬在所难免。关于有效诊疗时间窗与治疗预后的关系，有以下三条结论：(1)不同病种的有效诊疗时间窗长短不一，差异极大，需要具体问题具体分析。以食道癌和中风相比较。食道癌的有效诊疗时间窗很长，包括始发期和发展期，从癌前阶段发展到癌，可能需要二三十年时间。中风的有效诊疗时间窗的范围在几分钟到24小时之内，3～6小时是比较一致的看法。(2)是在有效诊疗时间窗之内还是在有效诊疗时间窗之外进行医学干预的治疗预后有天壤之别，在无症状阶段采取措施效果最好。在食道癌的始发期，采取有效的防治措施可以防止癌变的发生。发展期的癌变已发生,但手术治疗预后良好。外显期和终极期是食道癌的不可逆阶段。外显期肿瘤发展迅速,治疗预后5年生存率均为20%左右。终极期病变已明显外侵和转移,往往出现严重并发症,治疗预后5年生存率在10%左右。对于中风抢救而言,时间越短恢复的可能性越大,有效诊疗时间窗的错失必然引起严重后果。(3)治疗预后不良与错失有效诊疗时间窗密切相关。在627个病种中,治疗预后良好的病种总数为106个,占627个病种的17%;治疗预后不良的病种总数为119个,占19%;预后不定的病种总数401个,占64%。其中,与错失有效诊疗时间窗有关的是治疗预后不良中的84%,诊疗预后不定中的60%。造成这一现象的原因有:①一部分疾病起病急,发展快,有效诊疗时间窗短暂;②一部分疾病症状隐匿,虽然有效诊疗时间窗有一个过程,但由于某种原因未能及时就诊,待进入诊疗阶段为时已晚;③在有效诊疗时间窗内已进入诊疗阶段,但由于某种原因,如误诊误治、病人免疫状态差、无有效治疗手段等等,使医学干预劳而无功。因此可以这样说,在有效诊疗时间窗内要争取预后良好大有希望;而在有效诊疗时间窗外要避免预后不良往往力不从心。

(三)内在制约因子集

在众多预后制约因子中,决定预后的性质、程度、发展方向的内在因素称之为预后的内在制约因子集。例如,肿瘤的生物学行为是肿瘤发生发展过程中内在因素的综合体,是肿瘤预后的内在制约因子集,其中包括病灶的浸润深度、有无淋巴结转移、癌细胞分化程度等子集。一般而言,预后内在制约因子集由五个子集组成:

(1)症状学子集。这是预后内在制约因素中的第一个层面,可以通过对临床资料的分析获取。症状学子集包括临床症状和体征、病变部位和严重程度、病程进展情况、并发症以及病人年龄等。例如,脑出血部位在中线结构或其附近,如丘脑、下丘脑、脑干或后颅凹的,预后凶险,脑叶出血则预后较好。高血压性脑出血病人的意识障碍程度与病死率成正比,昏迷越深,病死率越高。早期有意识丧失者93%预后不良,发病后3小时已呈昏迷者100%预后不良。① 稳定劳力型心绞痛的预后主要决定于心肌缺血的程度和心功能状况。恶性组织细胞病临床所见大多为急性型,起病急,进展快,病程不超过6个月,预后极差。一部分疾病预后的不良程度与年龄的大小成正比关系。高血压性脑出血病人随着年龄的增长而病死率增高。45~70岁之间的病人病死率达80%。一部分疾病预后的不良程度与年龄的大小成反比关系。如病人年龄小的大肠癌病人的预后较差。严重并发症的出现是疾病发展中的一个重要事件,可改变预后的方向:Q热是由贝纳特立克次体引起的一种自然疫源性传染病,一般预后良好,但并发心内膜炎者,预后向不利的方向发展,病死率可达30%~65%;可改变预后的程度:国外报道,心肌梗塞后第一年的病死率在无并发症者约为7%~10%,但在有并发症者,特别是心力衰竭病人中可高达30%~50%;可改变预后的性质:高血压病人的死亡原因取决于它的并发症,脑卒中、心力衰竭和肾功能不全等并发症是高血压病人的重要死因。②

(2)病理学子集。这是预后制约内在因素中的第二个层面,需要医学检验资料的支持。包括组织学类型和病理学分期。例如,鳞状细胞癌的5年和10年生存率分别为41.2%和

---

① 陈在嘉,《临床冠心病学》,北京:人民军医出版社,1984年,第303页。
② 韩仲岩,《脑神经病治疗学》,上海:上海科学技术出版社,1993年,第68页。

22.5%。腺癌的5年及10年生存率为18.6%和11.3%,小细胞未分化癌的5年和10年生存率分别为13.2%和11.6%;病理分期与疾病预后的关系极大。膀胱癌预后5年存活率T_1期为63%,T_2期为21%,T_3期10%,T_4期为0。

(3)免疫学子集。免疫状态是预后内在制约因子集中的必要条件。中国医科大学肿瘤研究所曾报道一例溃疡型癌病人拒绝手术而仅用少量5-Fu及中药治疗,从确诊至死亡共存活7年9个月;另一例胃体小弯侧未分化癌自确诊至死亡仅3周。

(4)分子生物学子集。分子生物学子集是预后内在制约因子中最深的一个层面,目前研究进展很快。癌基因的改变如基因的扩增、过度表达、重排组合或点位丢失等与肿瘤的预后有关。1989年Slamon首先报道,C-erb B-2的扩增在乳腺癌病人中多见,其过度表达或扩增与肿瘤的发病期、复发间期及总生存率有关。[1]

(5)医学心理学子集。病人的心理状态是影响预后的催化剂。哮喘病人对哮喘发作的恐惧感、对疾病的焦虑心理、对预后的悲观情绪和抑郁状态以及病人的自卑感等对哮喘的病情发展具有重要的促进作用,因此也可以严重影响支气管哮喘的预后。

内在制约因子集与医学发展成熟度、有效诊疗时间窗的区别在于,前者是预后的内在因素,后者是预后的外在条件。5个内在制约因子集对预后发生作用的方式有三种情况:一是某一个因子起决定作用;二是某一个因子起主导作用;三是多因子共同发生作用。因此可以这样说,预后内在制约因子集是打开预后迷宫的钥匙串;用什么去开、怎样开,是把握预后的关键。

四、改善预后的途径

(一)改善预后的前提

利用现代化的检查设备,早期发现、早期诊断、早期治疗是改善预后的前提。在有效诊疗时间窗内实现"三早"是具有可能性的。目前,无症状胃癌、无症状肝癌的早期诊疗已经获得成功的经验。就已经具有的医学手段而言,相当一部分疾病只要是在可逆阶段之中,就有可能获得较好的治疗预后。无论有效诊疗时间窗是长是短,"三早"对改善预后、提高生存质量的必要性是毋庸置疑的。有效诊疗时间窗较长的应全面考虑,祛病务尽,尽可能提高治愈率;有效诊疗时间窗较短的应争分夺秒,虎口夺人,尽可能降低死亡率。"三早"对改善预后的意义在实践中已得到证实。日本是胃癌高发国家,目前胃癌的治疗水平处于世界的领先地位,主要原因是20世纪60年代中期以来普遍开展了气钡双重造影及纤维胃镜检查。在过去15年中,早期胃癌的诊断率由5%提高到30%。早期胃癌的5年、10年的生存率分别为95%和90%。我国早期胃癌的发现率到目前为止仅10%左右,胃癌的5年生存率仅为30%左右。[2]

(二)改善预后的条件

新的诊疗观念、新的诊断水平、新的治疗方法是改善预后的重要条件。诊疗方法落后,必然制约预后的改善。小肠肿瘤预后不良的原因之一是由于对小肠肿瘤缺乏理想的诊断方法,在各项检查措施中,最有效的手段是X线胃肠钡餐检查。据Ciccarelli等报道的51例小

---

[1] Slamon D. J, Godolphin W, Jones L. A. Studies of the Her-2/neuproto-oncogene in human breast and ovarian.

[2] 汤钊猷:《现代肿瘤学》,上海:上海医科大学出版社,1993年,第518页。

肠恶性肿瘤,X线诊断准确率仅33%,一般均不超过50%。术后5年生存率平均为13%~20%。[1] 而冠心病治疗预后的不断进步恰恰说明了"三新"对于改善预后的意义。20世纪60年代以前冠心病的治疗措施是消极的,主要包括休息、吸氧、镇痛、观察血压、尿量等,治疗的目的是治疗梗塞、预防心脏破裂和一些合并症,住院死亡率为30%。70年代,普遍成立了监护室(Coronary Care Unit,CCU),开始对冠心病进行强化监护,应用多种治疗手段控制恶性心律失常和原发性室颤以及合并症,住院死亡率下降为15%左右。近年来提出了治疗冠心病的新观念:限制和缩小梗塞面积。这一观念是改变冠心病近期及远期预后的关键。一方面减少心肌的耗氧量,保护受损心肌;另一方面积极使血运重建,包括对缺血心肌恢复再灌注,冠心病的急诊PTCA、急诊搭桥术等。溶栓治疗则使冠心病治疗史上出现了戏剧性的变化。"三新"极大地改善了冠心病的预后,住院死亡率近30年来下降超过80%,达到目前的10%左右。

(三)改善预后的关键

凭借医学的发展和科技的进步,捕获并破译预后的特异信息,是改善预后的关键。人体内有多种物质携带着预后的信息。在疾病的早期甚至是无症状阶段发现它,就为在有效诊疗时间窗内治愈疾病争得了宝贵的时机。目前,医学分子生物学、医学免疫学、医学遗传学等医学发展的带头学科,在捕获和破译预后特异性的信息方面,已经取得了重要进展。分子生物学的研究结果揭示了RB基因包含的关于视网膜母细胞瘤的特异信息。[2] 标志物鉴定是特异性较强的预测肿瘤预后的方法。如甲胎蛋白的测定简便快捷、敏感特异、经济实用,对于原发性肝细胞癌的疗效判断、预后估计、预报复发有重要意义,受到临床的关注。

五、预后研究的前景

20世纪是人类改善预后进程中的里程碑。许多疾病完成了从不治向可治转化,如肺结核、梅毒、一部分肿瘤;许多可治疾病由预后不良向预后较好甚至良好转化,生存率、治愈率大为提高。自1905~1970年的65年间,全世界只有45位肝癌病人生存5年以上,而到了1991年,仅上海医科大学肝癌研究所就有135位生存5年以上的肝癌病人。何杰金氏病(HD)是一种恶性肿瘤。现在HD的预后10年生存率已提高到50%以上,Ⅰ、Ⅱ期病人10年以上的生存率可达80%以上。《西氏内科学》的作者认为何杰金氏病是"一种可以治愈的恶性疾病"。

21世纪疾病预后的干预能力会进一步增强。医学认识主体思维方式的变革,诊疗思路的开拓,遗传工程、器官移植、抗病毒高效疫苗和制剂等方面的巨大进展,电子计算机智能科学在临床上的广泛应用,分子医学、基因组学、肿瘤学、神经科学、脑科学、医学心理学等学科研究的新成果,将使相当一部分困扰人们已久的疾病预后有较大的改善或进一步改善,如遗传病、癌症、艾滋病、各种原因引起脏器损伤、脑功能紊乱性疾病等等。同时,对预后系统的理论研究也将进入一个新阶段,将进一步有效地指导临床实践改善各病种的预后。但是,我们必须清醒地看到,相当一部分预后改善的问题还没有解决,基本得到控制的病种的预后在

---

[1] Ciccarelli O, Welch J. P, Kent G. G. Primary malignat tumors of the small bowel. Am J. Surg, 1987. 153:350.

[2] 汤钊猷:《肝癌漫话》,长沙:湖南教育出版社,1999年,第105、109页。

一定条件下还会反复,一部分病种的预后问题会凸现出来如老年性疾病,新病种的出现将给预后研究提出新的课题。还有一个重要的问题是,预后总是从统计学角度而言的,从这种意义上讲,它很难告诉某个人,他或她将来会怎样。因此,个体预后的准确度是一个亟待研究的问题。

第三节 医疗差错的防范

一、医疗差错概念的逻辑研究

国内"医疗差错"概念的使用存在诸多可商榷的问题。准确揭示"医疗差错"内涵和外延,是医疗差错研究的逻辑起点。

(一)医疗差错概念的逻辑限定

医疗差错是指医疗过程中出现的违背预期目标或/和医学规范的行为。医疗差错可发生在医疗过程中的任何一个环节和医院的不同场所。医疗差错可以从不同的角度进行分类。从致因划分,可分为人的不安全行为导致的差错、物的不安全状态导致的差错、管理不善导致的差错等;从内容划分,可分为诊疗、护理、医疗服务差错等等;从后果程度划分,可分为严重医疗差错和一般医疗差错等;从防范可能性划分,可分为可预见性的和不可预见性的医疗差错,包括可预见可防范、可预见难以防范和不可预见难以防范的医疗差错等。

(二)医疗差错概念的逻辑关系

关于"医疗差错"、"医疗事故"和"医疗过失"三概念之间的逻辑关系,有不同的观点。

第一种观点:"医疗差错"和"医疗事故"是矛盾关系,即两个概念外延没有任何部分相同,并且它们外延之和等于它们属概念的外延。(见图1)。《医疗事故处理条例》和《医疗事故处理办法》从后果的性质区分这两个概念:在诊疗护理过程中因医务人员诊疗护理过失,直接造成病员死亡、残废、组织器官损伤导致功能障碍的,属于医疗事故;未造成不良后果的,属于医疗差错。两者外延没有任何部分重复,在逻辑上属于矛盾关系。但这两个概念的属概念是什么,相关文件没有定位。

医疗差错　医疗事故
(图1)

第二种观点:"医疗过失"和"医疗差错"、"医疗事故"是属种关系(见图2)。刘劲松的《医疗事故的民事责任》一书持此观点,认为"医疗过失"包括"医疗差错"与"医疗事故","医疗过失"是属概念。①

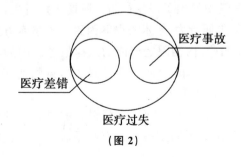
(图2)

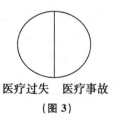
(图3)

---

① 刘劲松:《医疗事故的民事责任》,北京:北京医科大学出版社,2000年,第8页。

第三种观点:"医疗过失"和"医疗事故"是矛盾关系(见图3)。卫生部、国家中医药管理局2002年联合下发了题为《重大医疗过失行为和医疗事故报告制度的规定》的文件,文件中将两个概念置于矛盾关系之中。同样,两个概念的属概念是什么,相关文件也没有明确。

第四种观点:"医疗事故"和"医疗差错"是属种关系(见图4)。柯斌铮认为:"医疗差错实际上是一种情节较轻的、有过失而无严重后果的医疗事故。"①这是从严重程度上考量医疗差错和医疗事故的关系。

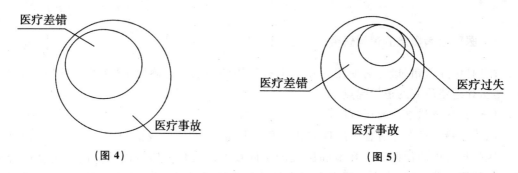

(图4)　　　　　　　　　　(图5)

我们认为:"医疗事故"、"医疗差错"和"医疗过失"之间是两级属种关系。"医疗事故"包含"医疗差错","医疗差错"包含"医疗过失"。医疗过失是发生了侵权行为的医疗差错,医疗差错是违背医疗目标和医学规范的医疗事故。(见图5)

(三)医疗差错概念的逻辑辨析

"医疗差错"内涵限定的基点是医疗行为违背医疗目标和医学规范,外延覆盖的是所有影响医疗质量和安全的不良事件,无论后果严重与否。国际学术界在研究医疗质量和安全的时候都是这样使用"medical error"(医疗差错)的。我国目前使用的"医疗差错"概念外延覆盖不周全,仅仅是医疗事故之外未造成不良后果的部分,这不符合国际通行习惯,造成信息沟通困难甚至发生错误。例如,在美国教育部卫生与人类服务部网站上,有这样一段文字:1999年11月医学研究所发表一份报告估计,每年死于医院医疗差错的病人多达98 000人。有学者问作者,仅仅"医疗差错"致死的病人就多达98 000人? 如果包括死于"医疗事故"的病人,美国的这个数字每年是多少? 这是国内"医疗差错"的概念误导了学者。因为美国国家协调工作效力质量机构(QUIC, Quality Interagency Coordination Task Force)将医疗差错定义为"对预期目标执行计划的失败或对既定目标使用了错误的方法",包含后果严重的不良事件和后果不严重的工作失误两种情况。

"医疗过失"内涵限定的基点是医疗差错中发生了侵权行为。所谓医疗过失,是指医疗方因其管理体系缺陷或/和医务人员存在的失职行为、技术失误等因素而给患者方造成损害结果的医疗事件。"医疗过失"是外延覆盖明确、内涵限定严谨的法律概念。国际学术界如美国在司法语境中作为法律术语使用"medical-malpractice"(医疗过失),英国把"医疗过失"的概念解释为因医方过错造成病人损害的民事侵权行为。

"医疗事故"内涵限定的基点是医疗活动出现意外事件,外延覆盖的是所有发生在医疗过程中出现的负性医疗事件:有些是医疗差错甚至是医疗过失;有些是医学无法预料的医学

---

① 杜治政,许志伟:《医学伦理学辞典》,郑州:郑州大学出版社,2003年,第462页。

小概率事件;有些是非医学原因的偶然状况。因此,"医疗事故"并不都是医疗差错,并不都涉及医疗侵权行为。美国把所有具有赔偿可能的医疗事件称为医疗事故。日本的"医疗事故"概念是这类社会现象的总称:和医疗过程有关的种种意外或者未能预测的不良后果。

"医疗差错"、"医疗过失"和"医疗事故"的逻辑关系决定了三者各有自己的适用语境。"医疗事故"概念外延宽泛,适用语境是对医疗负性事件做一般介绍或描述。"医疗差错"概念内涵限定明确:医学行为发生过程是否符合医学目标和规范,适用语境是从卫生管理的角度探讨医疗安全和差错管理的问题。"医疗过失"概念内涵限定严格,反映医学行为是否侵权,适宜的语境是法律分析和考量。

二、医疗差错致因的假说分析

医疗差错的有效防范,是针对致因的防范。医疗差错致因研究,是医疗差错研究的核心。

(一)医疗差错点状致因说

医疗差错点状致因说有两种形态。点状致因说Ⅰ认为,医疗差错的致因可以是引发医疗差错的人的不安全因素、物的不安全状态或管理因素中的任何一项。例如,医务人员的低稳定性个性特征表现为对阻挠和挫折应付困难,常会急躁不安,身心疲乏,情绪激动。这样的个性特征易导致医疗差错。点状致因说Ⅰ在很多情况下只反映了事物的一个方面,具有一定的片面性。英国的格林、伍德等人研究工业事故时提出了"事故倾向性理论",将事故致因归结为少数工人的事故频发倾向,这种典型的点状致因理论对工业生产安全管理的影响长达50年。

点状致因说Ⅱ认为,医疗差错致因有N种,但其中有一种(或一类)在性质上占支配地位或/和在数量上占较大比例。点状致因说Ⅱ往往能获得统计数据的支持,但并不能确保归因正确。从上个世纪50—60年代开始,就出现这样的归因结论:当事人责任心不强,规章制度执行不严是医疗差错的主导致因。[1] 2006年有作者对586起护理差错的原因从差错分布、发生差错的人员、时间、科室和类型等五个方面进行了分析,归因模式和结论和40多年前没有差异。作者写道:"总之,所有差错发生的原因归为:责任心不强,有章不循,违反操作规程。"[2]这个结论具有一定代表性。据不完全统计,近3年来,公开发表的讨论医疗差错成因的115篇论文中,有98篇文章的分析结论与上文一致。

医学的复杂性、高风险性、难预料性是公认的,点状致因说Ⅰ的适应域相对窄小。医疗差错的致因中由一个占据主导地位的情况确实存在的,但只是部分状况,点状致因说Ⅱ的覆盖面不够全面。

(二)医疗差错线状致因说

线状致因说有两种形态。线状致因说Ⅰ认为,医疗差错的致因是多元的,涉及工作人员的生理因素、心理因素、人际关系、思维方式、医疗技术水平和医院管理等多种因素。应该运用医学、哲学、法学、伦理学、管理学、社会学、行为科学、心理学的方法和理论分析医疗差错

---

[1] 张玉江:《我是怎样杜绝差错事故的》,《中国医刊》,1966,(5):2。
[2] 申小梅,张振清:《586起护理差错的原因及其防范对策》,《家庭护士》,2006,4(1):8。

的致因。例如有作者用弗洛依德的"潜意识"理论分析门诊药房差错事故的致因。① 但是,众多的致因之间构成了怎样的复杂关系从而引发医疗事故的发生?这些致因之间是必然联系还是偶然联系?是医疗差错发生的直接因素还是间接因素?是可预见因素还是不可预见因素等等,这些都是线状致因说Ⅰ没有有回答或者说是难以回答的问题。

线状致因说Ⅱ认为,医疗差错发生不是一个孤立的事件,而是由差错的基本原因、间接原因、直接原因、差错及差错后果组成的差错致因因果链。其中,人的不安全行为和物的不安全状态是导致事故的重要原因,但更为根本的是管理失误。如果能够充分发挥管理职能,就可以有效控制人的不安全行为和物的不安全状态,从而避免事故的发生。因此,医疗差错的基本原因是管理失误。线状致因说Ⅱ强调管理失误是医疗差错的致因,是一种有见地的理论。相当一部分医疗差错的致因是医疗保健系统内的系统结构不佳,组织协调较差等管理失误的后果。例如,英国国家卫生服务系统经营的医院每年发生医疗差错85万件,这些直接的医疗意外导致4万人死亡。专家认为这些医疗差错可以采取管理步骤来大量减少。② 但是,医疗差错的致因中哪一个是最根本的,是需要分析的;即使解决了管理因素自身的缺陷,完全避免某些医疗差错也只是一种抽象的可能性。例如对疑难病症或不典型疾病的误诊。这类差错与人类的认识水平、医学现有水平相关,其本质是与医学所要解决问题的复杂性相比,人类认识能力不足③;因此,将医疗差错的致因完全归结于管理,失之简单。

(三)医疗差错网状致因说

线状致因说描述的线性联系模式只符合一部分医疗差错的情况。根据美国有关方面的研究,医疗系统差错的复杂性要远远高于工业系统。医疗系统的工作对象是活体的人,其生理变化和病理变化中的相当一部分是难以预测甚至是无法模拟的;而工业系统的工作对象则是在完全掌握了设备机理的情况下,对其运行环节的各种情况准确测定的条件下进行的。有学者对特护病房(ICU)的研究表明,如果每天99.0%的行为正确的话,则每天发生1.7个差错。这些差错有1/5是严重的或致命的。④ 因此,从复杂性的程度而言,医疗差错的致因比工业差错严重得多,相当一部分医疗差错致因是复杂性问题,不是线状联系而是更为复杂的状态。因此,本文提出医疗差错网状致因说。

众多医疗差错的致因相互作用构成致因网,人的因素、物的因素和管理因素是致因网中的三大纲绳。其中人的因素发挥作用有两种情况:一是医务人员认知失真或技术失误,如经验不足而导致的误诊或操作不佳而导致的手术误伤脏器。二是由于医疗差错诱因的作用,使得医务人员的职业精神失范、技术操作失准而导致的差错。物的因素发挥作用有两种情况:一是医疗物质条件失能直接导致医疗差错发生,例如仪器设备故障导致的医疗差错。二是某种医疗差错诱因作用下,正常的医疗环境失衡,从而引发医疗差错的发生,如治疗环境嘈杂导致的医疗差错。管理因素是指管理失效,导致医疗差错。如人力资源配置不当,工作人员在超额工作状态下因疲惫而发生医疗差错。

---

① 许江涛,蔡昭和:《门诊药房差错事故的心理学分析和对策》,《海峡药学》,2006,18(2):176。

② 胡宝佳:《英国每年因医疗差错导致4万人死亡》,译自 Scrip. August,2004, 25.4,载《上海医药》,2004,25(12):558。

③ Millenson ML. Demanding medical excellence. Chicago:The University of Chicago Press,1997.

④ Leape LL. Error in medicine. JAMA,1997.272:1851—1857.

网状致因之间的联系是多样的。从复杂性来看,有线性联系,也有非线性联系;从频度来看,其关系可以是必然联系也可以是偶然联系;从状态来看,其关系可以是横向的也可以是纵向的;可以是连接态也可以是中断态。从作用来看,致因网中不同成分可以是单独发挥影响,可以是配合发生作用。从地位来看,致因网中不同成分有的占据主导地位,有的扮演次要角色;有的是差错致因,有的是差错诱因。就总体而言,致因网构成复杂,但并不排斥其中包含有一些简单的类型。如某些意外事件导致医疗差错,在致因网中,表现为某个片段的联系。

三、医疗差错诱因的理论探索

医疗差错诱因研究的意义在于揭示医疗差错的发生机制,因此,是医疗差错研究的关键。

(一)医疗差错诱因的概念和作用

所谓医疗差错诱因,是医疗差错的诱发因素或条件因素,其种类和性质都因人因事因时因地而有很大差异,表现形式复杂不定。医疗差错诱因的作用是激活医疗差错的致因并使其获得表达的机会,从而诱发医疗差错。

1993年某月某日,某医学院附属医院错将需动扁桃体摘除手术的5岁患儿刘某当作徐某做了心脏手术,并将为徐某备用的B型血输入了A型血的刘某体内,引起了严重的输血反应。这起严重的医疗差错的直接致因显然是没有坚持查对制度。医疗差错诱因的诱发作用在当时的情况下发生了关键作用:手术车车胎没有气了。这个医疗设备的医疗差错诱因打乱了正常的工作程序,使医疗工作节奏失衡,人的因素和管理因素中不安全的成份被激活。如果当时没有这个医疗差错诱因的出现,人的因素和管理因素中不安全的成份即使存在,也没有表达的机会。因此,医疗差错的发生是差错致因与差错诱因相互作用的结果。

(二)医疗差错诱因的分布和关联

医疗差错人的诱因是最复杂也是数量最多的,如精神诱因:心理压力使得操作失误;认知诱因:诊疗或护理对象情况复杂,干扰医务人员正常思维,如疑难杂症、非典型表现病患的误诊误治等;人际关系诱因,如工作中配合失当导致医疗差错等等。医疗差错物的诱因来自仪器设备和医疗环境等的不良状态。如设备器械故障直接造成医疗差错或打乱正常工作节奏激发医疗差错;工作环境不良,外界干扰使得医务人员注意力分散诱发医疗差错等等。医疗差错管理诱因源自医院管理理念、制度、措施存在缺陷,如工作量控制偏差、岗位配置不当、激励机制无效、防范措施流于形式等等成为诱发医疗差错的因素。

医疗差错诱因是一个新的研究领域,国内尚未见到相关的研究文献,甚至"医疗差错诱因"的概念也是本书首次提出。因此。有许多问题有待于探索:医疗差错的致因和诱因之间的关系、不同医疗差错诱因之间的关系、医疗差错诱因独立发生作用和耦合发生作用的条件、简单诱发模式和复杂诱发模式的发生机制、如何预防和处置医疗差错诱因等等。

四、医疗差错管理的思路创新

(一)转换医疗差错管理的理念

"杜绝医疗差错"这个理念存在的可考历史,在中国至少有50多年。为了实现这个理念,采用过各种行政的、经济的、组织的方法。上个世纪80年代以前,主要是行政奖励和责罚的方法,在这之后,主要是经济奖励和责罚的方法。据《中华护理杂志》刊文介绍,上个世纪50年代,南京军区某医院内科的一位护士因三年零六个月没有发生任何差错受到了组织上的表彰。[①]《中国医刊》杂志上个世纪60年代介绍了一位药房工作人员从50年代开始,连续8年没有发生过差错事故,成为先进人物。[②] 据不完全统计,像这样介绍"杜绝和消灭医疗差错"的先进事迹和人物的文献,上个世纪50—60年代有70多篇。在80年代以后,运用经济奖励或责罚处置医疗差错,已经成为普遍的手段。美国人克劳斯比"零缺点"管理理论传入中国后,杜绝医疗差错的提法转变"零差错、零投诉、零纠纷"。甚至还有将"三零"扩展成为"四零"、"五零"的。据2006年4月14日《大众日报》报道,某省卫生厅2006年4月12日出台了《某省医院护理服务质量基本标准(试行)》,提出以"实现护患关系零距离、护理质量零差错、护理技术零缺陷、护理服务零投诉"为总体目标。

"杜绝医疗差错",是一种没有得到严格理论审查的可疑的管理理念。这种理念在本体论上忽略医疗差错致因和发生机制的复杂性,在认识论上对医学认识能力有限性的评估不足,在方法论上主张惩罚差错。半个世纪过去了,人们塑造先进,作为杜绝医疗差错的示范,人们罚款扣薪,作为对发生医疗差错的惩戒。可是,我们可曾杜绝了医疗差错?

将"杜绝医疗差错"的理念转换为"防范和减少医疗差错"十分重要。医疗差错管理的本体论依据是:杜绝差错是难以做到的,差错管理的重点应该是"防范和减少医疗差错";认识论上要分清哪些医疗差错是可以预见的,哪些医疗差错是不可预见的;在可预见的医疗差错中,分清哪些医疗差错是现实的可预见性差错(在现有医学条件下,可以预见的医疗差错),哪些是抽象的可预见性差错(在现有的医疗条件下,难以预见的医疗差错)。在方法论上要深入研究差错致因机制,更新医疗差错管理措施,制订医疗差错管理的科学目标:减少可预见性的医疗差错,防范不可预见性的医疗差错;尽量降低现实的可预见性差错,特别是产生严重不良后果的医疗差错的发生率;保证医疗安全的水平维持在较高的水平之上。

(二)深化医疗差错管理的研究

重视致因研究。对医疗差错致因的认识决定对医疗差错管理的水平。目前,医疗差错致因缺乏系统研究,明显制约着对医疗差错的控制和管理。过去的几十年,尽管"提高责任心,严格执行规章制度"的措施始终在坚持中,但医疗差错高发的状况没有改变。循因防治才有成效。对医疗差错致因进行深入研究刻不容缓。

重视诱因研究。相当一部分医疗差错是差错致因和差错诱因相互作用的结果。医疗差错诱因是构成医疗差错发生链条的重要环节,因此,必须针对不同医疗差错诱因的特征和性质制定防范措施,从而斩断医疗差错的发生链。

重视系统研究。医疗差错的致因是多层次的。差错的直接原因是人的不安全因素和物的不安全状态,当人的不安全行为运动的轨迹与物的不安全状态运动的轨迹交叉,差错就会发生。差错的间接原因是环境因素的诱发,人和物的运动都是在环境中进行的,外界的诱因往往是医疗差错发生的条件。管理失误是差错产生的重要原因,有的情况下起决定作用。从改进管理做起是减少医疗差错的重要举措。

[①] 展鹏:《三年零六个月没有发生护理差错》,《中华护理杂志》,1957,(01) 07。
[②] 张玉江:《我是怎样杜绝差错事故的》,《中国医刊》,1966,(5):2。

第二十章　医学的起源

认识医学的发展,首先要弄清医学究竟从哪里来的?即要探讨医学的起源问题。医学的起源是一个古老而又诱人的课题,可以追溯到人类在原始思维支配下最初的生活和生产实践活动。疾病对健康和生命的危害与威胁,迫使人们探求解决这些问题的方法。医学的起源是一个漫长的历史过程,受到众多因素的影响。医学史家们曾对此问题提出了各自不同的见解,诸如医源于神、医源于圣、医源于巫、医源于动物本能、医源于人类之爱、医食同源、医源于经验、医源于劳动等等,都各有所据,又各有所偏。医学的起源是试图探明人类最早的医疗活动能力和医药卫生知识的来源,研究其各自早期演进的具体过程,以及使这一变迁成为必然和现实的根本动力。因此,医学起源问题是人类医学史前史的基本议题,困难、复杂、牵涉面广,而不是人们习用的"医学起源于××"的简单陈述就可以表述清楚的。医学的起源,不可能是单一因素作用所能解释圆满的,而只能是诸种因素综合参与不断发展的结果。

第一节　动物的本能救护是医学的源头

一、救护本能与医疗行为

人是从动物进化而来的,人类脱离动物行列成为"万物之灵"后,基于动物自救的本能,开始了应对疾病的医疗活动。

当疾病侵害动物机体时,本能在某些特殊情况下,迫使身体达到克服损伤和恢复健康的要求。研究表明,动物受伤患病之后,每每会有本能的救治行为。如鼠类受毒要饮泥水;鹿患疾寻食薇蘅;狗受伤会舐其伤口、生病则吃稻草;猫病则嚼瓦松;埃及红鹤大便秘结时会用嘴呷水插入肛门以导便;非洲熊知道用草蒲治疗胃病;虎中毒箭后食青泥以解毒;黑猩猩不仅会用树枝剔牙、抠鼻,还会在伤口流血时寻觅树叶敷贴以止血,甚至能借口对口呼吸来抢救小猩猩。从行为发生学的角度看,人类的进化无法跳过"本能主导行为"的阶段,因此,可以说动物性的自疗救护行为是人类医疗活动的雏型。

许多考古发现证明原始人已能从事人类特有的、以自觉能动性为特征的医疗活动。例如,在世界上很多地方已发现了不少作过开颅术的头骨;原始人居住的洞穴壁上描绘有切割指头的手术;史前的人骨化石中,其骨折被很好地治疗过。关节炎和风湿病是危害爬行及哺乳动物的重要疾病,早期人类自然不能幸免。在我国南方的一些原始遗址中,居住地面上往往铺垫一层板子或蛤蛎壳以减轻居处的湿度和阴冷。类似的例子还有很多。不管对这些发现作何种解释,至少可以肯定,考古学、人类学的直接证据表明原始人从事着自觉的医疗卫生活动。

原始人的有意识的医疗活动能力究竟从何而来?显然不是上帝、神灵赋予的,也不是几个超凡的圣人、英雄一夜之间发明了教给人类的。它是在千百万年间由猿到人的漫长而艰苦的进化过程中逐渐获得的,从动物(猿)的本能救护行为一步一步进化而来。从这层意义上,我们可以说,动物的本能救护行为是人类医疗活动的基础和起点。

众所周知,利用外界自然物进行自我救护在动物,特别是在较高等的动物中是普遍存在的。自救是一种动物都具备的本能、基本的行为或禀赋。既然如此,人是由动物、由猿进化来的,那么,原始人的医疗活动能力与古猿的本能自救在时间序列上理所当然地具有前后相联的关系。正如居维叶所论:本能与理智的关系是此消彼长,成反比例。伴随着大脑新皮质持续渐进的改变,人类的理智与行为也在不断进化,最终在形态、行为、意识等方面出现了与一般动物较明显的鸿沟。实际上,"人来源于动物界这一事实已经决定人永远不能完全摆脱兽性"[①],因此二者在行为方面也就不会存在着真正的空白或间断。

二、求食本能与医药知识

求食本能,在漫长的历史过程中,除了有效地完成保存生物体的功能外,尚有间接地派生医药经验的作用。动物界也存在着采食药物的行为,这种行为往往与动物在特殊的生理、病理条件下,对特殊的"气"、"味"产生不同于平时的偏嗜与好恶有关。动物在得到一块食物时,首先要用嗅觉加以辨别,对有特殊气味者,决不会放入口中,这种现象也可见于婴儿。大部分的中草药都有不被人喜爱的特殊气味,天南星科的植物更有强烈的麻嘴辣喉之感,只要尝一下就会使人永远记住此物不可食。

酸物可以醒酒不仅是人类的常识,动物亦有此本能。达尔文观察到"好多种的猿猴对茶、咖啡和各种烧酒有强烈的爱好。……酒后的第二天早上,它们的脾气很不好,怏怏不乐,两手支着大概是正在作痛的脑袋,再给它们喝酒时,它们掉头不顾,并且表现出厌恶神情,但对柠檬汁却很欢迎,可以喝上不少。一只美洲产的蛛猴属的猴子,在一次喝白兰地醉酒之后,对它从此不再沾唇"[②]。生物学家还观察到黑猩猩在一定时期会捕食动物,并非绝对素食,许多动物要定期饮用含盐之水以补充生理需求。这些事实都说明最初的药物使用,仅仅是出于本能的需求而已。

中医学素有"药食同源"之说。《淮南子·修务训》记载:"神农尝百草之滋味,水泉之甘苦,令民知所避就。当此之时,一日而遇七十毒。"上古人在寻找食物本身就取决于人们的求食本能。"牵牛逐水,出自野老;藕皮散血,来自庖人",也是揭示了药物与求食的本能有关。中药中诸如生姜、大枣、葱白、桂皮、小麦、山楂等许多药物,本身就是食物或烹调调味品。

救护、求食之类的动物性本能活动,它们所表现出的医疗行为,取决于条件反射,往往是一种被动行为,这时医学被称为"本能医学"。而其后的经验医学则属于非条件反射行为,具有主动性和意识性,二者之间存在着质的差异,不能简单地将二者混为一谈。但非条件反射

---

① 恩格斯:《反杜林论》,北京:人民出版社,1970年,第98页。
② 达尔文著,潘光旦、胡寿文译:《人类的由来》,北京:商务印书馆,1983年,第10页。

活动必须以条件反射为基础,本能往往又能够决定和促进经验的获得。人类只有在大脑具备超出动物的本能,产生意识、思维之后才可能形成经验医学。因此,作为经验医学诞生前的医疗行为,人们无法否定本能在这一过程中的作用。从这个意义上,我们可以说动物的本能是医学的源头。

三、动物(古猿)本能救护行为转化为人类医疗活动的历史图景

与人类医疗活动相比,猿和其他动物的自救行为之间应无本质差异,即均以建立在非条件反射基础之上而由遗传固定下来的本能为特征的,但猿的救护行为的复杂程度可能高于一般动物。动物本能究竟如何转变成人的医疗活动的呢?要描绘那久远年代里发生的这一历史过程的详情细节,也许永远无法完成。依据现有材料,推测其发展的基本脉络是可能的。

恩格斯在《劳动在从猿到人转变过程中的作用》一文中用"攀树的猿群"、"正在形成中的人"(或"过渡期间的生物")和"完全形成的人"等概念表征猿到人的转变过程,且以能否使用或制造工具作为不同阶段的标志。人类学家将完全形成的人按体质形态的发展分为早、晚期猿人,早、晚期智人,还以所使用石器工具的水平把原始社会分为旧石器时代和新石器时代。这样可以将古猿的本能救护行为向人类医疗活动的转化分为四个阶段:

(1)本能救护行为阶段。"攀树的猿群",如森林古猿、埃及猿属于这一阶段。纯粹依靠本能对付疾病、保护自身是此阶段的特征。救护水平相当于现代猿猴,或许更低。

(2)类本能救护行为阶段。"正在形成中的人"开始使用天然石块、木棒等工具,但不能制造工具。生产劳动中本能的成分逐渐减少,有意识的成分逐渐增多,救护行为亦然。劳动中所使用的天然工具偶尔用作医疗,为此阶段特征。

(3)准人类医疗活动阶段。能制造工具的"完全形成的人"的出现标志着人类历史的真正开始。旧石器时代的早期,原始人将粗糙的生产工具用来治病,但还没有发明专门的医疗工具;注意到了一些动植物的药用效应,但很有限,还没有从日用饮食中分离出来。医疗意识尚未完全形成,救护活动一定程度上还有赖本能。

(4)人类医疗活动的诞生。制造和使用专门的医疗工具如砭石等是具有自觉能动性的人类医疗活动真正诞生的标志,约在旧石器时代中期或晚期。从此,原来起主导作用的本能便消失了,只留下了某些隐约的印痕保存在人类医疗活动中。

人类的医疗活动正是源于动物的本能性救护行为,是动物本能性救护行为演变的产物。作为动物本能的自救行为,因为是内源的、遗传的,学习和经验的色彩很淡,很少因经验的积累而有所进步和改变,故很难发展成为一类有意识的、自觉的较系统的医疗救护行为。这就是千百万年来动物的救疗本能基本上依然踏步于原地的根本原因所在,也是不少学者诘难于"医源于本能说",认为动物自救本能与人类早期医疗行为有着质的差异的主要论据所在。其实,对此应作出两个方面的分析:首先,内源性的动物趋利避害、自救自疗本能,正是包括人类在内的高等动物出现自救行为和医疗操作活动的最基本内源性驱动因素所在,亦即自身内在的动力学机制。它既驱使动物对伤害和病痛作出一些基于反射的简单应答,也促使人类作出一系列反应。这种反应的性质依人类进化的层次不同而明显地表现出了从动物的无意识应答到今天人类有意识、有选择的应答的演进过程。因此,我们说,动物自救本能是医疗操作行为起源的动力学机制。在这个意义上说,"医学源于动物本能",无疑是确切的。其次,我们说从动力学机制而言,医疗行为源于动物自救本能,不等于说所有动物的救治本

能都能够发展成为医学。发展成为医学还有其他一些重要机制和因素。就好像说人类是借助进化从猿演进而成的,但不是说所有的猿都能演进成人类一样,尽管进化原则和规律在所有动物的生存过程中都体现着。因此,不能因为人类的医疗行为与动物的救治本能有着这样那样的差异,就可否认动物救治本能在医学起源中的动力学机制,或者完全否定"医学起源于动物本能"说。

第二节 巫术医学是人类医学的早期形态

一、原始思维与巫医

人类文明发展中曾经历过漫长的原始文化时期,它是人类从愚昧中走出所经历的第一个历史文化时期。文化人类学、考古学和历史学等的研究,充分肯定了原始文化时期充斥着巫术观念、巫术知识,操作中也以巫技占主导。因此,所谓原始文化,是仅仅就其时间定义标识的,其性质、特点,无疑是巫术文化。巫医是继本能医疗之后,各民族早期医学的基本形态。大量文献记载、当代原始民族的实证考察、考古发现等资料证实巫医确实是客观而普遍存在的。

刚从动物中走出的人类,面对万象纷呈的大自然,无不感到神奇莫测。大自然一方面可以为人类提供生存与发展的空间,造福于人类;另一方面也可以对人类的生存构成威胁,像雷击、地震、火山、洪水等都会给人类带来难以预料的灾难。特别是对人类自身而言,面对疾病、死亡、梦境等现象,由于当时人类认识、思维能力的低下,很难对这些问题进行理性解释与有效控制。人们由对自然界的恐惧、敬畏以至崇拜,幻想有一种超自然的力量主宰这一切,并希冀借助这种力量控制自然界,于是便产生人类最早的宗教和巫术观念。

巫术观念的形成是人类的原始思维的产物。原始思维的最初形式是"集体表象"。"集体表象"是原始群落集体对于外界环境的条件反射和非条件反射的综合形式。例如,当某一个体有了疾病,或受到伤害,他们会集体地采取呵护或救疗的行为,将"动物本能残余"发挥出来。但又并不止于这种本能残余的发挥,因为他们同时感受到一种神秘的参与、互渗的作用。至此,本能行为已得到转化,而成为一种思维的形式和结果了。于是,最早的医疗活动便很快就带上了神秘气氛,这是动物本能医疗活动所不具有的。在"集体表象"思维控制一切时,个体的思维是在下意识中存在着,周围的一切和自身的行为都只是懵里懵懂和盲目服从。这时候根本产生不了真正的医生,也没有任何可称为独立的医疗活动的事实,所有活动都与生存与生活交结在一起,笼罩在神秘性之下,即使原始群落的首领也不明白他所实行的某种仪式是为了治病还是为了别的目的。

但是,个体意识终究要逐渐觉醒。原始群落中的智力也在分化。集体表象、神秘参与法则和互渗律在不知不觉中滋养着个体意识。个人的梦境及其神秘性一方面表达出来,影响着集体表象思维形式的总体发展,一方面也造成了个体独特性的表露。久而久之,个体意识借集体表象这一盾牌发展起来,加以生活和生产中表现出来的其他能力、作用、价值,导致了原始群的分化,个人的地位改变,巫师之类的首领人物出现了。当然,这要经历一个非常漫长的过程。万物有灵论晚期,才出现巫医之类的人物。自中国古代的绝地天通开始,真正由巫师垄断了与天神对话的权力。以后进一步分化,才有部分巫师偏重于医疗方面,乃成巫医。但大巫们依然执掌着医药,仍兼为巫医。

巫术医学较之更原始的人类医疗来说,明显的特点在于真正开始了将人类生命及其疾病作为一个对象来认识,试图用自己的神灵体系来解释病因和发病之间的因果关系,从而尝试着用巫术的方式去控制它、治疗它,用超自然的魔力去控制另一种超自然的力量。

由于生产的发展,特别是脑力劳动从体力劳动中分离出来,第一批知识分子——"巫"应运而生。从某种意义上讲,巫师是知识分子的前身,是原始文化科学知识的保存者和传播者。巫的产生是在原始社会晚期,后于医药卫生经验积累。巫师出现后,又往往承担着治病的职责,他们在治病时,有时候施行巫术,有时也有医药技术,其中有的巫师更偏重于医。《山海经·大荒西经》说:"有灵山:巫咸、巫即、巫盼、巫彭、巫姑、巫真、巫礼、巫抵、巫谢、巫罗,十巫从此升降,百药爱在。"由于根本不存在已经发展成为与巫术相抗衡的力量——科学理论,所以巫师也根本不需要利用科学技术手段来维护自己的社会地位。他们掌握一定的医疗技术,实在是因为他们是"知识分子的前身",治疗工作也是他们职能的一部分。古有"毉"字,从一个方面反映了人类早期医巫难以分割的历史事实,另一方面也可以看出巫医关系变化的历史。"毉"下面的"巫"字可以表示一种身份、一种人物;而左上角的"医"字原意乃是指装弓弩矢器的袋子或匣子;右上角的"殳"字表示手的动作。这或许可以使人想到,当时对于"医术"概念,首先是建立在外科方面,因为任何巫术都不可能拔出射入肌肤的一枚箭矢,只有依靠医疗性的方法将其取出。而在大量的内科疾患方面,由于对于病因、病理的无知,才为超自然的解释与治疗提供了用武之地。而当这方面的知识逐渐增多时,巫术也就自然要退位了。直到西汉初期,天子病时尚见"巫医无所不至",但后来则演变为"卜筮者贱业"。汉昭帝晚年患病时仅见"征天下名医",显示着巫的职能与社会地位的变化。"医"字的写法,也从"毉"变成了"醫"。

二、巫医——早期的医学形态

巫医同源并存,是东西方都有过的史实。在中国医学发展进展中,巫术的影响一直存在着。如"祝由"术的运用便绵延数千年,是临床十三科之一。长期以来,被认作有效的诊疗技术而保存。即使清政府严令废除的针灸、按摩、祝由三科,亦无法完全禁绝,民间仍然广泛使用。

在古埃及,早期的埃及医师分三类:念咒语者、画符者和用草药者。其中前二类便属巫医。古代美索不达米亚的医疗活动中亦盛行巫术,有人称该时期该地区的医学为"魔术医药"。古希腊人认为疾病是神的惩罚,死亡是最坏的命运。治疗时便采用符咒、祈祷、释梦、献祭等。如公元8世纪左右,古希腊的巫医们常在尊为医神的阿斯可雷庇亚庙中为人治病,主要形式是让病人睡在神像下过夜,得梦后次日由祭司来释梦。

巫医虽然本质上荒诞,但不失为人类理论医学大道上初次迈出的蹒跚的一步。它毕竟是第一个有结构并多少带有普遍性的抽象的医学知识体系。巫术医学包含一种要理解和控制人的生命活动和疾病的尝试,第一次开始寻找病因与发病之间的因果联系,而这些,也是当代医学的目标。《希波克拉底文集》的著名研究和翻译家琼斯说过:当完整准确的知识不可能获得的时候,有一个"工作假说",尽管错误总比根本没有要好。一个有内在结构的比较系统的理论图式无论何等荒谬,总比一片混沌有着更大价值。科学文化的进步每每要求权宜之计,这也是人的天性之一。

与科学的医学相比,从出发点上巫术医学就错了。然而,相对于只能适应、顺从自然的类似动物本能的各种救护行为，巫术医学的确代表了一个巨大的进展，是人类理论医学的发端。

另外，巫医也增强和鼓舞了原始人类战胜疾病的勇气和力量。巫术，在原始社会中相当于今日的科学。像巫术要假定自然界是有规则的，人通过适当的行为就可以利用这些规则去影响或控制自然过程一样，巫术医学不相信无缘无故的疾病，坚信人体的生理和病理现象是可以认识的，故企图以人类自身的手段（法术、占卜、咒、符等）或利用某种自然或超自然力量去控制疾病。由于巫术医学中包含着许多合理的医疗经验，必然产生实际效果。虽然巫术医学往往达不到预期的成效，但在事实上确实增强和鼓舞了人们战胜、征服疾病的勇气和力量，帮助原始人类与疾病进行不屈不挠的斗争。

巫术医学的衰落与古代理性医学的成长同时发生，互为消长。相当长一段时间内，二者共存于同一社会，冲突、斗争便在所难免，尤其当经验医学日渐强大之时。此时此刻，巫医开始成为不光彩的角色，成为医学科学顺利发展的异己力量。医学越发展，医与巫之间的斗争就越尖锐，巫术就更能成为医学发展的桎梏。公元前5世纪，中国医学家提出的"信巫不信医"作为六不治的一种，《黄帝内经·素问》中所说："拘于鬼神者不可与言至德"，都是医学摆脱巫术，确立自身价值的标志。

因为巫术医学是一个自洽的体系，其思维基础是原始思维，而原始思维总以或多或少、或明或暗的形式存留在以后的各种思维类型中。因此，巫术医学决不会轻易退出历史舞台，而会长期延续。如巫术医学是中国医学发展的一个相当漫长而重要的阶段。秦汉时期在主要的理论认识上，中医学已基本告别了巫术，确立了理性医学的体系。在操作层面上，中医学与巫技的关系一直是暧昧的，相互有着藕断丝连的联系，这在今天的诊治中仍可辨出一些踪迹，祝由咒禁疗法从未彻底断绝。因此，巫术的幽灵在医学源头乃至后世的徘徊，是东西方的共同特征，只不过由于更深层的文化因素的作用，中西医学源头中的巫术成分，随着巫史文化的兴衰浮沉，在日后的发展过程中出现了不同的转归与结局。

第三节　劳动、个人在医学起源中的作用

一、劳动与经验医学的诞生

医学是人类与疾病作斗争的总结。生产劳动实践是人类所有实践活动的基础。人类产生以后，无时不刻在解决他们实践中遇到的问题，他们的吃、穿、居住、劳动、游戏、性生活，构成他们劳动实践的主要内容。在劳动过程中，他们也会生病、受到创伤，就必然迫使他们去寻求保护和治疗的方法。这些方法开始时是偶然的，但由于人是群居的社会动物，在他们之间会开展交流，别的个体发生了同样的病，会去指导；幼小个体受到伤害，成年人会帮助他们。如高烧口渴时可能回忆起曾吃过一些多液的植物，请别人帮助采摘；也可能在看到别人发烧得口焦唇裂之时，想到给他吃一些这样的植物，多次反复就将成为一条生活经验在人群中流传下来。又如食欲不佳的人闻到一些芳香、辛辣的刺激性气味变得想吃东西了，即可导致将此作为一种治疗方法而得到广泛应用。

经验的获得是多途径的，偶然性在其中往往发挥着一定的作用，这无疑是药物应用日渐广泛的主要因素之一。另一方面，伴随着人类日见丰富的社会生产劳动，创造了将各种知

识、技术应用于防病治病的客观条件。例如建筑技术的进步，使人们从半洞穴（北方）和"构木为巢"（南方），逐渐上升与下降到地面，这主要取决于砍伐工具和地面防潮技术的进步；开挖水井后，人们才有可能改善饮水卫生并利用井底的寒凉储存食物等等。

强调劳动在医学起源中的作用，但不应把它绝对化，也不应把劳动局限于生产劳动，更不应忽视其他因素，特别是个人在医学起源中的作用。

二、个人在医学起源中的作用

"医源于圣"的说法，在中国历史上有着广阔的市场。世人所称圣人，多指伏羲、神农、黄帝等。燧人钻木取火，伏羲画八卦阐明百病之理，神农尝百草一日遇七十毒，黄帝作《内经》阐发医理，是人所共知的。在中国古籍中也有"圣人出"而"医方兴"和"医道立"。如果说经验医学的产生与发展有赖于劳动和群众的智慧，那么，重大的医学发现及医学理论的形成却需要少数"英雄人物"，即圣人。

人类历史上曾出现过许多杰出英雄，他们以其智慧、才能和创造性，在历史的文明进程中起到了巨大的推动作用，被后人所崇拜和敬仰。我国古代传说中关于燧人氏、伏羲氏、神农氏及黄帝等圣人创造医学的故事，实际上反映上古不同氏族集团群体在和疾病斗争的实践中对医药经验的积累和贡献，神农、黄帝等不过是这些氏族群体的代名词，表示着医学发展有不同阶段。燧人氏约相当于旧石器时代中期，中国古人类发明人工取火的阶段；伏羲氏相当于旧石器时代晚期，石器加工逐渐精细，故有砭针等医疗用具的创制；神农氏约在新石器时代初期，农业经济开始发展，食物品种增多，药物知识增长，能够区别出毒药等；黄帝已相当于原始社会末期，医疗经验积累日趋丰富，医学知识也得到了一定的发展。

医源于圣的说法本身即肯定了医药领域中一些杰出人物在医学发展中起着较大的作用。在医药经验积累过程中，不仅各个氏族集团是不平衡的，一个氏族集团内部不同的人所起的作用也各不同。一些比较留心医药而又具有创造才能的人，他们善于总结经验，能探寻出更有效的药物和更好的治疗措施，因而在推动医药发展中起着更突出的作用，这是完全符合历史实际的。

如果说群众的劳动实践积累了丰富的医疗经验的话，那么，将这些经验进行系统总结并上升到理论高度的则是少数杰出个人。以中医学的经络学说为例。对于这种迄今尚未被现代科学完成证实的人体联络系统，过去一般解释为"源于临床实践观察"，"经络的发现，和针刺技术的发展相关联"。然而"临床实践观察"乃是世界医学所共通的，原始的针刺、放血、按摩等治疗手段同样广泛地应用于东西方诸国，如果是上述理由导致了经络的发现，这一学说就应普遍出现于世界各地，而实际情况却唯有在中国出现。

显然，"医源于圣"的提法夸大了少数个人在医学起源中的作用，而忽视了广大人民群众的作用，否定了群众的生产实践活动是医学经验形成的基础。反之，如果仅仅承认劳动和人民群众在医学起源中的作用，而忽视、贬低少数历史人物的作用也是不符合历史唯物论的。

总之，医学的起源是一个漫长而又曲折的历史过程，同时也是诸多因素综合参与、共同作用的结果。动物的本能救护是人类医学的源头；疾病的危害与人类最初存在的保护自己、消除疾病的本能给予医学发生以最初的动力；巫术医学是人类医学的早期形态，也是人类医学发生不可逾越的阶段；人类生产劳动实践积累了丰富的医药经验；少数具有创造才能的优秀历史人物对这些医学经验进行理论总结和创造发挥着更大的作用。

第二十一章 医学发展的动力

人类对健康的需要是医学得以存在和发展的根本前提和内在动力,医学成长的年轮上镌刻着人类对健康的不断追求。科学技术是医学加速发展的有力杠杆。社会诸因素如经济、政治、教育、文化、社会意识、管理甚至战争等等,构成了医学发展的社会支持系统。

第一节 医学发展的内在动力和杠杆

一、人类对健康的需要是医学发展的内在动力

(一)人类对医学的需要是一种基本的需要

人们对于健康的渴求与期望是医学发展的主要动力之一,人类对医学的需要是一种基本的需要。这种需要不同于一般的物质要求,除了衣、食、住、性的需要之外,人类对于其他物质的需求可以不满足,可以暂缓满足,在绝大多数情况下不会对人类的生活产生很大的影响,更不会产生致命的作用;但是,人们对于医学的需要在某个意义上来看就是对于生命的需要。

生命的有限性和病患的必然性与人类对健康的需要之间的矛盾,是医学发展的内在动力。人们无法避免病毒的侵袭,无法回避自身遗传因素对于健康状况产生的影响,人人都会经历从出生、发育到强壮再到衰弱、死亡这样一个自然过程,因此在其一生的每一个阶段都无法做到不同医学打交道。对于医学的直接需要是人人无法回避的事实。每一个个体的这种需要使医学成为一门特殊的行业。医学不同于商业运营,不能完全按照市场的规则来处置医疗资源。医学活动也不同于政府管理,不可以只通过行政的手段促使其发展。医学只能在人们追求健康、美丽、长寿和幸福的过程中为人们提供咨询和服务,为患者解除和缓解疾病所带来的精神和肉体痛苦,并在这样一个过程中自身不断得到发展。

(二)医学在人类社会需要的增长中发展

人类和医学相关的社会需要是多元的、不断增长的,从治疗疾患、挽救生命到预防疾病、人文关怀,医学发展的步伐一直追随着社会文明的脚步前进。古希腊希波克拉底时代,人们对医学需求只是没有疾病,因此当时的医学的目的是解除或者减轻病人的痛苦。现代社会对医学要求是全方位的:加强重大疾病的防治能力,提高治愈率、降低死亡率和发病率、保护环境、控制人口增长、提高人口素质、大幅度提高健康水平,逐步接近身心健全及其与环境和

谐一致的健康目标等等。人类对医学的需要从最基本的生存层次的需要,到最高层次的终极关怀,已经成为社会文明程度的标记。正是人类这种随着社会的发展而不断增长的需求成为医学发展的永不衰竭的原动力。

二、科学技术是推动医学发展的杠杆

作为科学技术体系的一个重要组成部分,医学的发展与科学技术的发展密切相关,每个时代的医学,都是那个时代的科学技术母体孕育的产儿。近代以来,随着科学技术体系内部的学科分化,医学作为应用学科的地位日益彰显,形成了把科学技术成果移植应用于医学的发展机制,大大提高了医学发展的速度。"19世纪中叶,细胞论、进化论和经典遗传学的创立,为生命科学的发展打下了坚实的基础。20世纪上半叶,基因论的创立和DNA功能的确定,特别是20世纪中叶,DNA双螺旋结构及遗传信息存储、复制、转录和翻译机制的阐明,蛋白质、核酸人工合成的成功等一系列突破,导致70年代和80年代以基因工程、单克隆抗体、聚合酶链反应(PCR)为代表的技术上的突飞猛进,并向着阐明基因奥秘、人脑奥秘、重大疾病病因发病机制及防治方法的方向进军。"①20世纪90年代以来,随着以人类基因组工程、蛋白质组工程、酶工程和细胞工程技术为标志生命科学技术的发展,以及以纳米材料的研发为主要标志的新材料科学技术、以人工智能为标志的光电机一体化科学技术、以计算机网络为标志的信息科学技术的发展,随着科学技术和思想方法在医学领域的广泛应用,极大地促进了医学的发展,科学技术已成为医学进步的第一推动力。

(一)自然科学的理论成就推动基础医学的发展

人体是地球上最高级的物质形态,要研究人的生命活动和疾病过程,不能不首先研究和了解人的生命运动所包含的机械的、物理的、化学的运动。"只有在这些关于统治着无生命的自然界的运动形式的各知识部门达到一个高度的发展以后,才可能有成效去着手阐明显示生命过程的各运动进程。在阐明这些运动进程方面前进的步伐,是与力学、物理学和化学的进步成比例。"②

古代医学的形成和发展一方面得益于临床经验的积累和哲学的思辨,另一方面也与当时的科学技术发展相关。例如,中医学理论体系的形成和发展离不开中国古代的天文学、数学、农学、生物学等学科的支持。由于古代科学技术总体上不够发达,对医学发展的推动作用并不十分明显。近代以来,自然科学各学科相继得到迅猛发展,逐步达到能够在一定程度上阐明人的生命现象的高度,因而成为医学发展的杠杆。以牛顿为代表的机械力学的发展,推动医学建立起"人是机器"的观念。从机械运动的角度有效地阐明了人的生理、病理过程中的大量力学机制。物理学的发展,推动医学研究人的生命活动中的声、光、热、电、磁等现象,建立了生物物理学,大大深化了人体生理研究。化学的发展,推动医学研究人的生命活动中的化学过程,建立了生物化学,大大深化了人体生理、病理的研究。生物学的发展,推动医学从生物学角度深入研究人的生命活动,在细胞生物学的推动下,建立起细胞病理学;在分子生物学推动下,建立起分子生理学、分子病理学、分子遗传学等新学科。全球性的人类基因组计划,不仅能通过揭示人类生命活动的遗传学基础而带动整个生命科学的发展,而且

---

① 巴德年:《当今医学科技的发展趋势及我国的发展战略》,《医学与哲学》,2000年第2期,第1页。
② 恩格斯:《自然辩证法》,北京:人民出版社,1984年,第124页。

将对于单基因遗传病和严重危害人们生命健康的多基因病致病基因的识别提供更大的便利,将更加促进致病基因功能的研究,推动基因诊断、基因治疗,实现疾病的靶向治疗,人们还将从基因水平上监测疾病,开展基因预防,还将促进基因工程产品的开发。

(二)技术革命的成就推动医学技术的发展

古代医学与近代医学的重大区别之一,就在于医学技术化的程度不同。古代对人的健康和疾病的研究,主要在自然条件下依靠人的感官进行直观观察,由于人的感官的局限性,一定程度上束缚了古代医学的发展。为了克服人的感官局限性,就需要延长其功能的设备和实验技术。近代以来,特别是历次技术革命的成就,为医学的这种发展提供了基础和条件,如听诊器、显微镜、X光机、心电图、超声波、电镜、CT,日益复杂化的医学实验设备和实验技术,日益发达的临床检测手段、检验技术,日益精密的治疗仪器和技术等。基础医学和临床医学都日益被强大的设备"硬件"和复杂的工艺"软件"武装起来,分化出越来越多的专门化的实验、检验等技术科室,发展了专门的影像学、生物医学工程等新兴学科,直至发展到器官移植、人工器官等高难度医学技术。实践证明,医学越是向前发展,越要更深入地研究人的健康和疾病,就越需要技术的支持和武装,医学的发展越来越走向"医学技术化"和"技术医学化"的道路。

(三)科学方法论的发展推动了医学方法变革

医学方法发展的一条重要途径就是移植其他自然科学各学科的方法。近代以来,随着新的科学理论和技术手段在医学中的应用,医学方法也迅速地更新和发展。例如,数学方法应用,尽管古代医学不乏定量的研究的实例,但数学方法成为医学的常规方法乃是近代以来的事,它一方面得力于数学的发展,为医学提供了能够用以研究人的健康和疾病这类复杂现象的数学工具;另一方面得力于物理学、化学等学科定量研究的发展,目前生理、病理的各种可测定量指标,大都是以物理学、化学的定量方法为基础发展的。医学实验方法的应用和发展,同样得力于自然科学。尽管古代以来医学有着不少自发的实验研究的实例,但真正的受控实验和把实验方法上升为常规,则是近代以来的事。实验研究的设计、指标、控制手段、观测规程,实验室的装备和建设,动物模型的设计和应用等,不是物理学、化学、生物学实验方法的直接移植,就是在这类方法基础上的改造和发展。在现代条件下,科学技术的新方法以日益增快的速度向医学渗透,核磁共振、同位素示踪、信息方法、反馈方法、黑箱方法、系统方法,以及电子计算机为工具的一套新方法,都在日新月异地改变着医学研究和临床诊治的面貌。

第二节 医学发展的社会支持系统

医学作为人类社会系统这一大系统中的一个子系统,必然要受到社会这一大系统及其他子系统的影响和制约。医学所受社会环境的影响,不是某种单一要素的孤立作用,而是诸要素协同为一个系统的整体作用。这里主要探讨社会经济、政治、教育、社会意识及管理因素对医学发展的影响。

一、经济:医学发展的基础条件

经济发展水平是制约医学发展的基础条件。无论卫生政策如何,世界各国的医学发展水平是和该国的经济水平成正相关的。随着经济水平的增长,人类对生存和生命的价值越来越重视,对卫生保健、身心素质的要求越来越高。对医学的经济投入不断增长,这是医学发展不可缺少的基础条件。美国1982年卫生经费占国民生产总值的9%,1992年达到15%,到2000年达19%,增速超过任何其他领域。

经济对医学发展的基础作用,还表现在社会生产对医学的推动作用。生产发展中迫切需要解决的问题,可以直接为医学研究提出课题,为医学开创新学科。例如,生产发展中出现的环境污染,直接促使环境医学的诞生。随着飞行器的发展,出现了航空医学;随着宇航器的发展,出现了航天医学;随着潜水器的发展,出现了潜水医学。

社会生产的发展为医学研究工作和临床工作提供了日益精密的仪器设备,如电镜、CT、核磁共振等,极大地改善了医学的技术条件,促进了医学的发展。

二、政治:医学发展的体制保证

亚里士多德认为,人是政治动物。医学从来就不是纯粹的业务活动,其发展与政治发生着千丝万缕的关联。政治体制制约着医学的兴亡盛衰。火焚塞尔维特烈焰、"废止中医案议"的事件并没有为人类文明所遗忘。今天的医学发展需要政治体制发挥独特的力量,如为医学的发展规划良性的远景蓝图,提供良好的社会经济人文环境,制定有利于医学发展的卫生政策和法规,合理地分配卫生资源等等。

三、教育:医学发展的人才基地

医学的发展,关键在于医学人才的培养。医学教育为医学的发展提供坚厚的智力保证,包括强有力的医学科研队伍和不同层次不同专业的临床工作者。全球医学的发展水平的不平衡,除了经济等制约因素之外,医学教育的水平、医学人才的水平起着决定性的作用。

为了适应未来的医学发展的需要,医学教育当前重要的任务是,按照新医学模式的思路,反思医学教育思想,建设新的医学教育模式,建构包括生物医学知识和人文医学知识在内的合理的知识结构。医学教育决定着医学的未来,肩负着为医学发展培养人才的重要的使命。

四、战争:医学发展的特殊环境

和平是人类生存和健康的重要条件,战争状态下,生灵涂炭,伤残、疾病和死亡阴云笼罩。战争破坏医学设施,破坏医学发展所需要的社会稳定和物质保证。从本质而言,战争和医学格格不入。但是,正是由于战争严重危及人类健康和生命,战争向医学提出了很多迫切需要解决的问题,因此,战争又成为医学发展的特殊环境。美国学者许尔文·努兰这样阐述战争和外科学进步的关系:"20世纪中,美国所经历的每一场重要战役总会促成外科技术某种程度的重大突破。第一次世界大战时是肠道手术;第二次世界大战是胸腔手术;韩战时是血管手术;到了越战时,则是对外伤病患的急救运送系统。"[1]因此,人们常说,战争是外科之母。

---

[1] 许尔文·努兰著,杨逸鸿等译:《蛇仗的传人——西方名医列传》,上海:上海人民出版社,1999年,第103页。

战争还直接促使了一系列特种医学的产生。核战争的可能爆发与核医学,生物战争与防生物战医学,化学战争与防化医学,空战与航空医学、宇航医学,潜艇战与潜水医学等等,这些特种医学从不同方面加深了人们对医学问题的研究,以独特的角度和方式促进医学发展。

五、管理:医学发展的枢纽工程

现代的社会组织,愈来愈需要高级的科学管理。医疗卫生部门的科学管理,就是把医疗卫生和保健工作中的诸要素,即人、药品、仪器、设备、器械、卫生保健组织等,用科学的手段和方法统一起来,以保证整个医疗卫生系统协调一致地运转,保持最佳的工作秩序,以利于医学科学的发展。如果不进行有效的管理,最终将会制约医学科学技术的进步。因此,必须努力提高医疗卫生事业的科学管理水平。

要提高医疗卫生部门的科学管理水平,可以运用社会学的理论和原则进行指导。从宏观的角度了解社会的健康需求和卫生机构在社区中的形象以及正确认识医疗职业和医护角色,有助于更好地制定卫生事业的方针政策,有助于自觉地改善医疗卫生机构的管理,逐步提高科学管理的程度,使医疗卫生部门发挥出更大的效益。

六、理性:医学发展的灵魂之光

黑格尔曾经说过,理性是世界的灵魂。医学的发展,不仅需要感性的医学技术,更需要深邃的医学理性。精湛的手术能够切除危及生命的肿瘤,但无论何种先进的手术也无法切除阻止医学发展的顽疾;现代的脑科学可以揭示人脑的各种功能,但任何技艺高超的医生也无法制造医学发展的规律;各种层出不穷的免疫制剂可以使人避免某种病菌的感染,但任何强大的免疫制剂都不能抵制各种社会因素对医学发展的干扰;威力无比的药物可以使种种病菌屈服,但它无法代替理性的阳光给医学发展带来的光明;被人们寄予无限希望的人类基因组计划,可能制服许多遗传性疾病和其他疾病,但仍无法阻止医学发展偏离理性的轨道。

从《希波克拉底誓言》开始到当代生命伦理学、卫生法学、医学哲学等人文社会学科,医学的理性之光一直试图照彻医学发展之路。生命伦理学显现了医学的良心,卫生法学张扬的是医学的正义,医学哲学则以理性的目光,扫射着医学模式、医学目的、医学精神等等关乎医学发展的重大问题。虽然,在医学发展的道路上仍旧会有云遮雾障的短暂,但医学的理性之光一定照彻医学精神的永恒。

第二十二章 医学模式与医学范式的发展

医学的发展同时伴随着医学模式和医学范式的转变。从古代、近代到现代,在不同的历史条件下,医学发展的水平不同,所形成的医学模式和医学范式也各异。从世界医学的整体来看,古代医学先后经历了神灵医学模式和自然哲学医学模式两个阶段,还处在医学的前范式时期;近代医学形成了生物医学模式,进入了常规科学时期,产生了医学的科学范式;现代医学正在实现向生物心理社会医学模式和科学—人文范式的转变。这一历史体现出医学发展过程中曲折性与前进性的统一。

第一节 古代医学模式与医学的前范式时期

一、关于范式理论和医学模式

(一)关于库恩的范式理论

美国著名科学史家和科学哲学家托马斯·库恩在其著作《科学革命的结构》中,提出了以范式论为核心的科学发展模式。这是当代西方科学哲学中较有影响的科学发展模式之一。库恩的理论中有几个互相紧密联系的概念,是理解和把握该理论的重要基础。

1. 关于"范式"的概念

库恩在著作中对"范式"这一概念有多种解释。他在最早谈到范式时,先列举了亚里士多德、托勒密、牛顿、富兰克林、拉瓦锡、来伊尔等历史上著名科学家的经典著作,然后指出,"这些著作具备两个根本的特点。这些著作的成就足以空前地把一批坚定的拥护者吸引过来,使他们不再去进行科学活动中各种形式的竞争。同时,这种成就又足以毫无限制地为一批重新组合起来的科学工作者留下各种有待解决的问题"。接着他又说:"凡是具备这两个特点的科学成就,此后我就称之为'规范'。"(按:"规范"也译作"范式")[①]在此,库恩所讲的范式主要是指科学成就,科学著作是它的主要代表。

库恩在书中关于范式还有多种表述,大体包括两种情况:一种是总体的、综合的、广义的意义,是指某一科学共同体(即科学家集团)在某一学科或专业领域中所公认的、共同的心理

[①] T.S.库恩著,李宝恒等译:《科学革命的结构》,上海:上海科学技术出版社,1980年,第9页。

上的"信念",理论和方法上的"模型或模式",把握世界的"理论框架"、"科学理论"或"科学成就"以及"传统"等。另一种是具体的、狭义的意义,也可以理解为范式的子集,是指"范例",如包括定律、理论应用、科学方法、技术、工具和仪器设备等。也有学者认为可以将范式理解为在一定历史时期中科学共同体共同拥护并遵守的基本观点、基本原理、基本方法、基本信念,其中也包含了世界观和价值观。

2. 关于"科学共同体"的概念

库恩指出:范式一词,无论实际上还是逻辑上,都很接近于"科学共同体"这个词。一种范式是而且也仅仅是一个科学共同体成员所共有的东西。反过来说,也正是由于他们掌握了共有的范式才组成了这个科学共同体。库恩所说的科学共同体,是由一群经历了相同的教育和业务的传授,吸收了相同的技术文献,获得了相同的学科训练的科学专业的从事者所组成。他们从事着相同的科学工作,探索着相同的科学目标,在理解问题的观念、思考问题的方式、培养接班人的方法上形成了一种传统,遵循着一套规则,不仅在把握世界的共同的理论框架中活动,在同一种科学信念下研究,而且所用的语言、工具、仪器等等都会相同。

科学共同体又可以分成不同层次,这与科学分类和科学发展有关。例如它可以是全体自然科学家,也可以是低一个层次的各主要科学专业集团,如物理学、化学家集团;还可以往下再分出一些重要的子集团,如固体物理学、高能物理学家集团等。依此类推。少数科学家则跨越学科,同时或先后属于几个科学共同体。因此,与科学共同体密切相关的范式也可以从不同的学科层次来把握。

3. 关于科学发展的模式

库恩从范式出发,建立了一个科学发展的动态模式:前科学时期(前范式时期)→常规科学时期(形成范式)→反常与危机→科学革命(新范式战胜旧范式)→新常规科学时期。

在前科学时期,人们对共同研究的问题各持不同的观点和方法,经常争论,有许多互相竞争的学派和小流派,没有形成大家能普遍接受的公认理论,因此又称前范式时期。例如在电学发展的前科学时期中,几乎有多少重要的电学实验家,对电的本质就有多少看法。

随着科学活动的深入,当某一种理论取得重大成功,能令人信服地解释当时的某些现象,从而战胜其他理论获得该学科的成员拥护时,就出现了统一的范式,该学科也就发展为常规科学。在常规科学时期,范式的作用主要表现在四个方面:第一,纲领作用。它为某一学科领域的科学家集团提供共同的目标和解决问题的基本思路,为学科发展规定了共同的方向。第二,认识作用。它在科学研究和学习活动中对科学共同体的心理和知觉有定向作用。第三,指导作用。它在科学研究中能指导科学家解决难题。第四,标准作用。即是否符合范式的论断,是划分科学与非科学的标准。

在常规科学时期可能会出现反常现象(即与范式相反的现象),当反常现象越来越多时,科学家们对范式的信任就会发生动摇,这时科学就进入了危机时期。危机造成旧范式的瓦解,促进新范式的产生,这就是科学革命。在科学革命中,新范式最终取代旧范式而处于支配地位时,科学发展就又进入了新的常规科学时期。科学就是沿着这样一个规律无穷地循环发展下去。

(二)关于医学模式及其与医学范式的关系

1. 医学模式

医学模式也可称为医学观,是属于医学哲学范畴的概念。医学模式是指在一定历史时期中,医学的基本观点、理论框架以及思维方式与发展规范的总和。它又是人们关于人的生命和死亡、健康和疾病认识的总观点。它反映了人们用什么观点、方法来认识和处理健康与疾病问题,勾画出医学科学与医药卫生工作的总特征。医学模式起着为医学研究和医疗实践确定方向、道路、原则和总方针的作用。①

在医学发展的不同历史阶段产生了不同的医学模式,它的产生首先取决于医学的发展水平,同时还与一定社会历史阶段的生产力水平、科学技术水平和人们的认识能力有关,也和当时的哲学思想与文化历史特征有关。一般认为,在医学的发展中经历了古代神灵的医学模式和自然哲学的医学模式、近代以后形成的生物医学模式,现在正在向生物心理社会医学模式转变。

2. 医学模式与医学范式的关系

医学模式与医学范式都反映了一定历史时期中医学的总特征,特别是都涉及到医学的基本观点、基本理论或理论框架、思维方式和研究方法等主要方面,又都对医学的发展有着指导和规范的作用,因而它们有较多的共同点,在内涵上有一定程度的交叉。同时,二者又存在着不同点。例如,上述对医学模式发展阶段的划分,大体上都反映了世界医学的整体发展水平,未分国家、地区和下属的具体学科。从各阶段医学模式的名称看,这一划分主要反映一定时期医学的基本观点、理论框架和思维的方式、方法。而对范式的考察则可以从不同国家和地区以及不同的学科或专业着眼,从而体现出与医学模式不同的情况。另外,关于医学范式发展阶段的考察,在不同时期也有其相应的称谓,如:前范式时期、科学范式时期。对它们的划分主要依据科学成就是否得到科学共同体的公认与拥护,而这又反映着该学科或专业是否已经成熟。从不同的范式也反映了医学的基本观点、理论框架和思维的方式、方法等特征这一点来说,对医学范式的考察与对医学模式的考察又存在着彼此相互交叉的情况。

二、古代医学:前范式时期

(一)神灵医学模式与医学的范式

在奴隶社会的早期,世界最先发展起来的有埃及、美索不达米亚、中国、印度四大文明古国。在这些地区伴随着生产力的初步发展,体力劳动和脑力劳动开始分化,为医疗实践和医学研究活动的发展提供了前提条件。但总的来说,当时社会的生产力水平仍然很低,人们的认识能力也很有限,对许多自然现象不能给予合理的解释,甚至感到畏惧,于是产生了自然神论的倾向。对于复杂人体的生命和疾病现象更达不到本质的认识,只能依靠直观经验和猜测,借助于神话传说和巫术,给予超自然的解释。例如将疾病看作是由于鬼神作祟而产生的,于是采用祈祷、符咒、驱魔术等方式配合使用有限的药物进行治疗,由此形成了医巫不分的特点。如在古埃及,最受尊敬的医生是医神伊姆荷泰谱,人们认为他可以包治百病,而且能够守护人类死后的灵魂。通常治病是靠祈祷或请一些僧侣医生。埃及人认为人死后,把尸体保存下来,可以使灵魂回归,因此将尸体作成防腐的干化尸"木乃伊"。

这个时期从世界医学的总体水平上看具有共同的特点,可以将其概括为"神灵医学模式"。神灵医学模式建立在直观经验和猜测的认识论基础上,对人体生命和疾病的理解带有非物质的色彩,是原始、粗糙甚至荒谬的。它以扭曲的形式体现了人类与疾病作斗争的

---

① 参见冀中等:《医学模式》,北京:北京医科大学、中国协和医科大学联合出版社,1991年。

理念。

由于神灵医学模式只是通过当时医疗实践反映出来的存在于人们头脑中的一种观念，它还没有上升到理论的形态，没有核心的成就，不具有进一步指导研究的功能，因此也就不成其为医学的范式，它是古代医学前范式、前科学时期中的一种医学观念。

(二) 自然哲学医学模式与医学的范式

1. 古希腊医学

到奴隶社会的后期，世界较发达的地区是古希腊。随着经济、科学和文化的逐渐发展，在希腊出现了早期哲学和科学相结合的一种特殊科学形式——自然哲学。它的认识论特点是以直观经验为基础，运用猜测和哲学的思辨来填补知识上的空白。受自然哲学的影响，在希腊形成了几个医学派别，其中最有影响的是希波克拉底学派。该学派的代表人物希波克拉底借助自然哲学的思想和思维方式，把医药经验上升为理论，摈弃了关于鬼神、巫术等荒谬的内容，立足于从物质性、整体性上去说明人体生命现象和疾病，提出了著名的"四体液病理学说"。希波克拉底的学说中还强调了外界环境对疾病的影响，有比较明确的预防思想。在治疗原则上强调自然疗法，如全身健壮疗法、饮食疗法、体育疗法、精神疗法等。此外他还特别重视医生的医德修养，至今具有深远的影响。以希波克拉底的医学理论为代表，形成了古代自然哲学医学模式。同时，希波克拉底的医学理论在该学派中又具有范式的性质和作用，当该学派在希腊医学中取得主导的地位后，它就可以看作是当时希腊医学的范式。这种范式和自然哲学医学模式虽然是相对于不同的领域而言的，但二者有交叉、有重叠，具有共同的特点。如在认识论方面，都是以直观经验和猜辩为基础；在对人体生命和疾病这一客体的认识方面，都具有朴素唯物主义和自发辩证法的思想，立足于从整体上去把握人体，是一种整体的医学观；同时，在认识水平方面，又都过于笼统和粗糙，因此不能真正客观地反映人体生命和疾病的本质。这些特点和局限性决定了它后来必然要让位于另一种比之更为科学的医学模式和医学范式。

2. 古印度医学和中医学

古代印度医学与希波克拉底的医学理论有基本的相似之处，它们都是借助于哲学理论和思维方式，从整体上考察人体，因而也都充满了朴素唯物主义和自发辩证法的思想，都是一种整体的医学观，并同样伴有认识上过于笼统和粗糙的局限性。古代中医学的发展情况却另有特点。从范式的角度看，中医学很早就形成了自己的范式，并在长期的发展过程中不断得到充实和完善。以《黄帝内经》作为标志，它奠定了中医学发展的基本框架，此后中医学的发展基本上没有改变这个框架，而是按照常规科学发展的规律，医学家们继续深入分析该范式所提供的现象和理论，解决范式所提出问题，从《诸病源候论》、《千金要方》等到其他经典医籍的相继问世，以及扁鹊、华佗、金元四大家等著名医学家的出现，从各个侧面丰富了中医学的内容，其基本观点、理论核心、思维方式等都是《黄帝内经》这一既定范式的展开、丰富和完善。至今中医学仍然处在这一常规科学发展时期中。

根据古代中医学和印度医学的特点，有的学者把它们也归入自然哲学医学模式一类，或者把希波克拉底医学和古代中医学、印度医学等一起概括为"朴素整体的医学模式"，这两个名称在含义上实际是一样的。这也就是说，立足于世界医学的整体水平看，在古代这一历史时期基本上属于统一的医学模式。

欧洲中世纪和阿拉伯医学则另有其特点。欧洲中世纪由于社会动乱和宗教势力的影响,制约了医学的发展,神秘主义、魔术医学和信仰疗法占了上风,教堂和修道院成为应对疾病和救赎的场所,祈祷、朝圣是其中的一些治疗手段。阿拉伯医学以名医阿维森那所著《医典》为代表,其基本思想继承了希波克拉底学说,同时也广泛汇聚了古代东西方医学知识。

从范式的角度考察,应该说这时世界医学在整体上还没有形成统一的范式,而是呈多元化状态。各个国家和地区有不同的医学理论,它们之间存在着客观上的竞争,没有哪一个取得了特殊的超越于其他理论之上的地位。据此也可以说古代医学仍然处于医学的前范式、前科学时期。直至近代西医产生之后,西医才取代了各局部地区的医学理论原来所占据的统治地位,成为世界普遍公认的医学理论,同时在它的周围也形成了一批坚定的拥护者,即西医的科学共同体,从而产生了世界统一的医学范式。

综上所述,从医学模式的角度考察,在某一时期中不同国家和地区的医学理论有着共同的特点,因而分属于不同时期内的同一种医学模式。但是从范式的角度考察古代医学,只是在局部地区内形成了相应的医学范式,并使该地区的医学按照常规科学的规律发展着;而从世界医学的整体水平上看,古代医学还处于前科学、前范式时期,没有形成统一的范式。

第二节　近代生物医学模式与科学范式的形成

一、近代西医学的建立与发展

16 世纪前后,在欧洲新兴资产阶级思想解放运动和社会变革的强力推动下,近代唯物主义哲学重新兴起,促进了近代科学革命,进而带动了西方实验医学的产生。

在基础医学方面,首先,在对人体结构的认识方面,古代医学对于人体的研究不是建立在人体解剖的基础上,而是从外部揣测人体内部的生命运动机制,罗马时期的盖伦医学也不过是以动物解剖为基础。16 世纪的比利时医生维萨里不满足于古代医学和盖伦医学对于人体的种种解释,冒着生命危险亲自进行了大量的人体解剖,并出版了具有深远历史意义的《人体之构造》一书,一举推翻了盖伦学说中的 200 多处错误,创立了科学的人体解剖学。《人体之构造》的出版奠定了近代西方医学的理论基础,为近代西医的发展指明了方向和道路,从此掀起了一场伟大的近代医学革命。

继维萨里之后,17 世纪的英国医生哈维质疑于盖伦学说中关于人体的血液是呈直线运动的提法,精心设计了动物实验,通过数学计量,发现了人体血液的体循环线路,并将心脏确定为射血与灌血的器官,出版了《论动物心脏与血液运动的解剖学研究》一书,奠定了近代西医的生理学基础。

17 世纪还产生了三个不同的医学学派:医物理学派——主张用物理学原理解释一切人体的生命和疾病现象;医化学学派——把人体生命运动完全解释为化学变化;活力论学派——认为人体的生命运动既不是物理过程也不是化学过程,而是由一种非物质的"活力"所支配。

在对疾病的认识方面,18 世纪意大利的摩尔干尼结合对病人的尸检,提出了疾病的器官定位学说。他在《论疾病的部位与原因》一书中提出,只有脏器的变化才是疾病的真正原因,临床诊断的任务应该是寻找"病灶",由此建立了器官病理学。后来法国的比沙又将病变进一步定位到组织的层次,他提出组织是人体的机能单位,人体有 21 种组织,对于疾病的病理分析可以与不同的组织联系起来。至19世纪,德国的魏尔啸借助于显微镜技术和细胞学说,又建立了细胞病理学。这样,病理学的发展就不仅使人们找到了疾病在物质结构方面的根据,而且使其定位越来越趋于精确化。在对病因的认识方面,19世纪法国的巴斯德通过加热实验证实了有机溶液不会自己产生细菌,认为所有的发酵过程都是由细菌引起的,从而建立了细菌致病的微生物学,使人们对外界致病因素的认识向前迈进了一大步。

基础医学的进步有力地推动了临床医学的发展。在临床医学的诊断技术方面,为了寻找局部病灶,在望诊和触诊的基础上又发展了叩诊和听诊技术。同时也发展了测量人体物理变化的血压计、体温计等临床辅助诊断仪器。此外,有机化学和分析化学的发展带动了临床化学检验方法的建立,大大提高了诊断的正确性。

与对疾病的认识和诊断技术的发展相对应,在治疗技术方面则重点发展了以消除局部病灶为目的的外科学和抗菌素类药物。为了解决手术中疼痛、失血和感染三大难关,麻醉、输血和消毒技术发展起来,为外科学的发展创造了有利条件。在传染病的预防和治疗方面,英国的真纳还发明了牛痘接种的免疫学方法,巴斯德等人做了用毒力减弱的细菌预防某些疾病的试验,对免疫学的发展做出了重要贡献。同时,内科、妇产科、儿科、皮肤科、五官科、口腔科、精神病学等一系列临床学科也相继建立起来。

针对传染病、职业病、营养缺乏病以及环境因素造成的疾病等,18世纪起开始重视预防医学,公共卫生措施和设施得到初步的发展。

总之,自建立了人体解剖学后,经过16~19世纪医学的不断发展,在西方兴起的近代医学已经完全从哲学中分化出来,形成了从基础到临床以及预防的比较完整的实证科学学科体系,产生了一大批为之努力奋斗的杰出医药学家,并且在防治疾病、保障人类健康方面越来越显示出巨大的作用,使之逐渐被视为正规医学、常规医学而取代了不同国家和地区的传统医学,跃居世界的统治地位。

二、生物医学模式与医学的科学范式

(一)生物医学模式

近代西医建立以来,从解剖、生理、病理、病因方面的研究到临床的诊断和治疗措施,主要都是围绕着人体的生物学属性而开展的,基本是建立在生物科学的基础上,由此形成了生物医学模式。生物医学模式的特点是采用分析—还原的思维方式,主要运用物理学、化学和生物学等原理说明人体的生命和疾病现象,突出强调关于疾病的局部定位思想和特异性病因观念,即认为:人体的每一种疾病都具有相应器官、细胞或生物大分子的形态和/或理化改变,都有确定的生物和/或理化的原因,从而能找到相应的治疗手段。生物医学模式的局限性主要表现在片面注重于人的生物学属性而忽略了人的社会学属性,在它的框架内没有给疾病的心理、行为和社会因素留下余地;其分析—还原的思维方式限制了人们从整体上全面地把握人体各方面联系以及人体与环境的相互作用,从而在哲学观念上表现出一定的形而上学性。但是尽管如此,还是应该充分肯定,生物医学比之古代医学终究是一个巨大的进步,它使医学建立在更加科学的基础上,并且使人类在防治传染病、寄生虫病、营养缺乏病及地方病等方面获得了显著效果,取得了第一次卫生革命的胜利。这使生物医学模式在世界医学史上占有重要的一席,其影响一直持续到20世纪中叶。

(二) 医学的科学范式

从维萨里的人体解剖学开始就基本奠定了近代西方医学的范式基础,它既是关于人体结构研究领域中的学科范式,也是整个西医范式形成的开端。此后西医的一系列重要进展都是对这一范式的不断展开和完善。随着西医学学科范式不断趋于成熟,近代西医学的发展进入了常规科学时期。与此同时,组成西医的各下属学科,从基础学科如解剖学、生理学、病理学、组织学等,到临床的内、外、妇、儿等各科,也都形成了各自学科领域的特定范式,也都进入了常规科学的发展时期。

与古代医学相比,近代西医的范式是一种科学范式。第一,在它的框架内,主要是将近代自然科学的成果应用于医学,采用了借助于仪器的观察和实验方法以及以此为基础的逻辑思维方法,在认识上直接深入到人体内部,从实证的性质上揭示了人体结构和机能活动的本质,使医学摆脱了直观经验加猜测思辨与笼统模糊的局限性。因而能够更加正确地对医疗实践发挥指导作用,更好地体现医学的功能和价值。第二,医学在一个较长的时期内一直被看作是一门单纯的应用技术科学,划归自然科学的生物学范畴。如在我国出版的《辞海》(1979)中写到:"医学是研究人类生命过程以及同疾病作斗争的一门科学体系,属于自然科学范畴。"在它的框架内发展起来的主要学科基本上都属于生物科学类的学科群,即侧重于围绕着人的生物学属性而进行研究,在与人的心理因素和社会学属性有关的人文社会学研究方面则显得相对薄弱。这是科学范式所存在的局限性。随着医学的进一步发展,到20世纪下半叶,这一局限性逐步得到了克服。

第三节 现代生物心理社会医学模式与科学—人文范式的形成

一、现代生物医学的发展

(一) 现代科学技术在医学中的渗透

19世纪末、20世纪初以来,兴起了以物理学革命为先导的现代科学革命。20世纪40～70年代以来,又兴起了以信息技术为先导的现代技术革命。飞速发展的现代科学技术渗透到医学领域,大大改变了医学的面貌,使其沿着生物医学的方向继续深入发展下去,从生物学属性的角度对人体生命现象和疾病的认识更加深刻与精确。主要表现在以下方面:

在应用生物工程技术方面,现代医学在治疗学领域开展了利用转基因技术纠正或补偿基因缺陷的基因治疗,开发了生长激素、促红细胞素、干扰素等基因工程药物,是治疗学领域中的又一场革命。聚合酶链式反应技术(PCR)能在短时间内精确复制大量DNA片段,已被广泛用于分子生物学的研究。利用生物的体细胞进行无性繁殖的克隆技术可以使人类进行从分子、细胞、组织、器官到哺乳动物个体的选择性克隆繁殖。

电子计算机技术在医学中已被广泛用于医疗、科研、教学、医学情报检索、医院行政业务管理等各个领域。激光技术被用于医学,产生了激光手术、激光分离同位素、激光拍摄高分辨率的全息图片、测量人体微量元素的激光光谱分析以及用激光微束照射技术治疗微小病灶等技术。电子显微技术用于医学,产生了电子显微镜,它与超薄切片技术结合,对认识人体的微观结构有非常重要的意义。此外还发展了扫描电子显微镜、高分辨率透射电子显微镜、彩色电子显微镜等。放射性同位素在医学中的应用主要是同位素示踪法,即用同位素标记生命物质,并追踪其在体内的变化途径,以准确了解人体的物质代谢情况。超声技术在诊断和治疗中的应用取得了很大进展。

(二)基础、临床和预防医学等领域的重要进展

现代医学在近代医学以分析为主的认识路线基础上,又呈现出分析与综合相结合的新发展趋势,从微观和宏观两个方面全面揭示出人体生命和疾病的奥秘。

在基础研究方面,现代医学从人体的形态结构、机能到病因、病理等都向前推进了一大步。首先,在对人体的形态结构和机能认识方面,一个方向是借助于电子显微镜、细胞分离和培养技术、超微量测定和放射性核素技术等,从组织、细胞层次继续向细胞内的超微结构延伸,发展了细胞和分子生理学,进一步阐明了器官和组织功能活动的原理以及生命活动的基本规律;另一个方向是发展了整体水平的生理学研究,把握人体各功能系统之间的关系以及人体与环境的关系。同时由于生物化学方面的进展,使人们可以着重对人体主要的物质代谢进行动态研究,对人体内各种主要物质的代谢途径有了基本了解,对各种生物大分子在人体生命活动中的作用有了全面认识。

临床医学的发展,使现代医学分化与综合的趋势首先在学科建设方面得到了明显的反映。原来几个基本的临床学科现在又分别按照人体的解剖部位、治疗手段、治疗对象、人体的生理系统和病种,分出或组合成许多学科,如肾内科学、胸外科学、理疗学、放射治疗学、老年病学、围产期医学、消化系专科、结核病学、肿瘤学等等。诊断学方面,医学影像技术的发展取得了令人瞩目的成就,除了前面已经提到的现代电子诊断技术外,还有磁共振成像、心电图、内窥镜技术等,已经使医学影像学成为一个独立的研究领域。在治疗学方面,更多抗菌素类药物的出现使化学疗法更上了一个台阶。在外科领域发现了新的外科麻醉剂,发展了低温麻醉、脊髓硬膜外麻醉等技术。同时还进一步发展了心脏外科、移植外科、显微外科等高难度手术技术。此外电疗、磁疗、将导管插入血管等管道的介入疗法也如雨后春笋般涌现,不仅大大提高了疾病的治愈率,而且减轻了因治疗带给病人的痛苦。

预防医学的发展是现代医学的又一个新特点。随着人类生产和生活方式的改变,预防医学研究从以环境预防为主发展到社会预防阶段,主要针对人们的饮食、行为习惯和环境(特别是社会环境)因素的影响,依靠社会各方面力量进行疾病的预防。这是卫生保健的第二次革命。

二、现代医学发展中提出的人文社会学问题

20世纪下半叶以来,人们发现,在现代高度发展的医学科学技术造福于人类的同时,也伴随产生了一系列重大的人文社会学问题,涉及到心理、伦理、法律、管理、哲学、医学史等学科领域。这些问题有许多是由高技术应用于医学而引发的,具有世界共性并直接关系到现代医学能否健康、顺利地发展。因此需要加以认真研究和解决。这些问题主要有:医患关系、卫生资源的配置、人工生殖技术、转基因技术、克隆技术、器官移植、生死标准和安乐死以及胎儿性别鉴定技术、变性手术、医药产品的临床试验等方面的问题。

(一)医患关系

医学高技术用于临床,无疑具有非常积极的作用,使人们对疾病的诊断和治疗达到高度精确化、准确化。但同时也对医生与病人之间的关系产生了巨大的影响。医生过分依赖于

仪器的检查结果，病人也最期望看到检查结果，这样就使医患双方的关系被技术化、物化，使医生只见病不见人，忽视病人的特异性和病理过程的复杂性，忽视与病人之间的交流与沟通，结果导致误诊误治率居高不下。另一方面，医学高技术的应用也造成医师职业风险系数的激增，促使医生提高风险防范意识和采取相应措施，这样就可能降低医生和病人之间的信任度。另外，在市场经济条件下还有一些医务人员为了自己的私利而不顾病人的经济承受能力。所有这些都会增加医患之间的矛盾和纠纷。

（二）卫生资源配置

关于卫生资源配置问题，当前，由于CT、核磁共振、器官移植、人造器官和现代生物技术等一类医学高技术被用于临床，同时也带来了日益庞大的巨额医疗费用。据国外统计，进行一个肝脏移植术的总费用为23万美元。一个病人在被植入人工心脏的术后一年内，大约要花费10～20万美元。如果病人能活下来，每年还需花3 000美元来维持它的运转。在世界还存在很多并不富裕甚至贫穷人口的情况下，相对有限的卫生资源在分配中的公正性原则面临严重挑战。如何把这些有限的资源真正用于多数人的医疗卫生保健，是个亟待研究的问题。否则，就会导致少数人占用较多的卫生资源，而大多数需要救治的病人却得不到救治的不公正结果。

（三）器官移植、基因技术、人工生殖、克隆技术

在器官移植方面，目前的关键问题是供体选择的问题。如是自愿捐献还是推定同意？或是通过商业化的途径？还有关于供体死亡时间的确定、家属的感情承受等因素。其中交织着伦理与法律问题。

在基因技术的应用方面，存在的问题之一是人与动物的基因杂交被认为是一种伦理上的反动。其结果还可能产生非人非动物的怪物，可能破坏自然基因生态平衡。另外在基因治疗中也存在一些问题，如人体基因被改变后可能造成人类基因库的异常等，带来一些难以预料的后遗症。

关于人工生殖技术的问题。人工生殖技术主要包括人工授精、体外受精—胚胎移植（试管婴儿）和无性生殖三种基本形式。它们主要涉及到诸如人工授精是否有损妇女"贞操"？是否有碍家庭和睦？精子是否应该成为商品？非婚妇女可否进行人工授精？子女的地位和角色如何确定等问题。"体外受精—胚胎移植"等措施对婚姻、家庭、社会各方面也都带来一系列极其复杂的问题，如操纵胚胎的道德问题，体外受精是不是人体实验的问题，关于"代理母亲"问题以及关于试管婴儿与父母的关系问题等。另外在人伦关系上也比较复杂，有提供精子、卵子的"遗传父母亲"，有代孕的"孕育母亲"，有抚养教育孩子的"养育父母亲"等等，将产生一系列社会后遗症。

关于克隆技术问题。首要的问题是对克隆人的讨论，"克隆"繁殖法如果一旦被用于人类，将会对社会关系产生无法预计的严重影响。如果克隆人是为了某些其他的目的，例如器官移植、从事特殊的工作等，则又关系到如何对待人的生存权和人的尊严。克隆技术被用于治疗（如克隆组织、器官、干细胞等）也仍然存在一些需要研究和解决的问题。

除以上问题外，还有一些关系到医学总体的发展方向、医疗卫生事业改革、医学的目的等宏观方面的问题。所有这些都已是远非在生物医学的框架内所能容纳和解决得了的。

三、现代医学向生物心理社会医学模式及科学—人文范式的转变

(一)现代医学模式的转变

1977年,美国纽约罗切斯特大学医学院的教授恩格尔根据新的形式变化,率先指出了生物医学模式的局限性以及转变为生物心理社会医学模式的必要性,引起人们的普遍重视,并逐渐形成一种共识。

现代医学从生物医学模式向生物心理社会医学模式转变的必要性在于:

第一,疾病谱和死因谱发生了改变。20世纪下半叶,临床统计显示,在现代疾病谱和死因谱中,占据前三位的已从原来的传染病、寄生虫病和营养缺乏病变成了心血管和脑血管疾病及恶性肿瘤。经研究,发现它们的发生和发展都与心理及社会因素密切相关。另据有关部门统计,当前在生物、环境、保健服务和社会因素及生活方式等四类致病因素中,社会因素和生活方式的影响约占50%以上。此外,新发现的还有甲亢、糖尿病等多种慢性非传染性疾病也与心理及社会因素密切相关。进一步分析认为,这主要是由于现代化的社会生产方式和生活方式变化,造成了人们日常行为的节奏加快、人际关系复杂,同时竞争的加剧也给人们带来了巨大的心理压力。还有一些不良的生活方式也在威胁着人类的健康。

第二,人类的健康需求有所提高。随着社会生活水平、文明程度的提高和医学的发展,许多疾病已经容易得到控制了。人们在防病、治病的同时,又进一步希望提高健康质量、延长寿命。世界卫生组织提出新的健康标准为"健康不仅是没有疾病和病症,而且是个体在身体上、精神上、社会适应上完全安好的状态"。这对医学又提出了新的要求。

第三,医学发展趋于社会化。针对心理和社会致病因素,需要采用心理和社会措施来预防,需要社会多方面共同进行配合。这使现代的预防工作已经从群体预防发展为社区预防和全球预防。

第四,医学发展趋于整体化。医学所面对的对象是人,人具有生物和社会的双重属性,决定了医学也应具有自然科学和人文社会科学的双重属性。医学必须结合人文和社会方面因素考虑对人体生命和健康的维护,将有关的人文社会学科纳入自己的体系中来。

现代医学模式的转变具有深刻的意义,它克服了生物医学模式的片面性,恢复了心理和社会因素在医学中的地位,全面体现了医学科学及其研究对象人的本质属性,促进了医学和人文社会科学的汇流,有利于研究和解决医学中的伦理、法律等人文社会学问题,能更好地贯彻和体现医学的科学精神与人文精神,发挥医学人文关怀的特殊功能,从而更好地防治疾病和提高人类的健康质量;它使医学研究从分析—还原的思维方式转变为分析与综合相结合、以系统综合为主的辩证思维方式,有利于从微观与宏观两个方面全面深入认识人体的生命和疾病现象;有利于推进医学的社会化,对医疗部门和机构的设置以及卫生立法、卫生监督和医疗保险的建立等各项措施的实施都产生着积极的作用。

(二)现代医学向科学—人文范式的转变

20世纪下半叶以来的医学发展,一方面仍然保留了生物医学的地位,并不断吸收现代自然科学和技术的成果为其所用,无论是在医学的理论内涵、学科体系、研究的基本方法、提出的疑难问题等方面,还是在科学家集团的组成、医学人才的培养等方面,都体现出对近代医学之科学范式的继承;另一方面,它又不仅仅限于继承,而是还有所突破与创新,主要表现在进一步提高了人文社会科学的地位。从理论研究和学科体系看,正在建立和发展一批医

学人文社会科学的学科,如医学史、医学伦理学、医学法学、医学心理学、医学美学、医学语言学、医学哲学、医学教育学以及医学社会学、卫生经济学、医学管理学等。在这些学科中活跃着一批医学人文社会科学家,他们所研究的问题以及研究的方式、方法都反映出医学人文社会科学的特点,并且正在向现代的医学教育中增加医学人文社会科学的相关内容。发生在现代医学领域中的这些新变化并不是仅限于某个国家和局部地区,而是全球性的。这说明,现代医学已经具备了医学人文范式的基本特点。因此从总体上看,应该说现代医学的范式正在从过去的科学范式向科学—人文范式转变,这一转变的巨大意义与现代医学模式转变的意义是一致的。

第二十三章 中西医学范式的差异与结合

中西医学是从不同的文化土壤和社会环境中形成和发展起来的两种不同的医学范式，二者在自然观、生命观、方法论、理论框架和技术手段上等方面均存在着深刻的差异。自西学东渐以来，西医大规模地进入中国，中医长期以来独家经营的局面被打破了，中西医学之间孰优孰劣、中西医学之间能否汇通、如何结合、中西医学发展的趋势等一系列问题成了近一百多年来中国医学发展的一大主题，也是医学哲学探讨的一个重要问题。

第一节 中西医学范式的差异

一、中西医学范式形成的社会文化环境差异

中西医学在许多层面上存在着很大的不同，而对中西医学范式进行比较，可以触及到中西医学差异的本质。正如一个机体的特征决定于其遗传与环境共同作用的效应一样，一定的学术范式是特定的"种子"在适宜的人文地理、社会历史背景下萌发的产物。我们对中西医学范式的比较，应该从中西医学范式形成的社会文化环境入手。

（一）人文、地理环境的不同

地理环境是造成中国和欧洲文化差异以及这些差异所涉及的一切事物的重要因素。在古代，中国被一种复杂的高山网和世界上其他文明古国隔绝开来，一直到近代鸦片战争前，未曾受到外来文化的巨大冲击和影响，而只与邻国发生过零星、少量的经济文化交流，显然这不足以打破中国学术的封闭式的一脉相承的传统范式。中医学发展了几千年，一直保持着其独特理论体系和临床诊治特色，具有一种排外的、自我封闭和超稳定的特点，这一特点的形成显然与中国的人文地理环境有关。

与中国地理情景大不相同的希腊爱琴海地区，海陆交错，航海条件较为优越，早在两千年前就与埃及、巴比伦等古文明地区有十分频繁的联系。随着各国间战争的扩展，经济贸易的交往和民族的迁徙、混居，必然给各民族间文化的交流、继承和汇通带来很大的影响。例如希腊医学就曾吸收了古埃及由制作"木乃伊"而发展的解剖学成就，而罗马医学则直接继承了希腊医学。到中世纪，希腊和罗马医学又由阿拉伯医学集其大成，发扬光大，接力至近代回输于西方。所以，西医学是一种学术中心多次转移、理论不断更新的由多国多民族共同

创造的开放式体系。

（二）社会文化背景的不同

不同的社会文化背景对科学研究提供了不同的社会环境和文化氛围。马克思就曾经说过：哲学研究的首要基础是勇敢的自由精神。正是由于古希腊城邦的政治、经济和文化的民主制度，为希腊学术的自由探索和繁荣提供了良好的社会背景。在中世纪虽然曾一度出现过宗教神权禁锢科学的黑暗，但经过"文艺复兴"、"宗教改革"运动，很快为近代科学技术的发展开辟了思想解放的道路。近代西医学的迅猛发展与近代思想文化解放运动分不开的。

中国春秋战国之际有过一段"百家争鸣"的局面。战国时期是中国社会大变革的时期，生产关系的改变和生产工具的改进，促进了生产力的发展。特别是在思想文化方面，"诸子蜂起，百家争鸣"，形成了道、儒、法、兵、阴阳等诸家。这一有利的社会文化氛围对中医学理论体系的形成和发展产生了巨大影响。但在封建帝王的专制主义政治下，自汉武帝后，学术上"罢黜百家，独尊儒术"，而儒学经文和相应的官吏选拔制度，不但使人思想呆滞，学者以摘经考据为志，而且使人鄙弃新学和创造发明。例如一些儒医，也像儒士尊四书、五经和孔子一样，以为谈到医学就理必《内经》，法必仲景，药必《本草》，不敢越雷池一步。显然这种尊经卫道的儒家思想在一定程度上束缚了中医学的发展。

（三）社会生产方式不同

近代西医学是伴随资本主义的产生、发展而发展的。一定的物质生产基础和新技术手段的产生，如显微技术、化学实验的出现、温度计的发明，随之而来的是细胞学、病理学、组织胚胎学、微生物学的诞生，为近代实验医学发展提供了必要的条件。可是在中国，自古以来就是小农业和家庭手工业相结合的以自给自足自然经济为特征的农业国，这种经济结构极不利于科学技术的发展和交流。中国封建制度的生产方式延续三千年不变，缺乏资本主义大机器工业对科学技术发展的推动作用。中国没有钟表的发明，中医学家对脉搏频率和节律的观察只能以病人自身的呼吸频率作为参照系，没有温度计的发明，中医学的"寒热"始终是一个不能脱离个体感觉的临床概念。中医学的发展始终没有走上实验的道路，也与中国封建生产方式落后有关。

二、中西医学范式的比较

在中西文化比较中，有一种观点认为，中国文化是一种"时间型"文化，西方文化是"空间型"文化。这里，"时间"定义为"周期性变化"，"空间"定义为"非周期性变化"。符合"周期性变化"规律的，都属于时间范畴；而一切符合"非周期性变化"规律的，都可纳入空间属性的存在模式。这里的时间和空间都是一种抽象，把时空及其属性抽取出来，分别建立两种模型。除了"周期性变化"和"非周期性变化"两种属性之外，还可演绎出时空模型的其他属性。时间型：周期性变化、连续、合一、求同、无形等；空间型：非周期性变化、间断、分立、求异、有形等。如果我们借用时间和空间这两个模型来进行概括的话，不难发现，中医学范式属于时间型，而西医学范式则属于空间型，中西医学范式的差异表现为时间型医学与空间型医学的不同。

（一）周期性变化与非周期性变化——基本观念的差异

任何一门成熟学科都离不开一些基本假定和基本观念，这些假定和观念对该学科共同体成员起着规范和约束作用。从两种医学范式奠基性著作《黄帝内经》和《希波克拉底文集》

中,可以看出中西医学基本观念分歧的端倪。

中国古代思想中最基本的观念——阴阳,最早就是用来表示日月推移、昼夜更替的一种时间概念。后来才被上升到自然哲学高度,用来阐述事物的联系和变化,尤长于表达事物的周期性变化及其规律。《易传·系辞上》说:"一阴一阳之谓道",即把阴阳变化规律看成宇宙普遍规律。阴阳学说一旦与医学相结合,便成了"生死之本"及"医学之要",占据了中医学基本观念的核心地位。《内经》认为"人乃天地之气生,四时之法成",因而人的生理病理自然便打上了天地四时的烙印,并表现出与时俱在的周期性变化规律。阴阳学说便成为揭示天地及人体周期性变化规律的有力工具。诊治疾病,须依循阴阳变化之道。故"阴阳四时者,万物之始终也,死生之本也,逆之则灾害生,从之则苛疾不起,是谓得道"(《内经·素问·四气调神大论篇》)。

阴阳与五行相结合,便能更加具体而又精确地描绘事物的周期性变化。五行说源于早期"五材"说,这里的五材只代表自然界的五种基本物质材料。《尚书·洪范》已发展到了"五行"观。"行"这里有两层含义,一是指序、次序;二是指运动变化。两者结合便表示了事物运动变化的次序、顺序,而且这种序是一种循环变化之序。五行之相生相克,循环往复,周而复始。自然万物,均可纳入五行框架。中医学是以五行来构建人体模型的。以五脏为中心,建立了藏象模型,并以五行框架将人体五脏六腑、四肢百骸等组织器官联结起来,形成一个统一的循环作用整体。同时,又将人体外界环境联系起来,用五行关系解释人与环境的循环作用。

用以表达和解释自然及人体周期性变化的阴阳五行说在西医学中亦有其貌合神离的孪生兄弟,那便是"医学之父"希波克拉底的"四体液说"。希氏认为,组成人体有四种基本元素——血液、黏液、黄胆汁、黑胆汁。四种元素在比例、能量、体积等方面配合得当,且完美地混合在一起,人就享受健康。如某种体液分离,不相协调,任何一方的过多或偏少会导致疾病,健康即体液的和谐配合。四体液说与五行说貌似结合,都是用几种物质来解释人体健康及疾病,其实二者差异甚大。五行注重的是"行",即事物的动态功能及其变化之序,突出表现出变化之循环规律。而四体液说偏重的是"素",即事物的组成要素、成分、比例等。循此方向而发展起来的近代西医学之基本概念,如细胞、细菌、病毒、基因、抗菌素等,都具有典型的空间特征——非周期性变化。

(二)连续与间断——自然观的分野

中西医学学术范式的主要差异,都可以在东西方自然观的比较中找到某种原型。元气论和原子论分别代表东西方占主导地位的自然观,尽管两者都试图用唯物一元论来解释自然及人体现象,但这种一致性背后则存在重大差异。东方自然观是一种连续性的,而西方则是间断性的自然观。这种差异则是东西方医学沿着各自道路演进的内在"基因"。

元气论认为,世界本原是元气。元气是一种连续的、无形的流动不息的物质存在。"其小无内,其大无外";内部没有结构,外部没有边界;细小精微,无处不在而充满空间。有形之物与无形之虚空其间没有不可逾越的鸿沟,两者不过是元气的两种存在形式。元气聚则有形,散则无象而归于虚空。虚空不空,"虚空即气"。于是,连续而又无孔不入的元气将自然万物(有形、无形)统一起来,形成一个连续而统一的整体,从而万物间的相互联系、作用、滋生、转化方得以实现。

这种具有连续性特征的元气论自然观对中医学产生了很大的影响。首先,中医学认为,人乃天地之气所生。"人生于地,悬命于天,天地合气,命之曰人。"说明有形的人体乃无形之气聚合而成。同时,人体与周围环境不是彼此孤立间断的,而是"与天地相参、与日月相应也"。人体之所以能与环境进行物质、能量、信息交换也正是通过连续而流动之气这个中介方得以实现的。其次,人体的五脏六腑、气血精液均非对应西医之形态结构,而是一种气化结构。通过气化过程,即气的升降出入来传递物质能量、沟通信息,使人体各部分有机配合组成一个和谐统一的整体。在正常情况下,人体气的出入、升降相反相成,呈动态有序。一旦气化失常,即入而不出,升而不降,或出而不入,降而不升,动态有序结构被破坏,内外物质能量变换、转化发生紊乱或障碍,出现气滞、气逆等症,从而易生病。治疗的目的就是使气行连续通畅,恢复阴阳之气平衡有序。

原子论自然观认为,原子是"一种最小的不能再分的物质微粒。原子在数量上是无限的,其性质相似,只有形状、大小、位置和次序之异"。原子论认为,原子是绝对的实体,原子与原子之间存在着虚空,虚空是原子运动的条件,因而一个个原子是独立而间断地存在的。不同数量的原子按不同的连续方式组合在一起,形成了千差万别的宇宙万物。于是,万物间差异只有从它们的组成基元及其结构上寻找。可见原子论自然观即内含了分析还原的方法论原则。

间断性的原子论自然观给西方科学及西医学打上了自己鲜明的烙印。细胞的发现可以说是原子论思想在近代生物学上的成功典范。在细胞学说的推动下,西医学把视角从器官组织深入到了细胞层次。细胞病理学的奠基人魏尔啸认为,细胞是生命的本原,它具有生命的特征,人体就不过是一个"细胞王国"。于是,人体组成的最基本单位是细胞,细胞是独立的生命个体,不同的细胞具有不同的形状、大小,并且以间断的方式而存在。一群细胞按一定方式结合在一起而形成一定的组织,在此基础上形成器官、系统而组成人体。细胞病理学说的诞生即把病理定位于组织细胞,以找到病变组织细胞为诊断依据。治疗上也主要针对致病因子所引起的人体器官、组织最终是细胞或亚细胞的病变,施以药物、手术或其他理化或生物手段,以控制或去除病物和病变组织细胞,促进病变组织细胞的修复。尽管现代西医学已从细胞水平进入分子、基因水平,但其思想方法是一脉相承的。

(三)合一与分立——天人关系的差异

人与自然的关系是人类实践活动首先遇到而且必须解决的问题。东西方医学在处理人与自然关系问题上有着泾渭分明的走向。

天人合一是中国传统文化的基质,它强调人与自然的和谐、同一、融合。这一观念在中医理论和实践中留下了深刻的印记。《内经》强调"人与天地相参,与日月相应"。中医学认为,人是天地的产物,人的生理活动、病理变化无时不受到季节、气候、地理等自然环境因素的影响。天人融合、人与自然和谐是保证人体健康的重要条件。人体的许多疾病就是因人与自然关系失调所致,因而法天则地、顺应自然便成了中医学治病养生的一大原则。《素问·四时调神大论》提出"所以圣人春夏养阳,秋冬养阴,以从其根,故与万物沉浮于生长之门,逆其要,则伐其本,坏其真矣"。近些年来,针灸、气功、纯天然药物等自然疗法的兴起,便是法则自然观念的复兴。

西方先哲们则走上了天人关系的另一条相反的道路。特别是西方的文艺复兴后,出现了"人类中心论",不把人类单纯地看作是有机自然的构成部分,强调人与自然是彼此独立的,天人关系是分离、不可调和的对立关系,人在自然中不是顺从、适应,而应控制、征服、驾驭自然而使自然为人类服务。西医学无疑也受到这一观念的洗礼。近代西医学的生物医学模式不太注重环境对人体的影响,因而在病因上,往往把复杂的自然外因简单化;治疗上强调通过消除外因来克服和战胜病邪。手术疗法是天人分立关系在西医学实践的一个典范,人工化学药物的层出不穷,像一枚枚"魔弹"不断射向病魔,提倡在不断的对抗中去战胜疾病。

(四)求同与求异——价值取向的不同

中国传统文化中求同存异、崇尚一统的价值观念折射到中医学,表现为"智者察同,愚者察异"的价值取向。构造中医学理论体系的类比法是一种求同的思维方式,天人合一的有机自然观追求的是人与自然的同一。中医学缓慢演进、一脉相承,至今仍承袭《内经》、《伤寒》时代的范式,发展几千年几乎没有严格意义的范式革命,其中原因固然多种,但其中很重要的一点就是对经典著作的求同意识——教条和经典化;对古人实践的求同态度——不加批判地盲目接受,而标新立异、离经叛道则受到冷落与鞭挞。

追求个性、标新立异则是西方的价值传统。西医学从古希腊医学到现代医学,历经多次变革,从形式到内容发生了明显变化,其中内在动因之一就是求异的价值取向——敢于怀疑和批判的精神。如果没有维萨里、达·芬奇等人对盖伦的怀疑,就不可能有解剖生理学的诞生;没有哈维的批判精神,就不可能出现血液循环理论;没有解剖、分析这一求异的方法工具,就不会有实验医学的诞生。

(五)无形与有形——方法论的比较

中医学的方法论原则在《内经》时代就已确立。《灵枢·九针十二原》就有"粗守形、上守神"之重神轻形的方法论原则。此处之"形"是指人体有形之机体。"神"是人体的生命机能、阴阳变化之功用,是一种"无形"之范畴。"粗守形、上守神"强调的是医者认识人体及疾病不应仅从静态的形体考察,更应通过机体的动态功能来把握。于是"得意忘象"、"得神忘形"便成为医者追求的最高境界。在获取科学事实方面,中医学选择的是一种"司外揣内"的功能观察法,即"视其外应,以知其内藏,则知所疾矣",这种观察法显然是渗透了元气论理论。人由气组成,生命的本质在于气的生化运动,而不是形。这就决定了中医学不可能通过形态观察法去获取事实,而只能借助"内藏"之"外应"——色、音、脉等功能之象来揣猜病之所在。这种无形之功能观察法一方面给中医学临床提供了一套简洁而行之有效的手段,另一方面也给中医学披上了一层神秘的面纱,留下了至今西医学甚至现代科学难解之谜。如五脏非脏耶,经络之有无,命门之所在,三焦之有名无形等等。有人就是根据中医学五脏与实际解剖脏器不符、经络找不到解剖可视形态而否定中医学的科学性。其实,要寻找问题的答案,必须从中医学追求无形之方法论入手,一味地以西医学及现代科学方法来衡量,那只能是南辕北辙,无法解释中医学的。

西医学方法论则走上另一条道路。受原子论自然观的引导,西医学认为人体各组成部分皆有形之物。若想知道人体的生理病理状态,就只有通过解剖、化验、分析等还原手段。在寻找科学事实上,西医学采用的是解剖——形态观察法,沿着还原思路,打开人体"黑箱",找到生理、病理具体有形之态及生化指标,就抓住了生理病理的本质。从器官病理学、组织病理学、细胞病理学直到现代分子病理学一系列医学进步,都是与这种形态观察法分不开的。具体治疗中,病因探寻方向是具有特殊致病作用的生物的与非生物的有形物质因子;治疗的基本途径是特异性地消除致病因素以纠正病理。

第二节 中西医学的交流与汇通

一、西学东渐的历史背景

明末清初以来在我国医学界曾出现一股特殊的医学思潮——中西医学汇通思潮,这是在我国传统医学受到西方医学传入的影响而逐渐产生的。它旨在保存中医学,吸收西洋医学之长,融合中西医学,在我国医学发展史上有着一定的影响。

西方文化,近代国人称之为"西学"或"西化",而西学的传入则相应地称之为"西学东渐"或"西化东渐"。中西文化的交流尽管有着悠久的历史,但西方文化真正大规模的传入是在鸦片战争之后。鸦片战争的失败惊醒了在"天朝大国"中酣睡的国人,他们开始"睁眼看世界",发现中国所面临的是"数千年来未有之强敌",与强盛的"外夷"相形之下,他们意识到了中国的积弱和贫穷。面对这种"千古变局",谋求中国的富强成为关心国难的朝野人士的一致呼声,自强御侮、救亡图存成为近代中国的当务之急。无论是代表地主阶级的改革派,还是资产阶级改良派,抑或清朝官僚集团中的洋务派都一致主张效法西方,学习西方之长以实现自强御侮的目的,这便是西学东渐的契机。通过办企业、设译馆、译西书、立学堂、兴教育、遣留学等方式引入西学,经过近 50 年的努力,近代中国逐渐引进了西方发达的生产工艺、科学技术、教育体制、政治法律思想、军事方法等西方文化。特别是新式学校的建立和大规模的出国留学,为中国培养了大批掌握现代文化的新型人才,使得中国对西方文化变被动接受为主动接受,由单纯的引进逐步深入到了推广普及和应用,为西学在中国的根植奠定了基础。

二、中西医学的汇通

如果说改变中国近代文化历程的主要而直接的因素是西学的引进,那么改变中国近代医学历程的主要而直接的因素则是西医的传入。早在明末清初,西方传教士来华,他们在以传教活动为主的过程中,也将天文、历法、数学及医学等方面的自然科学知识输入中国。传教士们往往利用医药在民间进行传教,正如美国第一个来华的传教士裨治文所言:"欲介绍基督教于中国,最好的办法是通过医药;欲在中国扩充商品的销路,最好的办法是通过教士。医药是基督教的先锋,而基督教又是推销商品的先锋"。在这一时期,以利玛窦为代表的传教士带来的医学,是欧洲古典的以亚里士多德和盖伦旧说等为主体的学术体系,充满着欧洲中古教会医学气息,其理论和临床治疗学方面的总体水平,仍不能与中医学相抗衡,可以这样说,当时传入的西方医学,对中医学的影响还是比较小的。但这一时期里,中医学界内部接触西医学的人士中,一些能够接受西医学思想的人,开始注意到中西医学理论上的不同,他们承认西医学上的一些长处,如"脑主记忆"、神经、脊髓等中医学所缺乏的内容,特别是西医学解剖学方面的精确详实。他们从主体上肯定中医学,推崇中医学,而主张吸收西医学的长处。如方以智率先介绍西医学的脑、神经、脊髓等方面知识;汪昂对"脑主记忆"说的接受和阐发;王宏翰的融合西医学"四体液学说"和中医学"阴阳、脏腑学说"而提出的"太极元行说"、"命门元神说"等都从不同角度对中西医学汇通进行了开创性的探索和研究,正由于这些汇通先驱者们的大胆尝试,从而揭开了中西医学汇通的序幕。

鸦片战争后，大批西方传教士、商人、医生等纷至沓来。他们开洋行、办学校、建医院、立教堂、出书刊，西方医学在这一时期大量地传播开来。除了由中国人翻译西方医籍外，一些来华医生亦相继译述西医学书籍，如英国医生合信氏自1848年起，先后译著了《西医略论》、《内科新说》、《妇婴新说》等多种西医学书籍，并在广州设立医院。这些书籍，从总体水平上而论，较明末清初由传教士译著的以宣扬神学教义为主体，兼谈人体解剖、生理和神经等的西方著作大有进步，因此流行甚广，影响也大。由于西医学大规模的传入导致了中国医学的结构发生了改变，对中医产生了前所未有的影响和冲击。中医学独尊的局面被打破而形成中西医学二元医学体系并存的形势，客观上为中西医学汇通提供了较以前更为有利的条件，从而促进了中西医学汇通进一步的发展，使之进入了一个新的阶段。这一时期的主要代表人物有陈定泰、朱沛文、唐宗海等，他们都认为中医学所长在"理"、"气"，即关于人体脏腑功能活动及其联系的认识，西医学所精在"形"，即关于形态结构的描述，都主张兼采西医来补充或阐发中医，参合中西医学。由于这一时期受"中体西用"文化思潮的影响，他们都推崇《内经》等中医学经典，信奉其理论，并以经典中医学理论作标准来衡量中西医学。概而言之，他们都是主张以中医学理论为本位参合中西医学，达到形理或形气兼备的理想目标。

20世纪以后，医学开始向现代医学过渡。随着现代医学教育的出现，特别是医科留学人数的增多，西医医院的建立和西医学报刊的宣传，西医学已在中国根植下来，并作为中国医学事业的一个重要部分而发展，西医学已成为一支独立的力量，开始动摇了中医学数千年来在中国的主体和主导地位。辛亥革命后，由于文化界对中国传统文化的批判日趋激烈，欧化之风日盛，势必影响到医学界，加上当时西医学势力渐强，一些人盲目崇拜西学，主张"全盘西化"，使否定和废止中医学的思潮很快蔓延开来，从而导致了1929年国民政府通过了余云岫等人提出的"废止中医案议"，名为《废止旧医以扫除医事卫生之障碍案》，其内容包括统一医士登录办法，限定中医登记年限至民国十九年底止，规定限制中医生及中药材之办法，禁止旧医学校，禁止新闻杂志介绍宣传旧医等，这实质上是彻底消灭中医学的做法。中西医学论争已进入白热化程度。由于广大中医学界人士的强烈反对，这一法案未能实行。通过这次风波，一批中医学界有识之士更加清醒地认识到，循蹈旧轨来保存中医学是不现实的，中医学要生存必须发展，要发展就必须改革创新，因此在这段时间涌现了大批中西医学汇通医家，如恽铁樵提出的改良中医学的主张、陆渊雷提出的"中医科学化"等，这是新的历史条件下，中西医学汇通思潮的主要表现。如果说早期汇通医家以西医学印证中医学，说明中医学要比西医学先进，那么后期汇通家则在承认西医学先进的基础上对中医学实施有目的的改革。

中西医学汇通在20世纪一二十年代曾为医界很多人倡导或赞同，但在20年代后很快衰落，其原因在于人们开始认识到了中西医学之间在理论体系、文化基础、方法论等方面的根本差异，勉强的"沟通"难以服人，都属徒劳。

第三节　中西医学结合及其发展趋势

一、对中西医学结合的认识发展

在中国，人们得了病，自然会考虑"看中医，还是看西医"这一普通的问题。这个问题反映了中国存在着两种医学,可供人们随意选择。现代医学是当今世界的主流医学,在医疗卫生界占主导地位。对待非主流医学(主要是传统医学),医界态度不一,一般采取"否定、容忍和平行"的三种方针。最严重的是"否定方针",也称"排斥"或"垄断"方针,传统医者被当作无效行医的"江湖骗子",不能合法行医,如实施"医疗行为"的传统医者,会有被捕入狱之危险,如法国、比利时等。其次是"容忍"方针,传统医者可以行医,当局眼开眼闭,因为强调病人有选择医疗的自由,治好治坏病人自己负责,但传统医学的发展仍得不到丝毫支持,如英国、德国等。所谓"平行"方针,也称"包含"方针,传统医者有了合法行医权,和现代医学可以各自发展,但不能交叉,不能应用现代医学技术,如听诊器、血压计、X光等,如印度、韩国等。新中国对两种医学采取了全新的第四种方针——"结合"方针:对中医不仅承认其有合法行医资格,还高度评价之,称为"伟大的宝库"。"结合"和"平行"不一样,中医学不但可以应用现代医疗设备,而且还积极组织西医学运用现代科学(现代医学)方法整理研究中医学,以取长补短,共同提高。

中西医学结合事业开创于20世纪50年代,蓬勃发展于60~70年代。中西医学结合,创造中国统一的新医药学成为建国后二三十年中整个医学工作的宗旨。它以中西医学相辅诊断疾病,中西药治疗疾病,用现代科学研究西医学辨病与中医学辨证相结合,开展中医药学的实验定量研究为基本内容。它延伸和发展了中西医学汇通学派的研究思想和方法,在学术思想、研究方法上有所创新。同时,它给人们以方法论和科学发展观上的多重思考,提出了中医学发展的方向性问题,中西医学的特色和相容性问题等。中西医学结合研究已孕育了中医学多学科研究的萌芽,实际上,中医学由此真正步入现代研究的轨迹。

20世纪70年代末,随着时代的变革和全社会反省过去的思想蔓延,医学界对于中西医学结合的认识有过一些反复,争讼纷起,仁智互见,出现了多种学说。80年代以后,人们对中西医学结合的认识统一于以下两个方面:一方面,中医药学是我国医疗卫生事业所独具的特色,中医学不能丢,必须保存和发展;另一方面,中医学必须积极利用先进的科学技术和现代化手段,促进中医药事业的发展。要坚持中西医学结合的方针,中医学、西医学互相配合,取长补短,努力发掘各自的优势。

四十年的中西医学结合实践已取得了重大的成就。中西医学结合不仅在疾病防治上,而且在基础理论研究等方面都得到了迅猛发展,取得了丰硕的成果。中医学对"血瘀"和"微循环障碍"的研究取得了较大进展,对阴阳、脏象、经络、针麻、针灸等方面均取得了重大进展。在中药研究中,从中药青蒿中提取抗疟新药青蒿素,从青黛中发现治疗白血病的新药靛玉红,震惊了世界。我国在世界领先的5个医学项目中,骨折、急腹症、针麻等三项属于中西医学结合范畴。

中西医学结合的防治及研究机构遍及全国,建立了中西医学结合专业硕士点、博士点,高层次人才培养也初具规模,出现了一大批高水平的基础理论和临床的研究成果,不但促进了中医学的发展,也引起了许多国家的关注,增进了国际交流。

近半个世纪的中西医学结合一方面取得了巨大的成就,但这些成果多局限于临床实践上,中西医学之间的理论层面上仍然处于"结而未合"的状态,相对于"把中医中药的知识和西医西药的知识结合起来,创造中国统一的新医学新药学"这一中西医学结合的目标还有很大的距离。同时,实践也把中西医学之间的差异更加深刻地显示出来,中西医学的统一比原有的设想要难得多。于是,有人根据中西医学之间的不可通约性,从根本上否定了中西医学结合的可能性，把中西医学结合看作"长官意志"、"是出于行政命令的一厢情愿"，甚至认为"是医学的乌托邦"，感到中西医学结合"遥遥无期"，怀疑"能否进行到底"。产生这种困惑的认识论原因有二：一方面，中西医学理论范式之间确实存在着难以通约性；另一方面在于中西医学结合概念本身的模糊不清。

二、何谓"中西医学结合"？

"中西医学结合"这一概念，是1956年毛泽东"把中医中药的知识和西医西药的知识结合起来，创造我国统一的新医学新药学"的讲话之后提出的，多年来一直是一个内涵不清晰、外延无定界的概念。至今在对这一概念的理解上还存在着分歧，甚至出现简单化和庸俗化的理解。有的把懂一点中医学又懂一点西医学的人称为中西学结合；有的把临床上中西药并用或杂投称中西医学结合；有的把中西医学课程混合安排称为中西医学结合；有的把用西医学还原性研究方法研究中医学知识体系的做法称为中西医学结合；有的把管理西医学的方法套搬到中医学管理上称为中西医学结合；有的把用西医学实验研究方法对中医学的验证、解释、改造称为中西医学结合等等，不一而足。

关于中西医学结合的概念存在着多种理解，归纳起来，无外乎两种。一种是狭义上的理解，也是其本义，即以毛泽东的"把中医中药的知识和西医西药的知识结合起来，创造我国统一的新医学新药学"指示的原初含义。另一种是广义的理解，即中西医学工作者相互合作，中、西医学学术互相配合，以提高临床疗效为目的的实践过程，谓之中西医学结合。狭义上的中西医学结合，即以创立一种统一的新的医药学为目标的结合，由于这种目标对于当前的中西医学结合实际来说还比较遥远，目前中西医学在这层意义上尚处于"结而未合"的状态，于是有人便怀疑这一目标能否实现，从而提出了第二种广义的理解，即将中西医学两种理论、两种方法相互配合或联合，以提高临床疗效为目的的结合。实际上，这两种提法是从不同的层次上来界定中西医学结合的，两者都有合理的一面，但我们不能人为地把二者割裂开来。如果将中西医学结合目标划分为最低目标与最高目标，那么最高目标就是将中西医学融合为一体，创造一个新的统一的医药学；最低目标则是目前中西医学结合工作正在进行的运用中西医学两种知识和方法，以提高临床疗效为目的的中西医联合或配合。对中西医学结合的理解如果局限于最高目标而忽视最低目标，实际上是无视中西医学结合的长期性和艰巨性；相反，如果仅局限于最低目标，而忽视甚至否认了最高目标，容易导致将中西医学结合简单化，将中西医学结合仅看成了临床诊断上"辨证"与"辨病"的"互参"，治疗上中西两法"互补"、中西两药"并用"。实际上，最低目标和最高目标之间并不是对立的，而是同一过程中的两个不同发展阶段，人为将两个阶段分离开来容易导致认识上的偏差和实践中的盲目。

"结合"是指在承认不同事物之间的矛盾、差异的前提下，把彼此不同的事物统一于一个相互依存的和合体中，并在这一过程中吸取各个事物的长处，克服其不足，取长补短，把不同然而相关的事物有机地合为一体，使之达到最佳组合、融会贯通，由此促使新事物的产生，推动事物的不断发展。正因为我国同时存在着两种不同理论体系和方法的中、西医药学，才出现了中西医学结合研究。中西医学结合首先应承认中西医学之间的差异，没有差异就没有结合的必要；同时也应承认中西医学之间存在着共性，没有共性就没有结合的基础。中西医学结合正是建立在中西医学之不相同，但彼此又有密切联系的不可分离关系及互补关系基础上的"和而不同"或"不同而和"。中西医学结合过程，也就是两种医学从差异、互补逐步走向渗透、融合的过程。当然，中西医学结合如同任何新生事物的产生和发展一样，不可能一蹴而就，而有一个由点到面，由简单到复杂，由表及里，由临床实践到系统理论，由中西医学互相合作到中西医学的有机结合，由初级到高级等循序渐进、不断深入、逐步发展的过程。

三、中西医学结合的必然性

一般而言，中西医学结合存在着临床结合与理论结合两个层面。从目前中西医学结合现实来看，重点应放在前者。医学，不管是中医学、西医学，还是中西医学结合，首先应为临床服务，解决临床中遇到的治疗疾病的问题。中医学的一大特点就是中医学理论对临床实践的依附性。中医学理论直接来自并服务于临床实践，离开了临床，中医学理论就成了无源之水、无本之木；脱离临床，寻求单纯的中西医学理论融合的努力是不现实的。中西医学结合的首要任务是不断提高临床疗效，保障人民健康，对同一患者结合使用中西医学两种诊治方法，提高了疗效，这个新的疗效就是中西医学在临床上的结合点。现代中西医学结合在临床许多疾病的诊治上确实获得了单纯采用中医学或西医学方法所不能够取得的疗效。在确定提高临床疗效基础上，采取宏观与微观相结合的研究方法阐明其内在机理，这就是中西医学在理论上的结合点，也就是中西医学融会贯通之处，也可以说是新医学派新理论的生长点。

在中西医学临床结合的必要性与可行性问题上一般不存在太大的分歧，但在关于中西医学理论能否结合问题上却存在着诸多争论。中西医学理论之间是否真的没有可通约之处？

众所周知，中西医学分别诞生于不同的文化土壤，受不同文化传统的影响和思维方式的制约，造成了二者在观念形态、器用特征、致知方法、医家行为规范乃至审美意趣等方面的明显差异，从而形成了大异其趣的两种医学范式。中西医学之间不仅存在着传统与现代的"时间性"上的差异，而且存在着东方与西方科学传统的"空间性"的不同。近几十年来中西医学比较研究和中西医学结合实践将这种差异深刻地展现在人们眼前。中西医学的"汇而未通"与"结而未合"的事实表明了二者在许多方面确实存在着一定程度的难以通约性。但"难以通约"并不等于"不可通约"。库恩在早期论述理论语言的不可译性时，明确坚持它们的不可交流性，因而有时他使用"交流的中断"这样的说法，但遭到了来自各方面的批评。有人指出，库恩一方面坚持语言的不可交流性，另一方面又写了大量的文章与其他科学哲学家进行了广泛的论战和交流，这不是自相矛盾吗？库恩后来修正了自己的观点，认为语言具有不可通约性和不可译性，但却是可以"部分交流"或"不完全交流"的。这就是说观点截然对立的派别通过彼此交流，其观点是可以在一定程度上进行比较的，只是不存在着一种"中性"语言，能够将两种语言二者完全对等，没有损失地翻译过来。根据中西医学理论难以通约性来否定中西医学结合的可能性，是只看到了中西医学难以通约的一面，而忽视了中西医学之间在一定程度上、在一定范围之内的可通约性、可交流性。毕竟，中医学与西医学都是医学，其研究对象和研究目的的一致性决定了中西医学在一定层次上的可通约性。而中西医学理论结合的主要突破口、结合点就是在中西医学可通约性方面。

从认识论方面来看，我们说中西医学结合的必然性是由两个方面来决定的：一是中西医学研究对象的统一性，即中西医学都是研究人的健康与疾病现象和规律的；二是真理的一元性，对统一规律的真理性认识只有一个，对统一对象的真理性认识要统一为一个一元化的理论体系。医学科学理论的真理性决定着中医学和西医学可以对同一对象进行不同的研究，但最后对同一规律的认识必然要服从同一真理，对同一研究对象的真理认识要统一为一个一元化的理论体系。

从中西方科学技术发展规律上看，中西医学结合有其历史必然性。中医学与西医学的差异不是惟一的，是东西方之间在多种学科上的差异中的一种。随着西学东渐，西方科学先后与中国传统科学统一起来，"在数理科学这方面，东西方的数学、天文学和物理学一拍即合，到明朝末年的1644年，中国和欧洲的数学、天文学和物理学已经没有显著差异，它们已经完全融合，浑然一体了"①。由于人体的高度复杂性和医学目的的特殊性，造成了中西医学之间还保持着各自的独立性，至今没有走向统一。李约瑟的"世界科学演进律"指出："一门科学研究的对象有机程度越高，它所涉及的现象综合性越强；那么在欧洲文明与亚洲文明之间，它的超越点与融合点的时间间隔越长。"②历史是一面镜子，只要承认中医学是科学，中西医学之间必然走向融合，这是不以人的意志为转移的客观规律。

中西医学结合的必然性是从中西医学发展的趋势上来看的，要使这种必然性向现实性转化是需要一定条件的。中西医学理论范式的"融合点"尚未到来之时，在理论上做硬性的结合是不可能实现的，用一方取舍或取代另一方更是违背了历史规律。由于两种范式的深刻差异性，中医学与西医学理论不可能在现有发展水平上直接"合并"而统一，必须通过在各自充分发展的基础之上，在新的水平上实现结合。中西医学之间不仅存在"空间性"差异，而且还存在着"时间性"差异。因此，中西医学结合的一个重要条件就是中医学走向现代化。中医学现代化不同于中西医学结合，中医学现代化是中西医学结合的必经阶段和必要途径。同时，西医学也存在着现代化发展的问题，通过中西医学现代化，使得中西医学在理论基础、思维方式、概念语言等方面实现统一。当然，这种结合不是也不可能是二者的绝对一致和完全等同，而是统一性与多样性的辩证统一，是包含着多样性的统一性。

展望21世纪，中西医学结合将会普及，结合的水平也将不断提高，结合的形式也不是唯一的，而是多样的。中西医学结合专家吴咸中教授曾预言21世纪的中西医学结合主要有以下三种形式：交叉兼容、中西互补、结合创新。中西医学结合的第一种形式就是兼容并用。中西医学之间的交叉与兼容由来已久，随着中医学现代化与中西医学结合的不断深入，交叉兼容会更加自觉与充实。兼容不仅局限在药物上的相互应用，在理论、方法与手段等方面的兼容将普遍展开。中西互补是中西医学结合的进一步发展，是一种已被公认并已取得丰富经验的结合形式。在某些疾病，特别是疑难病症的防治中，同时采用中西医学两种方法，分别针对不同发病环节，发挥各自的优势，互补彼此的不足，尽管在理论上中西医学还没有统一，在作用机理上还不十分清楚，但已收到良好的疗效。这样的结合暂称之为互补性结合，这是中西医学结合的一大优势，也是中西医学结合不可逾越的阶段。结合创新是高层次的中西医学结合，也是中西医学结合的根本目标。不可能一旦结合就立即创新，但在某些理论或观点上，在某些疑难病症的治疗中，通过长期实践及认真探索，可以在一定范围内，由点到面、由浅入深，逐步实现创新。

---

① 潘吉星主编：《李约瑟文集》，沈阳：辽宁科学技术出版社，1986年，第196页。
② 同上，第212页。

第二十四章 医学的本质

医学是研究人类生命过程及人体疾病发生、发展和防治规律的科学，又是医护人员治病救人、提高生命质量、促进社会进步的实践活动。由于医学研究、服务的对象是处于现实社会中的人；基于社会人文环境因素对人健康的影响并通过后者对社会发展的作用越来越突出，使医学目标的社会性愈发明显，医学的社会性措施越来越居于主导地位，广义的医学已成为科学理论与临床实践、自然科学与社会人文科学、科学与技术、科学与艺术为一体的综合学科，医学本质的社会人文属性正日益凸显出来。

第一节 医学社会人文属性的逻辑起点

一、人的本质在于社会性

医学研究、服务的对象是人，而人是生物进化的最高环节和物质运动的高级形式，他在一定自然、社会人文环境的相互作用下产生、生存与发展，从而决定了人属性的多元性。

（一）医学对象的三重属性

1. **人的生物属性**

人的自然属性，即人通过生物遗传方式所获得的有生命的肉体组织及其器官的结构与功能，是人在生物学和生理学方面的属性。人是自然界发展的产物，就其物质构成而言，是与它所赖以生存的地球表面上的元素构成相一致的。从生物学意义上看，人起源于动物，由古猿进化而来，隶属于动物界、脊椎动物门、哺乳纲、灵长目、人科、人属、智人种。因此，人与其他生命有机体存在许多相似之处，如营养、新陈代谢、生长发育、生殖、遗传等等。人作为一个有机存在系统，天生注定其生存和发展必须依赖于自然界，必须不断同自然界进行物质、能量和信息的更换，以充实和更新自身生命活动所必需的要素，保持其内环境的稳态。这是人生存和发展的基本前提。

但是，人的自然属性不能与其他动物的自然属性混为一谈。人的自然属性不是纯粹的自然要求，而是具有社会内容的生理需要。

2. **人的心理属性**

人类的心理、意识活动建立在其生理活动的基础上，是人脑高级神经活动的功能表现，也是人体复杂的生命功能之一，它由心理过程、心理特征和整体大脑功能三大层次所组成。

第一层次：心理过程。反映了人类心理活动的基础与普遍性的心理过程，涉及认知系统：包括感觉、知觉、表象、思维、想象、注意、记忆；情感系统：包括情感、情绪、心境；意志系统：包括意志、行为等。

第二层次：心理特征（心理个性或心理差异性）。对第一层次起指导作用和赋予个体化的心理特色，包括两大系统：一是心理动力系统，主要是需要、动机、兴趣、信念、人生观和价值观。二是个性特征系统，主要是性格、气质、能力等。

第三层次：整体大脑功能。处于心理功能的最高层次，对前两层次起主导性影响。包括智能系统：观察、记忆、思维、想象、实际操作、综合分析、逻辑推理等能力；意识系统：意识、无意识、潜意识等；心理主观能动系统（自我意识）：自我认知、自我体验、自我调节、自我完善、自我实现等。其中，自我意识起统帅作用。意识和思维总称为理性，指受人的意识所支配的一切精神活动，对人生活的和谐具有重要作用，它能帮助人们不断地调整自我，促进心理的健康发展，自尊、自信地完善自己的人格，在适应社会中获得领悟他人的能力，使自我实现的心理潜能得以发挥。反之，则为非理性，包括：无意识、直觉、情感、情绪、意志、欲望、信仰等等。

3. 人的社会属性

人类与动物的生存方式不同，不是简单地从外部自然界摄取现成的物质能量，而是通过劳动改变外界物质的自然形态，创造自己生存所需要的生活资料。正是群体的劳动创造了人，也创造了社会，成为从猿到人、从自然向社会转化的决定性因素，使得人的活动一开始就具有了社会性。

个人与社会总处于互动之中。一方面，人是组成社会的元素，一切社会活动都由人及人与人之间的群体活动构成，社会发展的客观规律实质是人的活动规律，通过人的社会活动才能体现，没有人就没有社会的存在与发展；另一方面，人都处于社会群体之中，人的动机、愿望与需求，无一不受周围一定社会关系、社会生活环境的深刻影响；人的各种认知、情绪、需要、兴趣、信念、价值观、性格等，都打着社会的烙印；人的动机冲突、意识矛盾以及自我意识与他人意识的冲突，无一不在社会中找到端倪；人的生命、长寿、健康、疾病也无不与复杂多变的社会息息相关；外部社会附加于个体无法耐受的生活事件与个人内部生理、心理和性格缺陷等方面的易患素质，成为病因学意义的重要致病因素。因此，不断适应社会是人们面临的巨大任务，也是人的社会化的具体表现；而人对社会的适应能力又是反应人健康的重要方面。

(二) 社会属性是人的本质属性

人虽然是生物—心理—社会因素的统一体，但诸因素对人机体的影响又有主有次。其中，决定人本质的是社会属性。

社会性之所以是人的本质，就在于社会性是人区别于其他动物的根本特征，人的本质在社会实践的基础上形成，由社会活动、社会交往过程中形成以生产关系为核心的各种社会关系所决定。人们在社会实践中发生着经济、政治、思想等各种关系，以及由此又演化出阶级、民族、家庭、亲情、朋友、业缘等更为复杂的关系。他们对人的本性内容具有决定性影响，人一出生就处于各种社会关系之中，人生命的各种生理、心理机能，人生活的各个方面，都无不受到社会关系的辐射。人类饮食、男女的生物属性，在不同的经济、政治、文化等社会条件下，其饮食质量、习惯及择偶标准等，有明显的不同；至于社会因素对人的意识、心理、情绪、情感、动机、需求的决定性影响,更是随处可见。

二、医学社会人文属性的出发点

(一)身心需求是人的本性

驱动人从事各种活动的原始动力和目的是人的各种社会需求。对人来说,需求是一种不足之感、求足之愿,临危之感、解危之愿,病痛之感、解痛之愿,人行为追求的就是自身需求的被满足。

人的需求表现为身与心、物质与精神两个方面,既有共性之点,也有因性别、年龄、性格、职业、时代、社会地位、经济状况、文化修养、民族、宗教信仰、机体状况等因素不同的个性差异。就人的共性需求而言,马斯洛将人的五类需要,依照需求重要性发生的顺序,排列为一个自下而上的金字塔形的需要等级。其中的生理、安全需要,更多成分上表现为物质需要;而情感、自尊及自我实现的需要,则主要属于心理精神上的需求。

(二)医学人文属性之根

医学的对象,不论是病人还是健康者,也不论是个体还是群体,都是完整的人、完整的生命。而人的血肉丰盈之生命是万物中最神奇、最复杂、最秀美和深邃无比的,生命对人的一次性,使其更显得珍贵。医学的精髓是对人的生命本体的同情、尊重、仁爱与体恤,是对人的生命健康的维护,是对人各种社会需求的满足,它服务于人的躯体和心理,服务于人从出生到临终的生命全过程,甚至服务于人从生前到身后的"超生命全程",它把人的价值、尊严放在第一位,其核心目的是满足人们对康寿的身心社会需求,它不仅关注人寿命的延长,更关注人的生命和生活质量,提高人生命的价值,使人达到优生、优活、优逝。

随着社会的发展,医学服务在与社会的互动中,正逐步走向社会化,为全社会的人服务,但医学服务的对象大多还是社会中处于弱势地位的个人或群体,尤其是那些在身心痛苦中挣扎、情绪焦虑的病人及其家属。关照这些弱势人群、病痛个体,满足其身心的需求,成为医学的出发之点,并为其社会人文性奠定了坚实的基础。只有对生命充满虔敬、爱与关怀,对人性灵魂持有出色的亲和、体贴力,在对方生命中透视自己的生命,于对方痛苦中感悟自己痛苦的人,才能在实施医学服务时觉察敏锐而丰富、细腻,才能对模糊的、不确定信息做出正确的判断,才能使医疗技术在人体上激起神奇的回应,最大限度地解除病人之痛苦。

正是从满足人身心需求这一基点出发,古今中外的医学家都把医学看做是人学,即爱人之学、人道之学。医学的服务对象——社会性的人,使医学在本质上是一门涵盖自然、伦理、哲学、审美、道义、法律等诸文明因子在内的社会人文性学科,医学如果离开了以人为对象,以满足人的社会需求为目的,不可能成为真正意义上的医学。

第二节 医学社会人文属性的根本依据

随着社会发展和科学技术进步带来的工业化、城市化,人们的生活行为方式、环境、卫生保健以及社会竞争、紧张、快节奏等社会因素对人健康的影响越来越突出,各种公害病、文明病、心因性疾病等慢性、非传染性疾病的发病人数日益上升,成为当今社会危害人类健康的新"瘟疫"。另外,各种急性流行性传染病的发生,也有社会原因。正如德国医学家魏尔啸所指出的:"流行病的发生既有生物学因素和其他自然因素的影响,同时也有社会、经济和政治的原因。疾病流行从本质上将是社会和文化在某段时间内失调的现象"①。

一、健康的头号社会杀手

美国卫生教育福利部部长卡里凡诺曾经讲过："是我们养成的不良习惯杀害了我们自己。"据美国疾病控制中心的统计,当今美国前10位疾病的死亡原因中,不良生活方式占一半以上,它是多种慢性病和死亡的首因。

(一)吸烟、酗酒的嗜好

提及不良生活习惯,视点聚焦于两个永恒的研究变量——吸烟和酗酒。各种调查相关分析表明：人机体功能的失调和器质性病变,如气管炎、冠心病、癌症、胎儿酒精综合症等,均与抽烟、喝酒的生活习惯密切相关。

(二)不良饮食习惯

饮食习惯看起来是个人生活习惯问题,实际上是一个与社会因素密切相关的问题。这些带有明显社会性的不良饮食习惯,诸如暴饮暴食、饮食无常、进食过快、喜食过热、过硬、过酸、高温加热、烟熏火烤的食物、偏食、挑食等等,使人的机体经常处于摄入大于消耗的状态。各种调查研究发现：心脏病、癌症、中风、糖尿病和动脉粥样硬化等位居前10位疾病的死亡原因,都与饮食有关。不良生活方式也是造成新传染病流行的因素之一。1988年,上海市发生的甲型肝炎暴发流行事件,最严重时日发病量高达2万例,经卫生防疫部门调查,是因食用携带甲型肝炎病毒的毛蚶所致。

(三)不良生活行为方式

不少人物质上的富足并未填补其精神的空虚,甚至不惜以疾病和生命为代价。吸毒、不洁性生活、夜生活不节制等许多不健康的行为方式正在吞噬着健康的躯体和营造锈蚀的灵魂。体力活动不足也是现代人的通病：看电视玩电脑的休闲方式,以车代步的出行方式、空调恒温的温控方式及高强度负荷的脑力劳动,极低负荷的体力活动,都是有害于健康的因素。

二、绝症、超级病毒的社会之源

人类社会对自然界的不断介入,导致了工业化、城市化、居住和交通的现代化等,为人类带来物质生活繁荣、富足的同时,也导致了威胁人类健康的负效应——环境污染和生态破坏。

(一)工农业生产带来的污染

现代工业生产排放的废气、废水和废渣等污染物种类繁多,数量庞大,严重威胁着人类的健康,仅因煤炭燃烧产生的烟尘和SO_2形成烟雾造成的大气污染,19世纪以来就发生过数次。其中,1952年冬季在英国伦敦发生的烟雾环境污染事件中,死亡人数达4 000多人。此外,放射性污染、毒气污染等问题也很严重,著名的是1986年切尔诺贝利核电站事件的放射性污染；1984年在印度博帕尔市毒气泄漏事件,数十万人中毒,5万多人双目失明,3 000多人死亡。工业生产未经无害处理的废水用来灌溉农田,加上农药、化肥不合理使用出现的全球性农药残留问题,又造成了农作物的污染。三废公害导致畸胎、低能儿发病率的增加和

---

① 张大庆:《重建现代医学模式中的传染病防治策略》,《医学与哲学》,2003年第24卷第6期,第22页。

人的性功能和生育功能的减退。

（二）城市化带来的污染

伴随城市化进程，汽车需求量日益上升，使空气中的有害物质成分逐渐增多。人们从汽车排出的废气中已分离出80多种有害健康的物质；城市化带来的噪音，是导致"城市性心理疲劳综合症"的主要原因，而这种疲劳综合症又是多种心理疾病、社会功能和生活质量降低的重要因素；家居设施、装饰装修的现代化，冰箱、彩电、微波炉、空调、电脑等家电的广泛使用，使各种电磁辐射、装修材料的污染进入居室，使人出现神经衰弱、头痛、乏力、记忆力减退等症，对人的免疫功能及男性生殖功能也有很大影响。

（三）生态平衡破坏的恶果

随着人类对自然的掠夺性侵入、征服，如开拓荒地、砍伐森林、兴修水利、探险旅游、滥用抗生素、滥捕滥杀等，破坏了生态环境的平衡，引起许多生物生存环境的变化。它们或改变其遗传特征而适应新环境，如耐药菌株的出现，或迁往新的寄居地，使人类正遭受各种超级病毒的侵袭；而食用野生动物，则使致病微生物有可能传播到人体，进而危害人类的身体健康和生命安全。近些年来瘟疫流行、蔓延，新的传染病不断出现等，就是由此导致的必然结果。而人类活动范围扩大、流动速度频繁，技术的广泛应用和工业化过程，食品供应的全球化等，更加速了这些疾病的传播。①

总之，人类改造自然，本想创造一个舒适的生存环境，但违背自然规律，污染、破坏环境，最终导致了环境对人类的惩罚，危害了人类的健康和生存。

三、精神心理的社会致病源

（一）快、新、变、矛盾复杂——时代的特征

托夫勒在《第三次浪潮》中指出：当前社会的各种变化，是一场速度和影响力的爆炸性革命，旧时代和它那些陈规陋俗正在慢慢地被撕毁而为新的社会铺路。社会和技术的变革步伐惊人而巨大，人们的生活节奏日益加快，体制不断更新，价值观念不断转变，新的伦理道德、信仰和传统体系不断地斗争，人际关系日益贫乏、矛盾和复杂，传统家庭模式崩溃，工作、学习以及休闲生活都发生了改变，"快、新、变、矛盾复杂"成为现时代的特征，人们更直接地感受到了来自各个方面的压力，困惑和焦虑日渐增长。心理医学家Auden称现代社会为"焦虑的时代"。

（二）社会应激源对人身心的负面影响

医学家杜博斯指出："这些紧张反应像细菌、病毒、营养不良或有害的理化因素一样，能够成为对人类健康的一种挑战。"社会紧张因素可引起人心理功能的紊乱并最终造成机体器官机能的崩溃，引发高血压、冠心病、脑溢血、消化性溃疡、支气管哮喘、糖尿病、甲亢、抑郁症、神经症、各种免疫病乃至癌症等严重疾病，称为"应激状态病"。

人类生存环境中引发疾病的主要根源——各种不良社会文化因素，不仅为医学从社会病因入手防治疾病、维护人类健康提供了根本依据，从此方面进一步证实了医学本质的社会人文性。

---

① 张大庆：《重建现代医学模式中的传染病防治策略》，《医学与哲学》，2003年第24卷第6期，第21页。

第三节　医学社会人文属性的价值展现

一、推动人类文明

医学家西格里斯在《医生在现代社会中的地位》一文中指出："当我们考察到现代社会所赋予医生的使命的时候,我们很快便会发现医学的范围是大大地扩展了……医学,通常被看做是一门自然科学,实际上乃是一门社会科学,因为医学的目标是社会的。"1981 年第 34 届世界卫生大会将国际卫生保健的永恒主题和推动全球卫生发展的核心,确定为:"保护和促进健康",把"人人享有卫生保健"作为世界卫生工作的社会目标。

医学目标的社会性在于:其目标的实现与否,通过影响社会人群的健康状况,而对社会的经济发展和物质、精神文明程度的提高具有重大的制约作用。

（一）医学目标对社会经济发展的影响

英国学者 P. Junse 博士曾在《生存经济学》中指出,新经济学把人看作最重要的社会资源,发展卫生事业,创造卫生事业发展的社会环境和自然环境,可以说是一种资本投资,也是对最重要的社会资源的开发。

人是社会生产力的主体,处于社会生产发展的主导地位,卫生工作水平通过决定社会人群的健康状况,来影响社会经济的发展。人群健康水平的提高,人口平均寿命延长,可增加人的劳动年限,创造更多的社会财富。同时,人群健康水平的提高还可节约卫生资源,改善人的生活质量。因此,健康是生产力的基础,社会人群整体健康状况常常反映社会经济发展的状况。纵观世界各国的经济发展:英国工业革命时期经济的飞跃,美国南方、日本 20 世纪早期的经济崛起,南欧与东亚 20 世纪 50—60 年代初期的经济腾飞,无不建立在公共卫生、疾病预防与控制以及营养状况改善等方面的巨大突破上。

（二）医学目标对社会文明进步的影响

1. 医学目标的实现与否影响社会历史的进程

卫生工作能否有效地开展,医学目标能否实现,对社会发展、社会文明的进步影响很大。回顾医学史,因卫生工作应对不力,造成大瘟疫流行时,都不同程度地延缓了历史的进程。公元 165 年—180 年与 211 年—266 年罗马帝国暴发两次大瘟疫,使全盛的罗马帝国人口锐减三分之一,加速了它的衰亡;1347 年—1350 年间,黑死病在欧洲流行时,死亡人口达 2 500—3 000 万,其影响一直延续到 15 世纪,一些城镇从地图上消失,从而促进了欧洲封建制度的瓦解和灭亡;1918 年—1919 年,横扫世界的流行性感冒,使 2 500—5 000 万人丧生,仅美国的死亡人数就达 67.5 万,超过其在第一、二次世界大战、朝鲜战争和越南战争中死亡人数的总和;17—19 世纪的黄热病,死人无数,尸堆成山。1878 年在其席卷墨西哥湾诸州时,由于地方与州政府未采取有效措施,致使孟菲斯等城市,每天要用火车往城外运尸体;1993 年 WHO 发出警告,结核病在世界已处于紧急状态,1995 年全球死于结核病的人数达 300 万;我国每年新增结核病人 60 万,死亡 20 万,这些病人主要是青壮年,他们是社会的主要劳动力,对人类社会的影响十分严重;1980 年后出现的艾滋病,迄今已夺去超过 2 500 万人的生命。我国也面临新生传染病的挑战,以艾滋病威胁最大,是世界上艾滋病发生率最低、增长率最高的国家之一。通过这些数字可以推断出疫病对人类社会文明进程的影响是非常深刻的。

2. 医学目标的实现关系社会的精神文明

卫生工作在应对各种瘟疫、努力实现医学社会目标的过程中,不断震撼、唤起医学科学界乃至整个社会的人文精神和伦理道德责任,使整个社会的精神程度大大提高。在非洲从医六十年、诺贝尔和平奖的获得者史怀哲认为,医学和人的至高境界是通过牺牲自我来赢得一种有教养、有身份、有次序、文明的社会生活,实现追求道德纯粹的过程。"道德的纯粹",一方面来源于医学职业本身的历史传统;另一方面,还来源于通过亲身的道德体验去理解、实践的内化过程。相反,每当卫生工作应对不力,造成瘟疫暴发流行而影响医学目标实现之时,必然会出现社会的恐慌,带来各种社会文化、心理、伦理等方面的现象和问题。突发性传染病引起的社会恐慌比慢性病大得多,社会恐慌往往造成社会动荡和对某些人群、病人的迫害。

现代医学是一个旨在向个人、家庭、人群和社会提供卫生保健支持,以增进健康、预防疾病,提高生命质量,保护劳动力,推动社会发展、进步为主要目的的学科,医护人员是一支社会力量,只有深刻地认识医学目标的社会性,才能真正理解医学工作的社会性质、社会职能和社会责任,才能自觉地以此为指导,努力担当起这一神圣的社会历史使命。

二、构建健康社会

瘟疫流行和疾病病谱、死因谱的变化,说明了疾病病因及流行范围的社会性,由此决定了医学防治措施必然具有广泛、综合的社会性。医学工作必须树立大卫生观念,采用社会性的措施,加强社会范围的干预,进行群防群治才能奏效。医学社会性措施的实施,是医学社会人文性的集中表现。

(一)建构和谐社会

强化突发性公共卫生事件的社会应对机制是关爱生命、稳定社会的大局。所谓重大突发公共卫生事件有三种:其一是微生物因素,包括病毒和细菌引起的流行病;其二是中毒引发,如2002年的南京汤山投毒事件;其三则是由放射性元素所引发,如1986年前苏联发生的切尔诺贝利核电站爆炸事件。

当前,全球化已成为一种大势,不仅经济、政治、民主在搞全球化,而且瘟疫的爆发、蔓延也具有全球性。如2003年的"非典"波及了世界20多个国家和地区。联合国儿童基金会指出:不发达国家的传染病防治需要两个突破:技术突破和社会突破,而社会突破是决定性的,对突发性传染病的防治,仅凭生物医学措施将难以完成。为此,医学措施的社会性,首先要强调对突发性传染病的社会动员、隔离、治疗等社会应对机制的作用。

(二)促进人类康寿

加强健康教育、纠正不良生活习惯是促进人类康寿的首要措施,要从根本上维护、促进人类健康,必须加强健康教育,普及卫生保健知识,干预人们的社会行为,改变其不科学的生活方式和习惯,提高其自理能力,这是促进人类康寿的首要措施。

1. 通过健康教育,使人们认识到科学生活方式及行为是维系健康的重要组成部分。要改变人们既往不健康的行为,培养、建立和巩固有益于健康的行为和生活方式,首先必须使人们树立新的健康理念,意识到:医学并不能对付所有威胁健康的不利后果,在出现健康问题之前,就应该对自己的健康负责;或在出现健康问题之时,消除其继续恶化的因素。

2. 通过健康教育,使人们了解科学生活方式的基本原则和具体要求,不科学生活方式和习惯的表现及其危害,使人们高度重视并能够从中做出正确的抉择:获得健康的生活方式以保持健康,还是无视生活方式对健康的影响而使自己处于健康威胁或疾病的痛苦之中。

3. 加强对医院病人、社区人群健康与生活方式的调查,了解人们生活方式、习惯方面存在的问题,有针对性地采取措施进行行为干预,帮助人们纠正、克服社会中不良生活方式或习惯。

(三)维护生态平衡

优化周围环境、维护生态平衡是改善人类生存条件的根本途径。人类生存环境由自然环境和社会环境所组成。自然环境是人类生存、社会发展前提和保障。为此,人类应对自身活动进行彻底的反思和规范,从维护人居大环境安全的高度出发,加强环境科学研究,以科学的态度对待生态环境与人类健康之间的关系,加强环境基础设施建设,提倡绿色生产和消费,从源头上消除危害环境的因素和隐患,这是改善人类生存条件、提高生存质量的根本途径。

社会环境指家庭、学校、社区、医院、工作等社会人文环境。关注不同社会文化背景对人身心健康的影响,加强社区精神文明、思想道德、科学文化素质,不断完善家庭、社区的社会功能。同时,通过人性化的服务,和蔼可亲的服务态度,高质量的服务水平等微观社会环境的改善,尽量避免给病人带来医源性的心理伤害,减少他们的心理困扰,使其摆脱不良情绪,达到身心健康,也是医学内涵的应有之义。

如前所述,医学各项社会性措施在临床实践中得到具体的贯彻和实施,最终将使医学的社会人文性落到实处,并使其社会人文精神得到了集中的凸显和透射。

总之,医学,无论是从它的出发点——社会的人,或是医疗的根本依据——社会病源,还是医学的具体手段——社会性措施等,都足以说明了医学本质的社会人文性,而生物医学、医学科学技术主义的根本缺陷,正是在于偏离了医学这一本质的内涵。

第二十五章　医学的精神

医学精神的核心,是追慕苍生大医的风范,彪炳医学人文的本质。唐代大医孙思邈告诉我们什么是苍生大医:"凡大医治病,必当安神定志,无欲无求,先发大慈恻隐之心,誓愿普救含灵之苦。若有疾厄来求救者,不得问其贵贱贫富,长幼妍媸,怨亲善友,华夷智愚,普同一等,皆如至亲之想。亦不得瞻前顾后,自虑吉凶,护惜生命。见彼苦恼,若己有之,深心凄怆。勿避险巇、昼夜、寒暑、饥渴、疲劳,一心赴救,无作功夫行迹之心。如此可为苍生大医,反此则是含灵巨贼。"

第一节　医学人文精神

一、医学人文精神是医学精神的核心

(一)精神、科学精神、人文精神

"精神"一词来源于拉丁文 spiritus,意思是轻薄的空气,轻微的流动,气息。在中国古代,有的哲学家把精神理解为精灵之气及其变化。现代人赋予"精神"丰富的涵义,用以诠释人的意识或思维;指代一种宗旨或意义;表现一种活力或生气;体现一种信念或规范;揭示一种意志或品质;阐发一种实质或本质;凝聚一种追求和思考。

精神有多种形式,多种层次。科学精神和人文精神就是其中较高层次和最有价值的形态。

科学精神是人们在长期的科学实践活动中形成的共同信念、价值标准和行为规范的总称。人们经常运用的"质疑精神"、"探索精神"、"创新精神"、"求真精神"、"协作精神"等等,实际上是科学精神不同方面的特征。

人文精神就是人类对人文的追求,具体一点说,就是对人类的存在的思考;对人的价值、人的生存意义的关注;对人类命运、人类痛苦与解脱的思考与探索。人文精神凸现以人为中心,以人为尺度的原则;以在肯定理性作用的前提下,重视人的精神在社会实践活动中的作用等为显著特征。

(二)医学精神、医学人文精神

医学精神是标志医学实质和医学追求的医学哲学范畴。医学人文精神是医学精神的核心,是人类挚爱生命、在医学活动中坚持以人为本的精神,是反映人类对生命根本态度的精

神。具有医学人文精神的本质内涵,医学才能成为人的医学。医学人文精神是医学精神的灵魂和精髓,是人文中的人文。

在医学哲学的系统语境和范畴系列中,医学人文精神是医学精神银河系中的太阳,医学科学精神、医学哲学精神、医学文化精神、医学职业精神、医学传统精神、医学现代精神、医患和谐精神等等,则是熠熠生辉的不同星座。因此,在医学精神的系统语境中,医学人文精神是核心范畴,其他范畴从不同角度和层面上体现和展示医学精神和医学人文精神的环节。它们之间既有地位、研究方向和方法的区别,又有本质和归属的一致。医学精神的研究只有在系统语境的背景下才能够走向深入。

二、医学人文精神的至上性和一致性

(一)至高无上的人文价值

关于医学科学精神和医学人文精神的关系,有一个被广泛认同的观点,即两者之间是所谓"对立统一"的关系,这种观点颠覆了医学人文精神的至上性,其思想基础是对"人文"和"科学"关系的误读:将人文和科学作为一个对应、对等、对立的范畴,用"求善"、"情感"、"主观"等话语限定"人文",用"求真"、"理性"、"客观"等话语限定"科学";认为人文和科学两者之间的对立和背离导致了"科学主义"和"技术主义"——人文关爱生命,科学远离人性。一些国外学者干脆将人文与科学称之为"两种文化"。[①]

关于人文范畴的内涵见仁见智,诠释很多,但无论怎样解释不可背离其宗。人文范畴的基本内涵是人类文化;基本内核是关于美好人性的理想;终极指向是人类的自由和解放。因此,语言、宗教、哲学、文学、艺术、科学乃至技术等等,都是人文范畴内在本质的表现形式,它们共同构建人类文化大厦,负载美好理想、展示自由解放,都是人文天幕上相互辉映的星座。

将医学科学精神和医学人文精神的关系误读为对应、对等和对立的关系,是一种非理性的裂解。这个问题从表面上看似乎是对两个范畴之间是并列关系还是从属关系界定的语言逻辑问题,实际上却是关乎医学人文精神至上性是否迷失的本质问题。从生命本体论的角度而言,人的生命健康是唯一,而其他的一切都是附加值;从生命价值论的角度而言,医学和人的生命健康相连,具有其他学科不具有的至高无上的人文价值;从医学哲学的角度而言,医学人文精神是人类在特殊状态下和特殊场景中表现出来特殊的情愫,是人性超越本我的尺度,医学在本质上是"求真、崇善、尚美、达圣"的事业[②];从医学伦理学的角度而言,医院和医生是成为生命伦理的骄子还是弃儿,就在于对医学人文精神的取舍存毁之间。因此,医学人文精神不是与医学科学精神对应、对等和对立的范畴,而是医学精神语境中的核心范畴、本质范畴,具有至上性的特征。

(二)本质的一致性

在医学科学精神和医学人文精神的关系中,后者地位的至上性和两者本质的一致性是不可混淆但又同时存在的。与科学对立的范畴是伪科学;与医学对立的是巫医;与医学科学精神对立的是思想的蒙昧。科学、医学、医学人文精神一直是人类文化最重要的部分,医学科学精神和医学人文精神具有本质的一致性。

---

① C.P.斯诺:《两种文化》,上海:三联书店,1994年,第36页。
② 刘虹:《论医学人文价值》,《医学与哲学》,2005年第26卷第4期,第30页。

医学人文精神是医学的灵魂,医学科学精神是医学人文精神具体化、专业化、外在化形式;离开了医学人文精神的总纲,医学科学精神的存在就失去了归属和方向;医学科学精神求真、求实和推崇理性的学科特征和强调客观性、精确性和效用性的方法特征,从根本上来说是为维系患者生命健康服务的,是关爱生命、体现医学价值的科学保证;弘扬医学科学精神正是医学人文精神的彰显而不是背离。医学技术是医学科学精神的物化形式,医学人文精神对生命的关爱,不仅需要通过医护人员友善的语言和微笑,更需要医护人员精湛的医术才能演绎妙手回春的故事。从莽荒走来的医学,在医学科学精神的引导下,以医学科学技术为利器,维系生命的健康、解除病痛,重现人的自尊、自信和自由,为生命从诞生到死亡提供终极关怀,这是地地道道、彻头彻尾的人文!医学、医院、医学科学技术,其自身的价值就在于关爱生命,成为医学人文精神实现的手段,其自身的意义无一不溶汇于医学人文精神之中。

在认同医学人文精神和医学科学精神在方法特征和学科特征上的差异的同时,更应强调两者本质的一致性。否认两者本质的一致性,裂解医学科学精神和医学人文精神,医学科学精神将脱离围绕医学人文精神核心运转的轨道,无法反射医学人文精神的光辉;而医学人文精神将陷于永久性贫血状态,失去刚性力量。

三、久远的裂痕

(一)根源和论据

在医学科学精神和医学人文精神关系的研究中,一种很有代表性的观点认为,在中西方医学发展的早期,医学科学精神和医学人文精神是浑然一体的(下文称"一体论"),其分化和对立是近代以后的事情。这种观点是对医学人文精神发展过程的误读,其结论不符合历史事实。

"一体论"的思想根源有三个方面:第一是受到人文和科学关系研究的影响。如有的学者认为,文艺复兴早期的西方世界,"是一个商业、科技和人文科学奇妙地融为一体的时代","科学与人文作为两种文化现象其拥有相对独立的含义……是近代以后的事情"。第二是受到"自发结合论"的影响。这种观点认为:唯物主义和辩证法在发展的第一阶段是自发地结合在一起的。国内《马克思主义哲学原理》和《自然辩证法概论》等教科书大都持有这种观点。第三是受黑格尔否定之否定思想的影响。黑格尔认为"肯定—否定—否定之否定"是事物发展的一般过程。这个思想影响之大,已经形成模式。

"一体论"的论据主要有两个:一个是以古代医学文献如《大医精诚》和《希波克拉底文集》中的医学人文思想为据,论证古代医学人文精神和医学科学精神的圆融统一;二是以近代医学科学技术快速发展后,医学技术主义抬头、医学人文精神失落为据,论证近代以后医学人文精神和医学科学精神的分化。

(二)无法证实的假说

古代印度、希腊与我国文化中,人文精神悠远绵长。在中西方医学发展的早期,受古代哲学人本思想的影响,医学人文精神相对早熟。《内经》提出了以生命为本的医学本质观:"天覆地载,万物悉备,莫贵于人"(《素问》),病人的生命高于一切,医家当以病人的生命为本。因此,在为病人诊治的时候,如同面临万丈深渊,极其谨慎;同时要像手擒猛虎一般坚定有力,全神贯注,决无分心:"如临深渊,手如握虎,神无营于众物"(《素问》)。《内经》提出了以人文关怀为本的医学目的观。医学的目的不仅是疗病救伤,更重要的是对人的关爱:"使百姓无病,上下和亲,德泽下流,子孙无忧,传于后世,无有终时"(《灵枢》)。同样,《希波克拉底文集》认为医学人应有超越世俗的爱人之心:"哪儿有人类之爱,哪儿也就有医学之爱"①,认为医者应以患者的生命为重,做医学的仆人:"无论何时登堂入室,我都将以患者安危为念,远避不善之举","医学有三个因素——疾病、病人、医生。医生是这种艺术的仆人。"②

在中西方医学发展的早期,科学意义上的医学尚处萌芽阶段。医学科学尚未成型,何来医学科学精神?在医学发展早期,与医学人文精神对立的医学现象不是当时无法形成的医学科学精神,首先是古代巫医巫术和术士:扁鹊的"六不治"中就有"信巫不信医不治"的信条。《希波克拉底文集》中有多处批判巫医术士的记载。如在谈论"神圣病"时,希波克拉底揭露:"术士们宣称知识渊博,并且开处方用精炼物欺骗人们";他斥责巫医:"他们用迷信来掩盖自己,诡称这种病是神圣的,为的是他们不露马脚。"③当时与医学人文精神对立的还有凭借医术牟取钱财甚至谋财害命的医学现象。孙思邈的《大医精诚》告诉我们的历史事实是,在唐代既有"不问贵贱贫富"、"一心赴救"的"苍生大医",也有"恃己所长,专心经略财物"的"含灵巨贼"。在希波克拉底看来,"许多人被称做医生,却很少人名副其实"。④ 有的医生在诊治病人之前"先讨论报酬",甚至向病人暗示,若达不成协议就急慢病人,或不予开处方做应急处理,有的医生抵挡不住金钱、女色等世俗诱惑。希波克拉底对此深恶痛绝,疾呼:医者"既是肉体上的医师,也是灵魂上的医师"⑤。其实,古代的医者其人大多世俗人,其行大多世俗之举,如富有医学人文精神的"杏林"典故,其主人翁董奉并不是凡间医生而是世外"仙人"。希波克拉底和孙思邈关于医学人文精神的论述,更多的是一种精神层次的理想。

因此,这样理解古代医学科学精神和医学人文精神的状况更为符合历史的原貌:《大医精诚》和《希波克拉底文集》中的医学人文思想虽然丰富,但只能为古代的医学人文精神相对成熟提供论证;在实践中,也有践履医学人文精神的"苍生大医"之存在;但是希波克拉底的医学和古代中医学都不是现代意义上的医学科学,"医学科学精神"升华条件不足。两者浑然一体的理论显然是无法证实的假说。

四、医学人文精神失落的根由

(一)具有代表性的观点

医学人文精神失落的现象和表现,学者们没有本质分歧,但对医学人文精神失落的原因,则是见仁见智,意见蜂起。具有代表性的观点是认为医学技术主义的盛行是医学人文精神失落的元凶。

医学技术主义是指医学在科学技术发展到一定水平时出现的异化现象:医者的理性思维和人文情感、患者的情感和尊严都失去了自己的空间,为人类健康服务的医学技术从

---

① 林赛·沃斯特:《中西方"人文主义"的历史进程》,上海:上海文化出版社,1998年,第138页。
② 肖峰:《科学与人文的当代融通》,南京:江苏人民出版社,2001年,第7页。
③ Charles Coulston Gillispie. Dictionary of Scientific Biography, Volume 15. American Council of Learned Societies Press. (1981):342
④ 《希波克拉底文集·法则论》,合肥:安徽科学技术出版社,1990年,第38页。
⑤ 《希波克拉底文集·医师论》,合肥:安徽科学技术出版社,1990年,第145页。

一种技术手段成为冷冰冰的医学主宰。相当一部分学者认为：医学技术主义的兴起，使客观、冷峻的医学替代了充满人文温情的医学，生命整体被肢解为脏器、组织、分泌物、数据、标本和基因占据了医学的每一个细胞；医师过度依赖高科技检验，热衷各种新技术、新技巧的掌握，漠视医疗科技衍生出来的伦理问题。这些学者认为，是医学技术主义放逐了医学人文精神，甚至医疗资源浪费，医患关系恶化，医疗纠纷增加，医疗费用高涨，乃至整个医学的危机的账，都要算在医学技术主义身上，因此，要振奋医学人文精神就必须铲除医学技术主义。

(二)本末倒置的理论

"医学技术主义的盛行引起医学人文精神的失落"，是一种本末倒置的理论。不是医学技术主义的兴起导致医学人文精神的失落，而是医学人文精神式微使得医学逐渐远离人性。在提倡医学人文精神的时候，以反对医学技术主义为旗帜不是聪明之举。

人类通过创造技术改变了自己，技术是人的本质要素之一；医学通过技术改变了医学，技术是医学的本质要素之一。虽然诊断治疗的机械化、自动化、计算机化……仅仅有这些肯定不是一种好的医学，但重要的是看支配它的是什么理念。"随着近代医学技术的发展，医学技术主义抬头，医学人文精神失落"，这种提法作为一种事实描述并没有错，但需要明确的是，医学科学技术的发展不是医学人文精神失落的原因；而医学技术主义盛行，恰恰是医学人文精神失落的结果。医学科学技术自己是登不上主宰的地位的，其异化，完全是人类价值选择的结果。医学科学技术从来就没有也不可能代替人类占据主体地位，它一直是某些价值主体实现某种目的的工具，如果不是这样，高科技本身的存在和意义就成为问题。

(三)根由所在

1. 理论苍白

医学人文精神是涌动在医学目的、性质、价值和境界等范畴之中的血脉，是贯通其间发挥灵魂作用的精神内核，使之紧密关联，共同组成有机的理论体系，从不同角度展现医学的本质。但目前在医学目的、性质、价值和境界等范畴的研究中，医学人文精神的中枢主导作用失能，医学人文精神与上述范畴的关联松弛离散，这是医学人文精神失落的理论原因。

医学目的与医学人文精神的关系。医学人文精神是医学目的确立的思想引导，医学目的的实现过程也就是医学人文精神实现的过程。现代医学目的的内容在本质上与医学人文精神是相辅相成的。

医学性质与医学人文精神的关系。医学人文精神是医学性质界定的理性准绳，医学性质是医学人文精神张扬的客观基础。医学人文精神是衡量现代医学性质的"金标准"，而医学人文精神的存在和发展正是医学人文性质的必然要求。

医学价值与医学人文精神的关系。医学人文精神是医学价值存在的内在依据。医学价值是医学人文精神展现的效用方式。救护生命是医学的基本价值，也是医学人文精神的核心理念。人类任何价值体现的第一前提是人生命的健康存在。医学对生命的救护直接维系人类安危，护卫人类文明，支撑社会发展，医学救护生命所创造的非经营性的经济价值是无法估量的。关爱生命是医学的人文价值。多元的医学的价值最终均要趋向于医学人文价值。医学人文价值是医学人文精神展现的最高的效用形式。

终极关怀与医学人文精神的关系。医学终极关怀是医学人文精神的精髓，是医学人文精神发展的最高形态，是对生命价值的高度体认：医学服务于生命，而不是主宰着生命；医学终极关怀将生命健康视为最终目的，而医学本身则仅仅是达到这一目的的手段，是医学人性化境界的实现。医学终极关怀的落魄，就是人类生命的落魄。

2. 实践无力

医学人文精神是人的生命宣告诞生之时触及的第一文化形态，是人在生命过程中最软弱、最痛苦之时最需要输送的精神血浆。临床工作直接接触患者，是体现医学人文精神的前沿。台湾作家张晓风说，医生的医学人文精神体现在他们常忙于处理一片恶臭的脓血，常低俯下来察看一个卑微的贫民的病容。医院是现代人告别生命的码头，只有医学人文精神，才能使即将远渡的生命之舟盛满爱的暖意，安详地解缆而去。医学人文精神可以并且应该通过医学活动的每一个环节表现出来，存在于医者的每一句问候，每一次嘱咐，每一次微笑，每一个精心设计的治疗方案之中，存在于医院建筑和环境，科室的布局和安排，医院的每一方寸之间。医患冲突事件近年进入高发期甚至高危期，其影响因素虽然复杂，但医学人文精神在实践中匮乏无力是重要原因之一。

3. 观念滞后

医学人文精神似乎走进了怪圈：在理论与实践之间，在学者与医生之间，在医院和病人之间缺乏对医学人文精神的一致认同。理论和实践相背离，学者和医生难沟通，医院和病人相对立。有报道说，一患者对医者的服务不满，责问：你的医学人文精神到哪里去了？医者坦然答曰：如果我误诊了，你可以告我！这位医生的观念是：医学人文精神有怎么样，没有又怎么样？

管理决策部门对人性本我横行的现状束手无策，医疗卫生部门采用 X 理论实行经济化管理，放弃长期艰苦的人性教化，医学人文精神贯通人心缺乏畅通的渠道；缺乏使医学人文精神从理论形态转化为实践形态的有效机制，形成了医学人文精神高置圣坛，医学实践我行我素的局面。某些领导者的观念是：医学人文精神作为理论说说可以，但真正管用的还是经济杠杆、行政手段和法律干预。

实践中最严重的危象不是缺乏理论而是将理论束之高阁。医学人文精神束之高阁之后，医患关系恶化，医患冲突不断，法律和金钱出面收拾场面，周而复始，恶性循环。几许冷漠、几许放纵、几许恣意再加上观念滞后的集体放逐，医学人文精神怎能避免失落的结局？

4. 价值颠覆

医学人文精神失落的根本原因是人类价值天平的失衡和颠覆。在人类的价值观念中，并不是人命关天。医学人文精神在某种意义上成为一种奢侈的理想。我们的社会文化，鼓噪了太多远离生命本质的东西，是人类自己让物欲凌驾于生命之上，在生命遭遇病痛时，却遇到了凌驾于医学之上的物欲。悲乎，强大的人类！

医学人文精神失落的直接原因是医学淡化和漠视人文教育。医学是济世救人之术，医学教育培养的是具有人文品格和悲天悯人情怀的医生。人文教育是医学教育的灵魂和根基，当今世界范围内的医学教育偏重于科学知识及技术训练，大批的医生被培养成为患了"人文精神营养不良症"的医学技术工人。

第二节 医学的终极目标

一、医学的终极目标是对人的终极关怀

在人类发展或医学发展的不同时代、不同阶段，医学目的是不相同的。按照当前的理解，医学目的是多元化的，包括"防病治病，维护健康，提高生命质量，保证生存年限，适应社会发展"多层次内涵。从医学的本质内涵和作用来看，这是医学目的的高度概括、永恒的核心。医学各领域所要实现的具体目标、所要面对和解决的大量现实的医学难题无一不是围绕这一核心而展开的。

除上述当前人们对医学目的的认识外，医学是否还有终极目标呢？从理论上讲，医学是可以而且应该确定一个终极目标的，尽管这个终极目标的彻底实现可能仅仅是一种理想的状态，而且其更多是属于理念分析的结果。但是，这丝毫不影响确立医学终极目标对医学具有正确导向的重要价值。医学的终极目标可以说主要体现为对人的终极关怀。

德裔美国生存主义思想家保罗·蒂里希提出的"终极关怀"思想，受到人文科学界极大的关注。终极关怀是指人对自身生存价值的思考，是整体的、无限的、普遍的人文关怀。终极关怀与一般关怀不同，一般关怀是个别的、有限的、具体的。终极关怀永远处在无限的追求过程中，永远不可能终止和消失。终极关怀既是一个人向往和追求的理想目标，又是一个人努力实践这种理想的行动。

蒂里希认为与终极关怀相对立的概念是"偶像崇拜"。例如以自我为中心的个人"偶像崇拜"，以权威为中心的社会"偶像崇拜"，以货币为中心的金钱"偶像崇拜"……"偶像崇拜"就是人们将有限的具体事物当作最高的价值存在加以无限追求的现象。"偶像崇拜"的现象往往表现于人们崇尚眼前的和功利的东西，把金钱、地位、名誉看得高于一切。在人的生活中，如果没有对于生活意义的深刻思考和领悟，就不可能摆脱"偶像崇拜"。

人生在世，需要各种关怀。概括地讲，人生关怀具有三个层次：物质关怀、精神关怀、终极关怀。物质关怀是人类生存与发展的第一需要。人超越于动物之处在于，人还需要精神关怀。精神关怀是从人的社会本质出发，满足人的精神生活所需要的各种关怀，其中包括创造和享用精神文化财富。终极关怀主要追索的是人生最深刻的意义和价值，寻求的是这种意义和价值的实现。终极关怀这个概念既可以有宗教意义上的蕴意，又可以有哲学意义上的理解。宗教所讲的终极关怀基本上是把人生的终极意义和价值寄托在彼岸世界，寄托于某个具有统摄作用的最高目标如上帝、佛祖、真主等，是同对这些对象的信仰紧紧联系在一起的，具有超验性。而哲学所讲的终极关怀与宗教不同，它是逻辑地、理性地探索的结果。不过，不同的哲学所理解的终极关怀也有差异。在马克思以前的旧哲学中，它基本上是被寄托于某种超验的"本体"像柏拉图的理念世界、自在世界、绝对观念上。唯物主义哲学则认为人生的最高意义和价值并不在超世脱俗的彼岸，而就在现实的、世俗的此岸。这种意义、价值的表现形式似乎是脱俗的、抽象的，但其根源深深扎根于现实生活之中。唯物主义哲学中的终极关怀总是与人的理想和现实紧密联系在一起的。人不仅要适应和改造现实，同时又总是把某种理想赋予现实，从现实出发而又否定了现实，超越了现实，便是理想的实现。如此循环往复，以至无穷。这便产生了一种人生意义上的"终极关怀"。

二、医学的终极关怀是医学人文精神的精髓

医学对病人的关怀也包括对病人躯体健康的关怀、心理健康的关怀和医学的终极关怀三个不同的层面,呈现着从基点走向终极运行的轨迹。医学对病人躯体健康的关怀是对病人生命整体关怀的物质基础。如果仅仅停留在这个层面上,就容易将病人的躯体与病人生命的整体相割裂,只看到病原体、症状、病灶等疾病的局部要素,见病不见人。对病人心理健康的关怀是医学关怀的第二个层面。医学仅仅解决病人躯体的病痛是不够的。病人的心理状况对其生理疾患的影响是不容忽视的。对病人生命的终极关怀是医学关怀的最高层面。终极关怀是彻底的关怀,即是医学的人文关怀。医学终极关怀是对生命价值的高度体认,医学服务于生命,而不是主宰着生命。医学终极关怀将生命健康视为最终目的,而医学本身则仅仅是达到这一目的的手段。医学终极关怀的目标是提高生命从出生到死亡全过程的质量。医学终极关怀是医学人文精神的精髓,是医学人性化境界的实现。

医学终极关怀的人性化境界是"医乃仁术"古训的完满实现,是希波克拉底"医学是艺术"格言的理想注释。医学从世俗中走来,通过为人的生命服务,逐渐铸造非凡独特的人文品格;医学与人的生命结缘,注定了医学必须和人一起走向人性化的境界:"世俗的生活可以躲避崇高,抛弃理想,远离人文,医学不可以;人类对生命的热望不允许医学随波逐流、走下圣洁的殿堂;有的职业可以以利润为第一要义,以金钱为第一动力,医学不可以;人类生命的价值不允许医学抛弃责任、混迹于喧嚣的市场"[①]。

走向终极关怀的人性化境界,是医学发展之必然。

---

① 刘虹:《论医学人文精神的历史走向》《医学与哲学》,2002年第12期,第22页。

参考书目

A

爱因斯坦著,周肇威译:《物理的进化》,上海:上海科技出版社,1962

爱因斯坦著,许良英等编译:《爱因斯坦文集》,北京:商务印书馆,1979

岸也雄三著,吕彦节译:《希波克拉底养生法》,北京:人民体育出版社,1984

艾钢阳:《医学论》,北京:科学出版社,1986

埃德蒙德·胡塞尔著,张庆熊译:《欧洲科学危机和超验现象学》,上海:上海译文出版社,1988

Applewhite, E. J. Paradise Mislaid: Birth, Death & The Human Predicament of Being Biological. St. Martin's Press, New York, 1991

B

北京大学哲学系外国哲学史教研室编译:《古希腊罗马哲学》,北京:商务印书馆,1961

北京大学哲学系外国哲学史教研室编译:《16—18 世纪西欧各国哲学》,北京:商务印书馆,1961

北京大学哲学系外国哲学史教研室编译:《18 世纪法国哲学》,北京:商务印书馆,1963

北京大学哲学系外国哲学史教研室编译:《18 世纪末—19 世纪初德国哲学》,北京:商务印书馆,1960

北京大学哲学系外国哲学史教研室编译:《西方哲学原著选读》,北京:商务印书馆,1982

鲍勃·伍德沃德,斯科特·阿姆斯特朗著,熊必俊译:《美国最高法院内幕》,南宁:广西人民出版社,1982

柏拉图著,严群译:《游叙弗伦,苏格拉底的申辩,克力同》,北京:商务印书馆,1983

贝弗里奇著,陈健译:《科学研究的艺术》,北京:科学出版社,1979

包利民著:《现代性价值辩证法——规范伦理的形态学及其资源》,上海:学林出版社,2000

Berkeley. Aging, death, and human longevity: a philosophical inquiry. University of California Press, 2003

C

陈在嘉:《临床冠心病学》,北京:人民军医出版社,1984

陈仲庚:《人格心理学》,沈阳:辽宁人民出版社,1987

Conner, S. Postmodernist Culture. New York: Basil Blackwell, 1989
常青主编:《医学方法概论》,广州:广东科技出版社,1990
陈永胜:《导引人生——心理卫生学》,济南:山东教育出版社,1992
陈常召等:《疾病学原理》,北京:中国医药科技出版社,1995
蔡宏道:《现代环境卫生学》,北京:人民卫生出版社,1995
艾伦.G.狄博斯著,周雁翎译:《文艺复兴时期的人与自然》,上海:复旦大学出版社,2000
陈竺、强伯勤、方福德主编:《基因组科学与人类疾病》,北京:科学出版社,2001
陈向明:《质的研究方法与社会科学研究》,北京:教育科学出版社,2001
曹文彪著:《科学与人文》,上海:学林出版社,2008

D

达尔文著,潘光旦、胡寿文译:《人类的由来》,北京:商务印书馆,1983
Durbin, Paul T. Dictionary of Concepts in the Philosophy of Science. New York: Greenwood Press, 1988
邓修平、常青、欧阳智:《自然辩证法概论》,广州:广东科技出版社,1988
杜平等:《现代临床病毒学》,北京:人民军医出版社,1991
董砚虎、钱荣立:《糖尿病及其并发症的当代治疗》,济南:山东科技出版社,1994
段德智:《死亡哲学》,武汉:湖北人民出版社,1996
杜治政:《医学伦理学探新》,郑州:河南医科大学出版社,2000
杜非著,张大庆等译:《从体液论到医学科学》,青岛:青岛出版社,2000
道格拉斯·斯塔尔著,罗卫芳、郭树人译:《血———一种神气液体的传奇史诗》,海口:海南出版社,2001
杜治政、许志伟:《医学伦理学辞典》,郑州:郑州大学出版社,2003
丁长青主编:《科学技术学》,南京:江苏科学技术出版社,2003
段志光主编:《医学创新的轨迹》,北京:中国协和医科大学出版社,2009
杜治政主编:《守住医学的疆界》,北京:中国协和医科大学出版社,2009

E

恩格斯:《反杜林论》,北京:人民出版社,1970
恩格斯:《自然辩证法》,北京:人民出版社,1971
恩格斯:《路德维希·费尔巴哈和德国古典哲学的终结》,北京:人民出版社,1972
恩斯特·卡西尔著,甘阳译:《人论》,上海:上海译文出版社,1985
EUGENE. P. ODUM著,孙儒永等译:《生态学基础》,北京:人民教育出版社,1981
Eagleton, Tery. The Illusions of Postmodernism. Blackwell Publishers Inc, 1997
恩格尔哈特著,范瑞平译:《生命伦理学的基础》,北京:北京大学出版社,2006

F

费尔巴哈著,荣振华译:《费尔巴哈哲学著作选集》,北京:三联书店,1959
范文澜:《中国通史简编》,北京:人民出版社,1978
方圻:《现代内科学》,北京:人民军医出版社,1984
弗洛伊德著,孙恺祥译:《论创造力和无意识》,北京:中国展望出版社,1986
弗洛伊德著,林尘译:《弗洛依德后期著作选》,上海:上海译文出版社,1986

弗洛姆著,孙恺祥译:《健全的社会》,北京:中国文联出版公司,1988

弗兰西斯·培根著,东旭、肖昶译:《培根论说文集》,海南:海南出版社,1996

F. D. 沃林斯基著,孙牧红等译:《健康社会学》,北京:社会文献出版社,1999

冯显威主编:《医学科学技术哲学》,北京:人民卫生出版社,2002

Frank P G. Einstein, mach and logical positivism. In: paul arthur schilpped. Albert Einstein: Philosopher-scientist. New York: Tudor Publishing. 1993

F. Cramer, Chaos and Order. The Complex Structure of Living Systems, VCH. New York, 1993

(德)费迪南·菲尔曼著,李建民译:《生命哲学》,北京:华夏出版社,2000

菲利普·亚当、克洛迪娜·赫尔兹里奇著,王吉会译:《疾病与医学社会学》,天津:天津人民出版社,2005

G

高士宗(清):《黄帝素问直解》,北京:科学技术出版社,1982

关勋添主编:《中国医学生成功之路》,广州:广东高等教育出版社,1990

耿贯一主编:《流行病学》,北京:人民卫生出版社,1996

高亮、高德:《人体信息控制系统生理学》,呼和浩特:内蒙古人民出版社,1997

顾鸣敏、张君慧、王鸿利:《医学导论》,上海:上海科学技术文献出版社,2001

郭自立著:《生物医学的法律和伦理问题》,北京:北京大学出版社,2002

H

黑格尔著,范扬、张企泰译:《法哲学原理》,北京:商务印书馆,1961

华尔著,马清槐译:《存在主义简史》,北京:商务印书馆,1964

黑格尔著,贺麟、王玖兴译:《精神现象学》,北京:商务印书馆,1979

黑格尔著,梁志学、薛华等译:《自然哲学》,北京:商务印书馆,1980

黑格尔著,朱光潜译:《美学》,北京:商务印书馆,1981

黑格尔著,贺麟译:《小逻辑》,北京:商务印书馆,1982

何裕民主编:《差异、困惑与选择——中西医学比较研究》,沈阳:沈阳出版社,1990

Habermas. Postmetaphysical Thinking. Cambridge: Polity P. press,1992

韩仲岩:《脑神经病治疗学》,上海:上海科学技术出版社,1993

何强等:《环境学导论》,北京:清华大学出版社,1994

海德格尔著,孙周兴选编:《海德格尔选集》,上海:三联书店,1996

海德格尔著,孙周兴译:《在通向语言的途中》,北京:商务印书馆,1997

何兆雄著:《自杀病学》,北京:中国中医药出版社,1997

何伦、王小玲主编:《医学人文学概论》,南京:东南大学出版社,2002

黄丽、罗健:《肿瘤心理治疗》,北京:人民卫生出版社,2000

胡文耕:《生物学哲学》,北京:中国社会科学出版社,2002

Holmes Rolston 著,范岱年、陈养惠译:《基因、创世纪和上帝》,长沙:湖南科学技术出版社,2003

贺达人编著:《医学科技哲学导论》,北京:高等教育出版社,2005

霍涌泉著:《意识心理学》,上海:上海教育出版社,2006

何裕民主编：《医学哲学的审视》，北京：中国协和医科大学出版社，2009

J

伽达默尔著，张志扬等译：《美的现实性》，北京：三联书店，1991
冀中等：《医学模式》，北京：北京医科大学、中国协和医科大学联合出版社，1991
姜学林：《医疗语言学初论》，北京：中国医药科技出版社，1998
加兰·E·艾伦著，田名译：《20世纪的生命科学史》，上海：复旦大学出版社，2000
Jerry. M. Burger著，陈会昌主译校：《人格心理学》，北京：中国轻工业出版社，2000
江泽民：《论科学技术》，北京：中央文献出版社，2001
姜学林、李晓波、郁申华：《患者学》，上海：第二军医大学出版社，2007

K

卡尔·波普尔著，傅纪重等译：《猜想与反驳——科学知识的增长》，上海：上海译文出版社，1986
康德著，邓晓芒译：《实用人类学》，重庆：重庆出版社，1987
卡斯蒂廖尼著，程之范主译：《医学史》，桂林：广西师范大学出版社，2003
肯尼斯·F·基普尔主编，张大庆主译：《剑桥人类疾病史》，上海：上海科技教育出版社，2007

L

拉美特里著，顾寿观译：《人是机器》，北京：商务印书馆，1959
卢克莱修著，方书春译：《物性论》，北京：商务印书馆，1981
刘亚光：《理论医学概论》，西安：陕西科学技术出版社，1982
刘长林：《〈内经〉的哲学和中医学的方法》，北京：科学出版社，1982
卢梭著，李常山译：《论人类不平等的起源和基础》，北京：商务印书馆，1982
洛伊斯·玛格纳著，李难等译：《生命科学史》，武汉：华中工学院出版社，1985
陆干甫、谢永新：《中医学辩证法原理》，北京：中医古籍出版社，1986
罗素著，张师竹译：《社会改造原理》，上海：上海人民出版社，1987
李德顺：《价值论——一种主体性研究》，北京：中国人民大学出版社，1987
刘正纾：《医学哲学概论——医学的主体、客体与整体》，北京：中国科技出版社，1991
李连科：《哲学价值论》，北京：中国人民大学出版社，1991
李心天：《医学心理学》，北京：人民卫生出版社，1992
李从军著：《价值体系的历史选择》，北京：人民出版社，1992
刘振华、陈晓红：《误诊学》，济南：山东科技出版社，1993
李德顺：《价值新论》，北京：中国青年出版社，1993
李鹏程：《当代文化哲学沉思》，北京：人民出版社，1994
梁扩寰：《肝脏病学》，北京：人民卫生出版社，1995
李宗明：《临床症状鉴别学》，上海：上海科技出版社，1995
梁良良、黄牧怡：《走进思维的新区》，北京：中央编译出版社，1996
罗姆·哈瑞著，邱仁宗译：《科学哲学导论》，沈阳：辽宁教育出版社，1998
林德宏著：《人与机器》，南京：江苏教育出版社，1999
吕世伦、文正邦：《法哲学论》，北京：中国人民大学出版社，1999

陆志刚、胡盛麟、康玉唐:《医学导论》,北京:人民卫生出版社,1999
刘虹编著:《医学辩证法概论》,南京:南京出版社,2000
罗伊·波特著,张大庆等译:《剑桥医学史》,长春:吉林人民出版社,2000
罗伯特、H.弗莱彻等著,周惠民主译:《医学的证据》,青岛:青岛出版社,2000
李经纬主编:《中国医学通史》(古代卷),北京:人民卫生出版社,2000
林果为、沈福民:《现代临床流行病学》,上海:复旦大学出版社,2000
李生斌著:《人类DNA遗传标记》,北京:人民卫生出版社,2000
李传俊、徐国桓、赵兴烈主编:《高科技与医学人文》,广州:广东人民出版社,2001
吕世伦:《法理的积淀与变迁》,北京:法律出版社,2001
L. A. 珀文著,周榕等译:《人格科学》,上海:华东师范大学出版社,2001
李永生:《临床医学语言艺术》,北京:人民军医出版社,2001
理查德·扎克斯著,李斯译:《西方文明的另类历史》,海口:海南出版社,2002
罗斯著,邱谨译:《论死亡和濒临死亡》,广州:广东经济出版社,2005
(美)理查德·谢弗著:《社会学与生活》,北京:世界图书出版公司,2006
李建会:《生命科学哲学》,北京:北京师范大学出版社,2006

M

马克思、恩格斯:《马克思恩格斯全集》,北京:人民出版社,1971
马克思、恩格斯:《马克思恩格斯选集》,北京:人民出版社,1972
Mark Blity. Heidegger's Being and Time and the Possibility of Political Philpsophy. Cornell University Press,1981
马斯洛著,林方译:《人性能达的境界》,昆明:云南人民出版社,1987
马斯洛著,李文恬译:《存在心理学探索》,昆明:云南人民出版社,1987
马斯洛著,许金声等译:《动机与人格》,北京:华夏出版社,1987
廖育群:《歧黄医道》,沈阳:辽宁教育出版社,1991
马志政等:《哲学价值论纲要》,杭州:杭州大学出版社,1991
米歇尔·福柯著,刘北成译:《临床医学的诞生》,南京:译林出版社,2001
妙真:《伪气功与"特异功能内幕大曝光"》,北京:外文出版社,2001
[美]迈克·西姆斯著,周继南译:《亚当之脐》,北京:九州出版社,2006

N

尼采著,徐鸿荣译:《快乐的科学》,北京:中国和平出版社,1986
尼古拉斯、余纪元:《西方哲学英汉对照词典》,北京:人民出版社,2001
努兰著,林文斌译:《生命的脸》,海口:海南出版社,2002

P

潘吉星主编:《李约瑟文集》,沈阳:辽宁科学技术出版社,1986
彭瑞聪主编:《医学辩证法》,北京:人民卫生出版社,1990
裴新澍:《生物进化控制论》,北京:科学出版社,1998

Q

邱仁宗等:《医学的思维和方法》,北京:人民卫生出版社,1985
邱鸿钟著:《医学与人类文化》,长沙:湖南科学技术出版社,1993

全增嘏主编:《西方哲学史》,上海:上海人民出版社,1995
邱仁宗著:《病人的权利》,北京:北京医科大学、中国协和医科大学联合出版社,1996

R

任继愈主编:《中国哲学史》,北京:人民出版社,1979
任应秋、刘长林主编:《〈内经〉研究论丛》,武汉:湖北人民出版社,1982
R.K.默顿著,范岱年译:《17世纪英国科学、技术与社会》,成都:四川人民出版社,1986
R.M.尼斯、C.C.威廉斯著,易凡、禹宽平译:《我们为什么会生病》,长沙:湖南科学技术出版社,1998
任高、陆再英:《内科学》,北京:人民卫生出版社,2002

S

孙叔平:《中国哲学史稿》,上海:上海人民出版社,1980
S. Kierkegaard. Fear and Trembling. Princeton University Press,1983
姒元翼、龚纯主编:《医史学》,武汉:湖北科技出版社,1988
史怀哲著,陈泽环译:《敬畏生命》,上海:上海社会科学院出版社,1992
孙慕义等主编:《医院伦理学》,哈尔滨:黑龙江教育出版社,1996
孙慕义:《后现代卫生经济伦理学》,北京:人民出版社,1999
孙慕义等编著:《医学大法学》,成都:西南交通大学出版社,1999
孙伟平著:《事实与价值》,北京:中国社会科学出版社,2000
孙慕义、徐道喜、邵永生主编:《新生命伦理学》,南京:东南大学出版社,2003
单纯著:《宗教哲学》,北京:中国社会科学出版社,2003
桑塔格著,陈巍译:《疾病的隐喻》,上海:上海译文出版社,2007
孙慕义著:《后现代生命神学》,台湾高雄:文锋文化事业有限公司,2007
叔本华原著,刘烨编译:《叔本华的人生哲学》,北京:中国戏剧出版社,2008

T

T.S.库恩著,李宝恒等译:《科学革命的结构》,上海:上海科学技术出版社,1980
汤钊猷:《现代肿瘤学》,上海:上海医科大学出版社,1993
图斯姆著,邱鸿钟译:《病患的意义》,青岛:青岛出版社,1999
汤钊猷:《肝癌漫话》,长沙:湖南教育出版社,1999

V

Virgil, Hinshaw J R. Einstein's social philosophy (J). See (1):p658

W

W.V. Quine. Word and Object. Cambridge:The MIT Presss,1960
维特根斯坦著,张申府译:《逻辑哲学论》,北京:北京大学出版社,1983
王玉辛:《医学科学方法概论》,北京:人民卫生出版社,1986
王玉梁:《价值和价值观》,西安:陕西师范大学出版社,1988
王克千:《价值之探求》,哈尔滨:黑龙江教育出版社,1989
王玉梁:《价值哲学》,西安:陕西人民出版社,1989
威克科克斯、苏顿著,严平译:《死亡与垂死》,北京:光明日报出版社,1990
王克千:《价值是什么——价值哲学引论》,广州:中山大学出版社,1991

王金道、刘勇、郭念锋主编:《临床疾病心理学》,北京:北京师范大学出版社,1993
王玉梁:《价值哲学新探》,西安:陕西人民出版社,1993
Willem B. Dress. Religion, Science, and Naturalism. Cambridge: Cambridge University Press,1997
吴兴主编:《医学科学技术概论》,北京:民族出版社,1997
吴阶平、裘法祖:《黄家驷外科学》,北京:人民卫生出版社,2000
威廉·科尔蔓著,严晴燕译:《19世纪的生物学和人学》,上海:复旦大学出版社,2000
威廉·F·拜纳姆著,曹珍粉译:《19世纪医学科学史》,上海:复旦大学出版社,2000
文历阳主编:《医学导论》,北京:人民卫生出版社,2001
威廉·哈维著,凌大好译:《心血运动论》,西安:陕西人民出版社,2001
W.C丹皮尔著,李珩译:《科学史》,桂林:广西师范大学出版社,2001
王雯、刘新芝主编:《护理社会学概论》,北京:北京医科大学出版社,2001
王洪奇:《科学研究中的认知与方法》,北京:中国文联出版社,2001
卫正勋编著:《论诺贝尔医学奖获得者的思维方法》,北京:人民卫生出版社,2002
王雯、刘奇主编:《整体护理观中的哲学思维》,北京:中国科学技术出版社,2004
王一方:《医学是科学吗》,桂林:广西师范大学出版社,2008
王一方,赵明杰主编:《医学人文的呼唤》,北京:中国协和医科大学出版社,2009

X

哈尔滨医科大学医史学教研室译:《希波克拉底箴言》,北京:光明日报出版社,1989
赵洪均、武彭鹏译:《希波克拉底文集》,合肥:安徽科技出版社,1990
薛公忱主编:《中医文化溯源》,南京:南京出版社,1993
徐忠、周慕英:《实用黄疸病学》,北京:中国医药科技出版社,1995
薛广波:《现代疾病预防学》,北京:人民军医出版社,1996
薛公忱主编:《医中儒道佛》,北京:中医古籍出版社,1999
谢启文:《行为医学概论》,上海:上海医科大学出版社,1999
许尔文·努兰著,杨逸鸿等译:《蛇仗的传人——西方名医列传》,上海:上海人民出版社,1999
谢华编著:《黄帝内经》,北京:中医古籍出版社,2000
肖峰著:《论科学与人文的当代融通》,南京:江苏人民出版社,2001

Y

元文玮:《医学辩证法》,北京:人民出版社,1982
亚·沃尔夫著,周昌宗译:《16、17世纪科学、技术和哲学史》,北京:商务印书馆,1985
颜成文:《医学辩证法》,北京:人民卫生出版社,1988
袁仁贵:《价值学引论》,北京:北京师范大学出版社,1991
叶任高、沈清瑞:《肾脏病诊断与治疗学》,北京:人民卫生出版社,1994
约翰·斯特罗克编,渠东、李康、李猛译:《结构主义以来》,沈阳:辽宁教育出版社,1998
姚芳传:《情感性精神障碍》,长沙:湖南科学技术出版社,1998
余凤高著:《呻吟中的思索》,济南:山东画报出版社,1999
杨启光编著:《文化哲学导论》,广州:暨南大学出版社,1999

余凤高著:《解剖刀下的风景》,济南:山东画报出版社,2000
约翰·H·布鲁克著,苏贤贵译:《科学与宗教》,上海:复旦大学出版社,2000
雅·布伦洛斯基著,李斯译:《科学进化史》,海口:海南出版社,2002
阎孟伟、森秀树著:《新世纪价值观——中日学者论文集》,天津:南开大学出版社,2002
叶金编著:《人类瘟疫报告》,福州:海峡文艺出版社,2003
耶尔格·布勒希著,张志成译:《疾病发明者》,海口:南海出版公司,2006
约翰·塞尔:《心、脑与科学》,上海:上海译文出版社,2007
缘中源编著:《哲学经典名言的智慧》,北京:新世界出版社,2008

Z

赵功民:《遗传学与社会》,沈阳:辽宁人民出版社,1986
周辅成编:《西方伦理学名著选》,北京:商务印书馆,1987
张巨青:《科学研究的艺术——科学方法导论》,武汉:湖北人民出版社,1988
张维耀著:《中医的现代与未来》,天津:天津科学技术出版社,1994
朱明德:《临床治疗学》,上海:上海科技出版社,1994
张瑞钧、孙洪元:《中医学与整体功能状态》,北京:国防工业出版社,1995
赵寿元等:《人类遗传学概论》,上海:复旦大学出版社,1996
张之南等:《内科疑难病诊断》,北京:北京医科大学、中国协和医科大学联合出版社,1997
曾文星:《华人的心理与治疗》,北京:北京医科大学、中国协和医科大学联合出版社,1997
翟书涛、杨德森:《人格形成与人格障碍》,长沙:湖南科学技术出版社,1998
张剑光著:《三千年疫情》,南昌:江西高校出版社,1998
卓泽渊著:《法的价值论》,北京:法律出版社,1999
赵光武主编:《后现代主义哲学述评》,北京:西苑出版社,2000
张岩波、郑建中、王洪奇:《医学与人文》,北京:当代中国出版社,2004
钟明华、吴素香:《医学与人文》,广州:广东人民出版社,2006